Die Wunde
2. Auflage

Die Wunde

Pathophysiologie
Behandlung
Komplikationen

Herausgegeben von
Ulrich Knapp
und Martin Hansis

Mit Beiträgen von

St. Arens
S. Coerper
K. Eisele
H. Förstner
J. Gavlik
G. Gehrke
M. Greulich
M. Hansis
U. Knapp
G. Köveker
J. R. Rether
H.-J. Stocker

Geleitwort von Siegfried Weller

2., überarbeitete und erweiterte Auflage

178 Abbildungen in
302 Einzeldarstellungen
11 Tabellen

1999
Georg Thieme Verlag
Stuttgart · New York

Die Deutsche Bibliothek – CIP-Einheitsaufnahme

Die Wunde : Pathophysiologie, Behandlung, Komplikationen ; 11 Tabellen / hrsg. von Ulrich Knapp und Martin Hansis. Mit Beitr. von St. Arens. Geleitw. von Siegfried Weller. – 2., überarb. und erw. Aufl. – Stuttgart ; New York ; Thieme, 1999
1. Aufl. u.d.T.: Knapp, Ulrich: Die Wunde

Zeichnungen: Barbara Gay, Stuttgart

Umschlaggrafik: Martina Berge, Erbach-Ernsbach

Wichtiger Hinweis: Wie jede Wissenschaft ist die Medizin ständigen Entwicklungen unterworfen. Forschung und klinische Erfahrung erweitern unsere Erkenntnisse, insbesondere was Behandlung und medikamentöse Therapie anbelangt. Soweit in diesem Werk eine Dosierung oder eine Applikation erwähnt wird, darf der Leser zwar darauf vertrauen, daß Autoren, Herausgeber und Verlag große Sorgfalt darauf verwandt haben, daß diese Angabe **dem Wissensstand bei Fertigstellung des Werkes** entspricht.

Für Angaben über Dosierungsanweisungen und Applikationsformen kann vom Verlag jedoch keine Gewähr übernommen werden. **Jeder Benutzer ist angehalten,** durch sorgfältige Prüfung der Beipackzettel der verwendeten Präparate und gegebenenfalls nach Konsultation eines Spezialisten festzustellen, ob die dort gegebene Empfehlung für Dosierungen oder die Beachtung von Kontraindikationen gegenüber der Angabe in diesem Buch abweicht. Eine solche Prüfung ist besonders wichtig bei selten verwendeten Präparaten oder solchen, die neu auf den Markt gebracht worden sind. **Jede Dosierung oder Applikation erfolgt auf eigene Gefahr des Benutzers.** Autoren und Verlag appellieren an jeden Benutzer, ihm etwa auffallende Ungenauigkeiten dem Verlag mitzuteilen.

Rüdigerstraße 14, D-70469 Stuttgart
(http://www.thieme.de)

Printed in Germany

Satz und Druck: Druckhaus Götz GmbH,
D-71636 Ludwigsburg
Gesetzt auf CCS Textline (Linotronic 630)

ISBN 3-13-603 202-0 1 2 3 4 5 6

Anschriften

Arens, St., Dr.
Oberarzt der Klinik und Poliklinik
für Unfallchirurgie
der Universität
Sigmund-Freud-Str. 25
53105 Bonn

Coerper, S., Dr.
Abteilung für Allgemeine Chirurgie
der Chirurgischen Universitätsklinik
Hoppe-Seyler-Str. 3
72076 Tübingen

Eisele, K., Prof. Dr.
Physiologisch-chemisches Institut
der Universität
Hoppe-Seyler-Str. 4
72076 Tübingen

Förstner, H., Dr.
Chefarzt der Chirurgischen Abteilung
des Kreiskrankenhauses
Oberwolfacher Straße 10
77709 Wolfach

Gavlik, J. M., Dr.
Oberarzt der Klinik und Poliklinik für Unfall-
und Wiederherstellungschirurgie
Universitätsklinikum Carl Gustav Carus
der Technischen Universität
Fetscherstr. 74
01307 Dresden

Gehrke, G., Priv.-Doz. Dr. Dr.
Klinik für Mund-, Kiefer- und Gesichtschirurgie
Henriettenstiftung
Marienstr. 72 – 90
30171 Hannover

Greulich, M., Prof. Dr.
Chefarzt der Klinik für Plastische Chirurgie
Marienhospital
Böheimstr. 37
70199 Stuttgart

Hansis, M., Prof. Dr.
Direktor der Klinik und Poliklinik
für Unfallchirurgie
der Universität
Sigmund-Freud-Str. 25
53105 Bonn

Knapp, U., Dr.
Chefarzt der Abteilung für Unfallchirurgie
Städt. Krankenhaus
Arthur-Gruber-Str. 70
71065 Sindelfingen

Köveker, G., Prof. Dr.
Chefarzt der Allgemeinchirurgischen Abteilung
Städt. Krankenhaus
Arthur-Gruber-Str. 70
71065 Sindelfingen

Rether, J. R., Dr.
Oberarzt der Berufsgenossenschaftlichen
Unfallklinik und Abteilung für Hand-, Plastische
und Verbrennungschirurgie
der Universität
Schnarrenbergstr. 95
72076 Tübingen

Stocker, H.-J., Dr.
Leitender Arzt der Chirurgischen Abteilung
Veronikaklinik
Gänsheidestr. 49
70184 Stuttgart

Geleitworte

Seit dem Erscheinen des vorliegenden Buches mit dem Titel „Die Wunde“ sind nahezu zwei Dezennien vergangen.

Angesichts der stürmischen Entwicklung der Medizin einschließlich ihrer chirurgischen Disziplinen möchte man erwarten, daß auch in Zusammenhang mit der Wunde im weitesten Sinne neue Erfahrungen und Erkenntnisse Eingang in die tägliche Praxis gefunden haben.

Beim Studium der aktuellen Literatur mit Beiträgen aus dem zell- und molekularbiologischen Forschungsbereich wird man feststellen, daß in der Tat neue Einsichten und Erkenntnisse bezüglich der pathophysiologischen Abläufe der Wundheilung zunehmend auch Eingang in die tägliche Praxis der Wundbehandlung finden. Wenn auch die Änderungen im Hinblick auf die Zielleistung marginal erscheinen mögen, so ist doch die Über- und Neubearbeitung dieser – ausdrücklich für den operativ tätigen Arzt bestimmten – Monographie ebenso notwendig wie begrüßenswert.

Der praktisch tätige Chirurg und letztlich natürlich sein Patient sind auf eine ständige Überprüfung und Anpassung der therapeutischen Maßnahmen an den aktuellen Kenntnisstand angewiesen. Unter diesem Aspekt leistet die Neubearbeitung eines solchen Buches letztlich auch einen Beitrag zur heute so viel zitierten Qualitätssicherung.

Meinem ehemaligen Mitarbeiter U. Knapp und seinen Ko-Autoren wie auch dem Verlag und allen Beteiligten gebühren Dank und Anerkennung für die gelungene Neuauflage.

Dem praxisorientierten Leser wird die Standortbestimmung zum Thema „Wunde“ sicher eine wertvolle Hilfe sein.

Prof. Dr. Dr. h.c. Siegfried Weller

ehem. Ärztlicher Direktor der BG-Unfallklinik
und Ordinarius für Unfallchirurgie
der Universität Tübingen

Endlich erscheint die neue Auflage des Buches „Die Wunde“. Es dokumentiert, wieviel in den letzten zwei Jahrzehnten an Erkenntnissen, Wissen und Therapieformen erreicht wurde.

Die Wundbehandlung ist, seitdem Menschen die Welt bevölkern, eine Kunst, die sich zwischen Wissen, Erfahrung und Intuition abspielt. Waren über Jahrhunderte die Ursachen der Wundkomplikationen unbekannt, stehen wir heute vor der tieferen Einsicht in die molekularen Zusammenhänge.

Auch im täglichen praktischen Umgang mit der Wunde hat sich viel geändert: Moderne Methoden, insbesondere aus dem Gebiet der plastischen und rekonstruktiven Chirurgie, erlauben bisher nicht möglich erscheinende Behandlungsverläufe. Aber auch das Management chronischer Wunden mit modernen interaktiven Verbänden hat der interdisziplinären Zusammenarbeit von Chirurgen, Internisten, Dermatologen und der Pflege neue erfolgreiche Wege aufgezeigt.

Dieses Buch, obwohl ausschließlich von Chirurgen geschrieben, ist für jeden, der sich mit der Wundbehandlung beschäftigt, ein absolutes Muß! Es entwickelt systematisch aus den früheren Erkenntnissen bis zur heutigen Ansicht über die Wundphysiologie therapeutisch anwendbare Wundbehandlungsstrategien. Diese sind im klinischen Alltag einsetz- und umsetzbar. Ein detailliertes Sachverzeichnis führt bei speziellen Fragestellungen schnell zur Quelle der Information.

Dem Buch unserer Kollegen Knapp und Hansis ist – wie der früheren Auflage – eine weite Verbreitung zu wünschen.

Ulm, im Dezember 1998

Prof. Dr. Heinz Gerngroß

Präsident der Deutschen Gesellschaft
für Wundbehandlung e.V.

Vorwort zur 2. Auflage

Die Unfall- und Wiederherstellungschirurgie hat eine atemberaubende Weiterentwicklung erfahren: Eine perfektionierte Osteosynthesetechnik mit hervorragenden Implantaten und Instrumenten erlaubt mittlerweile die Stabilisierung fast jeder Fraktur. Standen bei der operativen Knochenbruchbehandlung zunächst vor allem mechanische Probleme im Vordergrund unseres Interesses – mit einem makellosen postoperativen Röntgenbild –, so haben Fehlschläge im postoperativen Verlauf gelehrt, wie wichtig die Biologie der Weichteile und die Vitalität der einzelnen Knochenfragmente für eine ungestörte Knochenbruchheilung sind. Nicht das Ausmaß der knöchernen Verletzungen entscheidet letztlich über die Erhaltbarkeit einer funktionsfähigen Extremität, sondern der Zustand ihrer Weichteile. Folgerichtig stehen heute die Wundheilungsvorgänge und die Weichteilprobleme nach einer Verletzung im Mittelpunkt des Interesses.

Seit Erscheinen der 1. Auflage sind beachtliche Fortschritte der Grundlagenforschung zu verzeichnen. Mit der Entwicklung der Mikrochirurgie sind heute Gewebeübertragungen möglich, die ausgedehnte Weichteil- und Knochendefektprobleme lösen können und damit neue Dimensionen in der Wiederherstellungschirurgie eröffnet haben. Es erschien deswegen eine lohnende Aufgabe, die nahezu unübersehbare Literatur zum Thema der Wundheilung und Wundbehandlung in einer 2., erweiterten Auflage neu darzustellen und die aktuellen Kenntnisse dem praktisch tätigen Unfallchirurgen zugänglich zu machen.

Die Probleme der Wundbehandlung sind nur verständlich, wenn die biologischen Aspekte der normalen und gestörten Wundheilung bekannt sind; die Darstellung der Wundheilungsvorgänge aus biochemischer Sicht wurde erneut durch Herrn Prof. Eisele, Tübingen, übernommen, wobei sich diese Ausführungen weiterhin (der Praxisnähe des Buches entsprechend) auf das Wesentliche beschränken mußten. – Neue Mitarbeiter konnten gewonnen werden: Prof. Dr. M. Greulich und Dr. H.-J. Stocker zum Thema der Lappenplastiken und des mikrovaskulären Gewebetransfers, Priv.-Doz. Dr. Dr. G. Gehrke zur Versorgung von Gesichtsverletzungen, Dr. H. Förstner zur Wundversorgung im Bereich der Hand, Dr. J. R. Rether zu den thermischen Gewebeschäden, Prof. Dr. G. Köveker und Dr. Coerper zur feuchten Wundbehandlung mit okklusiven oder semiokklusiven Verbänden und Dr. J. M. Gavlik zu den Spätphänomenen der Wundheilung. Ohne die Beiträge der genannten Mitarbeiter wäre die Herausgabe der 2., erweiterten Auflage nicht möglich gewesen.

Unser besonderer Dank gilt Herrn Prof. Dr. Dr. h.c. S. Weller, der über viele Jahre unser Lehrer war und es verstand, uns für die Unfallchirurgie und die Probleme der Wundbehandlung zu interessieren. Seine Anregungen wurden erneut dankbar aufgegriffen.

Dem Georg Thieme Verlag wird erneut für die gewohnt großzügige Ausstattung des Buches gedankt.

Sindelfingen/Bonn
im August 1998

U. Knapp
M. Hansis

Inhaltsverzeichnis

1 Geschichte der Wundbehandlung

U. Knapp

Vielen Ärzten erscheinen historische Studien überflüssig und nutzlos in der irrtümlichen Ansicht, die heutigen Kenntnisse und Fertigkeiten der Medizin seien allein Leistungen unserer Zeit. Gerade die Geschichte der Wundbehandlung lehrt uns hier Bescheidenheit, verdanken wir doch viele Erkenntnisse auf diesem Gebiet den Wundärzten des Altertums, auch wenn sie zunächst in Vergessenheit gerieten, um dann erst nach Jahrhunderten als wissenschaftliche Leistungen der Neuzeit wiederentdeckt zu werden.

Altertum

Die Anfänge der Chirurgie reichen zurück bis in die prähistorische Zeit. So zeigen Knochenfunde aus der älteren und jüngeren Steinzeit eine Reihe tadelloser Frakturheilungen, die schwerlich ohne besondere technische Hilfsmaßnahmen zu erklären sind. Neolithische Funde trepanierter Schädel sind Zeugen chirurgischer Eingriffe in prähistorischer Zeit. Man darf mit Recht annehmen, daß die Chirurgen, die mit Feuersteinmessern die Schädeldecke öffneten (Abb. 1.**1**), auch die entstandenen Wunden behandelt und die Blutung zu stillen versucht haben. Damit ist die Geschichte der Wundbehandlung letztlich so alt wie die Geschichte der Chirurgie selbst. Es ist nicht verwunderlich, daß gerade bei den orientalischen Völkern, die früh eine hohe Kulturstufe erreichten, auch die Entwicklung der Chirurgie und die Pflege der Wundbehandlung ihren ersten Aufschwung nahmen. Aus einem zunächst planlosen Suchen und Tasten nach wunderkräftigen Heilmitteln kristallisierte sich langsam das erste Wissen um die Wundheilungsvorgänge heraus. In dem 4000 Jahre alten Papyrus Ebers finden sich neben abenteuerlichen und ekelerregenden Wundrezepten Empfehlungen für die Wundbehandlung wie trockene Leinenverbände, oder „Wundscharpie“ aus Flachs, Leinwand und Baumwolle, die mit verschiedenen Fetten, Wachs oder Honig bestrichen wurden. In dem wenig jüngeren Papyrus Hearst finden sich Anweisungen über Einrichtung und Verband gebrochener Knochen sowie Ratschläge über Methoden zur Blutstillung.

Aus den jüngeren Quellen Bibel und Talmud stammt das bemerkenswerte Verbot, eine Wunde mit der Hand zu berühren, da „die Hand Entzündung macht“.

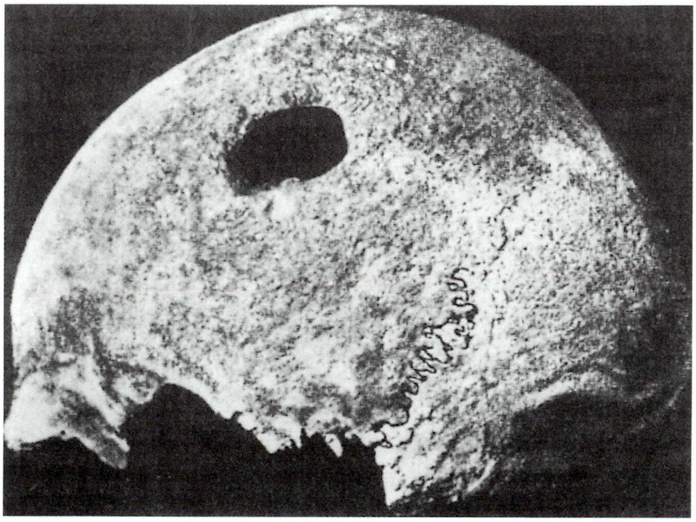

Abb. 1.**1** Prähistorischer Schädel mit verheilter Trepanationswunde (nach Meyer-Steinegg u. Sudhoff aus von Brunn, W.: Kurze Geschichte der Chirurgie. Springer, Berlin 1973).

Eine hohe Stufe erreichte die Chirurgie auch in Indien um diese Zeit (1500–500 v.Chr.). Das Gelingen so schwieriger plastischer Operationen wie etwa einer Rhinoplastik, deren Technik erstmals von Susruta beschrieben ist, in Wirklichkeit aber viel älter sein dürfte, setzt das Beherrschen der Nahttechnik ebenso wie eine sorgfältige Wundbehandlung voraus. Bereits im Samhita des Susruta werden Wundnähte mit Leinenfäden, Haaren oder Bogensehnen sowie verschiedene Sorten von Nadeln beschrieben. Die Blutstillung erfolgte mit Kräutern, Kälte, Druck oder heißem Öl. Zucker war als Wundheilungsmittel schon damals gebräuchlich.

Das klassische Griechenland schließlich hat die medizinische Wissenschaft und insbesondere die Chirurgie gepflegt und zu höchster Blüte gebracht. Durch die Werke des Hippokrates (460–377 v.Chr.) wurden bereits im 4. Jahrhundert v.Chr. wissenschaftliche Grundlagen der Medizin geschaffen, auf denen die späteren Generationen aufbauen konnten. In der Wundbehandlung des genialen Hippokrates offenbart sich bereits eine instinktive Ahnung von heutigen antiseptischen und aseptischen Vorstellungen.

Er wußte nichts von Bakterien, aber sein Genius ließ ihn vermuten, daß etwas „von außen Eingedrungenes" die Wundfäulnis verursacht. Er sah die Luft als Trägerin von Miasmen und Kontagien an. Überall tritt uns das Prinzip der Hygiene entgegen. Erste Bedingung für eine gute Heilung ist für ihn die Reinheit der Wunden, die Reinheit der Verbandstoffe und die Sauberkeit des Arztes selbst. Jahrhunderte mußten noch vergehen, bis diese Erkenntnis endlich Allgemeingut wurde! Zur Wundsäuberung empfahl er Wein oder abgekochtes Regenwasser. Sonst galt der Grundsatz, die Wunden möglichst in Ruhe zu lassen. Verbandmittel und Binden wurden genau beschrieben, und ihre Anwendung wurde eingehend erläutert (Abb. 1.**2**). Hippokrates kannte bereits die akzidentellen Wundkrankheiten; die phlegmonöse Entzündung und die Gangrän waren ihm ebenso geläufig wie die klinischen Erscheinungen eines Tetanus oder einer allgemeinen Septikämie. Bei der Behandlung von Schnittwunden empfahl er, den Trockenzustand anzustreben und die Eiterung zu verhindern. Gequetschte und zermalmte Weichteile sollten dagegen so behandelt werden, daß sie sich möglichst rasch entzündeten, zu Eiter wurden und damit auflösten, so daß neue „Fleischteilchen" hervorsprießen konnten. Aus dem Buch „De medicina" von Cornelius Celsus (28 v.–50 n.Chr.), einem Zeitgenossen des Augustus, erfahren wir weitere Einzelheiten über die Wundbehandlung der damaligen Zeit. Bemerkenswert sind besonders die Ausführungen zur Blutstillung. Sie geschah durch Tamponade mit trockener Leinwand und einem Kompressionsverband. Gelang es auf diese Weise nicht, der Blutung Herr zu werden, so ergriff man die Gefäße, unterband sie an 2 Stellen und durchtrennte sie zwischen den Ligaturen – die erste Erwähnung einer Gefäßligatur überhaupt! Um der Entzündung vorzubeugen, empfahl er, die Wunde eine Zeitlang bluten zu lassen. Hatte die Blutung aufgehört, sollten das Innere der Wunde gereinigt, geronnenes Blut und die zur Tamponade verwendete Leinwand sorgfältig entfernt und die Wundränder durch Naht zusammengezogen werden. Die so behandelte Wunde wurde mit einem in Essig getauchten Schwamm bedeckt und mit einem Bindenverband versorgt.

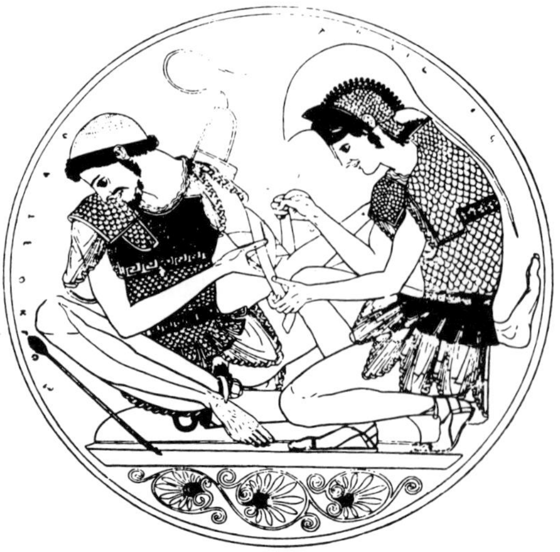

Abb. 1.**2** Achilles legt dem verwundeten Patroklos einen Verband an. 5. Jahrhundert n.Chr. (aus von Brunn, W.: Kurze Geschichte der Chirurgie. Springer, Berlin 1973).

Erwähnt werden muß noch ein anderer berühmter Römer: Claudius Galenus (129–199 n.Chr.). Er beschreibt in seiner „Ars medica" eingehend den Prozeß der Wundheilung. Erste Angaben über eine „sanatio per primam et secundam intentionem" finden wir außer bei Hippokrates besonders bei Galen. Bei ihm ist zu lesen, daß Weichteilwunden durch unmittelbare Verklebung der Wundränder heilen können. Die Blutstillungsmethoden werden vervollkommnet.

So werden Styptika, Ferrum candens, Kompression, Ligatur und Torsion im Detail beschrieben.

Arterien wurden mittels Fäden ligiert, die aus einer der Fäulnis widerstehenden Holzart gewonnen wurden. Bei unterminierter Haut wurde erstmals zur Ableitung des Eiters das Einlegen bronzener Drainröhren empfohlen. In der spätantiken Zeit wuchs die Zahl der einzelnen Verbände bei Galen sogar auf 108, wobei auch der ästhetische Anblick gelungener Verbände ins Kalkül einbezogen wurde. Zahlreiche Abbildungen geben uns Hinweise auf die Art der Verbände, wobei auch der später nach Pierre Joseph Desault (1744–1795) benannte Schulterverband in der Antike nicht fehlte.

So haben die Chirurgen des klassischen Altertums ein vorwiegend empirisch gewonnenes, zum Teil aber auch nur intuitiv erahntes, kostbares Wissen um die Wundbehandlung der Nachwelt hinterlassen.

Mittelalter

Durch die alexandrinische Schule wurden die Kenntnisse der Hellenen dem Mittelalter überliefert. Den Arabern gebührt das Verdienst, das von den Griechen Übernommene bewahrt zu haben, ohne freilich selbst wesentliche Neuerungen hervorzubringen. Von den arabischen Chirurgen sind besonders die Schriften des Abul Casim erwähnenswert. Von ihm stammt nach Gurlt die erste Mitteilung über die umschlungene Naht zum Verschluß von Bauch- und Darmwunden. Daneben fand auch die „Ameisennaht" zur Vereinigung von Darmwunden Anwendung: Bei dieser „Naht" bißen sich die Ameisen an den zusammengehaltenen Wundrändern fest. Durch die Zangen der abgetrennten Ameisen wird dann die Wunde bis zu ihrer Heilung zusammengehalten. Diese Ameisennaht wurde übrigens noch bis in die Neuzeit im Orient, aber auch in Lateinamerika von Volksärzten angewandt. Im christlichen Europa des 12. und 13. Jahrhundert gingen die bedeutendsten Chirurgen aus den Schulen Salernos und Bolognas sowie aus Frankreich hervor. Einen permanenten Streitpunkt bildete die vielhundertjährige, bis in die Neuzeit sich hinziehende Kontroverse, ob der unmittelbaren Vereinigung der Wundränder oder der Heilung durch Eiterung der Vorzug zu geben sei.

Während die Salernitaner die Wunden tamponierten, um dadurch Eiterung zu erzeugen, mahnte Mondeville – ganz im Geiste des Hippokrates – zur Reinlichkeit und Einfachheit der Wundbehandlung. Er verwarf das Sondieren der Wunde ebenso wie das Ausstopfen derselben mit eitererzeugenden Stoffen und stellte sogar die Be hauptung auf, daß jede Wunde ohne Eiterung heilen könne und müsse. Ein Hoffnungsschimmer in dieser für die Medizin so dunklen und verworrenen Zeit. Der bedeutendste Chirurg des 14. Jahrhunderts war der Franzose Guy de Chauliac, wenngleich in seiner 1363 verfaßten klassischen „Großen Chirurgie" keine wesentlichen Neuerungen zu finden sind. Einfache Schnittwunden des Kopfes wurden genäht. Bei Wunden mit Substanzverlust wurde die Eiterung gefördert, wobei im Falle tiefer Wundtaschen zur Ableitung des Eiters metallene Drainröhrchen Verwendung fanden. Wahrscheinlich kannte bereits Hippokrates, sicher aber Celsus und Galenus den Gebrauch metallener Röhrchen zur Ableitung von Eiter. Die von Mondeville und Borgognoni angestrebte eiterlose Heilung war entweder wieder ganz vergessen oder wurde nur geringschätzig belächelt.

Über die im 15. und noch bis ins 17. Jahrhundert in Deutschland übliche Wundbehandlung berichtet Wolzendorff (1877), daß sich das wundärztlich tätige Personal zusammensetzt aus Badern, Scherern und den eigentlichen Wundärzten. Die letzteren erwarben ihre Kenntnisse und Fertigkeiten, indem sie wie jeder Handwerker bei einem Meister in die Lehre gingen. Nach Beendigung der Lehrzeit zog der junge Wundarzt zunächst auf Wanderschaft. Bevor er sich niederlassen konnte, mußte er ein Examen, das „Meisterstück", bestehen. Die Reihe der bekannten deutschen Wundärzte jener Zeit beginnt mit Heinrich von Pfolsprundt (1460) und endet mit Johann von Muralt (1691). Zur Blutstillung wurden von den Wundärzten der damaligen Zeit Arsenik, Vitriol, Sublimat, ungelöschter Kalk oder andere ätzende Stoffe verwendet. Führte die Blutstillung auf diesem Wege nicht zum Erfolg, so nahm man Zuflucht zum Ferrum candens, dem Glüheisen (Abb. 1.**3**). Die Gefäßligatur war zwar schon bekannt, fand aber noch keine allgemeine Anwendung. Nach eingehender Durchforschung der Wunde nach allen Richtungen mit dem „Sucherlin", einer Art Sonde, und ihrem Auswaschen mit Wasser, Wein oder Pflanzensäften erfolgte das Ausstopfen der Wunde mit Tampons, die mit „Meißeln", allerlei Salben und Balsamen, aber auch mit Schweine- und Eselskot getränkt waren.

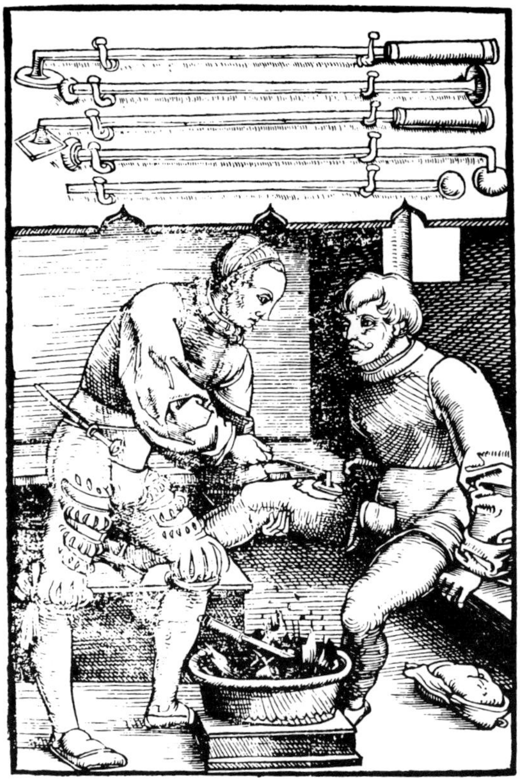

Abb. 1.**3** Blutstillung durch Gebrauch des Glüheisens (aus von Gersdorff, H.: Feldbuch der Wundarznei, Straßburg 1517. Nachdruck: Wissenschaftliche Buchgesellschaft, Darmstadt 1967).

Die Wundränder wurden teils blutig durch eine umschlungene Naht, teils unblutig durch einfache Heftung mehr oder weniger gut adaptiert. Durch kräftige Eiterung sollten die Wunden dann zur Heilung gebracht werden. Das Wachsen von „Würmern" in so behandelten Wunden war eine alltägliche Erscheinung. Wahrhaft ein trostloses Bild der damaligen Wundbehandlung im Vergleich zu dem hippokratischen Sauberkeitsprinzip. „Ich habe", sagt Paracelsus, „bei Euch Wundärzten viel Mal gesehen, daß die Wunde nur redlich stank, faulend Eiter gab wie ein stinkend altes Loch, das Euch wohl gefiel in Eurer Thorheit und Verblendung."

Im 16. Jahrhundert nahm die Chirurgie wieder einen bescheidenen Aufschwung. Hieran mag die bessere Schulung in der schon weit entwickelten Anatomie einen wesentlichen Anteil gehabt haben. Felix Wirtz (1563), der sich um die Wundbehandlung besondere Verdienste erwarb, richtete seine Angriffe besonders gegen die „Meißel", „da sie nur die Wunden verstopfen, den Eiter zurückhalten, Schmerzen verursachen und die Vereinigung der Wundränder verhindern". Ebenso verwarf er das viele Sondieren der Wunden und das Auflegen von warmen Breiumschlägen, da „Wärme der Ursprung aller Zersetzung ist". Aber die Mahnungen von Wirtz verhallten ungehört. Auch Ambroise Paré (1552), dem bedeutendsten Chirurgen Frankreichs jener Zeit, hat die Wundbehandlung keine wesentlichen Fortschritte zu verdanken. Das epochemachende Verdienst Parés war die Art der Blutstillung bei Amputationen, die er nicht wie allgemein üblich mittels Glüheisen oder Kompression bewirkte, sondern durch Unterbindung der blutenden Gefäßenden, wobei er sich einer Arterienklemme – eines plumpen Urmodells unserer heutigen Péan-Klemme – bediente. Es mußte jedoch mehr als ein Jahrhundert vergehen, bis diese Verbesserung allgemein Vertrauen gewann. Anstelle einer auf Empirie gegründeten medizinischen Wissenschaft gelangten dagegen Aber- und Wunderglaube in jener Zeit zur höchsten Blüte. Kaum ein Chirurg vermochte sich den mystischen Strömungen zu widersetzen. Segenssprüche und die Verabreichung geheimnisvoller Wundtränke waren wesentliche Bestandteile der Wundbehandlung.

So unterschied sich die Behandlung der Wunden im 16. und 17. Jahrhundert wenig von der vorhergehender Jahrhunderte. Die Wundeiterung war eine Selbstverständlichkeit, und es wurde alles unternommen, um sie in Gang zu bringen und zu erhalten. Die Mahnworte eines Paracelsus (1536), die Wunden rein und sauber zu halten, müssen ihm gerade im Blick auf jene Zeit hoch angerechnet werden, wenn sie auch noch keine „Renaissance" auf dem Gebiet der Wundbehandlung herbeizuführen vermochten. Auch der alte Streit um die blutige Naht dauerte unvermindert an. Durch Nahtverschluß wollten die einen den Einfluß der Luft von der Wunde fernhalten, andere, wie Paracelsus und Wirtz, plädierten für die offene Wundbehandlung ohne Nahtverschluß, denn die Wunden müssen „von inwendig heraus" und nicht von der Oberfläche her geheilt werden.

Die Einführung der Feuerwaffen warf mit der Behandlung der Schußwunden neue Probleme in der Chirurgie auf. Was aus jener Zeit über die Behandlung der Schußwunden bekannt wurde, muß tiefes Mitleid mit den so behandelten Verwundeten erregen. Die erste Erwähnung der Behandlung einer Schußwunde finden wir bei Pfolsprundt (1460).

Mit einem besonders gearbeiteten Instrument wurden die Büchsenkugeln entfernt. Die erste Nachricht über die erfolgreiche Extraktion einer Büchsenkugel stammt nach Brunner (1916) aus dem Jahre 1444. Mehr über die Behandlung der Schußwunden erfahren wir aus den Feldbüchern der beiden Straßburger Chirurgen Hieronymus Brunschwig (1450 – 1533) und Hans von Gersdorff (gest. um 1500), die beide den Burgunderkrieg miterlebten, in dem erstmals durch Karl den Kühnen neben großer Artillerie auch „Handrohre“ ins Feld geführt wurden. Brunschwig hielt – wie wir wissen – die Büchsenschußwunden für vergiftet. Um das Gift aus der Wunde zu bringen, ließ er nach Extraktion des Geschosses ein „herin seil“ durch den Schußkanal hin- und herziehen. Durch Einlegen von Speck brachte er das so vorbehandelte „Loch“ zum Eitern. Hans von Gersdorff ließ dagegen warmes Hanfsamenöl in den Geschoßkanal fließen. In der Folgezeit stand der Kampf gegen die wohl von Vigo (1514) stammende Irrlehre von der Wundvergiftung Schußverletzter im Vordergrund. Maggi (1542) und Paré (1552) gebührt das Verdienst, bewiesen zu haben, daß von einer Verbrennung und Vergiftung der Schußwunde nicht die Rede sein könne. Langsam kristallisierten sich erste Behandlungsgrundsätze heraus.

Übereinstimmend wurde die Extraktion der Projektile und Fremdkörper gefordert. Die Erweiterung des Schußkanals wurde teils unblutig durch Ausstopfen, teils durch Inzision erreicht. Unzählige Salbenmixturen sollten dann die Granulationsgewebsneubildung beschleunigen.

Erstmals berichten Paracelsus, Wirth und Paré auch von allgemeinen Wundkrankheiten wie dem Hospitalbrand, der in der Folgezeit noch zur schrecklichen Geißel der Verwundeten werden sollte.

Rückblickend stehen zweifellos die medizinischen Leistungen des Mittelalters weit hinter denen des Altertums zurück.

Aus dem 17. Jahrhundert sind, wie bereits erwähnt, keine wesentlichen neuen Erkenntnisse über die praktische Wundbehandlung bekannt. Jedoch kommt es hier, zu Beginn der Neuzeit, zu epochemachenden Entdeckungen, die schließlich die Lehre von der Wundheilung und Wundbehandlung in neue Bahnen lenken sollten. Harvey entdeckte 1628 den Blutkreislauf, und mit dem von Jansen 1590 entwickelten Mikroskop fand Malpighi (1628 – 1694) den Kapillarkreislauf und die roten Blutkörperchen.

Antoney van Leeuwenhoek (1632 – 1723) war es, der 1695 zum ersten Mal Bakterien sah, sie genau beschrieb und abzeichnete. 1674 erfand Morel das Knebeltourniquet, eine Aderpresse, mit der die Arterienstämme vor einer Amputation komprimiert werden konnten, die dann in Ruhe, wie von Paré ein Jahrhundert zuvor beschrieben, unterbunden wurden.

Zur Behandlung offener Frakturen legte Pfolsprundt (1460) einen gefensterten Schienenverband an. Früh zeigte sich das Bestreben, „festmachende“ Stoffe zu verwenden. Wolzendorff (1877) berichtet, daß Brunschwig zu diesem Zwecke ein erstarrendes Pulver empfohlen hatte. Energisch wandte sich Wirtz gegen voreilige Primäramputationen: „Denn ich hab mehr als ein mal gesehen, daß schier unglaubliche Sachen seind geheylet worden.“ Bei penetrierenden Brustwunden verlangte Wirtz, der sonst die blutige Naht ablehnte, sie in diesen Fällen, um die schädliche Luft abzuhalten. Über penetrierende Bauchwunden erfahren wir von Scultetus (1665), daß prolabiertes Netz mit warmem Wein gewaschen und reponiert, faules Netz dagegen abgetragen werden sollte.

Neuere Zeit

Beachtlich sind die Fortschritte, die die Chirurgie im 18. Jahrhundert aufzuweisen hat. Auf dem Gebiet der Wundbehandlung muß John Hunter (1728 – 1793) genannt werden, dem wir grundlegende Erkenntnisse über die Wundheilung verdanken, die er durch Tierversuche, mikroskopische Untersuchungen und Krankenbeobachtungen gewonnen hatte. In seinem berühmten Buche „Über Blut, Entzündung und Schußwunden“ legt Hunter eine erstaunliche Fülle neuer Beobachtungen über Heilung per primam intentionem, Entzündung, Eiterung, Gefäßneubildung, Granulationen, Ulzeration und Benarbung nieder. Er unterscheidet die Wundheilung durch Vereinigung, durch adhäsive Entzündung und schließlich durch Granulationen. Als eine besondere Art der Heilung schildert Hunter bereits die „Wundheilung unter dem Schorf“. Es vergingen Jahrzehnte, bis sich diese theoretischen Erkenntnisse in der Praxis der Wundbehandlung niederschlugen. Die Wundbehandlung stand noch das ganze Jahrhundert hindurch unter dem Glaubenssatz vom Schaden der Luft. Ganz abwegig war diese Theorie nicht, wenn man an die katastrophalen Zustände denkt, wie sie zu jener Zeit etwa in der Berliner Charité oder im Hôtel-Dieu zu Paris herrschten. So gab es im Jahre 1786 im Pariser Hôtel-Dieu für 4800 Kranke nur 2000 Betten. 200 bis 300 Verwundete waren in dem einzigen Saale St. Paul zusammengepfercht. Dicht neben diesem Stinkloch lag der Operationssaal ebenso wie die Totenkammer mit dem Anatomiesaal, so daß der Leichengeruch alles verpestete. Wen wundert es heute, daß in diese „Augiasställe" der gefürchtete Hospitalbrand ungehindert einziehen konnte (Fischer 1876)! Eiter gehörte ohnehin fast obligat zur Heilung – „Pus bonum et laudabile". Die Theorie vom Contagium animatum legte Plenicz zwar schon im 18. Jahrhundert überzeugend dar; sie geriet jedoch zunächst wieder in Vergessenheit, um dann im 19. Jahrhundert eine glänzende Auferstehung zu erfahren. Die ständige Konfrontation mit der Wundfäulnis zwang die Ärzte, sich zu jener Zeit eingehend mit dem Wesen der Fäulnis zu beschäftigen und die Spitalhygiene zu verbessern. Vor allem in England wurde früh der Kampf gegen die Wundfäulnis aufgenommen, wovon die schon in der Mitte des 18. Jahrhunderts gebräuchlichen Begriffe „antiseptisch" und „septisch" zeugen. In diesem Zusammenhang sind die Versuche von Alexander (1768) interessant, der im „hohlen Glas" seines Mikroskopes Infusorien beobachtete, wie sie bei Zusatz von Sublimat oder Kalomel in wenigen Minuten getötet wurden. Andere Erkenntnisse kamen hinzu: Needham war 1749 der erste, der eine Infusion durch Kochen keimfrei machte. Noch wichtiger war die Erkenntnis der Kontagiosität des Hospitalbrandes und das Wissen um seine Übertragungsmöglichkeit allein durch Verbandstoffe, wie die damals übliche Scharpie. Die Technik der Blutstillung und hier besonders die Arterienligatur Parés blieben umstritten, wurden hart bekämpft, um sich schließlich doch – nach Verfeinerung der Technik – allgemein durchzusetzen. Zur Wundreinigung wurde weiterhin – wie schon von Hippokrates empfohlen – Wein oder Alkohol verwendet.

Hinsichtlich der Indikation zum primären Wundverschluß herrschte insofern Einigkeit, als ihn fast alle Chirurgen nur für frische Wunden empfahlen, nicht aber für stark gequetschte, unreine, eiternde oder vergiftete Wunden. Die Vereinigung der Wunden erfolgte durch Binden, Heftpflaster und auch durch Nähte, wobei allerdings die beiden ersteren bevorzugt wurden. Defektwunden, die nicht vereinigt werden konnten, heilten unter Eiterung und Granulationsgewebsbildung. Die Wundhöhlung wurde mit zerzupfter, gut aufsaugender, jedoch keimbeladener Scharpie ausgefüllt, die entweder trocken oder mit Balsamen und Salben imprägniert eingelegt wurde. Erfreulicherweise wurde mehr und mehr gegen das dauernde Sondieren der Wunden Front gemacht. Bilguer (1763), Bell (1783) und Hunter (1794) waren es vor allem, die die Untersuchung der Wunden mit dem tastenden Finger propagierten – ein zweifellos für das Gewebe schonenderes Vorgehen, auch wenn uns heute bei der Vorstellung Schauder erfaßt, wie mit dem undesinfizierten Finger in der Wunde herumgebohrt wurde.

Allgemein war ein langsamer Abbau des mittelalterlichen Wustes unverkennbar, und sukzessive wurde der Weg für eine saubere und einfache Wundbehandlung geebnet.

Das Zeitalter der Antisepsis

Erst das ausgehende 19. Jahrhundert erlebte den weltweiten Siegeszug der Antisepsis und damit das Ende des schrecklichen Hospitalbrandes und der Pyämie. Dieser für die gesamte Weiterentwicklung der Chirurgie nicht hoch genug einzuschätzende Fortschritt ist vor allem 2 Männern zu verdanken: Ignaz Philipp Semmelweis (1818–1865) und Joseph Lister (1827–1912). Die Menschheit darf beide zu den großen Wohltätern ihrer Geschichte zählen. Mit großer Intensität wurde bereits in der 1. Hälfte des 19. Jahrhunderts der endgültige Erfolg der antiseptischen Wundbehandlung vorbereitet. So entdeckten Latour und Schwann 1837 den Hefegärungspilz. Der Anatom Henle stellte 1840 alle Gründe zusammen, die für eine Annahme belebter Krankheitserreger sprachen. Seine Ausführungen gipfelten in der Feststellung: „Strömungen der Luft tragen das Kontagium auf weite Strecken umher, so daß die Krankheit an einem anderen Ort wieder auftreten kann. Das Kontagium ist also luftförmig fix, läßt sich impfen; es wird durch die gewöhnlichen Desinfektionsmittel vernichtet. Es behält in trockenem Zustand jahrelang seine Kraft." Nicht zuletzt verhalf Louis Pasteur (1822–1895) der Theorie, „daß jede Zersetzung, Gärung oder Fäulnis durch Zuführung lebender Keime von außen bedingt sei", zum Durchbruch. Damit war die Grundlage geschaffen, auf der Lister aufbauen konnte.

Auf der Suche nach fäulniswidrigen Substanzen hatten Corne u. Desormeaux 1859 im Steinkohlenteer, der seit Jahrhunderten als Wunderheilmittel eine Rolle gespielt hatte, ein geeignetes

Mittel gefunden. Als wesentlichen Bestandteil erkannte man die Carbolsäure, die von Lemaire, einem Pariser Hospitalapotheker, gründlich untersucht wurde. 1860 und 1863 veröffentlichte er seine Ergebnisse, aus denen hervorging, daß Mikroorganismen durch die Carbolsäure vernichtet werden und in ihrer Gegenwart sich nicht zu entwickeln vermögen. Vor allem zog er noch vor Lister aus seinen Versuchen die wichtige Folgerung, daß die infektiösen Krankheiten durch Mikroorganismen verursacht werden und daß sich die Carbolsäure zur Verhütung der Wundkrankheiten eignet. Damit kommt Lemaire um die Entwicklung der antiseptischen Wundbehandlung ein hohes Verdienst zu. Er war der erste, der die Richtigkeit der Keimtheorie in ihrer Beziehung zu Wunden erkannte und bewußt ein wirksames Antiseptikum als antibakterielles Wundmittel in Anwendung brachte.

Auch im 19. Jahrhundert war die Furcht vor der Luft noch tief in den Anschauungen verankert. Zur Abhaltung der Luft wurden einerseits ebenso bizarre wie kuriose Methoden vorgeschlagen. Es wurden komplizierte Vorrichtungen erfunden, um über den Wunden die Luft wegzupumpen (Guérin 1817–1895 und Maisonneuve 1840), oder man operierte gar unter Wasser (Major). Andererseits besann man sich auf die Wundokklusion, ein Prinzip, um die feindliche Luft abzuhalten. Es sei vor allem auf den antiseptischen Dauerverband von Larrey (1812) und den von Guérin (1871) empfohlenen Watteverband hingewiesen. Der Collodiumverschluß der Nahtlinie wurde in Amerika schon 1848 praktiziert, wie Cheyne bemerkt.

Die Wundbehandlung jener Zeit bewegte sich in Extremen. So bildete sich fast parallel zu dem Bestreben nach Luftabschluß eine andere Strömung aus, derzufolge die Luft möglichst ungehinderten Zutritt zur Wunde durch eine offene Wundbehandlung bekommen sollte. Verfechter der offenen Wundbehandlung waren Vezin (1856), Krönlein u. Burow (1859) sowie Billroth (1829–1894).

Hand in Hand ging die Sorge um den freien Sekretabfluß. „Der Eiter ist kein Schatz, den man mit Schloß und Riegel zurückhalten muß", schreibt Philipp von Walther 1826. Die Verbesserung und methodische Anwendung der Drainage unter Verwendung von Kautschukdrains sind vor allem das Verdienst Chassignacs (1861).

Daß die alte Sehnsucht der Ärzte, ihre verwundeten oder operierten Kranken vor Wundkrankheiten zu schützen, verwirklicht werden konnte, ist das Verdienst von Semmelweis. Durch gründliche Säuberung der Hände mit Seifenwasser und Chlor konnte Semmelweis an seiner Wiener Gebärabteilung die Häufigkeit des Kindbettfiebers von 9,9 auf 1,2 % senken. Schon 1847 verkündete er, daß derselbe Stoff, der bei Gebärenden Kindbettfieber verursache, bei chirurgischen Verletzungen Entzündung und Eiterung hervorrufe. Es ist nicht richtig, wenn immer wieder behauptet wird, Semmelweis habe sich ausschließlich um die Verhütung des Kindbettfiebers verdient gemacht. Er hatte im Gegenteil von vornherein die Bedeutung seiner Erkenntnis für das Gesamtgebiet der Wundinfektionen erkannt und wurde so zum Begründer der Asepsis in der Chirurgie, was sein 1861 erschienenes Werk dokumentiert. Die weltweite Anerkennung seiner neuen Lehre blieb ihm jedoch nach erbittertem Kampf mit seinen Widersachern durch seinen frühen Tod versagt.

Auf einer völlig anderen Grundlage ist das für die Chirurgie nicht minder bedeutsame Werk Listers erwachsen. Louis Pasteur wies ihm dabei den richtigen Weg. Ihm schwebte die Idee der vergangenen Jahrhunderte vor, daß die Luft an der Verderbnis der Wunden schuldig sei. Für die Richtigkeit dieser Annahme lieferte ihm der klassische Versuch Pasteurs den Beweis: Durch Fernhalten der in der Luft enthaltenen Keime konnten gärfähige Substanzen vor der Gärung bewahrt werden. Durch Versprühen bakterizider Lösungen in der Luft des Operationsraumes sollten die entzündungsverursachenden Luftkeime abgetötet und an einem Eindringen in die Wunde beim operativen Eingriff oder Verbandwechsel gehindert werden (Abb. 1.**4**). Auf der Suche nach einem geeigneten keimtötenden Mittel verfiel er auf die Carbolsäure, unabhängig von den grundlegenden Arbeiten Lemaires. Die ersten Versuche mit Carbolsäure als Desinfiziens stellte Lister im Jahre 1865 in seinem Glasgower Krankenhaus bei offenen Knochenbrüchen an, die in jener Zeit eine äußerst schlechte Prognose aufwiesen. Seine Erfolge übertrafen noch seine kühnsten Erwartungen! Alles, was nur irgend mit den Wunden in Berührung kommen konnte, wurde der Carbolwirkung ausgesetzt. Verband, Naht und Unterbindungsmaterial. Im Gegensatz zu Semmelweis schien Lister weniger Wert auf das Händewaschen vor Operationen zu legen. Trotzdem waren seine Erfolge ausgezeichnet – der entsetzliche Hospitalbrand verschwand. Ein enormer Fortschritt, wenn man bedenkt, daß noch im Jahre 1873 in den Pariser Hospitälern bei Amputationen die Sterblichkeit bei

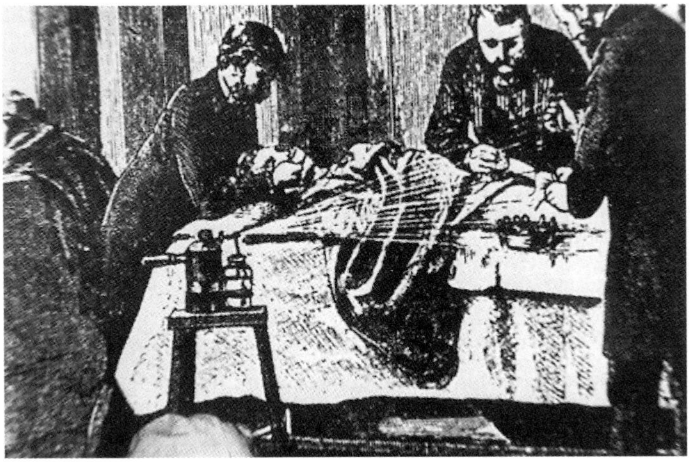

Abb. 1.4 Listers Carbolsäurespray (aus: Unsere Welt – gestern, heute, morgen. Bertelsmann Lexikon Verlag, Gütersloh 1968).

60% lag und man in der Kriegschirurgie sogar mit einer Sterblichkeit von 75–90% zu rechnen gewohnt war.

Im Jahre 1871 brachte Schultze das neue Verfahren nach Deutschland, wo es besonders von Bardeleben, Thiersch, Volkmann und Nussbaum begeistert aufgenommen wurde. Aufgrund auftretender Carbolintoxikationen, die Operierte wie Chirurgen gleichermaßen bedrohten, mußte das Verfahren modifiziert werden, bis schließlich der Carbolspray gänzlich abgeschafft wurde. Wichtigster Fortschritt war dann die Verwendung von Sublimat als Desinfiziens anstelle der Carbolsäure. Trotzdem blieb Listers Werk eine bahnbrechende Tat. Die Heilung per primam intentionem bei operativen Wunden wurde zur Regel; die Zeit der schrecklichen Nachblutungen nach Amputationen war vorüber. Auf der Sicherheit der Wundheilung konnte die operative Kunst aller folgenden Zeiten ihre beachtlichen Erfolge aufbauen. Im Gegensatz zu Semmelweis war es Lister vergönnt, den weltweiten Siegeszug seiner „antiseptic surgery" zu verfolgen und mitzuerleben.

Bedeutsam sind auch die Untersuchungen von Buchner (1878) der bereits zu jener Zeit nachweisen konnte, daß sich auch bei ungestörter Wundheilung zahlreiche pathogene Keime in den Wunden finden. „Diese Keime erzeugten aber oft genug keine Entzündung, wenn ihre Zahl und ihre Virulenz nur gering war und das Gewebe geschont wurde." Der hohe Wert des atraumatischen Operierens für die Wundinfektion wurde damit bereits in jener Zeit klar erkannt – ist also keineswegs eine Erkenntnis unserer Tage!

So groß auch der Triumph der Methode Listers gewesen war, blieb doch die wissenschaftliche Begründung seiner Lehre zunächst eine Hypothese: Noch kämpfte man mit unbekannten Gegnern. Erst die wissenschaftlichen Arbeiten Robert Kochs (1843–1910) über die Ätiologie der Wundinfektionskrankheiten aus dem Jahre 1878 brachten Licht in das Dunkel der akzidentellen Wundkrankheiten. Durch Injektion fauliger Substanzen ließen sich bei Tieren verschiedene klinisch scharf getrennte Infektionskrankheiten erzeugen und so beweisen, daß jede durch besondere Erreger verursacht wurde.

Koch unterschied zwischen pathogenen und nicht pathogenen Keimen. Schließlich gelang ihm durch sein genial erdachtes Züchtungsverfahren auf festen und durchsichtigen Nährböden die Isolierung der Bakterienart. Nun folge Schlag auf Schlag die Entdeckung der verschiedenen Wundinfektionserreger. 1884 züchtete Rosenbach die Eitererreger Streptococcus und Staphylococcus pyogenes.

Der von Semmelweis und Lister siegreich begonnene Kampf gegen die Wundinfektion konnte nunmehr gegen die identifizierten Feinde der Wundheilung weitergeführt werden.

Von der Antisepsis zur Asepsis

In der Folgezeit wurde das von Lister eingeführte Prinzip der Antisepsis – die Vernichtung der Wundinfektionserreger innerhalb der Wunde mit chemischen Mitteln – durch das von Semmelweis begründete Prinzip der Asepsis – Keimfreiheit aller Gegenstände, die mit der Wunde in Berührung kommen – verdrängt. An die Stelle chemischer Mittel zur Verhinderung einer Infektion traten physikalische Methoden. Die Entwicklung wurde durch die Erkenntnis eingeleitet, daß den Wunden weniger durch Luftkeime als vielmehr durch Kontaktinfektion Gefahr droht. Mit zunehmendem Einblick in die Lebensbedingungen der Mikroben wuchs auch das Wissen um die Schwierigkeit, einmal in die Wunde eingedrungene Keime dort wieder zu vernichten. So verlegte sich zwangsläufig das Hauptgewicht auf die Keimabhaltung.

1883 verwandte Neuber zur Bespülung der Wunden nicht mehr antiseptische Lösungen, sondern abgekochtes Wasser, später 0,6%ige Kochsalzlösung. Buchner hatte 1878 das Auskochen der Instrumente empfohlen. Pasteur war der erste, der die physikalische Sterilisation chirurgischer Utensilien empfahl. Die bahnbrechenden Arbeiten Robert Kochs und seiner Schüler bildeten dann das Fundament der heute noch gültigen Sterilisationstechnik. 1890 wurde von Halsted (1852 – 1922) der Gummihandschuh eingeführt. Auf der Basis dieser Vorarbeiten stellte Schimmelbusch 1892 einen Katalog über die praktische Durchführung der aseptischen Wundbehandlung auf, der im wesentlichen heute noch Gültigkeit besitzt.

Mit dem Wissen um die Existenz der Wundinfektionserreger wurde schließlich auch die Diskussion um den optimalen Wundverband um eine wesentliche Komponente bereichert. Hatte man seit Jahrtausenden den Verband als einfachen Wundabschluß betrachtet, der allenfalls Schmerzen lindern, eine Blutung stillen und das Wundsekret aufsaugen sollte oder auch als Matrix für die verschiedensten heilungsfördernden Salben und Mixturen diente, so zeigte sich nun, daß der Verband eine weitere wesentliche Aufgabe zu erfüllen hat, nämlich das Fernhalten der Wundinfektionserreger. Schon bald stellte sich heraus, daß das Problem durch Befeuchten des Wundverbandes mit Desinfektionsmitteln – nicht zuletzt auch aufgrund ihrer mehr oder weniger stark gewebereizenden oder sogar toxischen Eigenschaften – nicht zu lösen war. So wurde der Carbolmull zunächst durch Jute, Torf, Moos, Kleie, Papier und Zellwolle ersetzt, die dann schließlich von der durch Viktor von Bruns 1870 eingeführten entfetteten Baumwollwatte verdrängt wurden. Noch im selben Jahr wurde in Schaffhausen von Büschlin die von Brunssche Scharpie-Baumwolle, später als „Schaffhausener Wundwatte“ bekannt, hergestellt. In Deutschland nahm 1871 die Firma Paul Hartmann die Verbandwatteproduktion auf.

Die Vulkanisierung des Kautschuks ermöglichte schließlich die Entwicklung eines selbsthaftenden Verbandmaterials – des sogenannten Adhäsivpflasters. (Sealhorn u. Johnson 1870). Die Adhäsivpflaster hatten anfangs den Nachteil einer nur kurzzeitigen Haltbarkeit und mußten vor ihrer Anwendung erwärmt werden. Dem Hamburger Apotheker Paul C. Beiersdorf (1836 – 1896) gelang es in Zusammenarbeit mit dem Dermatologen Paul Gerson Unna (1850 – 1929), ein dem amerikanischen Adhäsivpflaster überlegenes, auch im kalten Zustand haftendes Kautschukpflaster zu entwickeln. Im Jahre 1901 brachte die Firma Beiersdorf das erste weiße, hautfreundliche Zinkoxid-Kautschukpflaster der Welt unter dem Namen Leukoplast in den Handel. Die weitere Entwicklung zeigte dann, daß nicht der rigorose Luftabschluß, sondern eine gewisse Hautatmung zur Vermeidung einer feuchten Kammer unter dem Verband anzustreben war. Die Herstellung luftdurchlässiger Pflaster war die zwangsläufige Konsequenz dieser Erkenntnis.

Das Bestreben, krankmachende Keime von den Operationswunden fernzuhalten, reicht unverändert bis in die heutige Zeit hinein und hat in der Einführung spezieller Operationsräume mit keimarmer Luft, durch Verwendung von Ultrahochleistungsfiltern und gerichteten Verdrängungsströmungen – den sogenannten Laminar-air-flow-Operationsräumen – ihren vorläufigen Abschluß gefunden. Trotz aller Fortschritte ist freilich das Ziel, die Operationswunde keimfrei zu halten, bis heute ein unerreichtes Ideal geblieben.

Literatur

1 Bennion, E.: Alte medizinische Instrumente. Klett, Stuttgart und Wilson, London 1980
2 von Brunn, W.: Kurze Geschichte der Chirurgie. Springer, Berlin 1973
3 Brunner, C.: Handbuch der Wundbehandlung. Enke, Stuttgart 1916
4 Caldwell, M. D.: Topical wound therapy – a historical perspective. J. Trauma 30, 1990 (Suppl.)
5 von Gersdorff, H.: Feldbuch der Wundarznei, Straßburg 1517. Nachdruck: Wissenschaftliche Buchgesellschaft, Darmstadt 1967
6 Koch, R.: Untersuchungen über die Ätiologie der Wundinfektionskrankheiten. Leipzig 1878
7 Lister, J.: On the antiseptic principle in the practice of surgery. Lancet 1867
8 Sourina, J.-Ch., J. Poulet, M. Martiney et al.: Histoire de la médicine, de la pharmacie, de l'art dentaire et de l'art vétérinaire. Albin Michel – Laffont – Tchou, Paris 1978. Deutsche Ausgabe: Andreas & Andreas, Salzburg 1980

2 Definition, Einteilung und Diagnose des Weichteilschadens

U. Knapp

Einleitung und Definition

Erst im ausgehenden 19. Jahrhundert konnte die Chirurgie nach Entdeckung wirksamer Narkoseverfahren, Einführung der Asepsis, zuverlässiger Blutstillung und Entwicklung geeigneter Operationstechniken ihren Siegeszug antreten und hat mittlerweile eine atemberaubende Weiterentwicklung erfahren. Dabei darf nicht vergessen werden, daß sich die gesamte Chirurgie auf die Fähigkeit des Organismus zur ungestörten Wundheilung gründet. Der Erfolg einer Operation hängt letztlich von der Qualität der Wundheilung ab. Um so erstaunlicher ist die Tatsache, daß die Erforschung der Wundheilungsvorgänge noch längst nicht die Beachtung gefunden hat, die ihr zukommen sollte. Der Begriff „Wunde" wurde von Lexer (5) definiert als „eine mehr oder weniger klaffende Gewebedurchtrennung der äußeren Haut, der Schleimhäute und der Oberfläche von Organen". Im Gegensatz hierzu rechnet von Redwitz die Organverletzungen nur dann zu den Wunden, wenn die bedeckende Haut oder Schleimhaut mitverletzt ist. Unter einer Wunde versteht Sedlarik (7) eine anatomisch-funktionelle Störung der Gewebseinheit, wobei Zellen untergehen und die kapilläre und lymphatische Zirkulation gestört wird.

! Die Wunde läßt sich definieren als eine gewaltsame Durchtrennung oder umschriebene Schädigung der Haut oder Schleimhaut.

Die Probleme der Wundheilung sind so alt wie die Medizin. Trotz beachtlicher Fortschritte der Grundlagenforschungen auf morphologischer, biochemischer, immunologischer und molekularbiologischer Ebene dürfen uns die Kenntnisse einzelner Wundheilungsvorgänge nicht darüber hinwegtäuschen, wie wenig wir noch über ihre zeitlichen und kausalen Zusammenhänge wissen. Voraussetzung für eine normale Wundheilung ist nicht nur eine fachgerechte Behandlung, die die Kenntnisse der physiologischen Wundheilungsvorgänge voraussetzt, sondern auch eine Fülle interner Voraussetzungen – ein intaktes „inneres Milieu" – des Gesamtorganismus. Das Verhalten einer Wunde ist einem Barometer vergleichbar, das die Intaktheit oder auch Krankheitsanfälligkeit des Gesamtorganismus anzuzeigen vermag. So kann eine Zufallswunde, die nicht in angemessener Zeit abheilt, auf eine versteckte Krankheit hinweisen. Der Wunsch nach einer Vertiefung und Verbreiterung des praxisrelevanten Wissens über die Wundheilungsvorgänge ist begründet, sieht sich doch der operativ tätige Arzt nahezu täglich mit den Problemen der praktischen Wundbehandlung konfrontiert.

Wundarten

Die offene, mit Durchtrennung der Haut einhergehende Verletzung *(Vulnus)* ist von der geschlossenen Verletzung *(Laesio)* abzugrenzen, bei der Haut und Schleimhäute intakt geblieben sind. Kommt es bei tiefen Wunden zur Eröffnung von Körperhöhlen, spricht man von einer *penetrierenden* Verletzung. Nach ihrer Entstehungsursache unterscheidet man zwischen *traumatischen Wunden*, die durch mechanische Gewalteinwirkung, Hitze oder Kälte, elektrischen Strom, Strahlen oder durch chemische Einwirkungen entstehen, und den *chronischen Wunden*, die bei gestörter Makro- oder Mikrozirkulation des Gewebes oder bei tumorösen Veränderungen auftreten (Tab. 2.**1**).

Tabelle 2.**1** Die verschiedenen Wundarten

Traumatische Wunden
- mechanische Verletzungen
- thermische Verletzungen
- Verletzungen durch elektrischen Strom
- chemische Verletzungen
- Strahlenschäden

Chronische Wunden
- Dekubitus
- Gangrän
- Ulcus cruris venosum
- ulzerierte Tumoren

Mechanische Verletzungen

Mechanische Verletzungen entstehen durch äußere Gewalteinwirkung. Sie stellen den Großteil aller Unfallverletzungen dar. Das Spektrum der mechanischen Verletzungen reicht von oberflächlichen Hautabschürfungen bis zu schwersten Amputationsverletzungen und lebensbedrohlichen Schußverletzungen.

Abhängig von der einwirkenden Kraft entstehen Wundarten, die sich nicht nur in ihrer Form, sondern auch in ihrer Behandlung und der zu erwartenden Heilungsprognose zum Teil erheblich unterscheiden. Andererseits lassen Form und Tiefe einer Wunde und die Beschaffenheit der Wundränder Rückschlüsse auf Art und Richtung der traumatisierenden Kraft zu (Tab. 2.**2**). Scharfe Gegenstände verursachen glattrandige, stark blutende Wunden mit allgemein guter Prognose. Bei der *Schnittwunde* klaffen die Hautränder je nach Verlauf der Langer-Hautlinien mehr oder weniger stark. Bei senkrechter Durchtrennung der Hautspaltlinien werden die Wundränder deutlich klaffen. Eine Sonderform der Schnittwunde ist die *Hiebwunde.* Wirkt ein spitzer Gegenstand auf eine eng umschriebene Fläche ein, so entsteht die *Stichwunde.* Eine Sonderform der Stichwunde ist die *Pfählungsverletzung,* die durch stumpfe Gegenstände verursacht wird. Die Wundränder sind häufig verklebt. Durch eingeschlossene Keime kann sich in der Tiefe leicht eine Stichkanalinfektion entwickeln.

Stumpfe Gewalteinwirkung läßt die unregelmäßig gezackte *Quetschwunde* entstehen. Die Wundränder sind zerfetzt und unterminiert, bisweilen blaß-anämisch oder blutig imbibiert.

Tabelle 2.**2** Wundarten in Abhängigkeit von der einwirkenden Kraft

Einwirkende Kraft	Wundarten
scharfe oder spitze Gewalteinwirkung	Schnittwunde Stichwunde
stumpfe Gewalteinwirkung	Quetschwunde Platzwunde
Dehnung oder Zerrung	Rißwunde
abscherende Kräfte	Schürfwunde Décollement Defektwunde
Mischformen	Hiebwunde Pfählungswunde Bißwunde Schußwunde Bolzenschußwunde

! Ohne eine fachgerechte chirurgische Wundversorgung ist die Heilungsprognose dieser Wunden schlecht.

Trifft ein Körperteil auf einen harten Gegenstand und bilden Schädelkalotte oder ein anderer größerer Knochen ein hartes Widerlager, entsteht die *Platzwunde,* die der Quetschwunde nicht nur im Entstehungsmechanismus gleicht. Überbeanspruchung der Gewebeelastizität durch Dehnung oder Zerrung läßt die *Rißwunde* entstehen, deren Wundränder meist unregelmäßig gezackt sind. Kombinierte *Riß-Quetsch-Wunden* entstehen an der Kreissäge, Stanze, Fräse oder Presse.

Auch die *Schußwunde* ist eine Kombination aus Riß- und Quetschwunde, da ein Geschoßprojektil im Gewebe zwei Wirkungen hervorruft: Gewebezerreißung einerseits, Druckschädigung infolge des geschoßbedingten Kavitationseffektes andererseits. Die Schußwunde weist deshalb neben dem eigentlichen Wundkanal noch eine Zone geschädigten oder gänzlich devitalisierten Gewebes auf. Während die Einschußwunde meist klein ist und Pulverschmauch oder gar Verbrennungen aufweisen kann, ist die Ausschußwunde in der Regel größer und stark zerfetzt.

Bei den *Bißwunden* finden die mit dem Speichel eingedrungenen hochvirulenten Keime in dem gequetschten, minderdurchbluteten Gewebe ideale Voraussetzungen für ihre Vermehrung. Böse verlaufende Infektionen sind deshalb bei Bißwunden häufig. An die Übertragungsmöglichkeit von Tollwut, Tetanus oder der Rattenbißkrankheit muß man denken und entsprechende prophylaktische Maßnahmen einleiten.

Abscherende, tangential einwirkende Kräfte können die harmlosen *Schürfwunden* verursachen, wenn nur die Epidermis betroffen ist. Bei Ablederung der unverletzten Oberhaut spricht man von *Décollement* (Hautablösung). Bei zirkulärem Verlauf kann sich die Haut handschuhartig umstülpen.

! Die großflächig vom Unterhautgewebe getrennte Haut ist hochgradig nekrosegefährdet, da der venöse Rückfluß unterbrochen ist und das Stauungsödem die Thrombose in den Gefäßen begünstigt.

Nach Abtragung des anhängenden subkutanen Fettgewebes kann die abgelöste, noch intakte Haut wie ein fettfreier Vollhautlappen über die *Defektwunde* gelegt werden. Die Prognose solcher Vollhautlappen ist aber ungewiß.

Thermische Verletzungen

Brandwunden sind Folge einer direkten Hitzeeinwirkung. Je nach Intensität und Dauer der Hitzeeinwirkung kommt es zur Schädigung der Haut und des Unterhautbindegewebes, aber auch tiefer liegender Gewebsstrukturen. Eine Sonderform ist die *Starkstromverletzung*, die durch eine scharf umschriebene, meist tief reichende Gewebezerstörung charakterisiert ist. Extrem tiefe Temperaturen führen durch eine kältebedingte Kontraktion der Arterien zu einer ischämischen Gewebeschädigung und damit zur *Erfrierungswunde*.

Chemische Verletzungen

Durch Einwirkung von starken Säuren oder Laugen kommt es zu einer Denaturierung des Zelleiweißes der Haut und damit zur *chemischen Hautverletzung*. Die durch Säurewirkung zerstörte Haut weist eine Koagulationsnekrose auf, die als ein scharf begrenzter, trockener und fester Schorf imponiert.

! *Flußsäureverätzungen* nehmen eine Sonderstellung ein und zählen zu den folgenschwersten chemischen Verletzungen.

Es entsteht eine Kolliquationsnekrose, die sich durch ein Fortschreiten in der Fläche und Tiefe auszeichnet. Konzentration und Einwirkungsdauer bestimmen den Schaden. Der Kontakt mit der konzentrierten Lösung erzeugt sofort ein unangenehmes Ziehen, das sich nach wenigen Stunden zu unerträglichen Schmerzen steigert. Ätzschorf und die entstehenden gelbgrünen Blasen brechen auf und lassen eine sich ausbreitende Wundfläche entstehen, deren Größenzunahme unbehandelt erst nach Tagen zum Stillstand kommt. Bei niedriger Konzentration kann eine Sofortwirkung ausbleiben, und bis zum Beginn der ersten Erscheinungen können mehrere Stunden vergehen, so daß die Patienten anfangs den Ernst ihrer Verletzung verkennen. Die durch Laugenverätzung zerstörte Haut weist eine Kolliquationsnekrose auf, die sich klinisch als weicher, glasig-schleimiger, unscharf begrenzter Schorf zeigt.

Strahlenschäden

Ionisierende Strahlen wie Röntgenstrahlen, α-, β- und γ-Strahlung können Hautverletzungen hervorrufen. Durch die Strahlenwirkung werden chemische Strukturen der Zellbestandteile verändert oder zerstört, so daß das bestrahlte Gewebe zugrunde geht. Strahlenschäden werden wie Verbrennungen behandelt, sind aber grundsätzlich einer Therapie nur schwer zugänglich. In Abhängigkeit von der Höhe der einwirkenden Strahlendosis unterscheidet man vier Schweregrade. Das *Früherythem* ist charakterisiert durch eine schon kurz nach der Bestrahlung auftretende Hautrötung, gefolgt von lokalem Haarausfall, Hautschuppung und möglicher Hyperpigmentierung, wobei diese Veränderungen reversibel sind. Nach Einwirkung höherer Strahlendosen kommt es erst Wochen später zur *Dermatitis erythematodes*, einer Hautentzündung, die mit Ödem, Spannungsgefühl und Schmerzen einhergeht. Noch höhere Strahlendosen verursachen Verbrennungen zweiten Grades mit Blasenbildung, die auch als *Dermatitis bullosa* bezeichnet wird und zu einer irreversiblen atrophischen Hautschädigung führt. Wird das Gewebe vollständig nekrotisch, spricht man von einer *Dermatitis gangraenosa*.

! Die resultierenden *Strahlenulzera* sind einer lokalen Therapie praktisch nicht zugänglich.

Chronische Wunden

Im Gegensatz zu den traumatischen Wunden entstehen chronische Wunden nicht durch eine plötzliche Schädigung von außen, sondern infolge einer gestörten Mikro- oder Makrozirkulation des Gewebes, also als Folge einer Mangelversorgung der Haut und des subkutanen Gewebes. Diese sogenannten *trophischen Wunden* können nur dann dauerhaft heilen, wenn die ursächliche Zirkulationsstörung behoben werden kann. Bei bettlägerigen, immobilen Patienten kann die permanente Druckeinwirkung auf direkt dem Knochen aufliegendes Gewebe zum *Dekubitus* als Folge örtlicher Durchblutungsstörungen führen, mit Ausbildung tiefer Nekrosen und sekundär infizierter Geschwüre. Infolge von arteriosklerotischen oder diabetischen Störungen der Mikrozirkulation können sich insbesondere im Bereich der unteren Extremität Gewebsnekrosen ausbilden, die als *Gan-*

grän bezeichnet werden. Bei der *trockenen Gangrän* ist das nekrotische Gewebe eingetrocknet, hart und schwarz verfärbt, weshalb man auch von einer *Mumifikation* spricht. Bei der *feuchten Gangrän* wird das nekrotische Gewebe durch Fäulnisbakterien zersetzt und eitrig verflüssigt. Als Folge einer chronischen venösen Insuffizienz kommt es zu einer Störung der Makro- und Mikrozirkulation mit der Folge einer mangelhaften Versorgung und Entsorgung des betroffenen Gewebes, so daß schon kleine Verletzungen der Haut zur Ausbildung eines schwer heilenden *Ulcus cruris varicosum* Anlaß geben können. Bei der Ulkusbehandlung steht neben der Therapie der Grundkrankheit die lokalchirurgische Sanierung im Vordergrund durch Umwandlung der chronischen Wunde in eine saubere akute Wunde durch ein radikales Wunddébridement. Nach der Wundsäuberung und der Wundkonditionierung ist der Defektverschluß durch Spalthaut- oder Lappenplastiken möglich. Basalzell- und Plattenepithelkarzinome der Haut können geschwürig zerfallen und therapieresistente Wunden hervorrufen. Die einzig mögliche Behandlung solcher *ulzerierter Tumoren* besteht in der Exstirpation des malignen Tumors mit nachfolgender plastischer Deckung.

Beurteilung einer Wunde

Im klinischen Alltag müssen auf den ersten Blick ganz unterschiedliche Weichteilschäden mit einer breiten Ursachenpalette beurteilt werden. Sie reicht von der glattrandigen Schnittwunde bis zum Bestrahlungsschaden mit einem erst nach Jahren auftretenden nicht heilenden Ulkus. Für die Beurteilung müssen neben der Aktualität des Unfallgeschehens die Ausdehnung des Weichteilschadens nach Fläche und Tiefe, die Lokalisation, der Zustand der Umgebung, eventuelle Begleitschäden, die Durchblutungssituation und die Entstehungsursache berücksichtigt werden. Bei der Beurteilung einer Wunde erscheinen drei Kriterien wesentlich:

- Tiefenausdehnung,
- Alter,
- Ursache.

Klassifizierung des Weichteilschadens

Ziel einer Klassifizierung von Weichteilschäden muß es sein, möglichst umfassend zu beschreiben und zu graduieren, um eine Hilfestellung für die einzuschlagende operative Taktik zu leisten (9). Bei geschlossenen und offenen Frakturen haben Tscherne u. Oestern (9) eine Einteilung in jeweils 4 Schweregrade vorgeschlagen, entsprechend der Weichteilschädigung, der Frakturart und der Kontamination. Für die Beurteilung eines Weichteilschadens ist nicht die Größe der Hautwunde entscheidend, sondern die Tiefe und Ausdehnung der Muskelschädigung, die Beschaffenheit des Wundgrundes und der Grad der bakteriellen Kontamination. Bei der Tiefenbeurteilung geht es dabei nicht um Millimeterangaben; vielmehr bestimmt die vitale Grenzschicht die Zuordnung. Hier bietet sich – den Verbrennungen vergleichbar – die Einteilung in drei Schweregrade an (6).

Weichteilschaden Grad 1

Besteht nur ein oberflächlicher Teildefekt der Haut mit unbedeutender bakterieller Kontamination (Hautabschürfung mit oder ohne Weichteilkontusion), sprechen wir von einem erstgradigen Weichteilschaden (Abb. 2.**1**). Ein solcher wird in aller Regel – ausgehend von intakten Hautanhangsgebilden – spontan abheilen und keine wesentlichen Narbenbildung hinterlassen.

Weichteilschaden Grad 2

Bei vollständiger Durchtrennung oder Schädigung der Haut mit Destruktion auch des subkutanen Weichteilgewebes, mittelschwerer bakterieller Kontamination aber vitalem, gut durchblutetem Wundgrund sprechen wir von einem zweitgradigen Weichteilschaden (Abb. 2.**7**). Durch die Fähigkeit des Wundgrundes zur Granulationsgewebsneubildung könnte ein zweitgradiger Weichteilschaden theoretisch der Sekundärheilung überlassen werden. In der Praxis wird aber die Heilung durch Wunddébridement, Wundnaht oder Spalthautdeckung erheblich beschleunigt und die Qualität und Kosmetik der Narbe verbessert.

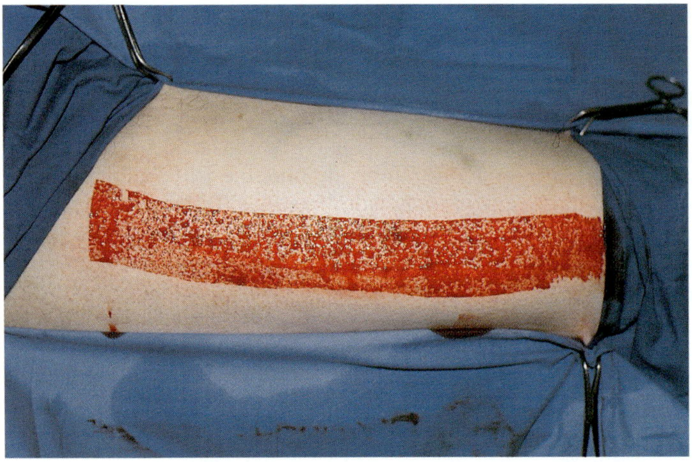

Abb. 2.1 Weichteilschaden Grad I durch Spalthautentnahme mit dem Dermatom.

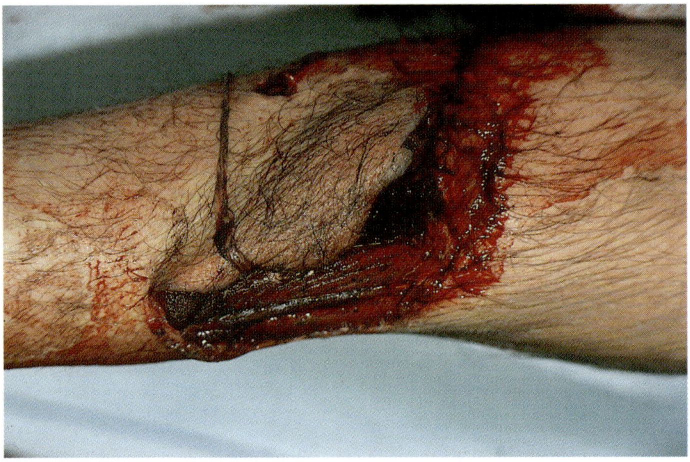

Abb. 2.2 Weichteilschaden Grad II. Riß-Quetschwunde am Unterarm mit gut durchblutetem Muskelgewebe am Wundgrund.

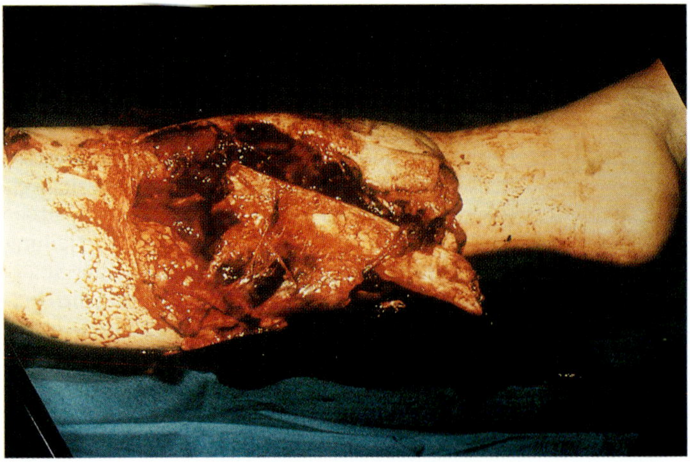

Abb. 2.3 Weichteilschaden Grad III. Tiefe Weichteilverletzung mit freiliegendem devastierten Tibiafragment.

Weichteilschaden Grad 3

Unter einem drittgradigen Weichteilschaden verstehen wir eine vollständige Durchtrennung der Haut mit ausgedehnter und tiefer Weichteildestruktion und offenliegendem bradytrophen Gewebe in der Tiefe der bakteriell kontaminierten Wunde (Abb. 2.**3**). Als bradytrophes Gewebe können Sehnen, Faszien, Gefäße und Nerven, Knochen und Gelenkknorpel oder Implantate in der Wunde freiliegen. Ein drittgradiger Weichteilschaden darf nicht der Sekundärheilung überlassen werden. Er bedarf der globalen Primärversorgung mit Wundverschluß oder muß wenigstens durch Verlagerung vitaler Muskulatur in einen zweitgradigen Weichteilschaden umgewandelt werden, um die bradytrophen Weichteilstrukturen zu schützen und zu erhalten. Sekundär kann der Wundbereich dann problemlos durch ein Spalthauttransplantat oder eine Lappenplastik geschlossen werden.

Alter des Weichteilschadens

Je länger ein Weichteilschaden oder ein Weichteildefekt besteht, desto schwieriger ist seine Behandlung. Wundkeime beginnen sich zu vermehren und ins Gewebe einzudringen. Immer tiefere Gewebeschichten werden in Mitleidenschaft gezogen. Die entzündlichen Vernarbungsprozesse nehmen in der Wundumgebung zu. Die Ausdehnung des erforderlichen Débridements wird größer, die definitive Versorgung des Weichteildefektes schwieriger.

Dem Alter des Weichteilschadens kommt deshalb bei der Beurteilung und dem festzulegenden Behandlungskonzept eine wichtige Bedeutung zu.

Der *akute Weichteilschaden* oder Weichteildefekt erfordert die primäre Weichteildeckung im Rahmen der Erstversorgung zum frühestmöglichen Zeitpunkt.

Beim *subakuten Weichteilschaden* ist das traumatisierte Gewebe noch vorhanden, seine Blutversorgung aber oft irreversibel geschädigt, so daß es im weiteren Verlauf zur Gewebsnekrose kommt. Bleibt eine Infektion aus, kann bis zur Demarkierung abgewartet und die geschädigte Haut als Keimbarriere bis zu ihrer spontanen Ablösung belassen werden. Beim *chronischen Weichteilschaden* ist zu unterscheiden zwischen der offenen infizierten Defektwunde, die oft von einer Ostitis begleitet wird, und der instabilen Narbe, die nach vorläufiger Behandlung eines akuten Weichteildefektes mit Spalthaut oder nach Sekundärheilung einer Defektwunde zu beobachten ist. Die instabile Narbe kann besonders an Stellen, die besonderen Belastungen ausgesetzt sind, eine Quelle ständiger Beschwerden und Behinderungen sein.

Erfassung des Weichteilschadens

Zur Beurteilung eines Weichteilschadens müssen uns Entstehung und Ursache, Ort und Beschaffenheit einer Wunde, ihre Umgebung und mögliche Begleiterkrankungen bekannt sein, bevor wir ein erfolgreiches Behandlungskonzept entwickeln können.

Anamnese

Die Anamnese deckt die Entstehungsgeschichte eines Weichteilschadens auf und informiert uns, wie lange der Weichteilschaden besteht und welche Behandlungen er erfahren hat. Wichtig ist auch das gezielte Fragen nach möglichen anderen Erkrankungen wie Stoffwechselkrankheiten (Diabetes mellitus), Durchblutungsstörungen (arterielle Verschlußkrankheit), konsumierenden Erkrankungen und bekannten Allergien. Berufliche Besonderheiten, sportliche Aktivitäten, Nikotinbedarf, tägliche Belastbarkeit und soziales Umfeld sind möglicherweise von richtungweisender Bedeutung und müssen in den Behandlungsplan mit einfließen.

Klinische Untersuchung

Zur klinischen Untersuchung benötigt man nur das Auge und den mit einem sterilen Handschuh bedeckten Finger. Schnell lassen sich die folgenden Fragen beantworten:

- *Wo* liegt der Weichteilschaden? Neben der Körperregion interessiert die Frage, ob er gegebenenfalls von einem gestielten Lappen erreicht werden kann.
- Wie *groß* ist seine Flächenausdehnung?
- Wie *tief* reicht der Weichteilschaden? Welche Gewebe liegen frei, und wie ist die Qualität des freiliegenden Gewebes zu beurteilen?
- Wie sind die *Wundränder* beschaffen, wie die *Wundumgebung?* Neben der Durchblutung der Wundränder interessiert die Verschieblichkeit der Haut und Muskulatur in der Nachbarschaft.

- Wie ist der *Wundgrund* beschaffen? Ist er mit vitalem Weichteilgewebe bedeckt, oder liegt bradytrophes Gewebe frei? Zeigen sich frische Granulationen, oder ist der Wundgrund ausgetrocknet, nekrotisch, schmierig, infiziert?
- Wie ist die *Durchblutung* der Umgebung, des Armes, des Beines? Hauttemperatur, Hautfeuchtigkeit, kapilläre Füllung und Pulstastbefund sind rasch zu erheben.
- Liegen begleitende *Sehnen- und Nervenverletzungen* vor?
- Wie ist der *Allgemeinzustand* des Verletzten, wie seine allgemeine Operabilität.

Bei Beantwortung dieser Fragen grenzen sich die therapeutischen Möglichkeiten rasch ein; eine Vorentscheidung über das Behandlungskonzept ist getroffen.

Weitere Untersuchungen

Je nach Entstehungsursache, Ausmaß und Art des Weichteilschadens und geplanter Operation sind noch weitere Untersuchungen notwendig: *Röntgenaufnahmen* in mindestens zwei Ebenen müssen beim traumatischen Weichteilschaden eine knöcherne Mitverletzung ausschließen oder bestätigen. Bei infizierten Wunden oder einer chronischen Fistelung ist nach einer Ostitis, nach Sequestern oder anderen Fremdkörpern zu fahnden. Die *bakteriologische Untersuchung* mit Wundabstrich und Sensibilitätsaustestung ist vor einer plastischen Korrektur eines infizierten Weichteildefektes selbstverständlich. Bei Gelegenheitswunden empfiehlt es sich, nach Abnahme des Notverbandes von der Wunde einen Abstrich zur bakteriologischen Untersuchung zu entnehmen. Bei unsicherer Durchblutungssituation ist vor einer Lappenplastik oder einem freien Gewebetransfer eine *Dopplersonographie* und eine arterielle digitale Subtraktionsangiographie *(DSA)* unerläßlich. Zur Operationsvorbereitung gehören die üblichen *Laboruntersuchungen,* EKG und eine Röntgenaufnahme der Lunge. Eine komplikationslose Wundheilung setzt Normwerte der Bluteiweißkonzentration, der Eiweißzusammensetzung und des Erythrozyten- und Hämoglobingehaltes voraus. Der aktuelle Gerinnungsstatus muß bekannt sein, wozu auch die Bestimmung des Antithrombins III (AT III) gehört. Bei chronischen Ulzera muß vor einem Lappentransfer durch *Biopsien* aus dem Wundrand eine mögliche maligne Entartung ausgeschlossen werden.

Literatur

1 Asmussen, P. D., B. Söllner: Prinzipien der Wundheilung, Bd. I. Hippokrates, Stuttgart 1993
2 Asmussen, P. D., D. Söllner: Wundmanagement – Prinzipien und Praxis. Hippokrates, Stuttgart 1995
3 Bürkle de la Camp, H., K. Hartman: Wunde und Wundinfektion. In Bürkle de la Camp H., M. Schweiger: Handbuch der gesamten Unfallheilkunde, 3. Aufl. Enke, Stuttgart 1963
4 Knapp, U.: Grundlagen der Wundheilung und Wundbehandlung. MMP 18 (1995) 8
5 Lexer, E.: Lehrbuch der allgemeinen Chirurgie, 20. Aufl. Enke, Stuttgart 1934
6 Oehmichen, M.: Die Wundheilung. Springer, Berlin 1990
7 Sedlarik, M.: Wundheilung. Fischer, Stuttgart 1993
8 Stober, R.: Chirurgische Therapie des Weichteilschadens. Huber, Bern 1991
9 Tscherne, H., H. J. Oestern: Die Klassifizierung des Weichteilschadens bei offenen und geschlossenen Frakturen. Unfallheilkunde 85 1982
10 Tscherne, H., L. Gotzen: Fraktur und Weichteilschaden. Springer, Berlin 1983
11 Wokalek, H., E. Schöpf: Wundheilung. Springer, Berlin 1987

3 Wundheilung

Morphologie

U. Knapp

Im Falle einer Verletzung ist der Organismus bestrebt, baldmöglichst die offene ungeschützte Wunde zu schließen, um einen allzu großen Wasser- und Wärmeverlust zu vermeiden, das Austrocknen der Wundflächen zu verhindern und die Wunde vor exogenen Einflüssen, Infektionen oder mechanischen Reizen jedweder Art zu schützen.

Wundheilung läßt sich definieren als Defektverschluß durch vernarbendes Stützgewebe in Verbindung mit Epithelisierung.

Die bei der Wundheilung ablaufenden reparativen Vorgänge betreffen zwei in ihrem Aufbau außerordentlich verschiedene Gewebe: das mehrschichtige Plattenepithel und das darunterliegende Bindegewebe. Dementsprechend unterschiedlich verlaufen nach Wundsetzung die reparativen Vorgänge in den beiden Geweben, so daß eine getrennte Besprechung gerechtfertigt erscheint.

Reparative Vorgänge am Bindegewebe

Ziel der im subepithelialen Bindegewebe ablaufenden Wundheilungsvorgänge ist neben der Abräumung zugrunde gegangener Gewebsbestandteile in erster Linie die Neubildung von Granulationsgewebe mit späterer Umwandlung in definitives Narbengewebe. Nach Oehlert (112) lassen sich dabei 3 zeitlich aufeinanderfolgende Phasen unterscheiden:

- Ausbildung des Wundödems,
- Bildung von Granulationsgewebe,
- Differenzierung.

Ausbildung des Wundödems

Im Wundbereich kommt es zunächst durch Exsudation von Blutbestandteilen zur Ausbildung des Wundödems. Im histologischen Bild beobachtet man eine ödematöse Durchtränkung des Bindegewebes und eine Aufquellung der Bindegewebsfasern und Fibrozyten (Abb. 3.**1**). Die Ausdehnung des Ödems ist sowohl vom Ausmaß der Verletzung und der dabei durchtrennten Gefäße wie auch vom Grad der Kapillardilatation und Permeabilitätssteigerung abhängig. Gefäßdilatation und Permeabilitätssteigerung werden durch Stoffe wie Histamin, 5-Hydroxytryptamin und Bradykinin ausgelöst. Die beiden ersteren Substanzen werden – wie das Heparin – von den Mastzellen gebildet und gespeichert. Durch bestimmte Stoffe, z.B.

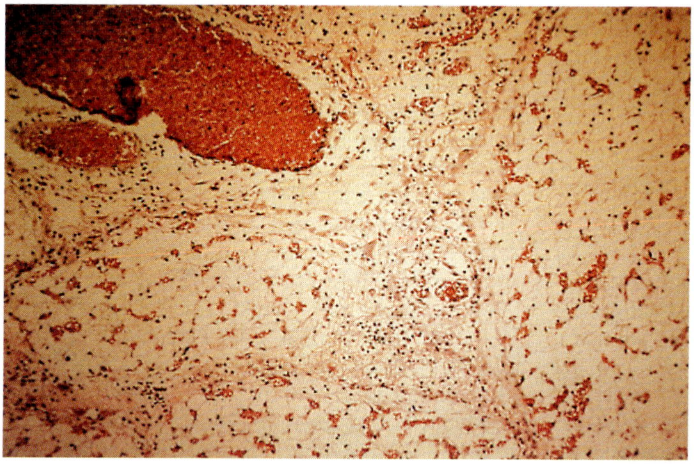

Abb. 3.**1** Ödematöse Durchtränkung des frisch traumatisierten Gewebes. Auffallende Hyperämie (Aufnahme Schöll, Lahr).

Dextran, Anaphylatoxin, oder auch durch einfache mechanische Reizung bei einer Verletzung werden diese Stoffe abgegeben, entweder durch Zerfall der Mastzellen selbst oder durch Ausstoßung der zytoplasmatischen Granula. Somit ist die Ausbildung des Wundödems vor allem von der Zahl der Mastzellen im Wundbereich abhängig. Welche Bedeutung kommt nun dem Wundödem bei der eigentlichen Wundheilung zu?

! Die vermehrte Gewebsdurchsaftung ist nach unserem heutigen Wissen Grundvoraussetzung für die Steigerung von Zellvermehrung und Zellwachstum und damit unerläßlich für die rasche Ausbildung des Granulationsgewebes.

Ferner gilt als gesichert, daß die vermehrte Gewebsdurchsaftung neben einer Aktivierung adventitieller Zellen auch die Umwandlung von Fibrozyten zu Fibroblasten veranlaßt.

Schließlich ist denkbar, daß das Wundödem eine Verdünnung der Konzentration toxischer Zerfallprodukte im Gewebe bewirkt.

Das Wundödem stellt somit eine wesentliche Voraussetzung für das Einsetzen und den weiteren Ablauf der Zellproliferation dar (112). Diese Ansicht wird durch die Beobachtung gestützt, daß bei Unterdrückung der Ödembildung durch entzündungshemmende Faktoren eine Verzögerung der Wundheilung eintritt (131, 82).

Bildung von Granulationsgewebe

Während der zweiten *Wundheilungsphase* überwiegt die Zellproliferation mit dem Ziel der Ausbildung von Granulationsgewebe (Abb. 3.**2**). An diesem Prozeß sind verschiedene Zellarten beteiligt, bezüglich deren Herkunft die Ansichten zum Teil auseinandergehen.

! Die *polynukleären Leukozyten* spielen eine wesentliche Rolle bei der Auflösung zerstörten Gewebes sowie bei der Bakterienphagozytose.

Bereits Cohnheim (36) hatte 1867 die Auswanderung der Leukozyten aus den Gefäßen nachgewiesen. Neuere Untersuchungen mittels radioaktiv markierter Nucleinsäurevorläufer bestätigen die Herkunft der Leukozyten aus dem Blut (14, 138).

Untersuchungen von Kellet (82) zufolge bewirkt das Bradykinin neben einer Kapillarerweiterung und Permeabilitätssteigerung auch eine Leukozytenakkumulation.

Die *Histiozyten* oder Makrophagen gehören zu den ersten im Granulationsgewebe auftretenden Zellen. Sie sind in der Lage, Gewebstrümmer und ganze Zellen zu phagozytieren und enzymatisch aufzulösen. Über die Herkunft der Histiozyten bestehen übereinstimmende Meinungen. Einmal entwickeln sie sich aus Adventitiazellen, in denen man schon früh neben einer ödematösen Aufquellung vermehrt Mitosen und DNA-synthetisierende Zellen nachweisen kann; zum anderen wandern sie aus dem Blut aus, wie Schreiber (136) zeigen konnte. Es gilt heute als gesichert, daß zumindest ein Teil der Histiozyten des Granulationsgewebes aus dem Blut eingewandert ist.

Die zur Faserbildung befähigten *Fibroblasten* entstehen zum Teil durch Differenzierung aus ortsständigen Fibrozyten. So kommt es bereits in der Ödemphase zu einer Vergrößerung der Fibrozyten und ihrer Kerne, bis schließlich eine zytoplasmatische Basophilie nachweisbar wird. Mit der Umwandlung zum Fibroblasten erlangt die Zelle wieder die Fähigkeit zur DNA-Neubildung und Mitose. Die aus dem Blut auswandernden *Monozyten* sind ebenfalls zu einer Umwandlung zu Fibroblasten befähigt (5). Nach einer Phase stark ausgeprägter mitotischer Aktivität der Fibroblasten setzt dann eine verstärkte Eiweißsynthese ein als Ausdruck der beginnenden Faserneubildung (83).

Die vor allem bei chronischen Entzündungen auftretenden *Plasmazellen* sollen ausschließlich von adventitiellen Zellelementen abstammen (167).

Seit wir um die Bedeutung von *Histamin, 5-Hydroxytryptamin* und *Heparin* bei der Wundheilung wissen, rücken die *Mastzellen* wieder in den Mittelpunkt unseres Interesses.

Bezüglich der Herkunft der Mastzellen von undifferenzierten Perithelzellen dürfte kein Zweifel mehr bestehen (142). Nach Degranulierung der Mastzelle durch den Histaminliberator Compound 48/80 erlangt sie die Fähigkeit zur DNA-Synthese und damit zur Zellteilung wieder (129). Andererseits führt eine Degranulierung der Mastzellen vor der Wundsetzung zu einer verzögerten Wundheilung, die sowohl auf das verringerte Wundödem als auch auf das Fehlen von Heparin und die dadurch bedingte ungenügende Faserbildung zurückgeführt wird.

Nach der Wundsetzung kann man früh eine gesteigerte Aktivität der Kapillarendothelien und

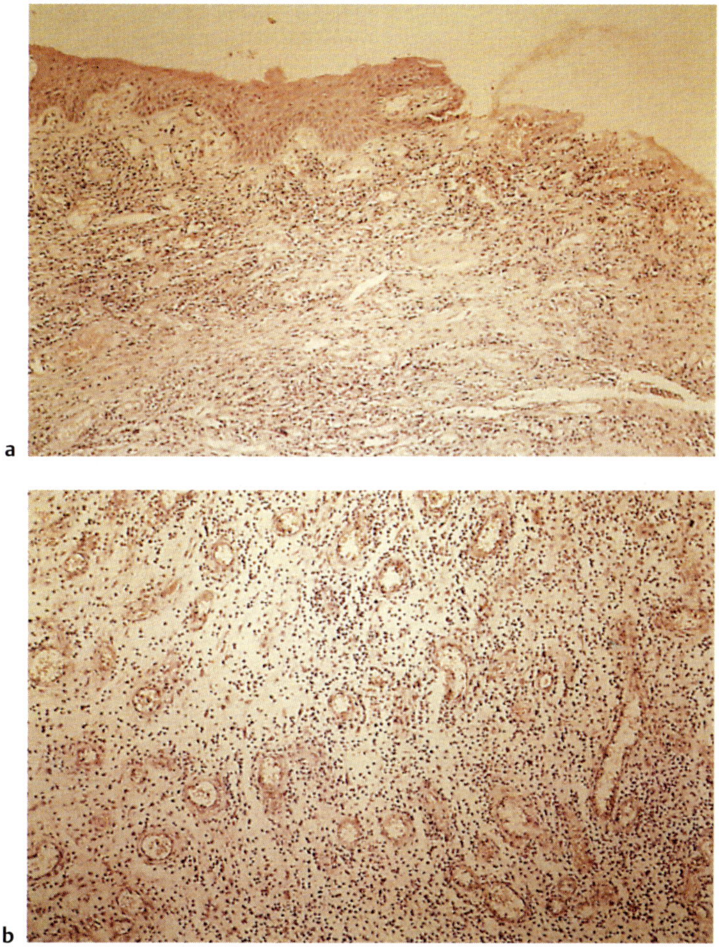

Abb. 3.**2** Epidermis mit angrenzender frischer Wunde (**a**) und kapillarreiches Granulationsgewebe vom Wundgrund (**b**) (Aufnahme Schöll, Lahr).

der Perithelzellen beobachten, die sich als *Angioblasten* in Form zunächst solider Zellknospen in das traumatisierte und ödematös aufgelockerte Gewebe hineinschieben (135).

Die Zellen des Granulationsgewebes stammen also sowohl von ortsständigen als auch von aus dem Blut eingewanderten Zellelementen ab.

Die Phase der Granulationsgewebsbildung ist gekennzeichnet durch eine stark ausgeprägte mitotische Aktivität der Zellen. An diese Zellvermehrung schließt sich dann die letzte Phase der Ausdifferenzierung der Zellelemente an.

Differenzierung

! Die Phase der Differenzierung ist vor allem gekennzeichnet durch eine verstärkte Synthese spezifischer Proteine und Polysaccharide zur Faser- und definitiven Narbenbildung.

Die verstärkte Eiweißneubildung wird eingeleitet durch die Ausrichtung der Fibroblasten zu Zellzügen, die bereits dem späteren Faserverlauf entsprechen. Mit dem Beginn der Faserbildung endet die mitotische Aktivität der Fibroblasten. Zelldichte und Vaskularisierung gehen zurück. Mit Zunahme der kollagenen Fasern vollzieht sich die allmähliche Umwandlung zu Narbengewebe (Abb. 3.**3**).

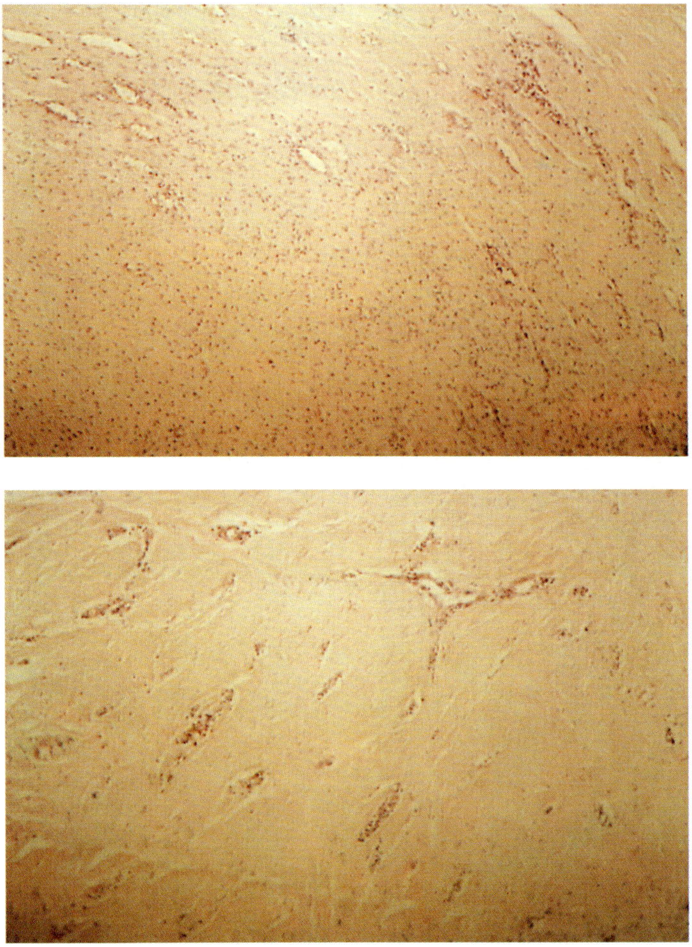

Abb. 3.**3** Narbengewebe.
a Frisches, noch zellreiches und relativ faserarmes Narbengewebe.
b Alte, faserreiche und zellarme Narbe (Aufnahmen Schöll, Lahr).

In den einzelnen Phasen kann die Wundheilung durch verschiedenartige Schädigungen gestört werden. So läßt sich die Ausbildung des Wundödems durch Glucocorticoide, Hexadimethrinbromid (82), Butazolidin- und Salicylsäurederivate sowie durch Codein und Morphin hemmen (29). Substanzen, die die DNA-Synthese oder Mitose hemmen – wie Glucocorticoide, Zytostatika, Colchicin oder auch ionisierende Strahlen –, können ihre störende Wirkung vor allem in der Phase der Zellproliferation entfalten. Während der Differenzierung ist eine Störung der Wundheilung sowohl durch mechanische als auch durch medikamentöse Einwirkungen möglich. Das Fortbestehen entzündlicher und proliferativer Reize durch Fremdkörper – wie Nahtmaterial oder Talcum – verhindert ein Ausrichten und Ausdifferenzieren der Fibroblasten. Andererseits können Glucocorticoide, Antibiotika oder ein Mangel an Vitamin C die Protein- bzw. Polysaccharidsynthese und damit die Faserbildung hemmen und so die Wundheilung verzögern (112).

Reparative Vorgänge am mehrschichtigen Plattenepithel

Das mehrschichtige Plattenepithel gehört zu den Geweben, in denen auch unter physiologischen Bedingungen dauernd Zellneubildungen ablaufen, um den an der Hautoberfläche erfolgenden Zellverlust auszugleichen. Am Plattenepithel der Haut lassen sich aufgrund unterschiedlicher Differenzierung der Zellen mehrere Zellschichten unterscheiden (Abb. 3.**4**). Die Zellen des *Stratum basale,* einer meist einschichtigen, die Basis des Epithels einnehmenden Zellreihe, sind durch füßchenartige Fortsätze mit dem subepithelialen Bindegewebe verzahnt. An das Stratum basale schließt sich das *Stratum spinosum* an. Die Zellen des Stratum spinosum sind miteinander durch Interzellularbrücken verbunden. Unter zunehmender Abflachung der Zellen und eintretendem Kernverlust beginnt die eigentliche Hornschicht mit dem *Stratum granulosum,* einer Zellschicht, die durch das Vorhandensein der Keratohyalinkörner gekennzeichnet ist. Im *Stratum lucidum* zerfließen die Keratohyalinkörner in den Epithelzellen. Es entsteht das Elaidin, ein festes oxyphiles Fett, das die ganze Schicht homogen durchtränkt. Die Epidermis wird schließlich durch das *Stratum corneum,* eine Schicht kernloser Hornschuppen, abgeschlossen.

! Untersuchungen unter Verwendung radioaktiv markierter Nucleinsäurevorläufer haben ergeben, daß nur das Stratum basale zur DNA-Synthese und damit zur Zellteilung befähigt ist (106, 111, 92).

Vom Stratum basale aus wandern die Epithelien mit einer für die einzelnen Gewebe unterschiedlichen Geschwindigkeit unter gleichzeitiger Umwandlung der Zellen zum Stratum corneum hin ab, an dessen Oberfläche sie dann schließlich als kernlose Hornschuppen abgeschilfert werden. Durch Markierung mit radioaktivem Thymidin läßt sich die Zellwanderung in ihrem zeitlichen Ablauf genau verfolgen. So gilt als gesichert, daß ein Teil der im Stratum basale neugebildeten Zellen hier verbleibt, während der andere Teil an die Oberfläche wandert.

Bezüglich des Mechanismus dieses Vorganges gehen die Ansichten auseinander. Die einen Autoren vertreten die Ansicht, daß sogenannte bivalente Zellteilungen ablaufen, wobei aus einer Mitose 2 unterschiedliche Zellen entstehen, von denen eine im Stratum basale verbleibt und die andere unter zunehmender Differenzierung abwandert (127, 111). Die anderen Untersucher kommen zu dem Schluß, daß nur zu einem geringen Anteil bivalente Zellteilungen ablaufen, in der Mehrzahl aber entweder beide Zellen abwandern oder beide Zellen im Stratum basale verbleiben (92).

Unter physiologischen Bedingungen halten sich Zellneubildung und Zellabschilferung in etwa die Waage. Verschiedene Vorstellungen existieren davon, wie die Steuerung der Zellneubildung erfolgt. So besteht im Plattenepithel der Haut ein tageszeitlicher Mitoserhythmus (107). Sicher ist, daß Adrenalin den Mitoserhythmus zu beeinflussen vermag und eine Verkürzung der Mitosezeit bewirkt (46, 88). Andere Hormone, wie Sexualhormone, Insulin und das Wachstumshormon, können eine Mitosesteigerung bewirken. Daneben haben Temperaturänderungen eine Zu- oder Abnahme der Zellneubildung zur Folge. Anderen Untersuchungen zufolge regt ein oberflächlicher Zellverlust die Mitosetätigkeit im Stratum basale an (119). Diesem Regulationsmechanismus liegt

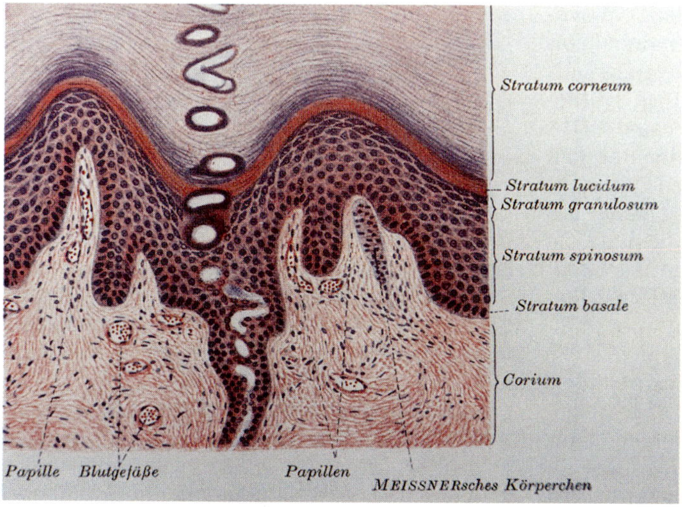

Abb. 3.**4** Epidermis und Korium. HE-Färbung, 170fache Vergr. (aus Wallraff, J.: Leitfaden der Histologie des Menschen. Urban & Schwarzenberg, München 1963).

ein Inhibitor zugrunde, der in den Zellen des Stratum spinosum gebildet wird und eine hemmende Wirkung auf die Basalzellen ausübt (25, 75). Jede Konzentrationsminderung dieses Hemmstoffes – sei sie nun durch eine zahlenmäßige Verminderung oder durch Behinderung der Differenzierung der für die Bildung des Hemmstoffes verantwortlichen Zellen bedingt – hat eine vermehrte Mitosetätigkeit im Stratum basale zur Folge (112). Dieser Regulationsmechanismus erklärt auch die vermehrte Zellneubildung im Epithel bei der Wundheilung. Neuere Forschungsergebnisse haben gezeigt, daß nicht nur Entzündungszellen wie Lymphozyten und Monozyten immun- und entzündungsmodulierende Faktoren freisetzen, sondern auch Epidermalzellen neben Entzündungsmediatoren wie Prostaglandinen, Leukotrienen und Chalonen verschiedene Zytokine produzieren können (99).

Nach Wundsetzung kommt es jedoch nicht nur zu einer vermehrten Zellneubildung im Epithel des Wundrandes, sondern auch zu einer Migration von Epidermiszellen, welche sich vom Wundrand über den Defekt hinweg aufeinander zuschieben. Die Ursache dieser Zellmigration ist noch unbekannt. Die Wanderungsgeschwindigkeit der sich über die Wundfläche hinwegschiebenden Epithelzellen ist von Tierart zu Tierart verschieden. In der verletzten Schweinehaut, die der menschlichen Haut am ähnlichsten ist, beträgt die Wanderungsgeschwindigkeit 21 μm pro Stunde (164). Bemerkenswert ist die Beobachtung, daß nach experimenteller Wundsetzung zunächst in wundfernen Epithelabschnitten eine Vermehrung der Basalzellen beginnt. Mit zunehmender Versuchszeit verlagert sich dann das Maximum der DNA-synthetisierenden Basalzellen zum Wundrand, bis schließlich 96 Stunden nach Wundsetzung auch im neugebildeten Epithel vermehrt DNA-synthesisierende Basalzellen nachweisbar sind (111). Diese Beobachtung spricht für die Annahme, daß durch die zunächst in den wundfernen Epithelabschnitten einsetzende Zellvermehrung infolge des Wachstumsdruckes eine Zellverschiebung in Richtung Wunde veranlaßt wird. Die Ursache für die gesteigerte Zellneubildung in wundfernen Epithelabschnitten muß in einer Konzentrationsminderung des Mitosehemmstoffes, etwa durch einen Abstrom in den Wundbereich, gesehen werden. Im unmittelbaren Wundbereich, wo zunächst keine Mitosesteigerung beobachtet werden kann, sind möglicherweise die Umweltbedingungen für das Epithel so verändert, daß die Zellen trotz der Konzentrationsminderung des Hemmstoffes nicht zur Teilung in der Lage sind (112).

Die Migration der Epithelzellen setzt eine gut befeuchtete und durchblutete Unterlage voraus, welche unter normalen Wundheilungsbedingungen vom Granulationsgewebe gebildet wird. Jede oberflächliche Austrocknung des Granulationsgewebes behindert die Zellmigration (164). Nach Clark (33) gilt Fibronectin als wichtigstes Substrat für die Migration der Epithelzellen während der Wundheilung. Fibronectin läßt sich bei der normalen Wundheilung in der Wundmatrix nachweisen. In Zellkulturen wandern Epithelzellen nur über fibronectinbeschichtetes Material. Werden diesen Kulturen Antikörper gegen Fibronectin beigefügt, bleibt die Migration der Epithelzellen aus (155). Lokale Applikation von Fibronectin auf chronische, nicht heilende Wunden verbessert signifikant die Heilung (166, 133). Hier zeigt sich eindrucksvoll die enge Wechselbeziehung zwischen epithelialem und mesenchymalem Gewebe bei der Wundheilung.

Biochemie

K. Eisele

Erste Stufe der Wundheilung

Vorbetrachtung

Eine Wunde ist ein Defekt des schützenden Deckgewebes infolge einer Verletzung, der mit der Eröffnung von Gefäßen und daher mit dem Austritt von Blut und Lymphe verbunden ist.

> **!** Um den Verlust lebenswichtiger Stoffe zu verhindern, muß der Organismus schnellstens für den Verschluß der verletzten Gefäße und der Wunde sorgen.

Diesen schnellen Verschluß, der nicht sehr stabil ist, nennen wir die „erste Stufe" der Wundheilung. Der langsame, sich daran anschließende Prozeß der „zweiten Stufe" der Wundheilung führt zum festen, stabilen Wundverschluß, der als Narbe bekannt ist.

Die „erste Stufe" der Wundheilung läuft so ab, daß zuerst die Thrombozyten klebrig werden und an den zerstörten oder verletzten Blutgefäßen sich anheften. Dies geschieht, indem die Thrombozyten Bindungen zum endothelialen Bindegewebe ausbilden (man spricht hier von Thrombozytenadhäsion). Die Thrombozyten haften dann auch untereinander (Thrombozytenaggregation) und bilden schließlich einen Pfropf, der bei kleinen Wunden genügt, um die Blutung zu stillen. Zur Thrombozytenaggregation trägt auch Adenosindiphosphat (ADP) bei.

Wenn die Thrombozyten aggregieren, scheiden sie den Plättchenfaktor 4 (ein Antiheparin) und vasoaktive Amine aus (z.B. Serotonin und Adrenalin, Abb. 3.**5**).

Diese Stoffe veranlassen weitere Thrombozyten zum Aggregieren. Die Prostaglandinmetaboliten, z.B. Thromboxan A (Abb. 3.**6**), welche die Vasokonstriktion stimulieren, werden von den Thrombozytenaggregaten abgesondert (62). Vasokonstriktorisch wirken auch Glucocorticoide, die beim Verwundungsstreß ausgeschüttet werden.

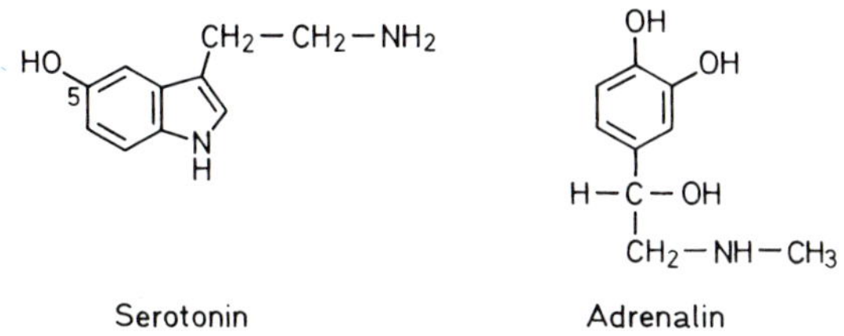

Abb. 3.**5** Serotonin (5-Hydroxytryptamin), ein Derivat der Aminosäure Tryptophan, ist ein Gewebshormon und erfüllt auch Neurotransmitterfunktionen.
Adrenalin ist ein Hormon des Nebennierenmarks, das auch als Transmitter fungiert. Es stammt aus einem Zweig des Stoffwechsels der Aminosäure Phenylalanin.

Blutgerinnung

Nach der Thrombozytenaggregation wird rund um diese Thrombozyten und das zerstörte Gewebe die Blutgerinnung eingeleitet.

> **!** Dies führt zur Bildung des Blutgerinnsels (Thrombus), der Hauptabwehr des Organismus gegen Blutverlust.

Dieser Thrombus enthält außer dem Thrombozytenaggregat noch ein bei der Gerinnung entstehendes Fibrinnetzwerk, das zelluläre Elemente eingebaut hat und für die Verankerung an der Gefäßwand sowie die Verfestigung des Gerinnsels sorgt. Der molekulare Ablauf der Gerinnung von Blut und Lymphe ist ein aus vielen aufeinanderfolgenden Reaktionen zusammengesetzter und sich in Flußrichtung lawinenartig verstärkender Mechanismus (41).

Dieser Mechanismus kann durch eine Substanz, die bei einem lokalen Gewebsschaden vom defekten Gewebe ausgeschieden wird (Gewebsthromboplastin oder Faktor III; Tab. 3.**1**) ausgelöst werden. Dies geschieht beim sogenannten exogenen System (extrinsic system).

Die andere Möglichkeit, diesen Kaskadenmechanismus in Gang zu setzen, ergibt sich bei Verletzungen der Gefäßinnenwand, wo die Thrombo-

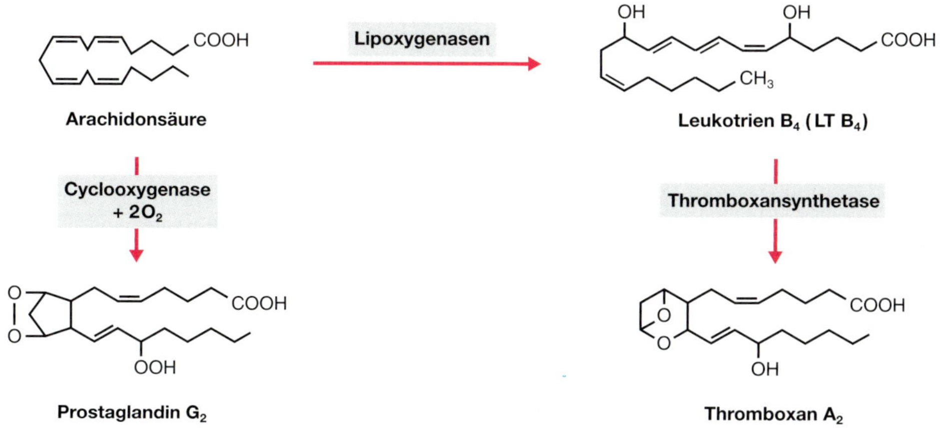

Abb. 3.**6** Aus der ungesättigten Fettsäure Arachidonsäure entstehen durch enzymatische Vorgänge die Prostaglandine und andere Eicosanoide, z.B. Leukotriene, Prostacycline und Thromboxane.

Tabelle 3.1 Blutgerinnungsfaktoren* (*Turpie* 1971)

Faktor	Name	Eigenschaften bzw. Funktion
I	Fibrinogen	β_2-Glykoprotein
II	Prothrombin	Endopeptidase
III	Thromboplastin	Lipoprotein (Transmembranprotein mit großer extrazellulärer Domäne)
IV	Calciumionen	Im Blut und Gewebe in konstanter Konzentration vorhanden
V und VI	Proaccelerin	Ca^{2+}-stabilisiertes Protein
VII	Proconvertin	Enzym, das durch Kontakt mit Zelltrümmern aktiviert wird
VIII	antihämophiles Globulin (AHG)	Ca^{2+}-stabilisiertes β_2-Globulin
IX	Plasmathromboplastinkomponente, Christmas-Faktor (PTC)	α_1-Globulin
X	Stuart-Prower-Faktor, Autoprothrombin III	Argininesterase, sowohl durch endogene als auch durch exogene Faktoren aktivierbar
XI	Plasmathromboplastinantecedent (PTA)	argininhaltiges Substrat des aktivierten Faktors XII
XII	Hageman-Faktor	Argininesterase
XIII	fibrinstabilisierender Faktor (FSF)	Transglutaminase, bildet aus Fibrinmonomeren das Fibrinnetz

* Die Faktoren, die an der Blutgerinnung beteiligt sind, liegen zunächst in inaktiver Form vor und werden erst im Verlauf der Gerinnung aktiviert. Die Faktoren werden durch römische Ziffern bezeichnet. Die aktivierten Faktoren werden (falls sie aktiviert werden müssen) mit dem Index „a“ (für aktiv) gekennzeichnet.

Tabelle 3.2 Kollagentypen: Vorkommen und Zusammensetzung

Typ	Gewebe	Charakteristische Merkmale
I	Haut, Knochen, Sehne	$<$ 10 Hydroxylysinreste pro Kette, geringer Kohlenhydratanteil
II	Knorpel	$>$ 10 Hydroxylysinreste pro Kette, 10% Kohlenhydratanteil
III	fetale Haut, Blutgefäße	hohe Anzahl an Hydroxyprolin- und Glycinresten, enthält auch Cystein, geringerer Kohlenhydratanteil
IV	Basalmembran	viel 3-Hydroxyprolin, 20 Hydroxylysinreste pro Kette und niedriger Alaningehalt

zyten mit dem subendothelialen Kollagen Kontakt erhalten (sog. vasaler Kontakt mit Komponenten des Bindegewebes). Bei dem subendothelialen Kollagen handelt es sich um Kollagen vom Typ III (Tab. 3.**2**), zu dem die Thrombozyten die höchste Affinität haben. Typ I und Typ II binden die Thrombozyten nur schwach oder gar nicht.

Beim vasalen Kontakt setzen die Thrombozyten ihre sogenannten Plättchenfaktoren frei (z.B. ein Phospholipid mit stark koagulatorischer Wirkung, den Thrombozytenfaktor. Hinzu kommen noch eine Reihe von Zytokinen* und Wachstumsfaktoren (z.B. „platelet-derived growth factor“ = PDGF, „transforming growth factor“ = TGF-α und TGF-β), die von aktivierten Thrombozyten ausgeschüttet werden. Der genaue Mechanismus, über den der Hageman-Faktor (Faktor XII) durch Oberflächenadsorption primär aktiviert wird, ist noch immer nicht vollständig geklärt. Der aktivierte Hageman-Faktor spaltet in Anwesenheit von „hochmolekularem Kininogen“ als Hilfsmolekül das Präkallikrein in die aktive Protease Kallikrein. Dieses Kallikrein aktiviert seinerseits wieder weiteren Hageman-Faktor, der hinwiederum inaktiven Faktor XI in aktiven Faktor XIa umwandelt. Faktor XIa aktiviert Faktor IX zu IXa, und dieser aktiviert Faktor VIII zu VIIIa. Der Faktor VIIIa aktiviert mit Hilfe von Ca^{2+} und Phospholipid (Thrombozytenfaktor 3) den Faktor X zu Xa. Dieses System, d.h. einschließlich Faktor VIIIa, wird das „endogene System“ oder „intrinsic system“ genannt.

Beide Systeme, das exogene und das endogene, treffen sich auf der Kaskadenstufe, auf der aus dem inaktiven Faktor X (Autoprothrombin III oder Stuart-Prower-Faktor; Tab. 3.**1**) der aktive Faktor

* Hier gibt es noch Definitionsprobleme. Manche Autoren unterscheiden aus historischen Gründen zwischen Zytokinen (sie verstehen darunter Verbindungen wie Interleukine, Interferon usw.) und Wachstumsfaktoren (das sind dann PDGF, EGF usw.); andere integrieren die Wachstumsfaktoren in die Zytokine (108).

Xa wird (Abb. 3.7). Von dieser Stufe ab geht es dann für beide Systeme gleich weiter. Der aktive Faktor Xa bewirkt die Bildung von Thrombin (Protein vom Molekulargewicht 34000, proteolytisch aktiv) aus Prothrombin (Glykoprotein vom Molekulargewicht 66000, proteolytisch inaktiv) durch Abspaltung von einem Peptid aus 274 Aminosäuren. Das proteolytisch aktive Thrombin spaltet aus

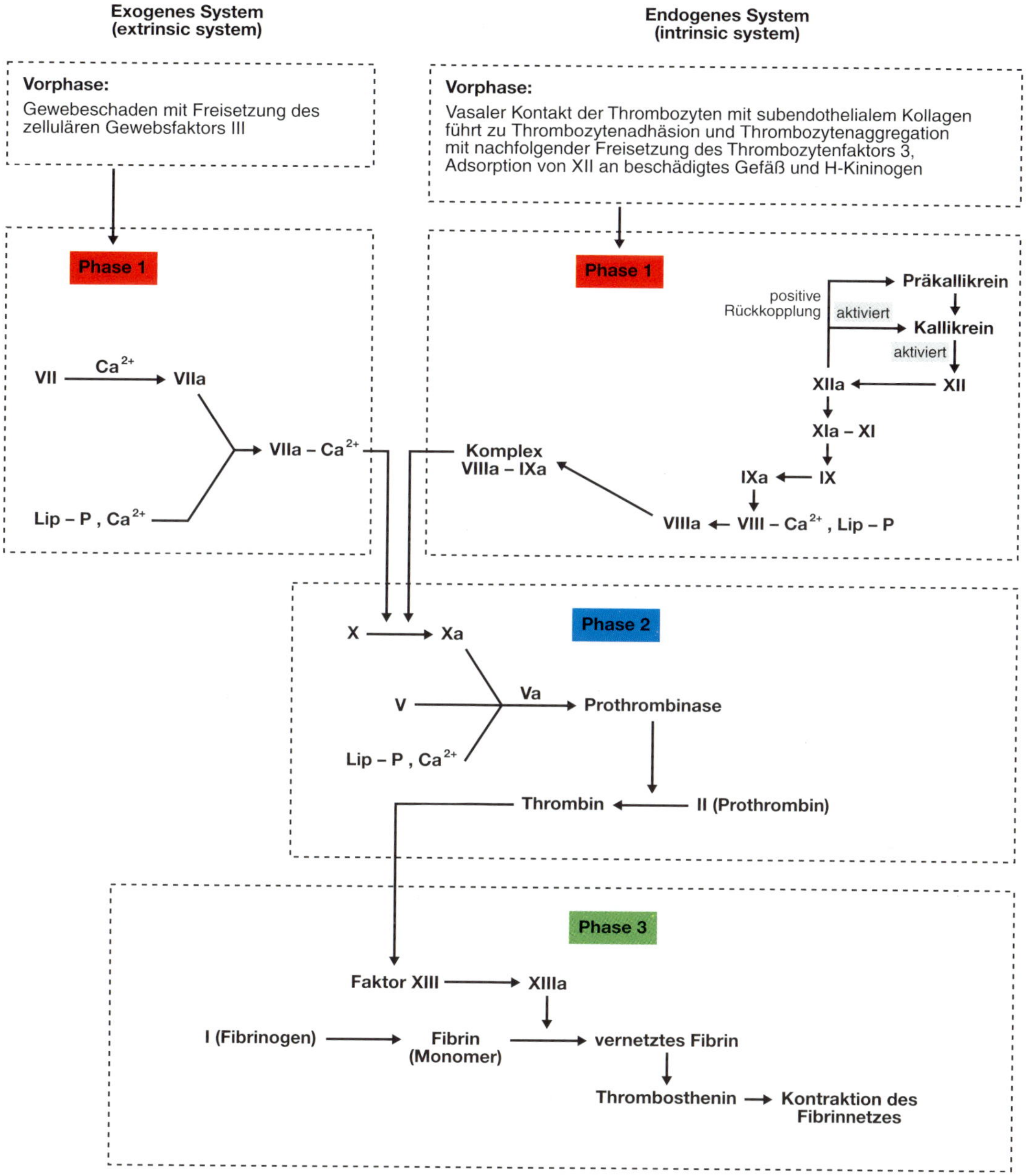

Abb. 3.7 Blutgerinnung. Die Blutgerinnungsfaktoren sind in Tab. 3.1 zusammengefaßt und näher beschrieben. Ca^{2+} = Calciumionen, Lip-P = Phospholipid (z. B. Kephaline [Abb.3.8; sie sind aus Glycerin, 2 Fettsäuren, davon ist eine meist ungesättigt], Phosphorsäure und Serin oder Äthanolamin zusammengesetzt), H-Kininogen = „high-molecular-weight kininogen“. Die Faktoren Va und VIIIa werden durch die Proteine C und S im Komplex gehemmt.

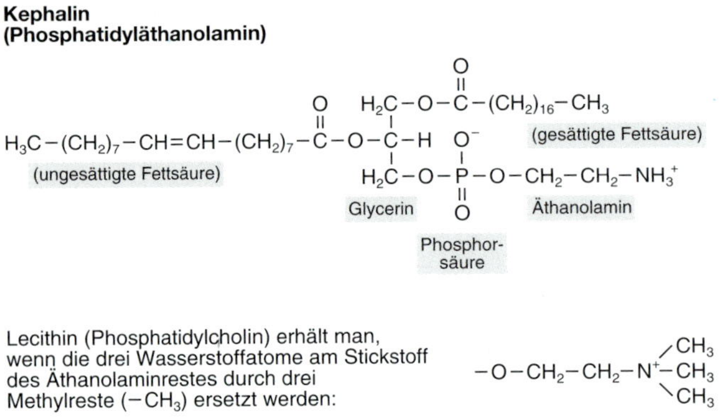

Abb. 3.**8** Kephalin und Lecithin.

dem wasserlöslichen Fibrinogen (Glykoprotein vom Molekulargewicht 340000, Globulin, entsteht aus 3 Paaren von Polypeptidketten, 2 α-, 2 β- und 2 γ-Ketten (2 Glykopeptide ab, wodurch das Restmolekül – Fibrin genannt –, das in Ende-an-Ende- und Seite-an-Seite-Form polymerisieren kann, entsteht. Die Polymerisation des Fibrins geschieht durch die Bildung von Wasserstoffbrücken und Knüpfung heteropolarer Bindungen.

Durch den stabilisierenden Faktor (Faktor XII; Tab. 3.**1**) werden schließlich kovalente Bindungen geknüpft.

Dies geschieht durch vernetzende Transamidierung von Glutaminseitenketten mit Lysinseitenketten (Abb. 3.**9**). Das dadurch entstandene Fibrinnetz ist wasserunlöslich (153, 81). Der Ablauf der Blutgerinnung, der auch für die Lymphgerinnung gilt (diese läuft allerdings etwas langsamer ab als die Blutgerinnung), ist in Abb. 3.**7** zusammengefaßt.

Zum Gerinnungssystem muß noch gesagt werden, daß es Vitamin-K-abhängig ist. Der Grund dafür liegt darin, daß das Prothrombin (Faktor II; Tab. 3.**1** und Abb. 3.**7**) in der Leber nur unter Vitamin-K-Einfluß in der nachher zu Thrombin (Faktor II; Tab. 3.**1** und Abb. 3.**7**) aktivierbaren Form biosynthetisiert wird.

Vitamin K katalysiert im fertigen Prothrombin die nachträgliche Karboxylierung (Einfügung einer COOH-Gruppe) von 10 Glutaminsäureresten

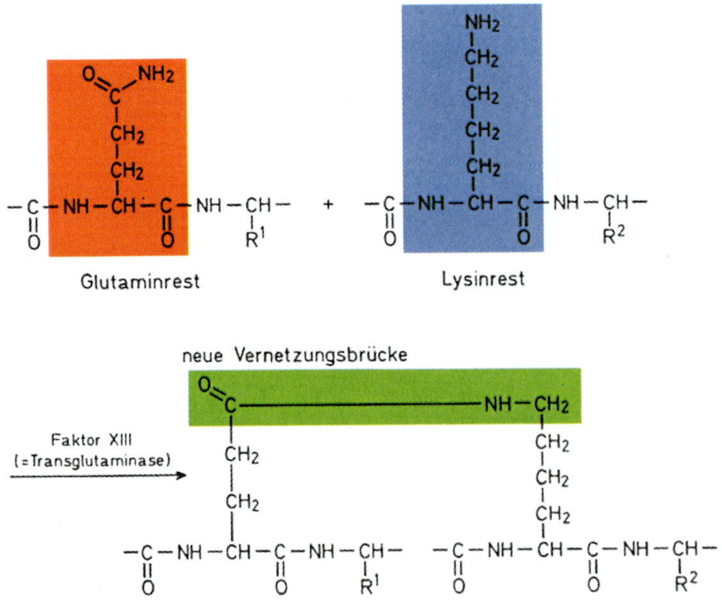

Abb. 3.**9** Vernetzung durch Transamidierung zwischen der γ-Carbamidgruppe eines Glutaminrestes mit der ε-Aminogruppe eines benachbarten Lysinrestes.

(im N-terminalen Peptid [274 Aminosäuren], das bei der Aktivierung abgespalten wird [= Fibrinopeptid B]) zu γ-Carboxyglutaminsäure nach dem in Abb. 3.**10** dargestellten Schema.

Ohne diese γ-Carboxyglutaminsäurereste ist Prothrombin nicht imstande, Calciumionen zu binden, die ihrerseits wieder benötigt werden, um Prothrombin an Phospholipide zu binden, die zur Aktivierung des Prothrombins zu Thrombin essentiell sind (69, 147, 38).

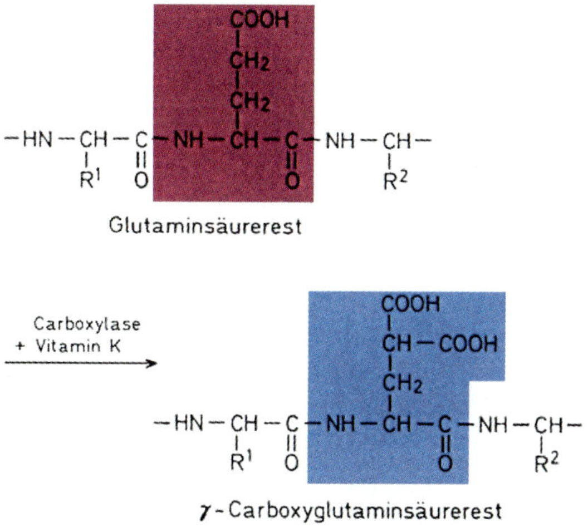

Abb. 3.**10** Karboxylierung von Glutaminsäureresten zu γ-Carboxyglutaminsäure.

Fibrinolyse

Schon während die einzelnen Gefäße mit dem Thrombus verschlossen werden, beginnt bereits wieder die Fibrinolyse, d. h. der Abbau des Gerinnsels. Diese Reaktion ist wichtig, um in der Blutbahn auftretende Fibringerinnsel wieder aufzulösen, ohne daß eine Embolie verusacht wird. Ähnlich wie bei der Blutgerinnung unterscheidet man hier 3 Phasen. Die Endstufe dabei ist die Auflösung des Fibrins in wasserlösliche Fibrinopeptide verschiedener Kettenlänge. Der Mechanismus läuft nach dem in Abb. 3.**11** dargestellten Schema ab.

! Durch die erwähnte Zügelung der intravasalen Gerinnungsvorgänge trägt die Fibrinolyse in hohem Maße zur Aufrechterhaltung des hämostatischen Gleichgewichts bei.

Bei den meist die Wundheilung begleitenden Entzündungsprozessen führt die Fibrinolyse durch lokale Proteolyse zu Eiweißabbauprodukten, die ihrerseits die Entzündung unterhalten und die Gefäßabdichtung fördern.

Ein weiterer Effekt der Fibirnolyse ist der, daß durch die Auflösung des anfangs entstandenen Fibrins der Weg für das Fortschreiten reparativer Zellproliferation freigemacht wird. Dieser Effekt leitet bereits über von der „ersten Stufe" der Wundheilung, dem schnellen, instabilen Wundverschluß, zur „zweiten Stufe", dem festen Wundverschluß (10).

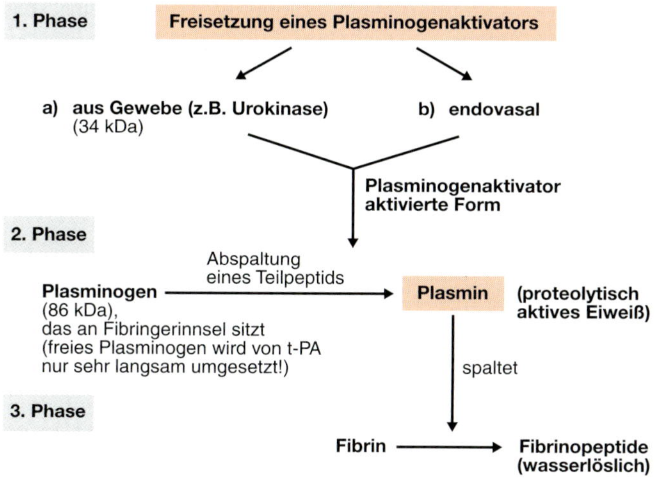

(Z. B. Gewebsspezifischer Plasminogenaktivator = „tissue type plasminogen activator" [t-PA] ist in Blutgefäßen an Endothelzellen gebunden. Er ist ein 70 kDa [Kilodalton] großes Glykoprotein und wird durch die Serinprotease Thrombin freigesetzt. Der rekombinante t-PA wird zur Thrombolysetherapie bei arteriellen Verschlüssen [Herzinfarkt] und Venenthrombose eingesetzt.)

Abb. 3.**11** Mechanismus der Fibrinolyse.

Zweite Stufe der Wundheilung

Prozesse des Wundverschlusses und der Regeneration

! Für diese zweite, regenerative Phase ist die Synthese von kollagenem Bindegewebe kennzeichnend.

Sie läuft sowohl bei bindegewebigen Organen wie der Haut als auch bei parenchymatösen Organen ab. Bei den letzteren bildet sie die Basis des Gewebeersatzes bei begrenzter Regenerationsfähigkeit dieser Organe (Substitution). Nachdem die Gefäße abgedichtet sind, muß der Organismus mit dem Verschluß der Wunden beginnen. Die zerstörten und verletzten Gewebszellen scheiden eine Vielzahl von Stoffen aus. Diese Stoffe sorgen dafür, daß sich die Wundränder zusammenziehen (Wundkinetik) und daß das Wundrandgewebe in allen Schichten zur Zellteilung angeregt wird. Weiter werden die Zellen der Keimschicht zur Differenzierung animiert. Sehr stark vermehren sich die Fibroblasten in den Wundrändern. Nach einer gewissen Zeit ist dann die Wunde zugeheilt. Bei größeren Wunden wird die Wundhöhle zuerst mit Granulationsgewebe ausgefüllt, das später in Narbengewebe übergeht. Über die Wundoberfläche wachsen die Epithelzellen hinweg. Dies alles geschieht unter dem sog. „Schorf". Dieser Wundschorf ist der Teil des Fibrinnetzes (das noch Erythrozyten, Leukozyten u.a. eingeschlossen enthält), der mit der Luft in Berührung kommt, d.h., der an der Oberfläche der Wunde liegt. Der Schorf bildet einen Schutz gegen Infektion und Austrocknung der Wunde.

! Unter dem Schorf laufen die reparativen und regenerativen Prozesse der „zweiten Stufe" der Wundheilung ab.

Wenn das Deckepithel unter dem Schorf erneuert ist, löst er sich ab. Diese Ablösung ist möglich, weil die die Heilungsprozesse begleitende Fibrinolyse des Fibrinnetzes im gleichen Verhältnis abläuft, wie der Heilungsprozeß fortschreitet (Fibrinolyse s.o.). Hat sich ein sehr dicker Schorf gebildet, der sich nicht selbständig ablöst, so sollte er abgetragen werden, da die junge Haut darunter leicht „erstickt".

Wie sehen diese Vorgänge auf molekularer Ebene aus? Viele das Zellwachstum anregende Stoffe, Zytokine und Wachstumsfaktoren wie „transforming growth factor β" (TGF-β), „epidermal growth factor" (EGF), „platelet factor-4" (PF-4), „platelet-derived growth factor" (PDGF), „insulinlike growth factor" (IGF) usw. sind chemisch charakterisiert, und teilweise sind ihre Wirkungsmechanismen aufgeklärt (108). Man weiß, daß diese Stoffe über verschiedene Signaltransduktionswege, d.h. über mit G-Protein gekoppelte Rezeptoren, Rezeptortyrosinkinasen oder mit *J*anus-*K*inase gekoppelte Rezeptoren plus „*s*ignal *t*ransducer and *a*ctivator of *t*ranscription" (= *JAK/Stat*-Weg) die Transkription, d.h. die Ribonucleinsäurebiosynthese, und die Translation, d.h. die Proteinbiosynthese, in den intakten Wundrandzellen steigern.

Am besten beeinflußt werden von diesen Stoffen die Fibroblasten, Makrophagen und Mastzellen (auch Chondrozyten und Osteoblasten werden stimuliert).

Mitogene Stoffe

Die große Zahl der Fibroblasten in den Wundrändern entsteht durch die mitogenen Faktoren, die heute auch z.T. zu den Zytokinen gezählt werden, z.B. „Fibroblast growth factor" = FGF usw., die aus Thrombozyten, geschädigtem Gewebe und dem Blutgerinnungssystem stammen und hauptsächlich die Vermehrung der Fibroblasten stimulieren.

Die mitogenen Faktoren sind nicht unbedingt chemische Substanzen (wie die Zytokine oder spezifische Blutserumfaktoren). Es können auch Reize sein, die beim Ablösen bestimmter Substanzen von Zelloberflächen erzeugt werden. Solche Reize entstehen bei der proteolytischen Abspaltung von Zelladhäsionsmolekülen wie z.B. des „kälteunlöslichen" Globulins (Fibronectin) (das außerdem auch Bestandteil der extrazellulären Matrix und der Basalmembran ist) von der Fibroblastenoberfläche oder bei der Abspaltung von Neuraminsäure (eine Aminozuckersäure; Abb. 3.**12**) mit Neuraminidase von anderen Zellspezies (163). Das bereits erwähnte Fibronectin aus der extrazellulären Matrix kommt im Blutplasma in einer Konzentration von 33,5 mg/100 ml Plasma vor. Interessant an diesem Eiweiß ist, daß es sowohl mit der Fibroblastenoberfläche als auch mit den α_1-Ketten des Kollagens vom Typ I (Tab. 3.**2**) eine spezifische Bindung eingehen kann. Dadurch ermöglicht das Fibronectin den Fibroblasten, sich an Kollagenfibrillen anzuheften. Dies aber gibt den Fibroblasten erst die Möglichkeit, sich an den Wundrändern anzusiedeln und

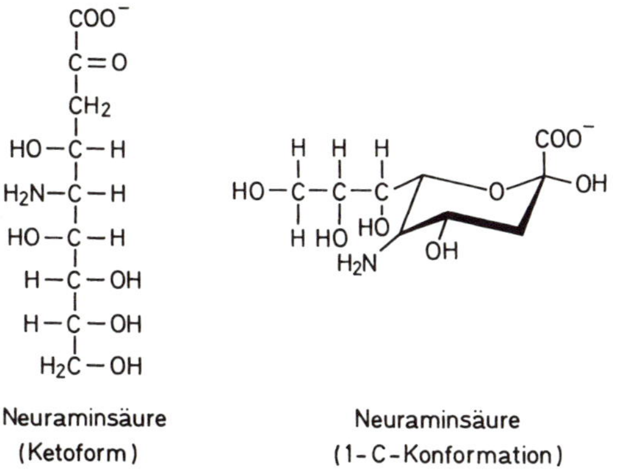

Abb. 3.**12** Neuraminsäure ist mit einem pH-Wert von 2,2 eine ungewöhnlich starke Säure. Sie kommt häufig auf Zelloberflächen als Teil von Glykoproteinen vor.

von dort aus in das Wundlumen vorzudringen. Mechanisch gestützt wird das Kollagen anfangs durch das vorhandene Fibrinnetz, das dann langsam abgebaut wird (s. o. Fibrinolyse).

> **!** Das sich bildende Fibroblasten-Kollagenfibrillen-Netz bildet die Grundlage für das Fortschreiten der reparativen Zellproliferation.

Diese so vorbereiteten Reparaturprozesse führen bei kleinen Wunden zu einer Gewebsregeneration oder bei großen Wunden zu einem Ersatz des verlorengegangenen Gewebes durch fibrilläres Bindegewebe (Narbengewebe) und damit zu einer bleibenden Gewebstextur.

Nichtmitogene Stoffe

Stoffe, wie die 12-*L*-Hydroxy-5, 8, 10, 14-eicosatetraensäure (Abb. 3.**13**), die aus den aggregierten Thrombozyten stammt oder andere Chemotaxine, wie der Komplementfaktor C5 a oder das Leukotrien B_4 (LTB_4) (Abb. 3.**6**), veranlassen Granulozyten u. a. zum Einwandern in die Wundränder. Dies nennt man Chemotaxis. Weitere chemotaktische Substanzen des Blutplasmas sind Kallikrein, eine Protease, die aus Kallikreinogen = Präkallikrein vom Hageman-Faktor bei der Blutgerinnung freigesetzt wird, und das Fibrinopeptid B, das aus Fibrinogen durch Thrombin bei der Umwandlung von Fibrinogen in Fibrin abgespalten wird (Abb. 3.**7**). Das Kallikrein aus Plasma ist nicht nur als chemotaktischer Lockstoff von Bedeutung, sondern auch als Protease (eiweißspaltendes Enzym). In der Eigenschaft als Protease spaltet es aus der α_2-Globulin-Fraktion ein Nonapeptid heraus, das sogenannte Bradykinin. Dieses Peptid aus 9 Aminosäureresten ist ein Hormon, das unter anderem die Durchlässigkeit der Gefäßwand fördert und somit die Leukozytenwanderung und die Exsudation begünstigt. Die durch die chemotaktischen Stoffe ebenfalls angelockten Mastzellen zeichnen sich durch einen hohen Gehalt an Histamin (Abb. 3.**13**) aus. Histamin ist ein entzündungsfördernder Stoff, der aus den Mastzellen freigesetzt wird. Stoffe, die die Ausschüttung von Histamin stimulieren, sind die aus Gewebstrümmern ausgeschiedenen Prostaglandine (Abb. 3.**6**). Diese Stoffe sind zyklische Abkömmlinge ungesättigter Fettsäuren und haben die Fähigkeit, eine lokal gesteigerte Ausschüttung von Histamin zu erzeugen. Zusätzlich steigern die Prostaglandine die Hautpermeabilität und verursachen so eine lokale Hyperämie, die von dem vasodilatatorischen Effekt dieser Verbindungen herrührt.

> **!** Durch diese Wirkungen verursachen die Prostaglandine die nichtinfektiöse Entzündung der Wunden. Die Entzündung mit ihrer lokalen Hy-

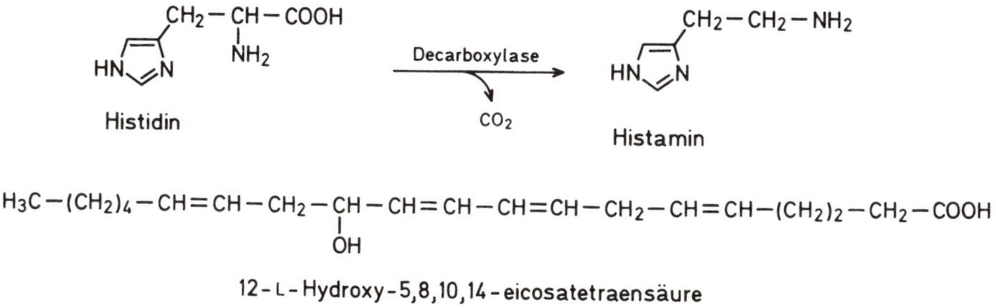

Abb. 3.**13** Histamin entsteht durch Dekarboxylierung der Aminosäure Histidin.

perämie ist notwendig, um die Zellen bei ihren reparativen Prozessen mit Nahrung und Baustoffen zu versorgen.

Der Austritt der Prostaglandine kann durch den membranstabilisierenden Effekt antiinflammatorischer Corticoide gehemmt werden. Außerdem verhindern diese Steroide die Biosynthese der Prostaglandine, indem sie die Ausschüttung der entsprechenden Fettsäuren, aus denen sie aufgebaut werden, über Lipocortin (Hemmer der Phospholipase A_2) hemmen.

Die Wunden sind naturgemäß mit Zelltrümmern übersät. Die durch die Chemotaxine angelockten Granulozyten und Makrophagen beseitigen durch Phagozytose (Aufnahme von festen Partikeln durch Zellen) meist solche toten Gewebeteile, die nicht enzymatisch abbaubar sind. Enzyme des Exsudats (s. a. oben Fibrinolyse) und der Lysosomen (große mit Hydrolasen angefüllte Vesikel) bauen Zelltrümmer zu löslichen und diffusiblen Stoffen ab. Bei diesem enzymatischen Abbau können weitere mitogene und chemotaktisch wirksame Stoffe entstehen, die jedoch durch das Fortschreiten der enzymatischen Reaktionen sehr schnell wieder abgebaut und somit inaktiviert werden.

Neben der Vermehrung von Fibroblasten und der Einwanderung verschiedener Zellarten in das Wundgebiet werden außer durch die Zytokine „fibroblast growth factor" (FGF) und „vascular endothelial growth factor" (VEGF) auch durch diese „Zelltrümmerstoffe" die Blutgefäßzellen zum Wachstum angeregt, so daß z. B. das Granulationsgewebe, das eine sehr gefäßreiche, lockere Bindegewebsart darstellt, sich nur mit Hilfe dieser vaskularisierenden Wirkung der o. a. Zytokine FGF und VEGF sowie spezifischer „Zelltrümmerstoffe" ausbilden kann.

Das Wachstum der Nervenzellen wird durch neutrophe Faktoren wie den „nerve growth factor" (NGF) angeregt. Der NGF wird z. B. unter Einwirkung von Interleukin-1 (IL-1) von den Fibroblasten sekretiert. Der NGF ist ein Peptid, das das Überleben und die Differenzierung sympathischer und sensorischer Neuronen fördert und an der Regeneration von Motoneuronen beteiligt ist (98).

Die Zellen der Gewebe der Wundränder wachsen aufeinander zu, und das Wachstum hört in dem Moment auf, wenn die Zellen einer Spezies miteinander in Berührung treten. Diese Kontakthemmung ist wichtig, da es ohne sie zu Zellwucherungen käme. Die Kontakthemmung wird ebenfalls durch Peptide induziert, die hemmend in den Zellteilungszyklus (Mitose) eingreifen.

Wie aber finden sich die Zellen einer Spezies, wenn sie von verschiedenen Richtungen aufeinander zuwachsen? Alle diese Zellen haben auf ihrer Oberfläche zelladhäsive Moleküle wie Nectine (dazu gehören Fibronectin, Vitronectin, Tenascin, Thrombospondin usw.), „cell *a*dhesion *m*olecules" (CAM), Cadherine (Ca^{2+}-unabhängige Zell-Zell-Adhäsion), Selectine (erzeugen als Rezeptoren für Leukozyten auf Endothelzellen eine spezifische Ca^{2+}-unabhängige lectinähnliche Bindung) und Integrine, wobei letztere für die Zell-Matrix-Verbindungen wichtig sind. Viele dieser Glykoproteine (Eiweißketten, an die noch N- oder O-glykosidisch Zuckerketten gebunden sind) sind zellspezifisch und finden sich nach dem Schlüssel-Schloß-Prinzip. Wenn nun Zellen mit dem gleichen Aggregationsfaktor und dem dafür passenden Rezeptor miteinander in Berührung kommen, so aggregieren sie. Durch diese Aggregation werden Mitosehemmer aktiviert, die die weitere Zellteilung hemmen (Kontakthemmung).

Im Falle der größeren Wunden wird nach dem Wundverschluß das lockere, gefäßreiche Granulationsgewebe (das die frischen Narben rot erscheinen läßt) nachträglich in derbes, gefäßarmes Bindegewebe (Narbengewebe) umgewandelt (dieses Gewebe läßt ältere Narben weiß erscheinen). Nach dieser Umwandlung ist auch bei größeren Wunden die „zweite Stufe" der Wundheilung abgeschlossen.

Kollagenbiosynthese

Wie schon erwähnt, werden die Zellen der Wundränder sehr stark zur Vermehrung (durch Zellteilung) und zur Proteinbiosynthese angeregt.

! Die für die Reparatur am meisten synthetisch aktiven Zellen sind die Fibroblasten.

Sie stellen die Stoffe her, die in den Extrazellulärraum abgegeben werden und dort als Strukturelemente verbleiben. Bei diesen Stoffen handelt es sich um die Proteoglykane der Bindegewebsgrundsubstanz und um die Faserproteine Kollagen und Elastin.

Von den Fibroblasten werden zuerst bestimmte Glykoproteine synthetisiert. Dann folgt in einem zeitlichen Abstand die Synthese der Proteoglykane (die die Grundsubstanz bilden) und des Kollagens (Höhepunkt 9.–10. Tag nach Verletzung). Die anfangs produzierten Glykoproteine, die die Bildung der Kollagenfibrillen verzögern, verschwinden relativ schnell. Die Proteoglykansynthese steigert sich kontinuierlich, wobei sich die Zusammensetzung der einzelnen Proteoglykanspezies ändert (zuerst überwiegen Spezies mit Hyaluronsäure und Chondroitin-4-sulfat, später solche mit Chondroitin-6-sulfat und Dermatansulfat; Abb. 3.**23**). Kurz nachdem die ersten Kollagenfibrillen gebildet sind, nimmt die Proteoglykansynthese ab bis zu einem Wert, der dem Verteilungsmuster des entsprechenden Gewebes entspricht (z. B. bei der Haut eines Erwachsenen: 30% Hyaluronsäure und 70% Dermatansulfat). Der Kollagengehalt erreicht zwischen dem 20. und 35. Tag ein Maximum und bleibt danach konstant (24).

Kollagen bildet unlösliche Fasern mit hoher Zugfestigkeit und ist entsprechend den speziellen Erfordernissen der einzelnen Gewebstypen modifizierbar. Man kennt heute 19 Kollagenarten; darunter sind auch nicht fibrilläre Kollagene (98).

> **!** Diese Eigenschaften machen das Kollagen zur Basis für den idealen, festen Wundverschluß.

Das Kollagen ist ein fibrilläres Protein, dessen Grundaufbau in einer vierfach gestaffelten Anordnung von Tropokollageneinheiten besteht (Abb. 3.**14**).

Das Tropokollagen hat ein Molekulargewicht von 285 000 und besteht aus 3 gleich langen Polypeptidketten. Zwei dieser Ketten, mit α_1 bezeichnet, sind identisch, die 3., mit α_2 bezeichnet, ist ähnlich α_1 und ist wie diese aus ca. 1000 Aminosäureresten aufgebaut.

Kennzeichnend für die Ketten (und damit für das Kollagen) ist neben einem hohen Prozentsatz an Prolin auch das Vorkommen von Hydroxyprolin und Hydroxylysin (Abb. 3.**15**). Beide Hydroxyaminosäuren kommen nur in sehr wenigen Proteinen (Seidenfibroin und Elastin) vor. Auffallend in der Aminosäuresequenz der α_1- und α_2-Ketten ist die große Regelmäßigkeit. Die Kombination Glycin-Prolin-Hydroxyprolin-Prolin wiederholt sich immer wieder, außerdem ist annähernd jeder 3. Rest die Aminosäure Glycin (157).

Abweichend von der üblichen Proteinbiosynthese (ribosomale Proteinbiosynthese) werden Hydroxyprolin und Hydroxylysin nicht als solche in die Peptidkette eingebaut, sondern vielmehr Prolin bzw. Lysin. Diese beiden Aminosäuren werden erst nachträglich, wenn die Polypeptidkette

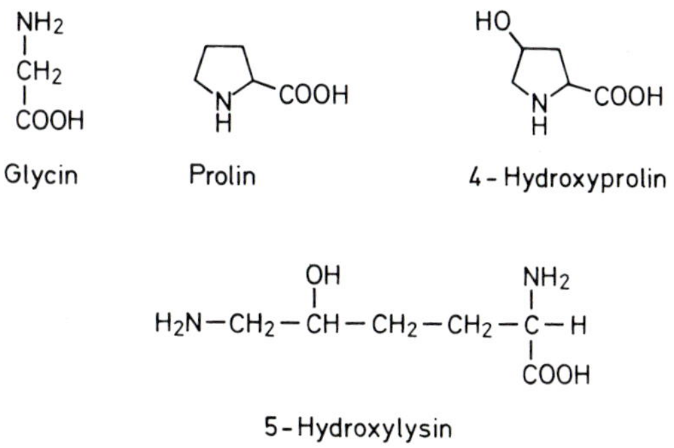

Abb. 3.**15** Außer Glycin, das optisch inaktiv ist, liegen alle Aminosäuren, die in die Eiweiße der Säugetiere eingebaut werden, in der L-Konfiguration vor.

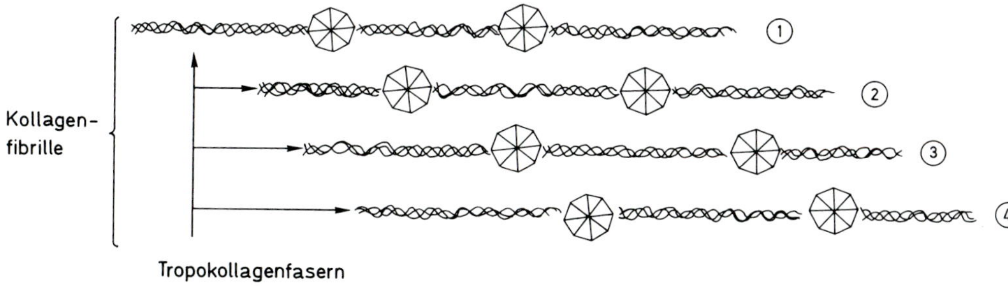

Abb. 3.**14** Kollagenfibrille: Tropokollagenfasern haben eine 4fach versetzte Anordnung. Die Zwischenräume (Achtecke) sind in allen Kollagenfibrillen vorhanden. Nur in den Knochen dienen diese Zwischenräume als Kristallisationszentren für die Knochensubstanz. In anderen Organen wird dort die Kristallisation von Knochensubstanz durch spezifische Inhibitoren verhindert (aus Stryer, L.: Biochemistry. Freeman, San Francisco 1975).

fertig vorliegt, mit der Hydroxylfunktion versehen (= posttranslationelle Modifikation) (21). Die Umwandlung von Prolin in Hydroxyprolin erfolgt durch das Enzym Prokollagenhydroxylase. Die Prokollagenhydroxylase benötigt für die Einführung der Hydroxylgruppe in den Prolinrest außer molekularem Sauerstoff, Eisen(II)-Ionen und α-Ketoglutarat auch Ascorbinsäure (bekannt als Vitamin C). Das Enzym reagiert sehr spezifisch und hydroxyliert Prolin nur im Peptidverband (nicht die freie Aminosäure).

Aber auch im Peptidverband werden nicht alle Prolinreste von diesem Enzym hydroxyliert. Offensichtlich können nur Prolinreste angegriffen werden, die sich auf der Aminoseite eines Glycinrestes befinden (Abb. 3.**16**) und in einer Position sind, wo der Zugang für die Hydroxylase nicht durch räumliche Effekte versperrt ist.

Die Hydroxylierung des Lysins geschieht ebenfalls durch ein spezielles Enzym, das unter ähnlichen Bedingungen arbeitet wie die Prokollagenhydroxylase (21). An diese Hydroxylysinreste sind die im Kollagen enthaltenen Zuckerreste kovalent geknüpft. Deshalb ist der Kohlenhydratanteil bei den einzelnen Kollagentypen von der Zahl der Hydroxylysinreste abhängig (Tab. 3.**2**). Man findet meist ein Disaccharid (Molekül aus 2 Zuckerresten) aus Glucose und Galactose. Die Kollagentypen sind in den einzelnen Geweben verschieden verteilt, wie Tab. 3.**2** zeigt.

Je höher der Aminosäureanteil (d. h. Gehalt an Prolin und Hydroxyprolin) ist, desto stabiler ist das Tropokollagen. Dieses besteht aus 3 Polypeptidketten (2mal α_1 und 1mal α_2), von denen jede die Gestalt einer Spirale besitzt (Helixkonformation). Die 3 schraubenförmigen Ketten sind wieder spiralenförmig umeinander gewunden (Superhelix) und bilden ein steifes Filament, das Tropokollagen (Abb. 3.**17**). Diese kabelförmige Faser ist 300 nm lang und hat einen Durchmesser von 1,5 nm.

Proteine, die noch länger sind als die Polypeptidketten der α_1- bzw. α_2-Ketten, sind die Vorläufermoleküle, aus denen die α_1- bzw. α_2-Ketten hervorgehen.

Während der Biosynthese dieser Ketten entstehen in den Fibroblasten zuerst Eiweißmoleküle mit einem Molekulargewicht von 120000 (eine α_1-Kette hat ein Molekulargewicht von 95000), die in den Extrazellulärraum abgegeben werden. Diese Eiweißketten werden mit Pro-α_1- bzw. Pro-α_2-Kette bezeichnet („Pro" steht sehr häufig für Vorläufer). Die ca. 200 Aminosäurereste, die diese

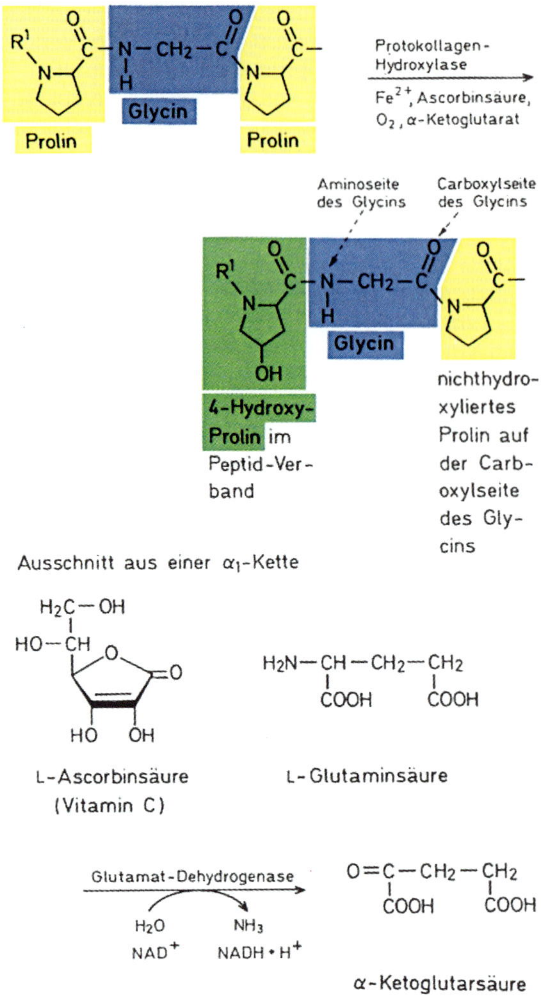

Abb. 3.**16** Die Ascorbinsäure (Vitamin C) ist ein Zuckerderivat, das vom Menschen und vom Meerschweinchen nicht produziert werden kann. Alle andern Säugetiere stellen die Ascorbinsäure aus Glucose selbst her, für sie ist Ascorbinsäure kein Vitamin. α-Ketoglutarsäure produziert der Organismus aus Glutaminsäure, z. B. durch oxidative Desaminierung.

Pro-Ketten mehr haben als die α_1- bzw. α_2-Ketten, sitzen am Aminoende der Ketten und sind in ihrer Zusammensetzung stark verschieden von der Restsequenz. Dieses Segment (das wir mit „ZS" bezeichnen wollen) ist arm an Glycin, Hydroxyprolin und Prolin und enthält im Gegensatz zum großen Rest der Kette Disulfidbrücken (Abb. 3.**18**). Aus 2 Pro-α_1-Ketten und einer Pro-α_2-Kette entsteht das

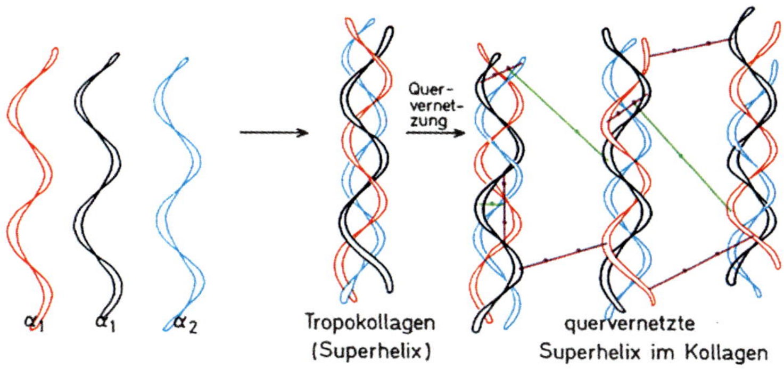

Abb. 3.**17** Die spiralig geformten α_1- und α_2-Ketten bilden eine Superhelix (Tropokollagen). Die Tropokollagenstränge können sowohl innerhalb ihrer Superhelix als auch miteinander quervernetzt werden (durch Kondensation von Lysin und Histidinseitenketten). Die violetten Brücken sind Aldolbrücken aus 2 Lysinresten. Die grünen Brücken kommen von Histidinresten, die dann Histidin-Aldol-Brücken bilden (Abb. 3.**20**) (aus Tanzer, M. L.: Science 180 [1973] 561).

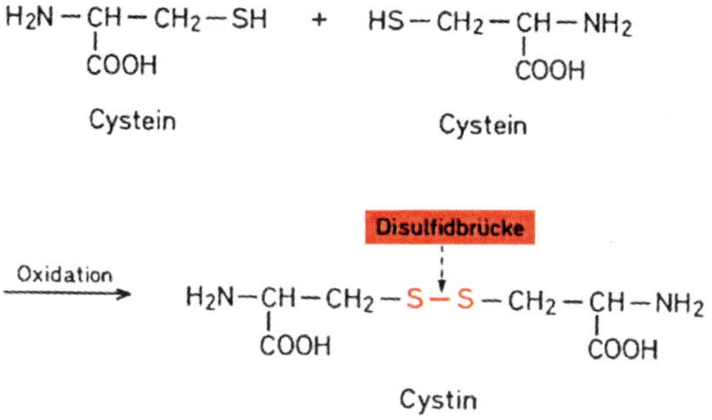

Abb. 3.**18** So wie aus 2 Cysteinmolekülen durch Oxidation das Cystin mit seiner Disulfidbrücke entsteht, können sich auch innerhalb von Proteinketten zwischen benachbarten Cysteinresten solche Disulfidbrücken ausbilden.

Prokollagenmolekül, das in seiner Kettenanordnung dem Tropokollagen entspricht. Danach wird durch ein Enyzm (Prokollagenpeptidase) das Segment ZS aus den Ketten des Prokollagens abgespalten. Nach dieser Abspaltung aggregieren die entstandenen Tropokollagenfasern sofort miteinander unter Bildung von Kollagen (Abb. 3.**19**).

Aus diesem Vorgang läßt sich schließen, daß offensichtlich das Segment ZS die spontane Aggregation der Prokollagenmoleküle zu kollagenähnlichen Molekülen verhindert, da die spontane Aggregation erst nach Abspaltung von ZS erfolgt. Es ist außerdem sehr wahrscheinlich, daß das Segment ZS den Transport des Moleküls durch die Fibroblastenmembran in den Extrazellulärraum er-

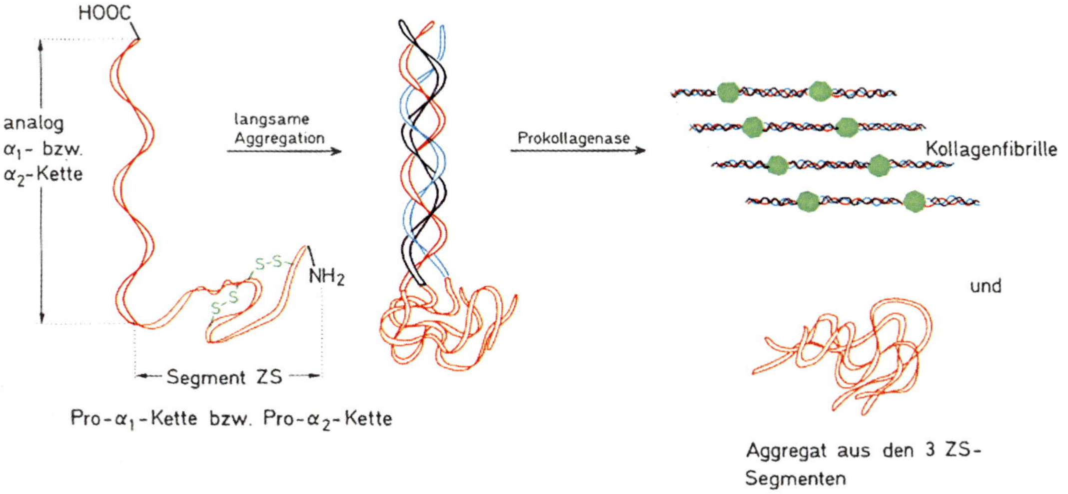

Abb. 3.**19** Hier wird schematisch dargestellt, wie aus Pro-α_1- und Pro-α_2-Ketten über das Prokollagen die Kollagenfibrille entsteht. Die Kettenteile (orange) sind die ZS-Segmente (mit Disulfidbrücken, S-S), die durch Prokollagenase abgespalten werden. Zur Kollagenfibrille s. auch Abb. 3.**14**.

leichtert oder erst ermöglicht und durch seine Eigenkonformation (räumliche Gestalt) die Bildung der Superhelix (Abb. 3.**17** und 3.**19**) begünstigt. Die „Aktivierung“ durch die proteolytische Abspaltung eines Teils des Moleküls erinnert an bestimmte Vorgänge bei der Blutgerinnung, z. B. an die Bildung von Fibrin aus Fibrinogen (Abb. 3.**7**). Ähnlich wie Fibrin unterliegt das Kollagen einer Vernetzung durch kovalente Bindungen, hier ausgehend von 2 Lysinresten benachbarter Ketten. Dieser Vorgang wird durch die kupferhaltige Lysyl-ε-Oxidase eingeleitet. Das Enzym bildet aus den ε-Aminogruppen der beteiligten Lysinreste Aldehydgruppen, und diese Gruppen reagieren dann in einer Aldolkondensation miteinander, wobei unter Abspaltung von Wasser eine Doppelbindung entsteht (Aldolbrücke). An die Doppelbindung kann sich ein Histidinrest aus einer anderen Kette anlagern (C-N-Brücke) (156).

Die freie ε-Aminogruppe kann wieder mit einem Lysinrest aus einer 4. Kette nach Art einer Schiff-Base (Azomethin) kondensieren, wobei die Doppelbindung zur Lysinonorleucinbrücke reduziert wird. (Abb. 3.**20**) (156).

Welche dieser Vernetzungsmöglichkeiten verwendet werden und wie stark vernetzt wird, hängt von der Art und dem Alter des Gewebes ab.

! Der Abbau des Kollagens bei Verletzungen steigert die Ausscheidung von Hydroxyprolin. Die Konzentration dieser kollagenspezifischen Aminosäure in Blut und Harn ist ein Maß für das Fortschreiten der Heilung, denn je weniger Kollagentrümmer abgebaut werden müssen, desto weniger Hydroxyprolin wird ausgeschieden.

Der Hydroxyprolingehalt, der auch im Blut und Harn Unverletzter vorhanden ist, rührt von den Wachstums- und Umbildungsprozessen her, die im Körper laufend stattfinden. Den Abbau des Kollagens bei diesen Prozessen und bei Verletzungen nimmt die Gewebskollagenase vor.

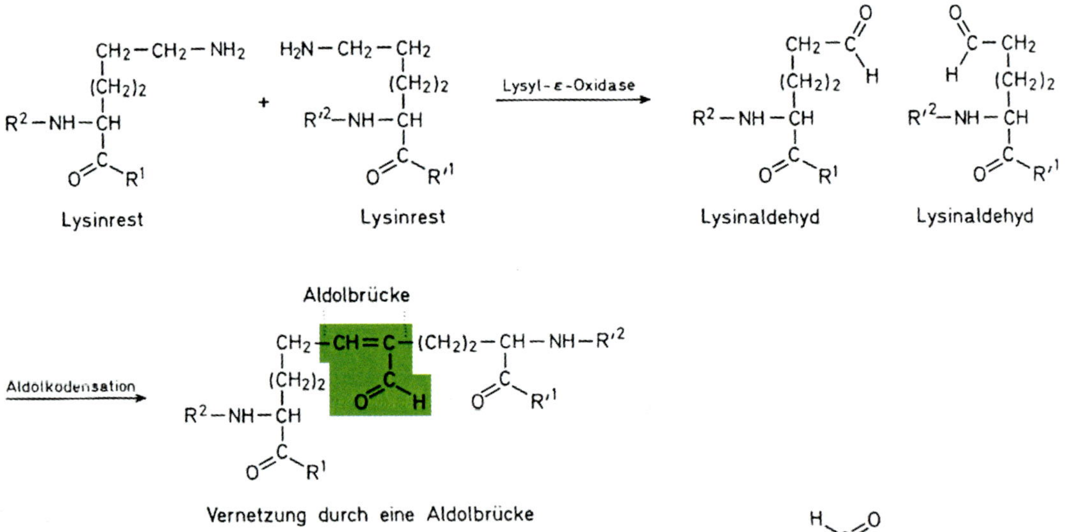

Abb. 3.**20** Diese Quervernetzungsmöglichkeiten können sowohl innerhalb der Tropokollageneinheiten als auch zwischen diesen getätigt werden. Es können auch nur Aldol- oder Lysinonorleucinbrücken betätigt werden. Quervernetzungen, an denen alle 4 Möglichkeiten der Brückenbildung betätigt werden (wie hier dargestellt), sind seltener.

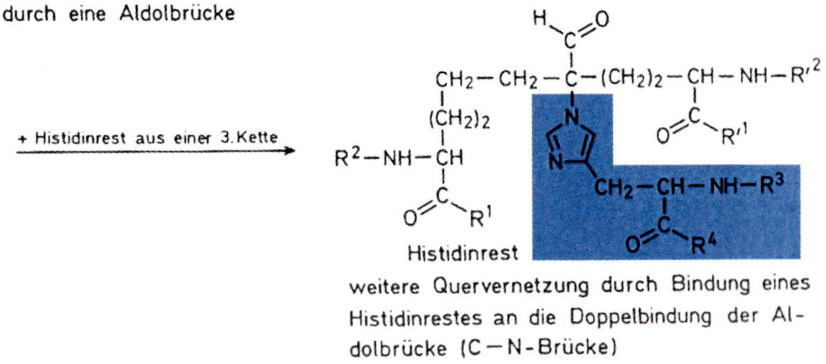

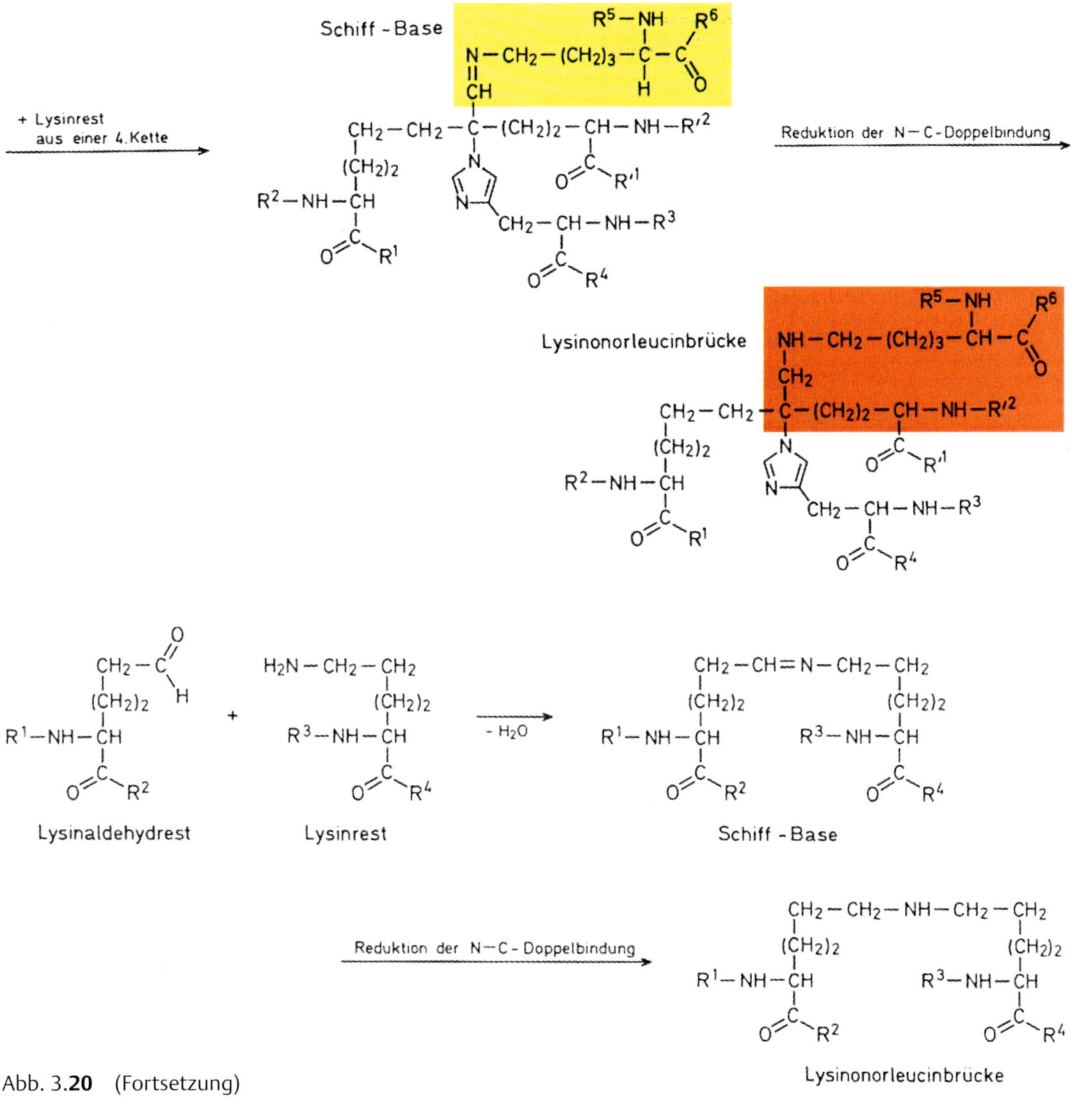

Abb. 3.**20** (Fortsetzung)

Auch mehrere pathogene Keime haben eine Kollagenase, die jedoch mit den Mitteln des Säugerorganismus nicht kontrollierbar ist, im Gegensatz zur Gewebskollagenase. Außerdem sind diese Kollagenasen weit aggressiver (138).

Elastin

Neben Kollagen wird von den Fibroblasten auch Elastin gebildet, ein Protein, das die Hauptkomponente elastischer Fasern ist. Es besitzt eine sehr hohe Rückstellkraft und ähnelt dem Gummi. Die Aminosäurezusammensetzung ist der des Kollagens sehr verwandt, abgesehen davon, daß Hydroxyprolin fast völlig und Hydroxylysin ganz fehlt (63). Elastin besitzt viele Aminosäuren mit hydrophoben und wenige Aminosäuren mit hydrophilen Seitenketten. Die Quervernetzung im Elastin geht auch von Lysinresten aus. Dabei wird einerseits die einfache Lysinonorleucinbrücke gebildet (Abb. 3.**20**), und andererseits entsteht durch Verwendung von 4 Lysinresten eine Desmosin- bzw. Isodesmosinbrücke (Abb. 3.**21**) (20).

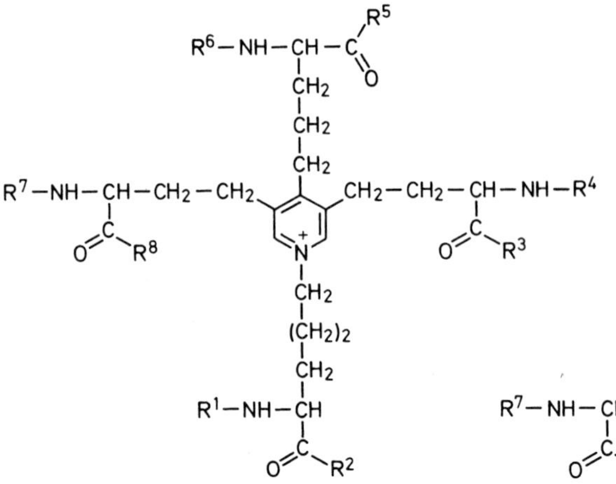

Desmosinbrücke

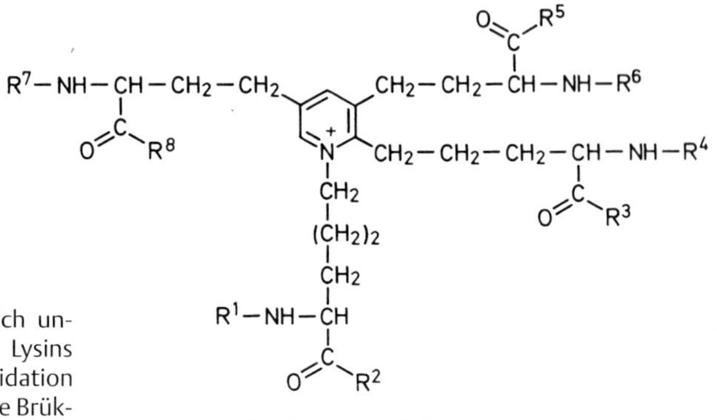

Isodesmosinbrücke

Abb. 3.**21** 3 Lysinaldehydgruppen verbinden sich untereinander und mit der ε-Aminogruppe eines Lysins durch Aldolkondensation, Dehydrierung und Oxidation zu einer Desmosin- bzw. Isodesmosinbrücke. Beide Brükken stellen Pyridinabkömmlinge dar.

Das Enzym, das die Quervernetzung katalysiert, ist ein kupferhaltiges Protein.

Elastin wird wie Kollagen als lösliche Vorstufe biosynthetisiert und durch Quervernetzung in die unlösliche, aber elastische Endstufe überführt. Auch für dieses Protein existiert mit der Elastase ein abbauendes Enzym, das aus dem Pankres stammt.

Proteoglykane

Die Proteoglykane (146, 117), die ebenfalls von den Fibroblasten produziert werden (126), bestehen aus einer Peptidkette, an die konzentrisch die Kohlenhydratketten (Glykosaminoglykane) wie die Borsten einer Flaschenbürste geknüpft sind. Die Bindung der Kohlenhydratketten erfolgt über die Hydroxylgruppe bestimmter Serinreste der Peptidkette (146). Diese Kohlenhydratketten sind aus Disaccharideinheiten aufgebaut. Eine Komponente dieser Disaccharide ist ein N-Acetylhexosamin (N-Acetylglucosamin oder N-Acetylgalactosamin, Abb. 3.**22**); die andere Komponente ist häufig eine Uronsäure (Glucuronsäure oder Iduronsäure, Abb. 3.**22**) oder ein Zucker (Galactose oder als Bindeglied zum Serin Xylose). Als weitere saure Gruppen sind teilweise Sulfatreste an bestimmten Hydroxylgruppen (manchmal auch an die Aminogruppe eines Hexosamins) gebunden. Es gibt verschiedene Klassen von Kohlenhydratketten, die sich in der Struktur der typischen Disaccharideinheiten unterscheiden (Abb. 3.**23**).

Im Bindegewebe sind die Proteoglykane zu Komplexen vereinigt. Durch ihren hohen Kohlenhydratanteil binden diese Moleküle sehr viel Wasser. Dies wird noch verstärkt durch die zahlreichen negativen Ladungen an den sauren Gruppen, die durch Alkali- oder Calciumionen neutralisiert werden. Dadurch haben diese Proteoglykane Ionenaustauscher-Eigenschaften. Diese Eigenschaften der Proteoglykane sind wichtig für die Aufrechterhaltung eines Milieus, in dem die Prokollagenpeptidase optimal arbeiten kann.

Die Biosynthese der Proteoglykane (146, 126) vollzieht sich in 2 Stufen an 2 verschiedenen Orten in der Zelle. Zuerst wird nach der normalen, ribosomalen Proteinbiosynthese die Polypeptidkette gebildet (im Zytoplasma). Die fertige Polypeptidkette wird während der Synthese in das Innere des endoplasmatischen Retikulums geschoben, wo dann die Zuckerketten angekuppelt werden (N-glykosidisch an das Protein gebundene Zuckerket-

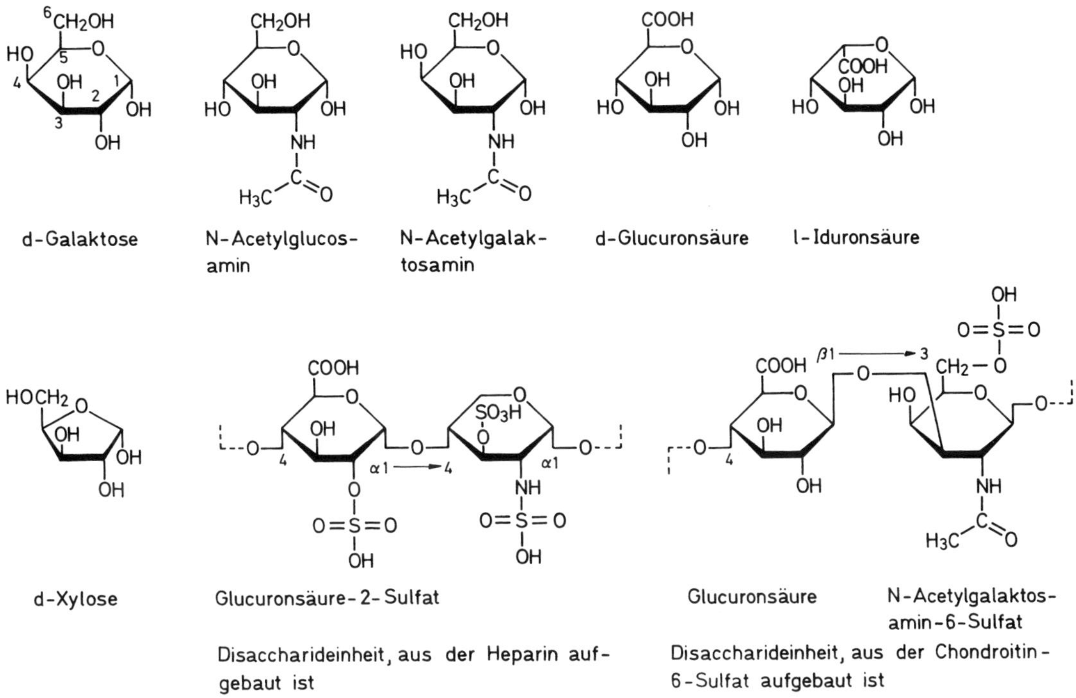

Abb. 3.**22** Hier sind die Strukturen der Monosaccharide (obere Reihe) und 2 Disaccharideinheiten gezeigt, aus denen die Kohlenhydratseitenkette der Proteoglykane aufgebaut ist. $\alpha_1 \rightarrow 4$ bedeutet, daß die Bindung vom Kohlenstoffatom 1 des einen Zuckers zum Kohlenstoffatom 4 des anderen Zuckers in α-Stellung über eine Sauerstoffbrücke (= Glykosidbindung) getätigt wird.

ten werden im endoplasmatischen Retikulum mit Dolicholphosphat angekuppelt. O-glykosidisch an das Protein gebundene Zuckerketten werden im Golgi-Apparat angekuppelt). Soweit Sulfatreste gebraucht werden, werden diese in die wachsende Kette oder z.T. auch nach Abschluß der Kohlenhydratkettenbildung (man nennt diese Ketten Glykosaminoglykane) eingeführt. Danach gelangen die Protoeglykane durch umgekehrte Pinozytose in den Extrazellulärraum. Auch zum Abbau der Proteoglykane existieren im Körper Enzyme. Dabei wird durch Proteasen (Kathepsin D) zuerst die Polypeptidkette gespalten, und anschließend erfolgt der Angriff der Enzyme, die die Glykosaminoglykanketten abbauen.

! Von diesen Enzymen ist die Hyaluronidase von besonderem Interesse, da sie es durch ihre depolymerisierende Wirkung Fremdkörpern ermöglicht (besonders bei Wunden), ungehindert ins Gewebe einzudringen.

Das Enzym wird daher auch als „spreading factor" bezeichnet. Pathogene Keime besitzen ebenfalls eine Hyaluronidase, die aggressiver ist als die körpereigene und vom Säugerorganismus nicht gesteuert werden kann.

Die Fibroblasten sind nicht nur Produktionsstätte für Kollagen, Elastin und Proteoglykane, sie sind auch die Zellen, aus denen sich die Fibrozyten entwickeln, spindelförmige Zellen im Bindegewebe, die mit ihren langen Fortsätzen teilweise untereinander in Verbindung stehen.

Keratine

Keratine sind als Proteine charakteristische Gerüsteiweiße der Epidermis und ihrer Anhangsgebilde (z.B. Haare und Nägel) und sehr widerstandsfähig gegen Chemikalien, wasserunlöslich und nur in sehr geringem Maße quellbar.

Keratin besteht aus vielen Aminosäuren mit aliphatischen Seitenketten (Alanin, Valin, Isoleucin, Leucin). Serin und Tyrosin sind reichlich vor-

Name	wiederkehrendes Disaccharid	Zahl der Disaccharid-einheiten pro Seitenkette
Hyaluronsäure	--O—4 Glucuronsäure β_1 —O→ 3 N-Acetyl-Glucosamin β_1 —O--	2000–3000
Heparin*	--O—4 Glucuronsäure α_1 —O→ 4 $N(SO_3H)$-Glucosamin-Sulfat(3 oder 6) —O--	15–30
Heparinsulfat**	--O—4 Glucuronsäure-2-Sulfat α_1 —O→ 4 N-Acetyl-Glucosamin-6-Sulfat —O--	15–30
Chondroitin-4-Sulfat	--O—4 Glucuronsäure β_1 —O→ 3 N-Acetyl-Galaktosamin-4-Sulfat β_1 —O--	20–40
Chondroitin-6-Sulfat	--O—4 Glucuronsäure β_1 —O→ 3 N-Acetyl-Galaktosamin-6-Sulfat β_1 —O--	20–40
Dermatansulfat	--O—4 L-Iduronsäure α_1 —O→ 3 N-Acetyl-Galaktosamin-4-Sulfat β_1 —O--	20–40

* $N(SO_3H)$-Glucosamin = Glucosamin, das einen Schwefelsäurerest am Stickstoff der Aminogruppe trägt (analog zum Essigsäurerest bei N-Acetyl-Glucosamin).

** Bei jeder zweiten Disaccharideinheit ist das N-Acetyl-Glucosamin durch $N(SO_3H)$-Glucosamin ersetzt (s. a. Abb. 21).

Abb. 3.**23** Kohlenhydratseitenketten der Proteoglykane.

handen, außerdem die basischen Aminosäuren Lysin und Arginin. Hydroxyprolin und Hydroxylysin fehlen jedoch gänzlich. Gekennzeichnet ist das Keratin vor allem auch durch seinen Reichtum an Cystin (Abb. 3.**18**). Durch diesen Cystingehalt unterscheiden sich die verschiedenen Keratine (Haare = 20%, Haut = 5% Cystin). Die Keratinfasern können in 2 verschiedenen räumlichen Anordnungen vorliegen, in der Helixstruktur (α-Keratin), wobei sich wie beim Tropokollagen 3 solcher Spiralketten zu einer Superhelix zusammenlagern, und in der sogenannten Faltblattstruktur (β-Keratin; Abb. 3.**24**). Der β-Keratintyp ist kennzeichnend für die harten Keratine (Nägel); der

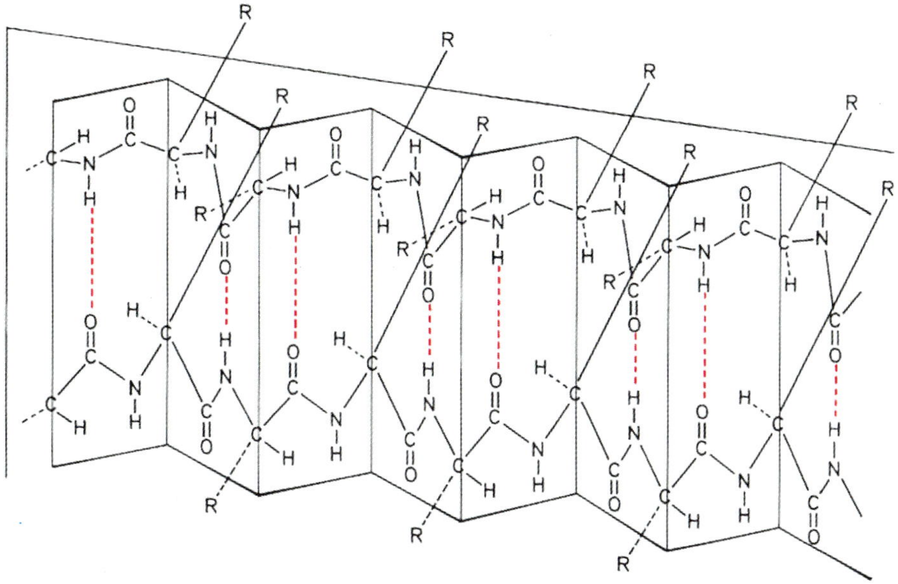

Abb. 3.**24** Modell einer Faltblattstruktur. Die gestrichelten Linien stellen Wasserstoffbrücken dar, und R sind die Seitenketten der Aminosäuren (nach Karlson).

α-Keratintyp kommt in der Hautepidermis vor. Das Keratin wird in den Epidermiszellen in einer Vorstufe, dem Prokeratin, gebildet. Das Prokeratin besitzt noch keine Disulfidbrücken; diese werden erst beim Keratin gebildet.

Der Reichtum an Disulfidbrücken und der hohe Anteil an Wasserstoffbrücken bedingen die straffe und geordnete Struktur des Keratins.

Damit wäre die Biochemie der Grundstoffe für den festen Wundverschluß abgeschlossen. Sicher sind noch viele Fragen, was die Biochemie der Wundheilung anbetrifft immer noch ungelöst.

Hormone

Natürlich läuft ein solch komplexer Prozeß wie die Wundheilung nicht nach einem ungeregelten und unkontrollierten Zufallsmechanismus ab. Die lokalen Kontrolleure dieser Vorgänge sind die bereits beschriebenen Faktoren (z. B. Serotonin, Histamin, Prostaglandine, Zytokine, Mitogene). Es ist nicht auszuschließen, daß noch andere bis jetzt unbekannte Stoffe bei der Wundheilung Regulationsfunktionen ausüben. Aber bei der Betrachtung der Steuerung des lokalen Geschehens im Bereich der Wunde darf man nicht vergessen, daß sich insbesondere bei größeren Wunden auch der Gesamtstoffwechsel auf diese Situation einstellen muß.

Ein regenerativer Prozeß wie die Wundheilung ist z. B. mit einer hohen Syntheseleistung der beteiligten Zellen verbunden. Um diese Leistung erbringen zu können, müssen Grundstoffe (Aminosäuren, Kohlenhydrate, Mineralstoffe wie Ca^{2+}, Mg^{2+} usw.) und Betriebsstoffe (Kohlenhydrate, ATP usw.) für die Zellen bereitgestellt werden. Das heißt für den Organismus, daß er diejenigen abbauenden Prozesse dämpfen muß, die Grundstoffe katabolisieren, und andererseits solche anabolen (aufbauenden) Prozesse steigern muß, die zu benötigten Grundstoffen führen.

! Mit anderen Worten, die neue Stoffwechsellage muß rechtzeitig hergestellt und genügend lange aufrechterhalten werden. Diese Aufgabe übernehmen Hormone wie Somatotropin (Wachstumshormon aus dem Hypophysenvorderlappen), Insulin (aus den β-Zellen des Pankreas), Parathormon, Calcitonin und Calcitriol, die den Calcium- und Phosphathaushalt kontrollieren und die Geschlechtshormone (Androgene bzw. Östrogene).

Insulin fördert außer vielen anabolen Prozessen die Biosynthese der Glykosaminoglykane und damit die davon abhängige Dehnbarkeit der Gewe-

Schema der Wundheilung

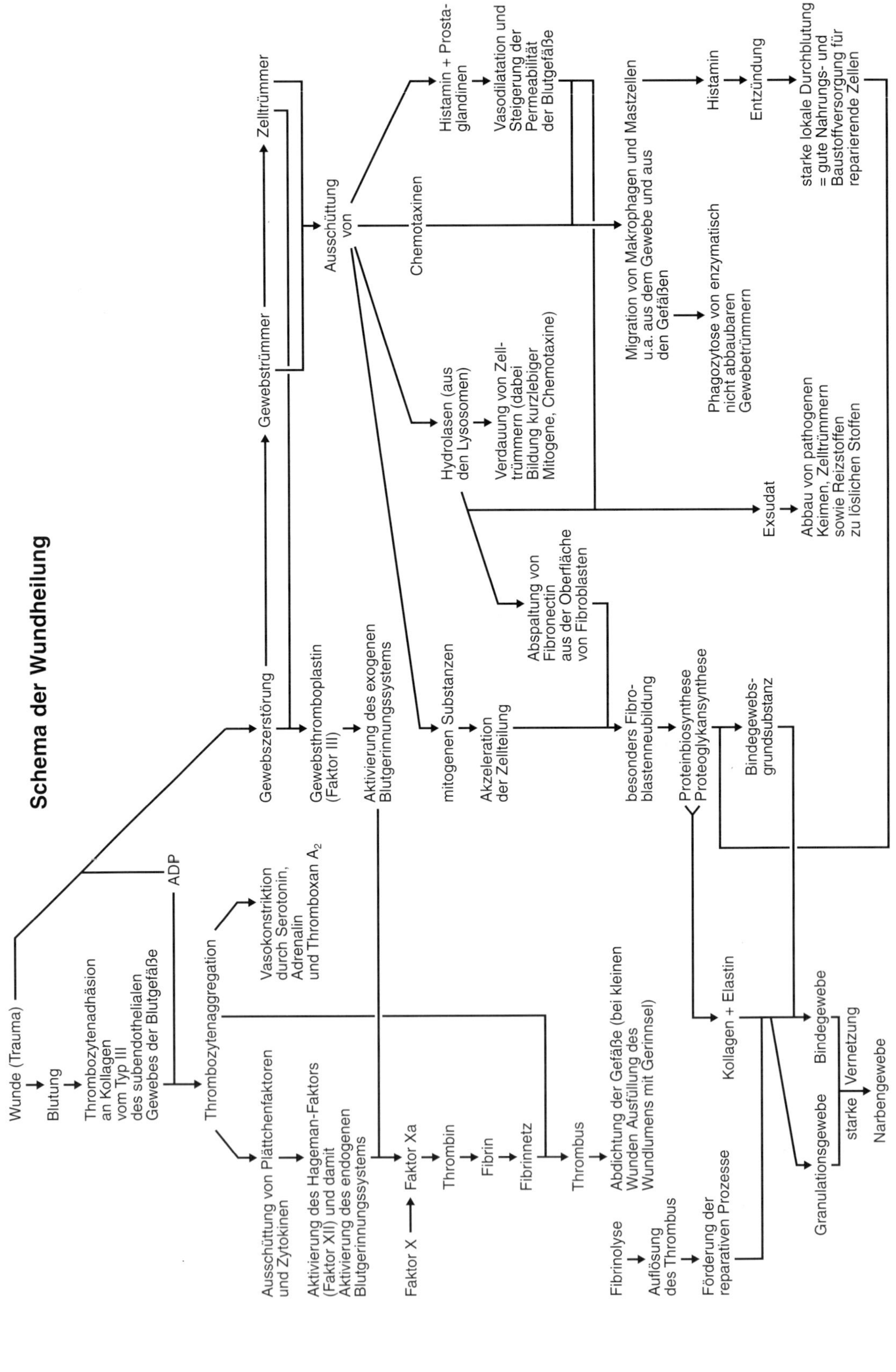

be, die z.B. bei Patienten mit Diabetes signifikant reduziert ist (42). Insulin hemmt die Glukoneogenese, einen Stoffwechselweg, der zum Umbau von Aminosäuren in Glucose führt und damit Grundstoffe verbraucht.

Die Östrogene vermehren den Anteil an Glykosaminoglykanen, während die Androgene die Bildung sowohl der Grundsubstanz als auch des Kollagens fördern. Auch das Wachstumshormon wirkt in dieser Richtung.

Es gibt auch Hormone, die einer Wundheilung entgegenwirken (z.B. Glucocorticoide), die im nachfolgenden Kapitel behandelt werden.

Essentielle Stoffe bei der Wundheilung

! Die Zufuhr von essentiellen Aminosäuren (Aminosäuren, die der menschliche Organismus nicht produzieren kann, z.B. Phenylalanin, Methionin, Leucin) sowie von Vitaminen (z.B. Vitamin A, C und K) sind für die Wundheilung von enormer Bedeutung (115).

Ohne die essentiellen Aminosäuren wäre die Biosynthese von Proteinen, die bei der Wundheilung wichtige Regel- und Katalysefunktionen haben (z.B. Proteohormone wie Insulin oder Enzyme), nicht möglich. Die Vitamine, die als Koenzyme bei den verschiedenen Wundheilungsprozessen dienen (Vitamin K bei Blutgerinnung, Vitamin C bei Hydroxylierung von Prolin und Lysin bei der Kollagenbiosynthese), sind ebenfalls unentbehrlich. Auch die Zufuhr von energieliefernden Stoffen (z.B. Kohlenhydrate), die über die Atmungskette den wichtigsten Energiestoff des Körpers, das Adenosintriphosphat (ATP), liefern, ist für eine schnelle und komplikationslose Wundheilung genauso unentbehrlich wie Spurenelemente (z.B. Kupfer), die als Kofaktoren wichtiger enzymatischer Vorgänge gebraucht werden. Man ersieht daraus, daß auch eine Reihe von Faktoren, die nicht unmittelbar mit der Wunde zu tun haben, doch bei der Wundheilung eine hervorragende Rolle spielen.

Abschließend soll das in Abb. 3.**25** dargestellte Schema noch einmal kurz die wichtigsten Schritte und Mechanismen der Wundheilung zusammenfassen.

◀ Abb. 3.**25** Schema der Wundheilung.

Zellkulturen in der Wundheilung

Menschliche Keratinozyten behalten in Kultur ihre ursprünglichen Eigenschaften bei. Außerdem besteht die Oberhaut zu über 90% aus Keratinozyten. Dies prädestiniert die Keratinozyten dafür, in Zellkultur vermehrt und als Hauttransplantate verwendet zu werden. Heute werden solche in Zellkultur vermehrten Keratinozyten eines Patienten zur Wiederherstellung seiner verbrannten (bis dritten Grades) oder sonst stark geschädigten Hautpartien verwendet. Zur Zeit wird daran gearbeitet, auch andere Gewebe auf ähnliche Art und Weise zu ersetzen (125, 55, 64).

Stadien

U. Knapp

Unter klinischen Aspekten lassen sich die Wundheilungsvorgänge in 3 Stadien unterteilen, deren Kenntnis für die tägliche Praxis der Wundbehandlung wichtig ist:

! I. Latenz- oder katabole Phase (1.–3. Tag),
II. Proliferationsphase (4.–7. Tag),
III. reparative Phase (ab 8. Tag).

I. Latenz- oder katabole Phase

Während der ersten 2–3 Tage andauernden, katabolen Latenzphase werden durch Aktivierung biochemischer und zellulärer Prozesse die zur Infektabwehr und Heilung notwendigen Voraussetzungen erst geschaffen. Die frische Wunde sieht sich pathogenen Keimen zunächst hilflos ausgeliefert (56). Erst im weiteren Verlauf der Latenzphase formieren sich die lokalen Abwehrmechanismen. Morphologisch ist diese Phase gekennzeichnet durch Exsudation von Blut bzw. Plasma infolge Gefäßläsion und lokaler Zirkulationsstörung, durch autofermentativen Zerfall geschädigten Gewebes und Histiolyse der Gewebetrümmer durch proteolytische Enzyme.

II. Proliferative Phase

In der anabolen Proliferationsphase erreicht die Infektabwehr des nun optimal vaskularisierten Granulationsgewebes seinen Höhepunkt. Morphologisch ist das Proliferationsstadium charakterisiert durch die hohe mitotische Aktivität der Fibroblasten und anderer ortsständiger Zellen, das lebhafte Sprossen von Kapillaren und die einsetzende Proteinsynthese mit Bildung polymerisierter Grundsubstanz und kollagener Fasern. Eingewanderte Zellen zeigen eine starke Migration. Beginnende Kontraktion der Wundränder, Defektauffüllung mit jugendlichem Bindegewebe und vom Rande her beginnende Epithelisation der Wunde kennzeichnen die proliferative Wundheilungsphase.

III. Reparative Phase

In der etwa am 8. Tag einsetzenden reparativen Wundheilungsphase nehmen gleichermaßen Zelldichte, Vaskularisation und Infektabwehr wieder ab. Durch rasche Zunahme von kollagenen Fasern, die sich zunächst parallel ausrichten und später ein verzweigtes Netzwerk bilden, nimmt die Reißfestigkeit des Gewebes zu. Die Stadien der Proliferation und Reparation werden allgemein auch als anabole Phasen der Wundheilung bezeichnet.

Mit der Verletzung beginnen eine Vielzahl biochemischer Reaktionen, deren zeitlich gestaffeltes Einsetzen zu Überschneidungen und zu gegenseitiger Beeinflussung führt. Der ungestörte Ablauf der Wundheilung ist qualitativ an allen Geweben identisch, zeitlich und quantitativ jedoch abhängig vom Ausmaß der Verletzung. Der primären Zunahme kataboler Stoffwechselprozesse folgt stets eine kompensatorische Steigerung des Anabolismus. Bei der primären, erst recht bei der sekundären Wundheilung kommt es zu vielschichtigen Überlagerungen der einzelnen Wundheilungsphasen und damit zu einem ständigen Neben- und Miteinander von Auf- und Abbauvorgängen an Zellen, Grundsubstanz und Fasern.

Formen

U. Knapp

Nach jeder Wundheilung wird der entstandene Gewebedefekt von unspezifischem Bindegewebe unter Narbenbildung ersetzt. Nur im Bereich des Epithels, der Sehnen und Knochen kann später eine gewebsspezifische Regeneration erfolgen. Die den einzelnen Formen der Wundheilung zugrundeliegenden Regenerationsprozesse sind immer dieselben; sie unterscheiden sich nur in quantitativer Hinsicht.

Primäre Wundheilung (p.-p.-Heilung)

! Legen sich die Wundränder zwanglos aneinander und verschmelzen sie unter minimalem Aufwand an neugebildetem Gewebe, so sprechen wir von einer Primärheilung.

Die Heilung per primam intentionem (p.-p.-Heilung) ist der Normalfall bei chirurgisch gesetzten Wunden oder bei scharfrandigen Gelegenheitswunden, wenn keine Infektion eintritt (Abb. 3.**26**). Nach Adaptation der glatten Wundränder füllt sich der schmale Spalt mit Wundsekret. Die einsetzende Fibrinbildung läßt die Wundränder verkleben und den schützenden Wundschorf entstehen. Bakterien werden phagozytiert, Nekrosen und Zelldetritus enzymatisch eliminiert. Durch Zellproliferation und Sprossung von Kapillaren füllt sich der schmale Spalt von den Wundrändern her mit Granulationsgewebe, das später durch ein Netzwerk kollagener Fasern ersetzt wird. Das Resultat der Primärheilung ist eine strichförmige, fast unsichtbare Narbe.

Sekundäre Wundheilung (p.-s.-Heilung)

! Breit klaffende Wunden oder Gewebedefekte können nicht primär heilen. Der Wundverschluß erfolgt daher über ein Stadium der Gewebsneubildung und der Wundkontraktion.

Die sekundäre Wundheilung oder Heilung per secundam intentionem (p.-s.-Heilung) nimmt schon aufgrund des Ausmaßes der Wunde längere Zeit in Anspruch (Abb. 3.**27**). Die zugrundeliegenden Regenerationsprozesse unterscheiden sich jedoch nur quantitativ von den Vorgängen bei primärer Wundheilung. Die breit klaffende Wunde wird durch neu gebildetes Granulationsgewebe ausgefüllt, das in Form feinkörniger Wärzchen schon früh am Wundgrund sichtbar ist. Die gleichzeitige Wundkontraktion beschleunigt diese Phase wesentlich. Ist das Hautniveau in etwa erreicht, wird sich die Wunde rasch epithelisieren. Das Resultat dieser Sekundärheilung ist eine breite, häufig eingezogene, kosmetisch und oft auch funktionell störende Narbe.

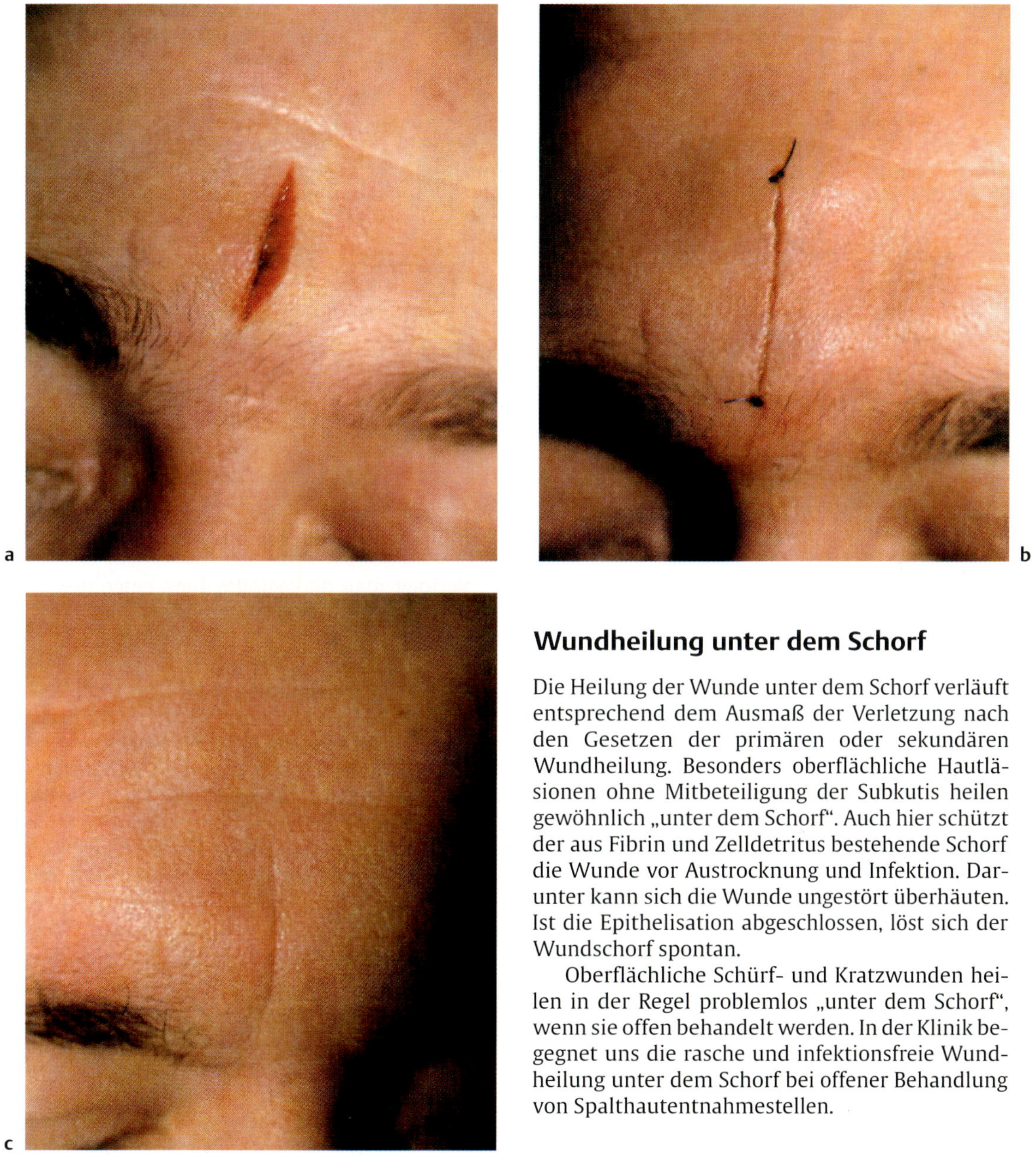

Abb. 3.**26** Primäre Wundheilung.
a, b Stirnplatzwunde vor und nach Intrakutannaht.
c Narbe 6 Monate später.

Wundheilung unter dem Schorf

Die Heilung der Wunde unter dem Schorf verläuft entsprechend dem Ausmaß der Verletzung nach den Gesetzen der primären oder sekundären Wundheilung. Besonders oberflächliche Hautläsionen ohne Mitbeteiligung der Subkutis heilen gewöhnlich „unter dem Schorf". Auch hier schützt der aus Fibrin und Zelldetritus bestehende Schorf die Wunde vor Austrocknung und Infektion. Darunter kann sich die Wunde ungestört überhäuten. Ist die Epithelisation abgeschlossen, löst sich der Wundschorf spontan.

Oberflächliche Schürf- und Kratzwunden heilen in der Regel problemlos „unter dem Schorf", wenn sie offen behandelt werden. In der Klinik begegnet uns die rasche und infektionsfreie Wundheilung unter dem Schorf bei offener Behandlung von Spalthautentnahmestellen.

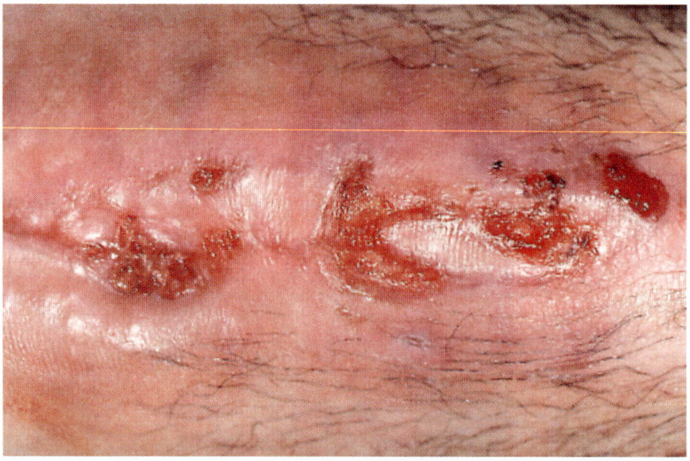

Abb. 3.**27** Sekundäre Wundheilung. Defektwunde mit fortschreitender Epithelisation.

Messung der Wundheilung

U. Knapp

Methoden der quantitativen Erfassung

Zur quantitativen Erfassung der Wundheilung stehen im wesentlichen 2 Meßmethoden zur Verfügung: die Planimetrie zur Flächenmessung von Defektwunden und die Bestimmung der Reißfestigkeit genähter Wunden. Außerdem ist Hydroxyprolin als wichtiger Parameter des Kollagenstoffwechsels meßbar und kann zur Beurteilung (47, 151, 120, 57) der Wundheilungsvorgänge dienen. Neben der Hydroxyprolinbestimmung im Wundgebiet und der Hydroxyprolinausscheidung im Urin kann das Serumhydroxyprolin bestimmt werden. Quantitativ messen kann man auch Änderungen des Volumens von Defektwunden oder Potentialdifferenzen zwischen Wundzentrum und Wundrand. Durch die quantitativen Meßmethoden ist es möglich, im Tierexperiment die allgemeinen und lokalen Faktoren einer normalen und gestörten Wundheilung exakt zu erfassen.

Messung durch Planimetrie

Eine gut granulierende, saubere Defektwunde beim Menschen verkleinert ihren Durchmesser kontinuierlich um ca. 1–2 mm pro Tag. Dies läßt sich durch folgende Formel ausdrücken:

$$\text{T (Zeit)} = \frac{\text{D (Durchmesser der Wunde)}}{\text{k (Konstante von 0,5–2 mm)}}$$

Verfolgt man die Wundheilung einer Defektwunde bei komplikationslosem Heilverlauf durch tägliches Planimetrieren der Wundfläche, so lassen sich nach Allgöwer (6) 3 Phasen unterscheiden. Während der initialen, 2–4 Tage andauernden Latenzphase verkleinert sich die Wundfläche nicht. Erst in der zweiten Phase kommt es zu einer logarithmischen Verkleinerung der Wundfläche. Hierbei spielt das später noch zu besprechende Phänomen der Wundkontraktion eine überragende Rolle. Während der dritten Phase verlangsamt sich der Wundverschluß wieder etwas (Abb. 3.**28**).

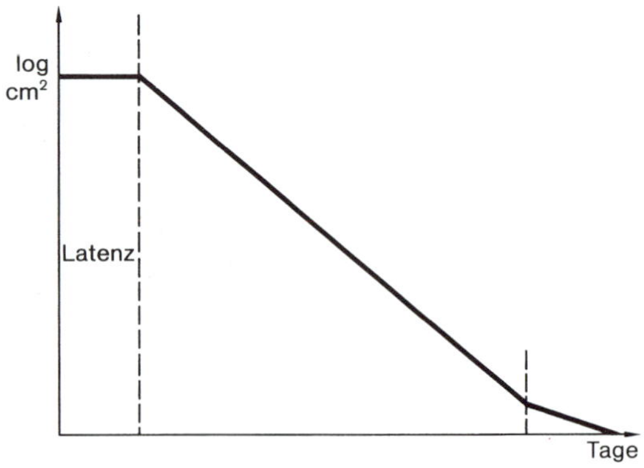

Abb. 3.**28** Heilung einer Defektwunde. Logarithmische Verkleinerung der Wundfläche um 0,5–2 mm pro Tag (aus Allgöwer, M.: Allgemeine und spezielle Chirurgie. Springer, Berlin 1972).

Reißfestigkeit der Wunden

! Ausdruck der Belastbarkeit einer frisch verheilten Wunde ist ihre Reißfestigkeit. Sie hängt wesentlich von der Anzahl der neugebildeten kollagenen Fasern ab.

Die Reißfestigkeit läßt sich tierexperimentell untersuchen, indem chirurgisch versorgte Wunden verschiedenen Alters so lange einem zunehmenden Zug ausgesetzt werden, bis sie reißen (71).

Die Wundfestigkeit läßt sich mit einer eigens konstruierten Reißmaschine bestimmen. Das Gerät arbeitet nach dem Prinzip einer Distraktionszange, wobei der eine Schenkel mit Hilfe eines Motors gespreizt wird. Die auf die Wunde wirkende Kraft wird von einem Meßgerät angezeigt. Das Gerät ermöglicht exakte Messungen der Reißfestigkeit von Wunden am lebenden narkotisierten Tier. In Abb. 3.**29** ist die Korrelation zwischen Kollagengehalt im Wundgebiet und Wundfestigkeit dargestellt. Bei einsetzender Kollagensynthese nimmt die Wundfestigkeit rasch zu, um nach etwa 14 Tagen ihren Höhepunkt zu erreichen (70, 65, 44). Der Kollagengehalt im Wundgebiet beginnt sich nach 4–5 Wochen allmählich zu normalisieren. Nach Verzar u. Willenegger (160) kann aber die Ausreifung des löslichen Kollagens zur unlöslichen Kollagenfaser über 6 Jahre andauern! Analog dem Hydroxyprolingehalt im Wundgebiet verhält sich der Hydroxyprolinspiegel im Serum – ebenso die Hydroxyprolinausscheidung im Urin – und ist so ein gutes Kriterium für die Stoffwechsellage des Kollagens. In Abb. 3.**30** ist die Korrelation zwischen Harnhydroxyprolingehalt und Reißfestigkeit nach Setzen von Hautwunden bei Ratten dargestellt. Bis zum 4. Tage nach Wundsetzung ist die Hydroxyprolinausscheidung im Urin als Ausdruck der Gewebeverletzung erhöht. Etwa um den 7. Tag werden annähernd normale Hydroxyprolinspiegel erreicht, die dann als Folge der einsetzenden Kollagensynthese wieder ansteigen. In der klinischen Praxis ist eine exakte Wunddiagnostik bislang weder bekannt noch üblich. Die Heilung einer Wunde wird beurteilt aufgrund subjektiver Erfassung makroskopisch sichtbarer Merkmale und konzentriert sich auf die Beschaffenheit der Wundfläche, der Wundsekretion, die Farbe der Granulationen, die Beschaffenheit der Wundränder und auf das Epithelwachstum. Die klinische Wunddiagnostik wird noch ergänzt durch den bakteriologischen Wundabstrich, das Blutbild, die Blutsenkung und den Eiweißhaushalt. Die *Wundzytologie* hat in der klinischen Praxis bislang keine

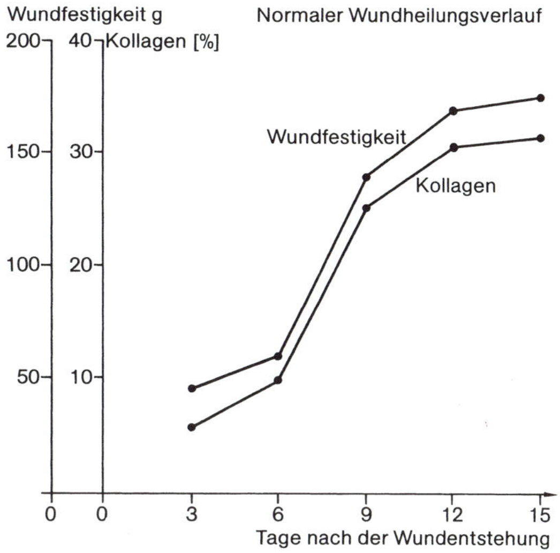

Abb. 3.**29** Zunahme der Reißfestigkeit genähter Wunden in Abhängigkeit von der Kollagenbildung (Abb. 3.**29** und 3.**30** aus Hernandez-Richter, H. J., H. Struck: Die Wundheilung. Thieme, Stuttgart 1970).

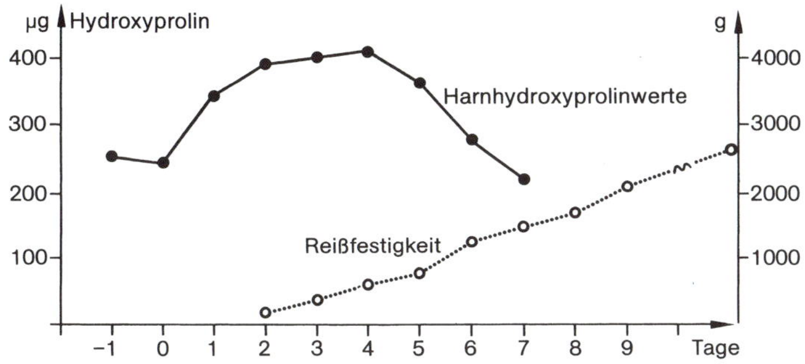

Abb. 3.**30** Korrelation zwischen Reißfestigkeit und Harnhydroxyprolin bei normalem Wundheilungsverlauf.

Bedeutung. Auch die Bestimmung der fibrinolytischen Aktivität oder die Bestimmung bekannter immun- und entzündungsmodulierender Faktoren hat ebensowenig in der klinischen Wunddiagnostik eine Bedeutung wie die Bestimmung des freien Hydroxyprolins im Serum als bekanntes Kriterium für den Kollagenstoffwechsel.

So entscheidet meist die empirische Intuition über die einzuschlagende Therapie.

Der Zeitpunkt der durchzuführenden Spalthauttransplantation wird beispielsweise aufgrund der subjektiven Beurteilung der zu deckenden granulierenden Wunde festgelegt, mit oft enttäuschendem Ergebnis. Die Behandlung schlecht heilender Wunden beschränkt sich andererseits oft auf das Ausprobieren verschiedener Therapeutika mit Glauben und Hoffnung auf den gewünschten Heilerfolg.

Für die Zukunft bleibt zu hoffen, daß sich eine exaktere Wunddiagnostik etabliert, so daß sich die Behandlung gerade von Wunden mit schlechter Heilungstendenz gezielter beeinflussen und gegebenenfalls durch Substitution beschleunigen läßt. Hier sehe ich für die Zukunft noch ein reiches wissenschaftliches Betätigungsfeld.

Klinik

U. Knapp

Wundschmerz

Neben der Blutung ist der Wundschmerz pathognomonisch für jede frische Wunde. Der Schmerz macht darauf aufmerksam, daß das Gewebe beschädigt wurde, und stellt so einen wichtigen Schutzmechanismus dar. Der Schmerz entsteht durch Reize, die von Rezeptoren aufgenommen und in elektrische Potentiale umgewandelt werden. Die Stimulation der freien somatischen Nervenendigungen erfolgt zuerst mechanisch durch direkte Gewalteinwirkung, im weiteren Verlauf durch das beim Gewebszerfall freigesetzte Histamin, 5-Hydroxytryptamin, saure Zerfallsprodukte, Verschiebungen im osmotischen Ionengleichgewicht oder durch den ansteigenden Druck im kontusionierten Gewebe. Es gilt heute als gesichert, daß unterschiedliche Reize von unterschiedlichen Rezeptoren aufgenommen und über unterschiedliche Fasern weitergeleitet werden. Der als scharf und brennend empfundene Erstschmerz wird weitergeleitet über die dicken A-Fasern mit einer Geschwindigkeit von 18 m/s., während der als dumpf und quälend empfundene Zweitschmerz über die dünnen, marklosen C-Fasern weitergeleitet wird. Es ist ein allgemein bekanntes Phänomen, daß in dem Streßzustand, der mit der Setzung der Zufallswunde verbunden ist, die Schmerzschwelle erhöht ist. Dies wird einer streßinduzierten Aktivierung des Endorphinsystems zugeschrieben. Das Endorphin soll dabei gemeinsam mit dem ACTH von der Hypophyse ausgeschüttet werden. Neben der ACTH-induzierten Cortisolauschüttung aus der Nebennierenrinde werden auch Catecholamine aus dem Nebennierenmark ausgeschüttet, die auf Blutdruck, Herz und Atmung wirken und die neuronalen Synapsen im Sinne einer Hemmung von Impulsen beeinflussen. Die Wundschmerzintensität hängt von dem Ausmaß der sensiblen Versorgung der betreffenden Körperregion ab. So werden Wunden im Bereich der Finger, des Genitales und im Mund- und Kopfbereich besonders schmerzhaft empfunden.

Wundschorf

Nach Verletzung füllt sich der entstandene Gewebsdefekt mit Blut und Wundsekret. Das Fibrinogen des Wundsekrets reagiert mit der Thrombokinase und läßt den Wundschorf entstehen, der größtenteils aus Fibrin besteht (Abb. 3.**31**).

> ! Dieser Wundschorf hat die wichtige Aufgabe, die granulierende Wunde vor Austrocknung und anderen mechanischen Reizen zu schützen und eine bakterielle Besiedelung der Wundflächen zu verhindern.

Unter dem schützenden Schorf kann die Epithelisation der Wunde ungestört erfolgen.

Granulation

Der Begriff Granulation wurde 1865 von Billroth geprägt. Nach Resorption von Zelldetritus und Demarkation vorhandener Nekrosen kommt es zur Neubildung eines zell- und gefäßreichen Bindegewebes. Dieses sogenannte Granulationsgewebe imponiert makroskopisch als stecknadelkopf- bis erbsengroße „Fleischwärzchen“, die am Wundgrund einer Defektwunde schon nach wenigen Tagen sichtbar werden (Abb. 3.**32**).

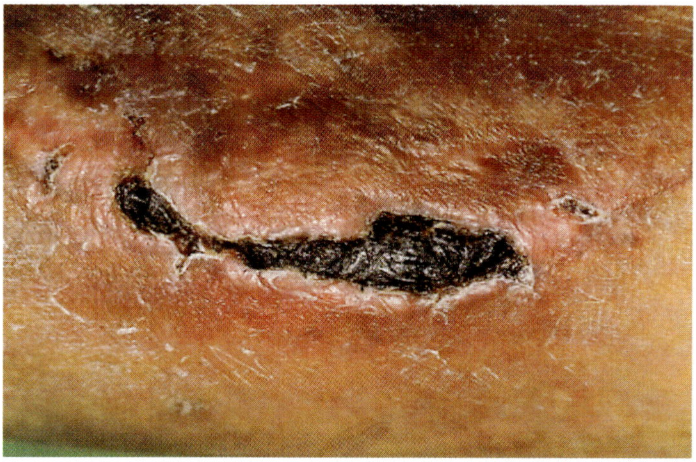

Abb. 3.**31** Wundschorf.

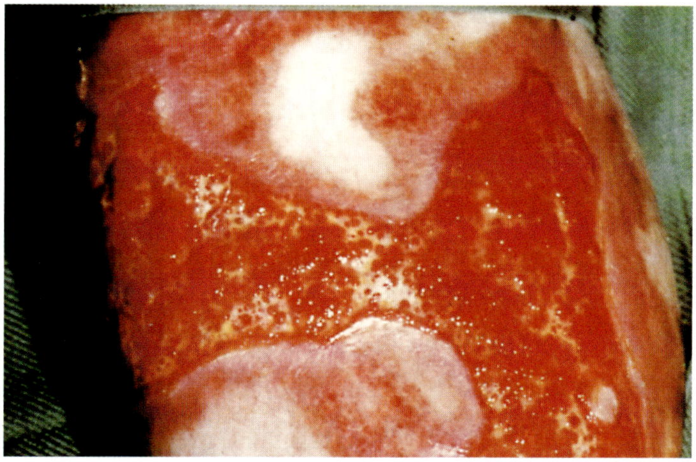

Abb. 3.**32** Frische Granulationen am Grund einer Defektwunde.

! Das Granulationsgewebe bildet zum einen eine wichtige Barriere gegen die drohende Keiminvasion; zum anderen ebnet es den Weg für die spätere Epithelisation der Wunde, indem vorhandene Gewebsdefekte ausgefüllt und freiliegendes Sehnen- oder Knochengewebe rasenartig überwuchert werden.

Nur auf frischen Granulationen kann die Migration der Epithelzellen erfolgen. Im Gegensatz zu diesen hellroten, leicht blutenden, „gesunden" Granulationen weisen ältere Defektwunden oft schlaffe, schmierig belegte Granulationen auf, die als Ausdruck der Minderdurchblutung mehr eine bläulich-livide Verfärbung zeigen können (Abb. 3.**33**).

Wundkontraktion

! Die Wundkontraktion ist für den raschen Verschluß sekundär heilender Defektwunden von entscheidender Bedeutung, vermag sie doch allein durch Verkleinerung der Wunde die zur Heilung erforderliche Neubildung von Bindegewebe und Epithel je nach Körperregion um 50–99% zu reduzieren (6).

Durch Wundkontraktion und narbige Schrumpfung verkleinert eine sauber granulierende Defektwunde ihren Durchmesser jeden Tag um den gleichen Betrag von 1–2 mm (Abb. 3.**34** und 3.**35**).

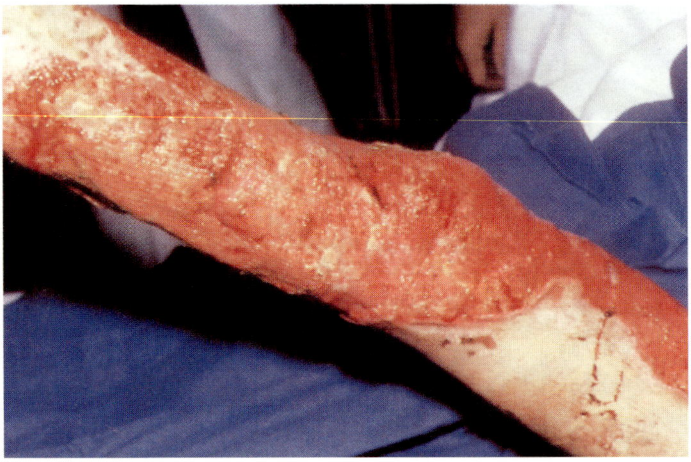

Abb. 3.**33** Schlaffe, schmierig belegte Granulationen einer älteren Defektwunde.

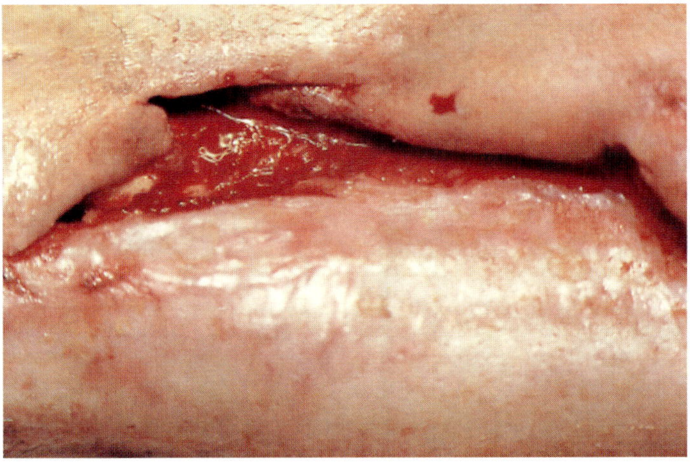

Abb. 3.**34** Verkleinerung einer Defektwunde durch Wundkontraktion.

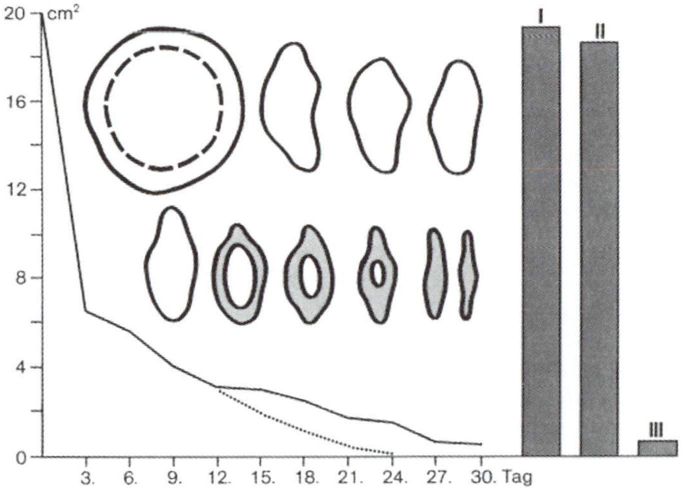

Abb. 3.**35** Schematische Darstellung der Wundkontraktion nach Hegemann. Ein 20 cm^2 großer Hautdefekt (gestrichelter Kreis) vergrößert sich zunächst nach Wundsetzung durch die elastische Spannung der Wundumgebung. Danach verkleinert sich die Wundfläche allmählich durch Wundkontraktion (ausgezogene Kurve) und durch Epithelisation (punktierte Kurve). Die schwarzen Säulen zeigen, wie von der Wundfläche (I) der größte Teil durch Kontraktion (II) und der kleinste Teil durch Epithelisation (III) geschlossen wurde (aus Nockemann, P. F.: Die chirurgische Naht. Thieme, Stuttgart 1980).

Die Wundkontraktion verläuft nach Hegemann (65) in 3 Phasen, die sich mehr oder weniger überlagern:

- Frühkontraktion durch Schrumpfen des Wundschorfes,
- Wundrandkontraktion,
- Spätkontraktion durch Schrumpfen der Narbe.

Die Frühkontraktion erfolgt bereits zwischen dem 3. und 5. Tage. Indem sich das Fibrin des Wundschorfes unter Wasserverlust zusammenzieht, kommt es zur Schrumpfung. Die Stärke der Kontraktion geht parallel zur Größe der Wunde.

Die eigentliche Wundkontraktion wird durch Zugkräfte im Wundgebiet selbst bewirkt. Bezüglich der Pathophysiologie dieser interessanten Erscheinung herrschte lange Zeit Unklarheit. Erst durch elektronenoptische Untersuchungen wurde dieses für die Wundheilung so wichtige Phänomen weitgehend geklärt, und es konnte gezeigt werden, daß im Verletzungsbereich die meisten Fibroblasten intrazelluläre kontraktile Filamente aufweisen. Bei Zusatz von Adenosintriphosphat (ATP) kommt es – den Muskelzellen vergleichbar – zu Kontraktionen, weshalb diese Zellen auch als Myofibroblasten bezeichnet wurden. Neben den Myofibroblasten sind auch die kollagenen Fasern an der Wundkontraktion maßgeblich beteiligt. Myofibroblasten unterliegen mannigfaltigen endo- und exogenen Einflüssen. Zu den endogenen Faktoren, die hemmend wirken, gehören vor allem die Ischämie und die Hypoproteinämie sowie Substanzen, die zelltoxisch wirken oder wenigstens den Metabolismus der Zelle herabsetzen. Dies gilt in besonderem Maße für die Zytostatika, einige Antibiotika und die Corticosteroide. Röntgen- und radioaktive Strahlen haben eine irreversible Schädigung dieser Zellen zur Folge. Dies erklärt die schlechte Heilung dieser Wunden. Auch dem Alter des Organismus kommt bezüglich der Intensität der Wundkontraktion eine große Bedeutung zu, wie Untersuchungen von Jorns (79) gezeigt haben. Je älter der Organismus, um so schwächer die Kontraktion. Die Funktion der Myofibroblasten wird aber auch von exogenen Faktoren beeinflußt: Fremdkörper verzögern die Wundkontraktion ebenso wie eine floride Wundinfektion (137). Das Wunddébridement als wichtigstes Behandlungsprinzip findet auch unter diesem Gesichtspunkt seine Erklärung.

Schließlich erfolgt noch eine Schrumpfung der Narbe. Mit Abnahme des anfänglichen Zell- und Gefäßreichtums reifen die neugebildeten Fibrillen zu vollwertigen kollagenen Fasern, die sich entsprechend der funktionellen Beanspruchung ausrichten. Diese Narbenkontraktion läßt sich durch Cortisongaben weitgehend verhindern.

Je beweglicher die umgebende Haut ist, desto mehr verkleinert sich die Wunde durch Kontraktion. Die Verschieblichkeit der Haut ist abhängig vom Verlauf der Langer-Hautlinien (Abb. 3.**36**). Die Langer-Linien werden durch die Anordnung der elastischen Fasersysteme bestimmt. Sie verlaufen am Rumpf quer, an den Extremitäten meist längs zur Körperachse. Die größte Verschieblichkeit der Haut besteht immer quer zum Verlauf der Langer-Linien, weshalb sich die Wundkontraktion auch vorwiegend in dieser Richtung auswirken kann.

! Die Schnittführung sollte deshalb parallel zu den Langer-Hautlinien erfolgen, da quer verlaufende Hautinzisionen meist kosmetisch störende Narben hinterlassen.

Epithelisation

Mit der Epithelisation findet die Wundheilung ihren endgültigen Abschluß. Die Überhäutung der Wunde erfolgt durch Migration der randständigen Epithelzellen (S. 22). Die spontane Epithelisation bleibt aus, wenn wucherndes Granulationsgewebe das Hautniveau überragt. Auch eine höhlenförmig vertiefte Wunde wird sich in aller Regel nicht spontan überhäuten. Nach Abschluß der sichtbaren Wundheilung imponiert eine leicht erhabene, im Vergleich zur Umgebung rötliche Narbe, die sich erst allmählich dem Hautniveau angleicht und nach Wochen langsam zu verblassen beginnt (Abb. 3.**37**).

Narbenbildung

An Stellen, an denen die Epithelsäume aufeinanderstoßen, kommt es zu einem Wachstumsstillstand des Epithels. Ein Übereinanderwachsen der Epithelzellen findet nicht statt. Ein Steuerungssystem auf molekularer Ebene signalisiert hier offenbar, daß das Wundheilungsziel erreicht ist (s. auch S. 30). Zwischen dem Plattenepithel und dem Granulationsgewebe entwickelt sich in gegenseitiger Abhängigkeit eine feste Gewebsverbindung. Während sich das Granulationsgewebe unter Entquellung und Zell- und Gefäßverarmung zurückbildet, flacht sich das Epithel unter Keratinisie-

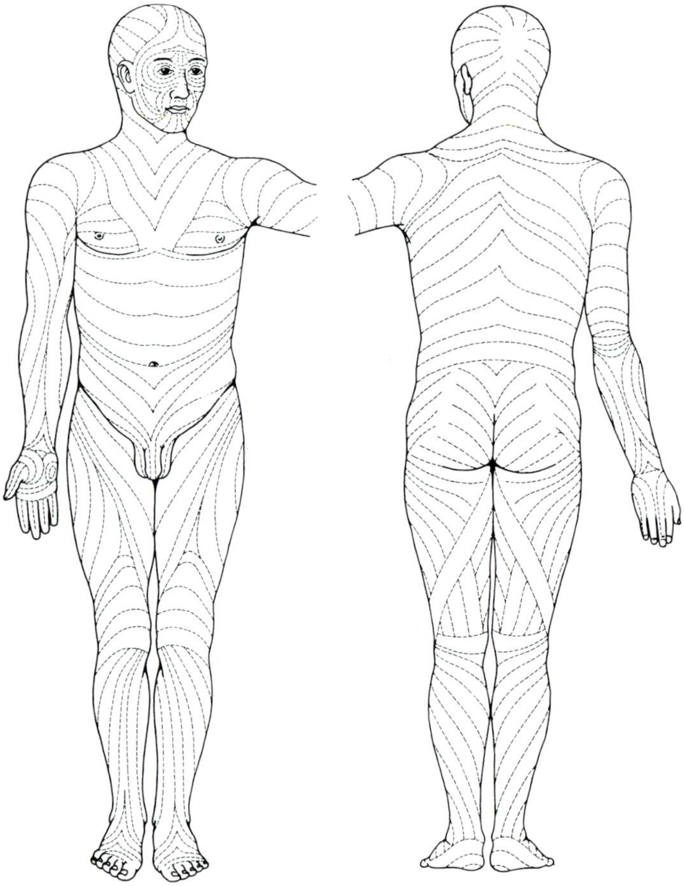

Abb. 3.**36** Langer-Hautlinien (aus Allgöwer, M.: Allgemeine und spezielle Chirurgie. Springer, Berlin 1972).

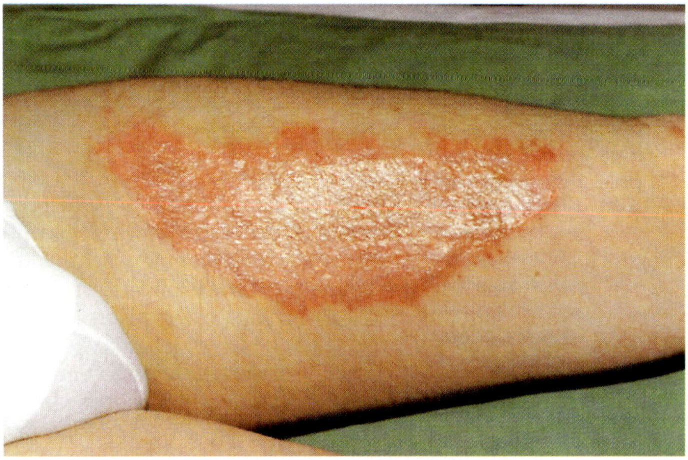

Abb. 3.**37** Epithelisation einer Wunde. Die frische Narbe ist gerötet und leicht erhaben.

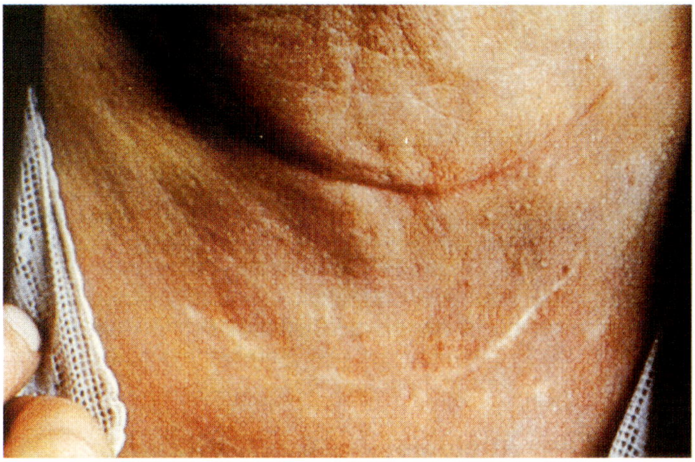

Abb. 3.**38** Operationsnarbe nach Strumektomie.

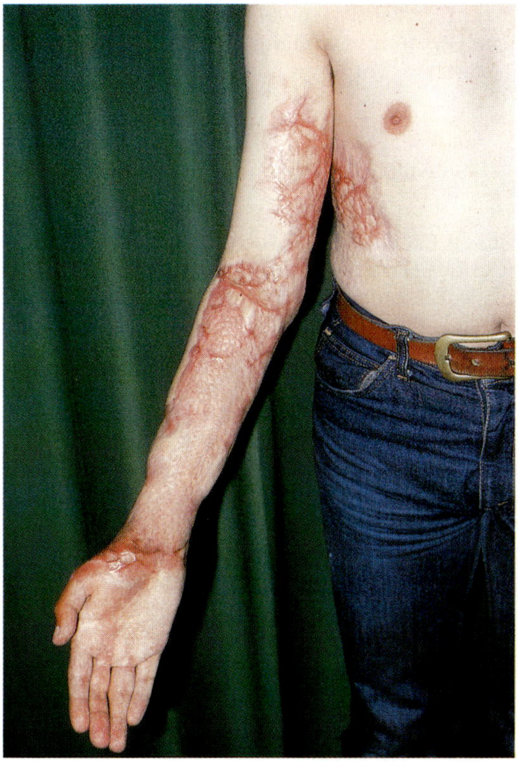

Abb. 3.**39** Hypertrophe Narbenbildung nach Verbrennung.

rung ab. Es kommt zur Ausbildung des definitiven widerstandsfähigen Narbengewebes (Abb. 3.**38**). Hypertrophe verdickte Narben mit ihrem Extrem, dem Keloid, beruhen auf übermäßigen Kollagenablagerungen im Narbengewebe (Abb. 3.**39**). Die atrophische Narbe weist dagegen ein sehr dünnes, wenig widerstandsfähiges Epithel auf.

Spätphänomene: hypertrophe Narben und Keloide

J. M. Gavlik

Definition

Hypertrophe Narben und Keloide sind benigne, scharf umschriebene sowie erhabene Bindegewebswucherungen der Haut, die posttraumatisch oder aufgrund einer chirurgischen Manipulation entstehen.

Historisches

Schon seit der Antike sind Keloide bekannt. Erste medizinhistorische Erwähnungen finden sich beispielsweise vom Papyrus Smith (1650 – 1552 v. Chr.), welcher auch erste phytotherapeutische Medikamente zur Wundheilung auflistet.

Des weiteren finden Keloide Erwähnung in den römischen Kriegsaufzeichnungen während der Schlachten gegen Hannibal und Alexander den Großen.

Melangeartiges Hautkolorit führt überproportional häufig zum Auftreten von hypertrophen

Narben und keloidalen Reaktionen. Bildhaft sieht man dies den Skulpturen des westnigerianischen Stammes der Yorubas aus dem 13. Jh., die durch ihre wulstigen Keloidnarben bestechen. Es ist anzunehmen, daß bereits zu diesem Zeitpunkt die dortigen Wundärzte über entsprechende Erfahrung in der Therapie unansehnlicher Narben verfügten.

Dagegen dauerte es in Mitteleuropa bis ins 16. Jh., bis sich erste Erwähnungen zur Störung der Wundheilung finden. Die erste Beschreibung hypertropher Narben stammt von Retz (123) aus dem Jahre 1790. Den Begriff *Keloid* verdanken wir Jean Louis Alibert (1768 – 1837) (2). Ursprünglich bezeichnete er die expansiven und tumorähnlichen Wucherungen als *Cancroid* (4). Um Mißinterpretationen zu vermeiden, änderte er 1816 den an Cancer (Krebs) erinnernden Namen in Keloid (griech.: kele = Krebsschere) um.

Wie die Unsumme der Behandlungsvorschläge zur unphysiologischen Narbenbildung ausweist, ist es bis dato nicht gelungen, diese Problematik für den chirurgisch Tätigen zu klären.

Epidemiologie

Hauttyp

Nachgewiesen ist, daß kräftig pigmentierte Menschen, wie beispielsweise Afroamerikaner oder Mulatten, deutlich häufiger als Weißhäutige hypertrophe Narben oder Keloide entwickeln. Die Inzidenz der unphysiologischen Narben liegt in der gefährdeten Population zwischen 4,5 und 16 %. Die mit 4877 Probanden umfangreichste bislang zugängliche Studie (113) spricht von einer Keloiddichte von 6,2 %. Im Gegensatz hierzu sind Mitteleuropäer oder Albinos seltener betroffen.

Alter

Die unphysiologische Narbenbildung ist ein besonderes Problem jüngerer Patienten; ca. 88 % der Betroffenen sind junge Menschen unter 30 Jahren. Der Grund hierfür dürfte in der höheren Unfall- bzw. Verletzungsrate dieser Gruppen liegen. Auch verläuft die Kollagensynthese im jugendlichen Alter rascher.

Geschlecht

Die Prädisposition von Frauen zur Narben- bzw. Keloidbildung wird auf Schwankungen im Hormonhaushalt zurückgeführt. Die Häufigkeit fehlgerichteter Narbenbildung bei Frauen steht gegenüber der der Männer in einem Verhältnis von 2 : 1.

Familiär-genetische Faktoren

Die Neigung zur Keloidbildung ist genetisch bedingt (114). Auffallend ist auch ein häufiges Vorkommen von Keloiden bei Patienten mit Induratio penis plastica und Dupuytren-Kontraktur (17). Erwähnenswerte Faktoren sind auch endokrine Dispositionen (Hyperthyreose), Dysfunktion der Nebenschilddrüse und Einflüsse des somatotropen Vorderlappenhormons.

Ätiologie

Die genaue Entstehungsursache ist bis heute ungeklärt. Es werden sowohl *endogene* als auch *exogene* Faktoren beschuldigt, wobei lokal wirkende Faktoren im Vordergrund stehen.

> ! Anerkannt ist, daß ein Trauma das auslösende Moment bei der Keloidgenese darstellt.

Klüken hat zahlreiche Theorien zur Ätiopathogenese der Narben aufgelistet und erachtete dabei lokale Faktoren als vorrangig (Abb. 3.**40**). Besonders häufig entstehen hypertrophe Narben und Keloide bei thermischen oder chemischen Verbrennungen und Verbrühungen, Acne vulgaris, Exkoriationen, Tätowierungen, Fremdkörpern, Injektionen, Bißwunden und chirurgischen Manipulationen (104). Ebenso induzieren entzündliche Dermatosen ein Keloid. Es sind ausschließlich pigmentierte Körperstellen betroffen. Die Keloidbildung ist mit einer Abweichung des MSH-Metabolismus verknüpft:

- Bei dunkelhäutigen Hauttypen, deren Melanozyten offenbar verstärkt auf das MSH reagieren, findet sich eine hohe Inzidenz von hypertrophen Narben bzw. Keloiden.
- Die meist betroffenen Stellen der Keloidbildung sind Teile des Körpers, an denen die Konzentration der Melanozyten am höchsten ist; dementsprechend selten ist sie an Handinnenflächen und Fußsohlen.

Abb. 3.**40** Bei der Keloidgenese beteiligte Faktoren. ▶

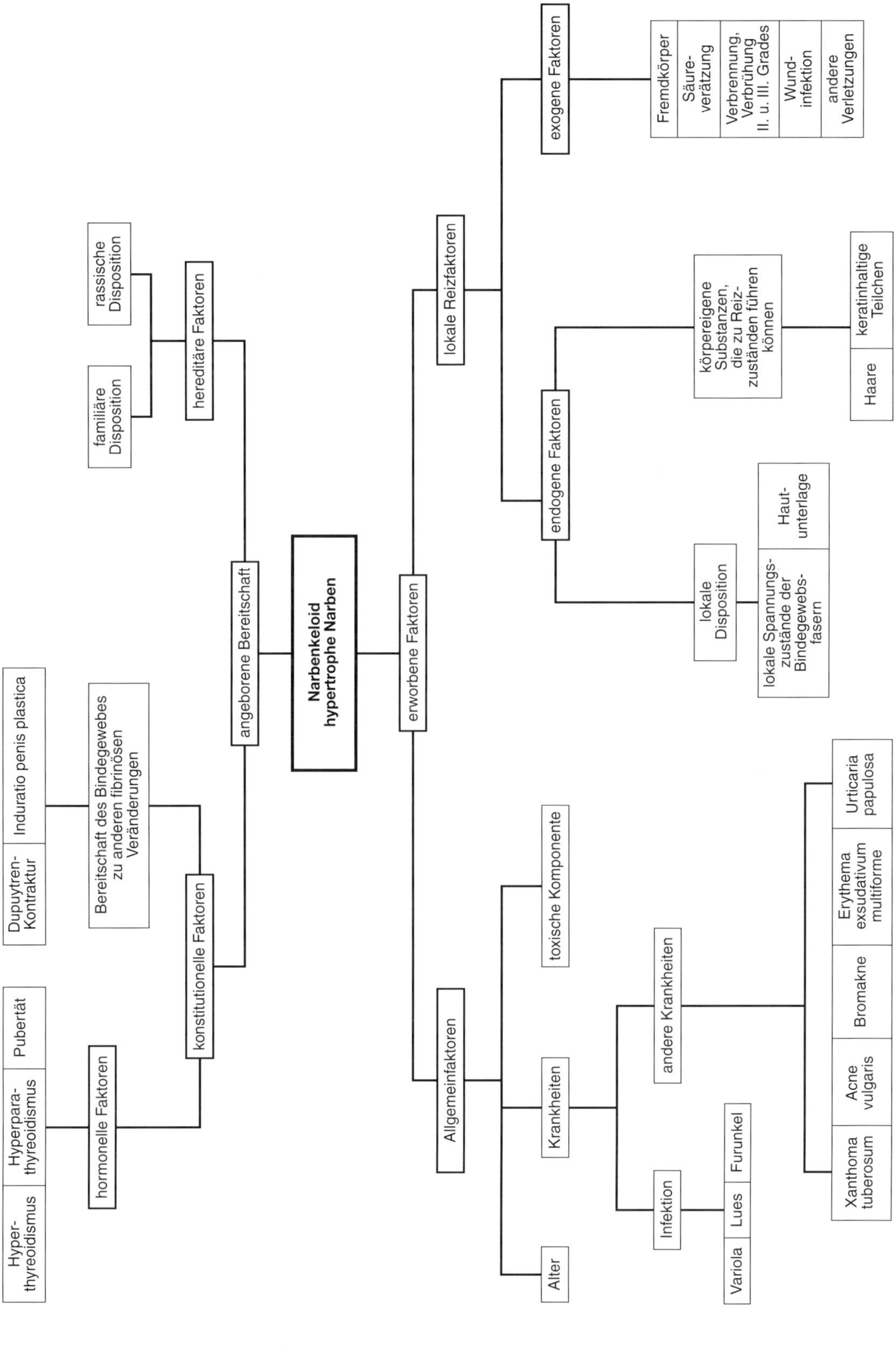
Narbenkeloid
hypertrophe Narben
angeborene Bereitschaft
hereditäre Faktoren
familiäre Disposition
rassische Disposition
konstitutionelle Faktoren
hormonelle Faktoren
Hyper-thyreoidismus
Hyperpara-thyreoidismus
Pubertät
Bereitschaft des Bindegewebes zu anderen fibrinösen Veränderungen
Dupuytren-Kontraktur
Induratio penis plastica
erworbene Faktoren
lokale Reizfaktoren
exogene Faktoren
Fremdkörper
Säure-verätzung
Verbrennung, Verbrühung II. u. III. Grades
Wund-infektion
andere Verletzungen
endogene Faktoren
körpereigene Substanzen, die zu Reiz-zuständen führen können
Haare
keratinhaltige Teilchen
lokale Disposition
lokale Spannungs-zustände der Bindegewebs-fasern
Haut-unterlage
Allgemeinfaktoren
Alter
Krankheiten
Infektion
Variola
Lues
Furunkel
andere Krankheiten
Xanthoma tuberosum
Acne vulgaris
Bromakne
Erythema exsudativum multiforme
Urticaria papulosa
toxische Komponente

- Die Inzidenz von Keloiden ist höher in Zeiten physiologischer Hyperaktivität der Hypophyse (wie etwa Pubertät oder Schwangerschaft), welche eine verstärkte Pigmentierung verursacht.
- Die Wirksamkeit der Steroide wird mit einer Hemmung der MSH-Produktion in Verbindung gebracht.

Angenommen wird, daß immunologische Reaktionen bei der Entstehung von Keloiden eine wesentliche Rolle spielen (35, 78): IgA, IgG und IgM sind in den hypertrophen Narben und Keloiden im Vergleich zur gesunden Haut erhöht. Ebenfalls wird ein Anstieg der antinukleären Antikörper beobachtet, die ihre Aktivität gegen Fibroblasten richten (19).

Pathogenese

! Die Bildung hypertropher Narben und Keloide wird durch einen Defekt des komplexen Reaktionsablaufes der Kollagenbiosynthese verursacht.

Danach handelt es sich um eine Regulationsstörung der Remodellierung des Kollagens.

Verantwortliche Faktoren:
- Fehlfunktion der Biosynthese der Peptidkette des Kollagens im intra- und extrazellulären Raum. In hypertrophen Narben und Keloiden ist die Aktivität des Enzyms Prolinhydroxylase, welches für die Kollagensynthese verantwortlich ist, erhöht. Die Kollagenaseaktivität ist in hypertrophen Narben und Keloiden signifikant gesteigert (34, 38).
- Vermehrung des Anteils von Typ-III-Kollagen.
- Störung der makromolekularen Organisation und Reaktion des Kollagens mit Proteoglykogenen. Von Interesse ist dabei die Verknüpfung des relativ hohen Typ-III-Kollagengehaltes mit einer Vermehrung von Chondroitin-4-sulfat in pathologischen Narben.

Das Ziel der Behandlung muß die Kontrolle der Kollagenüberproduktion im Frühstadium der Keloidentstehung sein.

Pathologie

Das Keloid liegt in den mittleren und tiefen Halsschichten. Es zeigt in frühen Stadien ein ähnliches Erscheinungsbild wie die physiologische Wundheilung. Initial finden sich *exsudative*, danach *proliferative* Entwicklungsphasen.

Die exsudative Phase ist geprägt durch die Entstehung eines Wundödems und eines leukozytären Exsudates. Die anschließenden proliferativen Vorgänge beinhalten eine gesteigerte Kapillarsprossung und die Bildung von Randzelleninfiltraten. Eine gesteigerte Aktivität der Fibroblasten ist typisch; sie bildet sich bei der normalen Wundheilung binnen Wochen zurück. Während der keloidalen Reaktion persistiert sie monate- bzw. jahrelang.

! Die anhaltende Fibroplasie, die mit einer normalen Akkumulation von Intrazellularsubstanzen einhergeht, bildet den wesentlichen Unterschied in der Entwicklung einer physiologischen Narbe und eines Keloids.

Frische Keloide sind durch den hohen Gehalt an zellulären Elementen, besonders Fibroblasten, Mastzellen, Plasmazellen und vereinzelt Lymphozyten, charakterisiert. Alle diese Komponenten treten in älteren Keloiden zugunsten des Kollagens zurück. Elastische Fasern fehlen weitgehend; die Sklerosierung und Hyalinisierung nimmt zu. Das Erscheinungsbild des reifen Keloids ist bestimmt von großen, dicht gepackten Knoten und homogenen Kollagenfaserbündeln, die unregelmäßig angeordnet sind. Die Epidermis ist unverändert bis mäßig verdünnt. Die histologische Abgrenzung der Keloide von hypertrophen Narben ist schwierig. Letztere sind knotig, ihre Kollagenfaserbündel sind fast regelmäßig und parallel zur Oberfläche angeordnet, und elastische Fasern sind vorhanden. In hypertrophen Narben und Keloiden wurden gegenüber der normalen Haut erhöhte Werte von Fibronectin, Immunoglobulin, Histamin und Chondroitin-4-sulfat nachgewiesen. Die P_{O_2}-Werte sind niedriger als in der normalen Haut, die P_{CO_2}-Werte dagegen höher (84, 86). In den Keloiden und hypertrophen Narben finden sich mehr Myofibroblasten, wie sie auch bei Morbus Dupuytren, Trachealstenosen und Induratio penis plastica nachgewiesen werden können. Die Vermehrung von Fibronectin und das Auftreten der Myofibroblasten werden auf eine Störung des Kollagenmetabolismus zurückgeführt.

Histologie

Keloide und hypertrophe Narben unterscheiden sich von normaler Haut und normalen Narben durch ihre vermehrte Vaskularisation, hohe mesenchymale Zelldichte und eine verdichtete epidermale Zellschicht. Die Kollagenfasern sind wirbelförmig angelegt. Es sind nur wenige Makrophagen vorhanden, während Lymphozyten und Eosinophile noch seltener vertreten sind. Muzinöse Grundsubstanz ist in Keloiden reichlich vorhanden; die Fibroblasten sind wesentlich weniger vertreten als bei hypertrophen Narben. Glykosaminoglykane (GAG) sind in hypertrophen Narben und Keloiden in Form homogener fibrillärer Ablagerungen zwischen den Kollagenfasern nachweisbar. In älteren Keloiden kommt es zu einem Verschwinden der GAG, was mit dem Einsetzen der Sklerose des Bindegewebes in Zusammenhang gebracht wird. In der Haut wird vermehrt Chondroitin-4-sulfat abgelagert, während der Anteil der bei den anderen gewöhnlich in der Haut vorkommenden Glykosaminoglykane, der evolutionär jungen Hyaluronsäure und des Dermatansulfats, in Keloiden normal ist. Offenbar stellt die vermehrte Präsenz von Chondroitin-4-sulfat ein Stimulans für die gesteigerte Neofibrinogenese dar (18, 86).

Klinik

Prädilektionsstellen sind die sternalen Bereiche, Schulterblatt, Klavikula, Ohren, Hals und die proximalen Anteile der oberen Extremitäten. Diese Stellen sind durch eine sehr dünne subkutane Schicht charakterisiert. Bei gleichem Trauma kann bei derselben Person zu verschiedenen Zeiten auf ein Keloid eine primär verheilte Narbe folgen. Ähnliches gilt für gleichartige Verletzungen zur gleichen Zeit in verschiedenen Körperregionen. Lästig für die Betroffenen sind Juckreiz, Spannungsgefühl und Parästhesien. Bewegungseinschränkungen durch Narbenkontrakturen im Bereich der Gelenke sowie durch kosmetische Verunstaltungen stellen eine weitere Belastung dar.

Anschaulich charakterisiert und beschreibt Alibert die tatsächliche Form des Keloids (2): „Die Cancroide sind *blumenkohlförmige Wucherungen,* manchmal oval, manchmal länglich, zu finden in horizontaler Ebene in einer oder verschiedenen Schichten des Integuments. Blass-rosig von Farbe, bedeckt von weißlichen Linien und separiert Eine von der Anderen".

Nach normal verlaufender Wundheilung bildet sich eine schmale weiche, gegen die Unterlage gut bewegliche, dem Farbton der Umgebung angepaßte Narbe. Falls aus schon bereits aufgelisteten Gründen der normale Verlauf nicht stattfindet, kommt es zur Narbenbildung. Die Narbe wölbt sich über das Niveau der angrenzenden Haut und dehnt sich über den Wundbereich hinaus aus (Abb. 3.**41**). Durch Verlust des Hautreliefs, der Haare und Talgdrüsen wirkt die Haut von Keloiden glänzend, fast spiegelnd. Ihre Wachstumsphase dauert mehrere Wochen und erreicht nach 3 Monaten ihren Höhepunkt. Die klinische Differentialdiagnose erstreckt sich in erster Linie auf die Unterscheidung der *Keloide* von *hypertrophen Narben.*

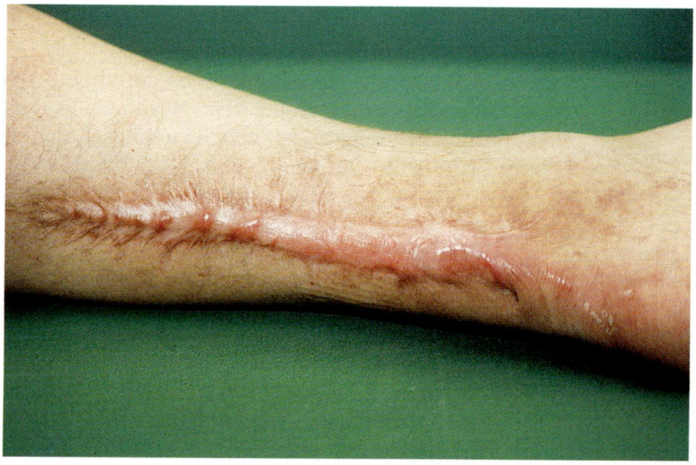

Abb. 3.**41** Keloid.

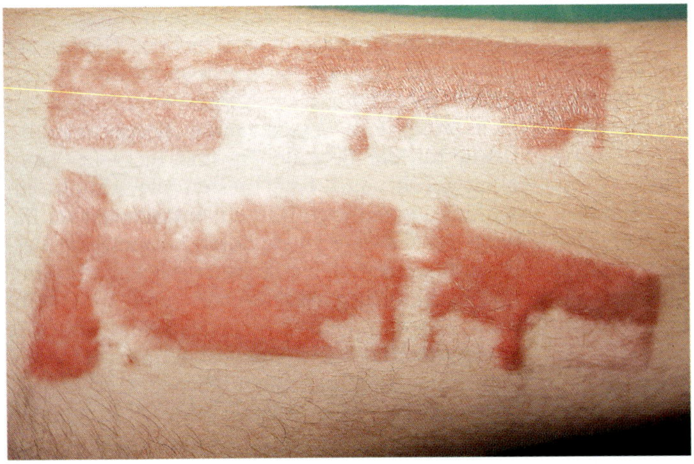

Abb. 3.**42** Hypertrophe Narbe.

> **!** Hypertrophe Narben (Abb. 3.**42**) überschreiten den Narbenrand nicht, während Keloide über *Wundränder hinausgehen* und sich damit wie ein bindegewebiger Pseudotumor verhalten.

Die hypertrophe Narbe wird nach Monaten blasser, flacht schließlich ab, beschränkt sich auf den ursprünglichen Wundbereich und bildet sich nach 6–12 Monaten spontan zurück. Das Keloid heilt *nicht* spontan. Während junge Keloide eine braunrote Farbe aufweisen, wechselt die Färbung älterer Bildungen über blaßrot bis zu Alabastertönen. In Operationsnarben sind sie meist wulstig und ca. fingerbreit. Nach Verbrennungen sind sie eher flächig mit Anteilen unterschiedlicher Härte und Dicke. Frische, noch wachsende Keloide lassen sich auch histologisch von älteren, ruhenden Keloiden unterscheiden (78).

Prophylaxe

> **!** Die beste Therapie des Keloids ist seine Prophylaxe.

Priorität in der Therapie hypertropher Narben und Keloide haben zunächst konservative Behandlungsmöglichkeiten. Erst bei ausbleibendem Erfolg sind plastisch-chirurgische Methoden indiziert.

Die wichtigste Forderung für die örtliche Therapie bei Zerstörung der gesamten Hautdicke ist die frühzeitige Exzision der devitalisierten Haut sowie die anschließende Deckung der entstandenen Defekte durch freie Hauttransplantation oder gestielte Lappenplastik.

Für den chirurgisch tätigen Arzt ergeben sich nachstehende Folgerungen zur Vorbeugung bei hypertrophen Narben und Keloide:

- Ausführliche Anamnese und klinische Untersuchung vor Ausführung eines operativen Wahleingriffes im Bereich der Prädilektionsstellen mit gezielter Suche nach Keloidnarben;
- bei gesicherter oder wahrscheinlicher Keloiddisposition Operation nur nach vorheriger Aufklärung und Zustimmung des Patienten;
- präoperative Planung unter Beachtung besonderer anatomischer Gegebenheiten, der Abknickbarkeit und der Kräfte der Muskelspannung;
- lokalisationsbedingte Berücksichtigung der RSTL (relaxed skin tension lines);
- durch subtile Hautdesinfektion, intraoperative Asepsis und postoperative Hygiene Vermeidung von Infektionen und Sekundärheilungen;
- Schnittführung senkrecht zur Hautoberfläche;
- sorgfältige Revision (Suche nach Fremdkörpern usw.);
- atraumatische Operationstechnik;
- spannungsloser Wundverschluß mit feinem, atraumatischen Nahtmaterial; Vermeidung von unnötigem subkutanem Nahtmaterial;
- primäre Deckung der Defektwunden mit Spalthaut bzw. mit einem Verschiebelappen; Durchführung der Z- oder W-Plastik bei Wunden, die die Beugefalten senkrecht kreuzen;

- temporäre Deckung der Wundfläche mit synthetischem Hautersatz (Epigard, Cutinova);
- kurzfristige Ruhigstellung der Extremitäten mit gefährdeten Wundgebieten;
- rechtzeitiges Entfernen des Nahtmaterials;
- keinesfalls Probeexzisionen an Keloidprädilektionsstellen bei familiärer oder hautspezifischer Disposition vornehmen.

Therapie

Die Ungewißheit hinsichtlich der Ätiologie und Pathogenese läßt bereits erkennen, daß die Behandlungsmethode der Wahl nicht existiert.

Es handelt sich um eine multifaktorielle Erkrankung, so daß zunächst die komplette Palette der konservativen Maßnahmen ausgeschöpft werden muß, bevor invasive Verfahren eingesetzt werden sollten.

Überblick

Einzelne der zahlreichen Behandlungsmethoden mögen kurios erscheinen. Sie spiegeln jedoch gleichzeitig die breite Palette der Versuche wider:

Alibert beschreibt in seiner Erstarbeit die zügige Anwendung von Mark der Nachtschattengewächse, Opium- sowie Gartenschierlingsextrakt, Kampfer, Bleisäure, Schwefel und anderen Präparaten dieser Art (4). Er empfahl Güsse verschiedener Heilwasser (Neapel und Barèges) über lange Zeiträume. Des weiteren riet er zur Einnahme von Tabletten aus Gartenschierling, die Anwendung unterschiedlichster Lotionen und verschiedener Präparate von sauren Salzen und Quecksilberhyperoxid (3).

Neben Zitronensaft, der nach Keloidexzision in die offene Wunde geträufelt werden sollte (124), wurden auch andere medikamentöse Methoden empfohlen: Tetrahydroxychinon, Madecassol (22), Retinsäure (77), Stickstofflost-Lösung, Harnstoffpräparate (48), β-Aminopropionitrilfumarat, eine Penicillamin-Colchicin-Kombination, Steroide separat (12) oder in Kombination mit Interferon und Schlangenöl (97). Auch Zinkpflaster (145) und Silikongel (105, 132) wurden eingesetzt, ihre Wirkung ist allerdings zweifelhaft. Selbst Versuche mit einer systematischen Chemotherapie brachten nicht den erhofften Erfolg.

Als Kuriosität der altchinesischen Medizin sei die „schwarze Stoffsalbe" aus dunklem Weinessig, chinesischen Galläpfeln, Tausendfüßlern und Honig genannt.

Erfolgreicheres wird über die lokale Applikation von Ichtholan, speziell bei Jugendlichen, berichtet (11), während die direkte intrafokale Injektion von Hyaluronidase und Heparin nur mäßig effektiv war. Eine über Monate dauernde Behandlung der fibroblastischen Diathese mit einer Kombination der Vitamine B_2, C sowie Eisen brachte ebenfalls nicht den gewünschten Erfolg.

Da bei großflächigen, älteren Keloiden sowohl die medikamentösen als auch die chirurgischen Möglichkeiten beschränkt sind, wurde hier die Ultraschallbehandlung empfohlen (162), welche sich jedoch als langwierig und letztendlich wenig wirksam erwies.

Druckapplikation

Erste Versuche zur Druckapplikation bei Keloiden stammen von Lawrence (91). Er skarifizierte die betroffenen Hautbezirke, um diese für mehrere Monate zu komprimieren. Als Resultat verblieb lediglich eine schmale Narbe. Über die erste erfolgreiche Druckapplikation bei der Behandlung von Keloiden berichtete Reiher 1894. Erkenntnisse von Fujimori 1968 (52) und Larson 1971 (90) machten erstmals auf den physikalischen Effekt von Druck auf Kollagen aufmerksam und wiesen nach, daß sich zum einen die typischen Knoten zurückbildeten und zum anderen die Hypoxie zur Minderung der Fibroblastenzahl und des Chondroitin-4-sulfat-Spiegels führt (85). Für die praktische Anwendung gilt, daß der kontinuierliche Druck bei 24 mm Hg und die Dauer der Applikation bei mindestens 6 Monaten (16, 90) liegen muß, wobei tägliche Unterbrechungen der Anwendung 30 Minuten nicht überschreiten dürfen. Allerdings ist die praktische Durchführung dieser Therapie in einzelnen Körperregionen, beispielsweise an der weiblichen Brust, äußerst problematisch.

Kryotherapie

Vorteile

1899 setzte der Amerikaner White erstmals flüssige Luft zu therapeutischen Zwecken ein. Es wird empfohlen (eigene Erfahrungen liegen nicht vor), daß die Kryotherapie bei der Behandlung von Keloiden frühest möglich eingesetzt werden sollte. Der Kryochirurgie schreibt man folgende Vorteile zu:

- Die Methode ist einfach und leicht erlernbar.

- Die Behandlung wird gut toleriert und wiederholter Einsatz ist möglich.
- Die Nebenwirkungsrate ist gering.
- Der finanzielle Aufwand ist vergleichsweise minimal.

Kryotechnische Verfahrensweise

Offenes Sprayverfahren: Hier wird flüssiger Stickstoff direkt auf den zu vereisenden Bezirk appliziert. Dieses Verfahren wird in den USA seitens der Dermatologen als Methode der Wahl propagiert.

Kontaktverfahren: Bei dieser Methode zirkuliert Stickstoff durch eine geschlossene Kryosonde, die direkt an die betroffenen Hautbezirke angelegt wird. Zur Behandlung von Keloiden reicht ein einziger Gefrier-Auftau-Zyklus mit durchschnittlich 30 s/Läsion/Sitzung. Es sind durchschnittlich wiederholte 4 Anwendungen im Abstand von 3–4 Wochen erforderlich, um bei sukzessiver Verkleinerung des Keloids ein optimales Ergebnis zu erreichen. Nach Abschluß der Therapie resultieren flache, zart pigmentierte Narben bei völligem Verschwinden von Juckreiz, Druck und Spontanschmerz (103, 168).

Die Kryotherapie kann als Monotherapie, in Kombination mit Lokalapplikationen von Steroiden oder mit Fräsung der Haut eingesetzt werden (67).

Die Wirkung der Kryotherapie auf Zellebene ist bis heute nicht geklärt. Ob eine Autoimmunreaktion gegen die immunologisch aktiven Keloide verantwortlich ist oder eine Beeinflussung der Proteinkinaseaktivität der Fibroblasten durch die kryogene Aktion und damit eine Hemmung ihrer Proliferation stattfindet, bleibt offen (143, 165). Vor einer aggressiven Kryotherapie muß gewarnt werden. Diese setzt im lädierten Hautbezirk ein neues Trauma, so daß es anstatt zur Heilung zum Rezidiv kommen kann.

Bestrahlung

Sie gilt heute als sinnvolle Ergänzung zur chirurgischen Therapie. Als erster behandelte Freund 1889 Wundgebiete nach Keloidexzision mit Röntgenstrahlen (40, 51, 134).

Ziel dieser Technik ist die Hemmung der Gefäßsprossung und der Fibroblastenproliferation im 1. Stadium der Wundheilung.

Die Bestrahlung sollte schnellstmöglich, spätestens aber 24 Stunden nach der Operation erfolgen (80, 95).

> ! Die Gesamtdosis beträgt 10–12 Gy und wird über einen Zeitraum von mehreren Tagen verteilt.

Eine Alternative stellt hier die Kontaktbestrahlung mit Strontium 90 dar (154, 161). Beide Methoden sind leicht durchführbar und in Kombination mit der Exzision erfolgreich.

Problematisch ist allerdings eine Radiodermatitis oder gar das Auftreten aktinischer Ulzera Jahrzehnte nach der Radiotherapie.

Lasertherapie

Eine Bereicherung der Keloidtherapie ist die Laseranwendung (59, 140, 141). Sie beruht auf zwei unterschiedlichen Wirkungen:

- Koagulation,
- Vaporisation.

Der Effekt der Laserstrahlen auf das Gewebe ist von dessen optischen und thermischen Eigenschaften abhängig. Hier spielen die Bestrahlungsparameter eine wichtige Rolle. Von den uns zur Zeit zur Verfügung stehenden Lasertypen hat sich bei der Behandlung von Keloiden der CO_2-Laser durchgesetzt (7, 110, 149).

> ! Die komplette Exzision der hypertrophen Narben mit dem Laserstrahl weist jedoch schlechte Ergebnisse auf: Es kommt zur Neubildung von Keloiden in unverändertem Ausmaß.

Die Alternative zur weitflächigen Karbonisierung und damit kompletten Exzision stellt die ***punktförmige Koagulation*** der betroffenen Bezirke in mehreren Sitzungen dar, wobei die Laserexzision die Kollagensynthese verlangsamt (93). Jedoch wird dieser Effekt zeitlich begrenzt, so daß eine Unterstützung der Exzision durch Lokalapplikation von Steroiden bzw. chirurgische Exzision notwendig ist (30–32).

Dermabrasion, Fräsung

Ziel ist die Entfernung der betroffenen Bezirke durch Einsatz einer rotierenden Fräse bzw. einer harten Bürste. Die Dermis wird freigelegt, was den Effekt einer zweitgradigen Verbrennung simuliert. Bei dieser Technik ist es wichtig, die Wundfläche steril zu halten, da eine mögliche Infektion die beste Voraussetzung für ein Rezidiv bedeuten würde. Die Epithelialisierung erfolgt nach 5–7 Tagen, wobei die Hautbezirke heller und schmaler als die Umgebung erscheinen. Diese Methode ist für kleinere Hauteffloreszenzen empfehlenswert. Günstig wirkt sich die Kombination dieser Technik mit einer kryochirurgischen Behandlung aus (73).

Chirurgische Therapie

1844 wurde die chirurgische Exzision durch Druit (43) in die Keloidtherapie eingeführt. Die geeignete chirurgische Behandlung besteht aus einer intraläsionalen Exzision. Hierbei bleibt ein Keloidrand absichtlich bestehen, und es muß eine unregelmäßige Narbe akzeptiert werden. Beim Versuch, das Keloid in toto zu entfernen, kann es zum Rezidiv (37) kommen, wobei auch die Narbe durch die Neuinzision verlängert wäre.

! Bereits 1903 (39) wurde aufgrund der hohen Rezidivrate auf die Notwendigkeit, die chirurgische Exzision des Keloids mit anderen bereits erwähnten Methoden zu kombinieren, hingewiesen (144).

Allgemein sind folgende Richtlinien bei der chirurgischen Behandlung zu empfehlen:

- Der Erstbehandler betreibt konsequente Prophylaxe.
- Er ordnet konservative Therapie (Jobst-Kompressionsverbände, Silicon-Sheets usw.) an.
- Der Erstbehandler überweist den Patienten zum plastischen Chirurgen, da aufgrund lokoregionaler Gegebenheiten die plastisch-chirurgische Intervention aussichtsreich erscheint.
- Korrekturen von hypertrophen Narben und Keloiden gehören in die Hände des Erfahrenen.

Literatur

1 Alfaric, A.: J. L. Alibert, fondateur de la dermatologie en France. Sa vie son oeuvre, 1768–1837. Baillière, Paris 1917

2 Alibert, J. L.: Note sur la kéloide. J. univ. Sci. méd. 2 (1816) 207

3 Alibert, J. L.: Quelques recherches sur la chéloide. Mém. Soc. méd. d'Emul. 8 (1817) 744

4 Alibert, J. L.: Précis théorique et pratique sur les maladies de la peau, Bd. I. Chaille & Ravier, Paris 1822. (S. 417–430)

5 Allgöwer, M.: The Cellular Basis of Wound Repair. Thomas, Springfield/Ill. 1956

6 Allgöwer, M.: Allgemeine und spezielle Chirurgie, 3. Aufl. Springer, Berlin 1976

7 Apfelberg, D. B., M. R. Maser, D. N. White, H. Lash: Failure of carbon dioxide laser excision of keloids. Lasers Surg. Med. 9 (1989) 382–388

8 Ashton, H.: The effect of increased tissue pressure on blood flow. Clin. Orthop. 113 (1975) 15

9 Asmussen, P. D., B. Söllner: Prinzipien der Wundheilung, Bd. I, Hippokrates, Stuttgart 1993

10 Astrup, T.: Blood coagulation and fibrinolysis in tissue culture and tissue repair. Biochem. Pharmacol., Suppl. 1968, 241

11 Atam, A. K.: Konservative Keloid-Behandlung mit Ichtholan® spezial. Münch. med. Wschr. 5 (1970) 197–199

12 Baker, B. L., W. L. Whitaker: Interference with wound healing by local action of adrenocortical steroids. Endocrinology 46 (1950) 544

13 Balsamo, J., J. Lilien: The binding of tissue-specific adhesive molecules to the cell surface, a molecular basis for specifity. Biochemistry 14 (1975) 167

14 von Barsewisch, B., H. Fritsch, B. Chone: Autobiographische Untersuchungen über die Herkunft der Entzündungszellen am Auge. Beitr. pathol. Anat. 131 (1965) 329

15 Bauknecht, K. I., T. E. Bucknall, H. Ellis, Ch. Germer: Postoperative Wundheilung von Organen und Organsystemen. De Gruyter, Berlin 1990

16 Baur, P. S., D. L. Larson, T. R. Stacey, G. F. Barratt, M. Dobrkovsky: Ultrastructural analysis of pressure-treated human hypertrophic scars. J. Trauma 16 (1976) 958

17 Berger, A., A. Delbrück, P. Brenner, R. Hinzmann: Dupuytren's Disease. Springer, Berlin 1994 (S. 244–254)

18 Blackburn, W. R., B. Cosman: Histologic basis of keloid and hypertrophic scar differentiation. Arch. Pathol. 82 (1966) 65

19 Bloch, E. F., M. G. Hall jr., M. J. Denson, V. Slay-Solomon: General immune reactivity in keloid patients. Plast. reconstr. Surg. 73 (1984) 448

20 Block, W.: Wundheilungsprobleme. Springer, Berlin 1959

21 Bornstein, P.: The biosynthesis of collagen. Ann. Rev. Biochem. 43 (1974) 567

22 Bosse, J. P., J. Papillon, G. Frenette, J. Dansereau, M. Cadotte, J. Le Lorier: Clinical study of a new antikeloid agent. Ann. plast. Surg. 3 (1979) 13

23 Buddecke, E.: Grundriß der Biochemie, 5. Aufl. De Gruyter, Berlin 1977

24 Buddecke, E.: Pathobiochemie. De Gruyter, Berlin 1978

25 Bullough, W. S., E. B. Laurence: The control of mitotic activity in mouse skin. Exp. Cell Res. 21 (1960) 394

26 Bullough, W. S.: Humoral Control of Growth and Differentiation, vol. I. Academic Press, New York 1973 (p. 3)

27 Bürkle de la Camp, H., K. Hartmann: Wunde und Wundinfektion. Handbuch der gesamten Unfallheilkunde, 3. Aufl., Bd. I. Enke, Stuttgart 1963

28 Burri, C.: Unfallchirurgie. Springer, Berlin 1974

29 Cahen, R., A. Boucherle, F. Bernard, D. Bonnet: Effet anti-inflammatoire de la nicotinyldihydrocodéine. C. R. Acad. Sci. (Paris) 261 (1965) 275

30 Castro, D. J., A. Stuart, D. Benevenuti, R. M. Dwyer, M. A. Lesavoy: A new method of dosimetry: study of comparative laser-induced tissue damage. Ann. plast. Surg. 9 (1982) 221
31 Castro, D. J., R. P. Abergel, K. J. Johnston, G. E. Adomian, R. M. Dwyer, J. Uitto, M. A. Lesavoy: Wound healing: biological effect of Nd: YAG laser on collagen metabolism in pig skin in comparison to thermal burn. Ann. plast. Surg. 11 (1983) 131
32 Castro, D. J., R. P. Abergel, C. A. Meeker, R. M. Dwyer, M. A. Lesavoy, J. Uitto: Effects of the Nd: YAG laser on DNA synthesis and collagen production in human skin fibroblast cultures. Ann. plast. Surg. 11 (1983) 214
33 Clark, R. A. R.: Potential rules of fibronectin and cutaneous wound repair. Arch. Dermatol. 124, 1988
34 Cohen, I. K., H. R. Keiser, A. Sjoerdasma: Collagen synthesis in human keloid and hypertrophic scar. Surg. Forum 22 (1971) 488–489
35 Cohen, I. K., B. J. McCoy, T. Mohanakumar, R. F. Diegelmann: Immunoglobulin, complement and histocompatibility antigen studies in keloid patients. Plast. reconstr. Surg. 63 (1979) 689
36 Cohnheim, J.: Über Entzündung und Eiterung. Virchows Archiv pathol. Anat. 40 (1987) 1
37 Cosman, B., M. Wolff: Correlation of keloid recurrence with completeness of local excision. A negativ report. Plast. reconstr. Surg. 50 (1972) 163
38 Craig, R. D. P., J. D. Schofield, D. S. Jackson: Collagen biosynthesis in normal human skin, normal and hypertrophic scar and keloid. Europ. J. clin. Invest. 5 (1975) 69–74
39 DaCosta, J. C.: Modern Surgery. Saunders, Philadelphia 1903
40 Dalicho, W.: Zur Therapie der Keloide mit besonderer Berücksichtigung der Radiumbehandlung. Strahlentherapie 78 (1949) 87
41 Davie, E. W., K. Fujikawa: Basic mechanisms of collagen. Ann. Rev. Biochem. 44 (1975) 799
42 Doxey, D. L., M. C. Ng, R. E. Dill, A. M. Iacopino: Platelet-derived growth factor levels in wounds of diabetic rats. Life Sci. 57 (1995) 1111–1123
43 Druit, R.: Modern Surgery. Lea & Blanchard, Philadelphia 1844
44 Dunphy, J. E.: Wound Healing. Butterworth, London 1964
45 Elek, S. D., P. E. Conen: The virulence of staph. pyogenes for man. Brit. J. exp. Pathol. 38 (1957) 573
46 Evensen, A., O. Heldaas: The effect of adrenaline on the mitotic rate in the epidermis of hairless mice in vitro. Acta pathol. microbiol. scand. 62 (1964) 24
47 Firschein, H. E., J. P. Shill: The determination of total hydroxyproline in urine and bone extracts. Ann. Biochem. 14 (1966) 296
48 Fischl, R. A.: Keloids: a new treatment. Three case reports. J. Mt Sinai Hosp. 32 (1965) 65
49 Franzblau, C., R. W. Lent: Studies on the chemistry of elastin. Brookhaven Symp. Biol. 21 (1969) 358
50 Frazier, W. A., R. H. Angletti, R. A. Bradshaw: Nerve growth factor and insulin. Science 176 (1972) 483
51 Freund, L.: Die Strahlenbehandlung der fehlerhaften Narben und Keloide. Wien. med. Wschr. 63 (1913) 2356–2361
52 Fujimori, R., M. Hiramoto, S. Ofuji: Sponge fixation method of treatment of early scars. Plast. reconstr. Surg. 42 (1968) 322
53 Gabbiani, G., G. B. Ryan, G. Majno: Presence of modified fibroblasts in granulation tissue and their possible role in wound contraction. Experientia 27 (1971) 549
54 Gabbiani, G., B. J. Hirschel, G. B. Ryan, P. R. Statkov, G. Majno: Granulation tissues as a contractile organ. J. exp. Med. 135 (1972) 719
55 Gallico, III, G. G.: Permanent coverage of large burn wounds with autologous cultured human epithelium. New Engl. J. Med. 311 (1984) 448
56 Ganzoni, N.: Die Schußverletzung im Krieg. Huber, Bern 1975
57 Georg, H.: Kritische Betrachtungen zur aufgeschobenen Primärversorgung von Handverletzungen; Indikation und Ergebnisse. Langenbecks Arch. klin. Chir. 306 (1964) 157
58 Gibson, T., I. C. v. d. Meulen: Wound Healing. International Symposium on Wound Healing, Rotterdam 1974
59 Ginsbach, G., H. Hohler: The treatment of dermolesions by argon laser irradiation. In Kaplan, I.: Laser Surgery. Academic Press, Jerusalem 1978 (p. 275–298)
60 Goetzl, E. J., S. I. Wassermann, I. Gigli et al.: Enhancement of random migration and chemotaxic response of human leucocytes by ascorbic acid. J. clin. Invest. 53 (1974)
61 Goodson, W. H. III., T. K. Hunt: Wound healing in experimental diabetes mellitus-importance of early insulin therapy. Surg. Forum 29, 1978
62 Gorman, R. R.: Biochemistry and mode of action of hormons II. In Rickenberg, H. V.: International Review of Biochemistry, vol. XX. University Park Press, Baltimore 1978 (p. 81)
63 Gray, W. R., L. B. Sandberg, J. A. Forster: Molecular model for elastin structure and function. Nature 246 (1973) 461
64 Green, H.: Zellkulturen für Transplantate. Spektr. d. Wiss. 66, 1992
65 Hegemann, G.: Allgemeine Operationslehre. In Kirschner, M.: Allgemeine und spezielle chirurgische Operationslehre, 2. Aufl., Bd. I. Springer, Berlin 1958
66 Hernandez-Richter, H. J., H. Struck: Die Wundheilung. Thieme, Stuttgart 1970
67 Hirshowitz, B., D. Lerner, A. R. Moscona: Treatment of keloid scars by combined cryosurgery and intralesional corticosteroids. Aesthet. plast. Surg. 6 (1982) 153–158
68 Holley, R. W.: Control of growth of mammalian cells in cell culture. Nature 258 (1975) 487
69 Howard, J. B., G. L. Nelsestuen: Isolation and charakterization of vitamin K-dependent region of bovin blood clotting factor X. Proc. nat. Acad. Sci. 72 (1975) 1281
70 Howes, E. L., J. W. Sooy, S. C. Harvey: The healing of wounds as determined by their tensile strength. J. Amer. med. Ass. 92 (1929) 42
71 Howes, E. L.: The Connective Tissues in Wound Healing. Munksgaard, Kopenhagen 1954
72 Hunt, T. K.: Current challenges for wound healing research. J. Trauma 10, 1970
73 Hynes, W.: The treatment of scars by shaving and skin grafting. Brit. J. plast. Surg. 10 (1957) 1–10
74 Irvin, T. T.: Wound Healing – Principles and Practice. Chapman & Hall, London 1981

75 Iversen, O. H.: The regulation of cell numbers in epidermis. A cybernetic point of view. Acta pathol. microbiol. scand., Suppl. 148 (1961) 91

76 James, L. C., A. M. Moore, L. A. Wheeler, G. M. Murphy, P. W. Dowd, M. W. Greaves: Transforming growth factor in vivo release by normal human skin following UV irradiation and abrasion. Skin Pharmacol. 4 (1991) 61

77 Janssen de Limpens, A. M.: The local treatment of hypertrophic scars and keloids with topical retinoic acid. Brit. J. Dermatol. 103 (1980) 319

78 Janssen de Limpens, A. M., R. H. Cormane: Studies of immunologic aspects of keloids and hypertrophic scars. Arch. Dermatol. 274 (1982) 259

79 Jorns, G.: Die Wundheilung im Alter. Z. Altersforsch. 23 (1970) 105

80 Kärcher, H., A. Hackl: Die Nachbestrahlung bei Narbenkorrekturen im Kopf-Halsbereich. Dtsch. Z. Mund-Kiefer- u. Gesichtschir. 8 (1984) 476 – 480

81 Karlson, P.: Kurzes Lehrbuch der Biochemie. 14. Aufl. Thieme, Stuttgart 1994

82 Kellet, D. N.: On the antiinflammatory activity of protamine sulphate and of hexadimethrine bromide, inhibitors of plasma kinin formation. Brit. J. Pharmacol. 24 (1965) 705

83 Kindler, H.: Vergleiche des Eiweißstoffwechsels zwischen Fibrozyten und aktivierten Fibroblasten. Klin. Wschr. 41 (1963) 1059

84 Kischer, C. W., M. R. Shetlar: Collagen and mucopolysaccharides in the hypertrophic scar. Connect. Tiss. Res. 2 (1974) 205 – 213

85 Kischer, C. W., M. R. Shetlar, C. L. Shetlar: Alteration of hypertrophic scars induced by mechanical pressure. Arch. Dermatol. 111 (1975) 60

86 Kischer, C. W., M. R. Shetlar, M. Chvapil: Hypertrophic scars and keloids: a review and new concept concerning their origin. Scann. Electron Micr. 1982

87 Knapp, U.: Grundlagen normaler und gestörter Wundheilung. Therapiewoche 43 (1993) 11

88 Kreyberg, L., A. Evensen, O. H. Iversen: Influence of stress on the diurnal rhythm in the mitotic activity in the epidermis of hairless mice. Acta pathol. microbiol. scand. 64 (1965) 176

89 Laitinen, O., E. A. Nikkhä, K. I. Kivirikko: Hydroxyproline in the serum and urine. Normal values and clinical significance. Acta med. scand. 179 (1966) 275

90 Larson, D. L., S. Abston, E. B. Awans, M. Dobrkowsky, H. A. Linares: Techniques for decreasing scar formation and contractures in the burned patient. J. Trauma 11 (1971) 807

91 Lawrence, H.: Keloid (Alibert) and intractable patches of chronic inflammation of the skin treated by scarification. Brit. med. J. 1898/II, 151

92 Leblond, C. P., R. C. Greulich, J. P. M. Pereira: Relationship of cell formation and cell migration in the renewal of stratified squamous epithelia. Advanc. Biol. Skin 5 (1964) 39

93 Lenz, H.: Abflachung hypertropher Narben durch punktförmige Argon-Ionen-Laserkoagulation in mehreren Sitzungen. Laryngol. Rhinol. Otol. 64 (1985) 287 – 289

94 Levi-Montalcini, R.: Nerve growth factor. Science 187 (1975) 113

95 Levy, D., M. M. Salter, R. E. Roth: Postoperative irradiation in the prevention of keloids. Amer. J. Roentgenol. 127 (1976) 509 – 510

96 Lexer, E.: Lehrbuch der allgemeinen Chirurgie, 20. Aufl. Enke, Stuttgart 1934

97 Litoux, P., M. Pannier, J.-F. Stalder: Traitement des chéloïdes. Ann. Dermatol. Vénéreol. 1 – 13 (1986) 875 – 876

98 Löffler, G., P. E. Petrides: Biochemie und Pathobiochemie, 5. Aufl. Springer, Berlin 1997

99 Luger, T. A.: Die Bedeutung epidermaler Zytokine im Rahmen der Wundheilung, Wien. klin. Wschr. 4, 1987

100 Martin, G. R., P. H. Byres, K. A. Piez: Procollagen. Advanc. Enzymol. 42 (1975) 167

101 Marx, J. L.: Nerve growth factor: regulatory role examined. Science 185 (1974) 930

102 Meadows, E. C., J. F. Prudden: A study of the influence of adrenal steroids on the strength of healing wounds. Surgery 33, 1953

103 Mende, B.: Keloidbehandlung mittels Kryotherapie. Z. Hautkr. 62 (1987) 1348 – 1355

104 Mensing, H., H. Walther: Dermatologie in der täglichen Praxis. Fischer, Stuttgart 1989 (S. 163 – 164)

105 Mercer, N. S. G.: Silicone gel in the treatment of keloid scars. Brit. J. plast. Surg. 42 (1989) 83 – 87

106 Messier, B., C. P. Leblond: Cell proliferation and migration as revealed by radioautography after injection of thymidine-H^3 into male rats and mice. Amer. J. Anat. 106 (1960) 247

107 Montagna, W.: The Structure and Function of Skin. Academic Press, New York 1962

108 Nicola, N. A.: Guidebook to Cytokines and Their Receptors. Oxford University Press, London 1994

109 Nockemann, P. F.: Die chirurgische Naht, 3. Aufl. Thieme, Stuttgart 1980

110 Norris, J. E. C.: The effect of carbon dioxide laser surgery on the recurrence of keloids. Plast. reconstr. Surg. 87 (1991) 44 – 49

111 Oehlert, W., Th. Büchner: Mechanismus und zeitlicher Ablauf der physiologischen Regeneration am mehrschichtigen Plattenepithel und in der Schleimhaut des Magen-Darm-Traktes der weißen Maus. Beitr. pathol. Anat. 125 (1961) 373

112 Oehlert, W.: Die Zellneubildung im Epithel und im Granulationsgewebe bei der Wundheilung. Wundheilung und Wundnaht. Urban & Schwarzenberg, München 1966

113 Oluwasanmi, J. O.: Keloids in the African. Clin. plast. Surg. 1 (1974) 179

114 Omo-Dare, P.: Genetic studies of keloids. J. nat. med. Ass. 67 (1975) 428

115 Patten, J. A.: Nutrition and wound healing. Compendium 16 (1995) 202 – 208

116 Peacock, E. E. jr., W. v. Winkle jr.: Surgery and Biology of Wound Repair. Saunders, Philadelphia (1970)

117 Pennock, C. A., I. C. Barnes: The mucopolysaccharidoses. J. med. Genet. 13 (1976) 169

118 Phillips, J. L.: Studies on wound contraction. Surg. Forum 15 1964

119 Pinkus, H.: Examination of the epidermis by the strip method of removing horny layers. J. invest. Dermatol. 16 (1951) 383

120 Prokop, D. I.: Isotopic studies on collagen degradation and the urine excretion of hydroxyproline. J. clin. Invest. 43 (1964) 453

121 Prokop, D. I., K. I. Kivirikko: Relationship of hydroxyproline excretion in urine to collagen metabolism. Ann. intern. Med. 66 (1967) 1243

122 von Redwitz, E.: Die Lehre von den Verletzungen und Wunden. In Kirschner, M.: Die Chirurgie. Urban & Schwarzenberg, Berlin 1940

123 Retz, N.: Traité des maladies de la peau et de celles de l'esprit. Paris 1790

124 Reuter, G.: Zitronensaftbehandlung zur Rezidivprophylaxe beim Keloid. Zbl. Chir. 98 (1973) 604

125 Rheinwald, J. G., H. Green: Serial cultivation of strains of human epidermal keratinocytes: the formation of keratinizing colonies from single cells. Cell 6 (1975) 331

126 Roden, L., N. B. Schwarz: Biosynthesis of connective tissue proteoglycans. In Whelan, W. T.: MTP int. Rev. sci. Biochem. Ser. 1, Biochem. of Carbohydrates, 1975 (p. 95)

127 Rolshoven, E.: Über die Reifungsteilungen bei der Spermatogenese mit einer Kritik des bisherigen Begriffs der Zellteilungen. Verh. anat. Ges. 49 (1951) 189

128 Roseman, S.: Synthesis of complex carbohydrates by multiglycosyltransferase systems and their potential function in intercellular adhesion. Chem. Phys. Lipids 5 (1970) 270

129 Roth, E., H. Noltenius, W. Oehlert: Autobiographische Untersuchungen zur DNS-Synthese und zum Sulfateinbau in Gewebsmastzellen. Frankfurt. Z. Pathol. 73 (1963) 40

130 Roth, S., E. J. Mc Guire, S. J. Roseman: Evidence for cell-surface glycosyl transferases. Their potential role in cellular recognition. Cell. Biol. 51 (1971) 536

131 Sanyal, R. K., G. B. West: The role of histamine and 5-hydroxytryptamine in injury. Int. Arch. Allergy 26 (1965) 362

132 Sawada, Y., K. Sone: Treatment of scars and keloids with a cream containing silicone oil. Brit. J. plast. Surg. 43 (1990) 683 – 688

133 Scheel, G., B. Rafoth, J. Franke, P. Grau: Acceleration of wound healing by local application of fibronectin. Arch. orthop.-traum. Surg. 110, 1991

134 Schirren, C. G.: Totalbestrahlung, Röntgen-Fernbestrahlung der Haut und indirekte Bestrahlungsmethoden. In Marchionini, A.: Handbuch der Haut- und Geschlechtskrankheiten, Suppl. V/2. Springer, Berlin 1959 (S. 289 – 463)

135 Schoefl, G. I., G. Majno: Regeneration of blood vessels in wound healing. Advanc. Biol. Skin 5 (1964) 173

136 Schreiber, M. A.: Autobiographische Untersuchungen über die Herkunft von Entzündungszellen bei der Wundheilung. Diss., Freiburg 1966

137 Sedlarik, K. M.: Wundheilung. Fischer, Stuttgart 1993

138 Seifter, S., E. Harper: The collagenases. In Boyles, P. D.: The Enzymes, 3rd ed., vol. II. Academic Press, New York 1971 (p. 649)

139 Seiler, W. O.: Wundheilung: von der Polypragmasie zu rationalen Therapiekonzepten; Können Wachstumsfaktoren mehr? Schweiz. Rdsch. Med. 79 (1990) 52

140 Seipp, W., D. Haina, V. Justen, W. Waidelich: Erfahrungen mit dem Argonlaser. Akt. Dermatol. 7 (1978) 106 – 114

141 Seipp, W., D. Haina, V. Justen, W. Waidelich: Laserstrahlen in der Dermatologie. Dermatol. Z. 26 (1978) 11

142 Selye, H.: The Mast-Cells. Butterworth, London 1965

143 Shepherd, J. P., R. P. R. Dawber: The response of keloid scars to cryosurgery. Plast. reconstr. Surg. 70 (1982) 677 – 681

144 Shons, A. R., H. J. Press: The treatment of earlobe keloids by surgical excision and postoperative triamcinolone injection. Ann. plast. Surg. 10 (1983) 480 – 483

145 Soderberg, T., G. Hallmans, L. Bartholdson: Treatment of keloids and hypertrophic scars with adhesive zinc tape. Scand. J. plast. reconstr. Surg. 16 (1982) 261

146 Spiro, R. G.: Glycoproteins. Ann. Rev. Biochem. 39 (1970) 599

147 Stenflo, J.: A new vitamin K-dependent protein. J. biol. Chem. 251 (1976) 355

148 Stenflo, J., J. W. Stite: Vitamin K-dependent formation of γ-carboxyglutamic acid. Ann. Rev. Biochem. 46 (1977) 157

149 Stern, J. C., F. E. Lucente: Carbon dioxide laser excision of earlobe keloids. Arch. Otolaryngol. 115 (1989) 1107 – 1111

150 Stone, N., A. Meister: Function of ascorbic acid in the conversion of proline to collagen hydroxyproline. Nature 194, 1962

151 Struck, H., H. Brüchle, H. J. Hernandez-Richter: Experimentelle Untersuchungen zur aufgeschobenen Primärversorgung bei der Wundbehandlung. Langenbecks Arch. Chir. 324 (1969) 174

152 Struck, H.: Morphologische und biochemische Grundlagen der Wundheilung. Unfallheilkunde 11 (1976)

153 Stryer, L.: Biochemistry, 4th ed. Freeman. New York 1995

154 Supe, S. S., S. J. Supe, S. M. Rao, A. C. Deka, B. C. Deka: Treatment of keloids by ^{90}Sr – ^{90}Yβ-rays. Strahlenther. u. Onkol. 7 (1991) 397 – 402

155 Takashima, A. F.: Human keratinocyte adhesion and phagocytosis promoted by fibronectin. J. invest. Dermatol. 84 (1984)

156 Tanzer, M. L.: Cross-linking of collagen. Science 180 (1973) 561

157 Traub, W., K. A. Piez: The chemistry and structure of collagen. Advanc. Protein Chem. 25 (1971) 243

158 Turpie, A. G. G., G. P. Mc Nicol, A. S. Douglas: Recent Advances in Haematology. Churchill-Livingstone, Edinburgh 1971

159 Vasey, H. M.: L'infection postoperatoire dans un service d'orthopédie et de chirurgie de l'appareil moteur. Habilitationsschrift, Genf 1971

160 Verzar, F., H. Willenegger: Das Altern des Kollagens in der Haut und in Narben. Schweiz. med. Wschr. 41 (1961) 1234

161 Wagner, W., B. Schopohl, H. D. Bottcher, E. Schnepper: Ergebnisse der Narbenkeloidprophylaxe durch Kontaktbestrahlung mit Strontium 90. Röntgenpraxis 42 (1989) 248 – 252

162 Walker, J. J.: Ultrasound therapy for keloids. Afr. med. J. 64 (1983) 270

163 White, A., P. Handler, E. L. Smith, R. Hill, I. R. Lehman: Principles of Biochemistry, 6th ed. McGraw-Hill, New York 1978 (p. 914)

164 Winter, G. D.: Movement of epidermal cells over the wound surface. Advanc. Biol. Skin 5 (1964) 113

165 Wollina, U.: Immunohistologische Alterationen epidermaler Zytokeratine nach Kryotherapie. Z. Hautkr. 64 (1989) 123–126

166 Wysock, A., Ch. R. Baxler, F. Grinnell, P. R. Bergstresser, M. S. Horowitz, B. Horowitz: Topical fibronectin therapy for treatment of a patient with chronic stasis ulcers. Arch. Dermatol. 124 (1988)

167 Zollinger, H. U.: Die Wundheilung vom Standpunkt der pathologischen Anatomie. Helv. chir. Acta 29 (1962) 181

168 Zouboulis, C. C., C. E. Orfanos: Kryochirurgische Behandlung von hypertrophen Narben und Keloiden. Hautarzt 41 (1990) 683–688

4 Allgemeine Wundbehandlung

Einleitung

U. Knapp

Jahrhundertelang prägte Galens (129 – 198 n. Chr.) Doktrin vom „pus bonum et laudabile" die Praxis der Wundbehandlung, bis der weltweite Siegeszug der Asepsis im ausgehenden 19. Jahrhundert der eiterlosen Wundheilung endlich zum Durchbruch verhalf.

Nach Kirschner entscheidet allein die Wundbehandlung über das weitere Schicksal einer Verletzung.

! Wichtigstes Grundprinzip der chirurgischen Wundversorgung ist das sorgfältige Débridement der Verletzungswunde mit dem Ziel, Fremdkörper und devitalisiertes Gewebe vollständig zu entfernen, um so den allgegenwärtigen Wundkeimen Lebensraum und Nährboden zu nehmen.

Der Wundverschluß ist demgegenüber von sekundärer Bedeutung, da die Wundnaht problemlos auch um Tage aufgeschoben werden kann.

Vorrangiges Ziel jeder chirurgischen Wundversorgung ist die Vermeidung einer Infektion als der häufigsten und zugleich schwerwiegendsten Komplikation. Vor allen therapeutischen Überlegungen steht die exakte Diagnose, zu der eine genaue Wundinspektion ebenso gehört wie die Suche nach möglichen Begleitverletzungen. Bei der Beurteilung einer Verletzungswunde sind 4 für die Prognose und das therapeutische Vorgehen wichtige Fragen zu klären:

- Wie ist der Wundrand beschaffen (scharfrandig gut durchblutet oder gequetscht mit schlechter Durchblutung)?
- Wie alt ist die Wunde?
- Welche Begleitverletzungen liegen vor?
- Wo ist die Wunde lokalisiert?

Das Ergebnis dieser diagnostischen Überlegungen bestimmt die operative Taktik und legt das therapeutische Vorgehen im einzelnen fest.

Débridement

U. Knapp

Historisches

Schon früh fand in der Literatur das heute noch gültige Grundprinzip der Wundbehandlung Erwähnung: das sorgfältige Débridement der Verletzungswunde. Der Ausdruck „débridement préventif" geht wohl auf Francoise Le Dran (1737) zurück. Bereits Desault, Dupuytren und Larrey hatten die Wundtoilette in breitem Maße angewandt und ihre frühzeitige Durchführung gefordert. Wie viele Erkenntnisse in der Medizin sollte auch diese Behandlungsmethode im 19. Jahrhundert wieder in Vergessenheit geraten, um dann während des Zweiten Weltkrieges in erweiterter Form neu entdeckt zu werden. Unsere heutige aktiv-chirurgische Wundbehandlung gründet sich im wesentlichen auf die tierexperimentellen Untersuchungen Friedrichs über die Exzision der bakteriell kontaminierten Wunde. Friedrich hatte an Meerschweinchen Schnittwunden mit Gartenerde verunreinigt und anschließend die ganze Verletzungszone „en bloc" ausgeschnitten. Zurück blieb ein praktisch keimfreies Wundgebiet. Technische Schwierigkeiten und der Zwang zur Schonung von Nerven, Gefäßen, Sehnen und Knochen setzten jedoch der Methode Friedrichs Grenzen. Wundausschneidung und Wundexzision „en bloc" mußten bei größeren Verletzungen zwangsläufig der Wundtoilette, der Wundanfrischung oder eben dem exakten Wunddébridement weichen.

Unter Débridement verstehen wir heute die sorgfältige Revision einer Wunde mit Entfernung allen devitalisierten oder geschädigten Gewebes.

Zeitpunkt des Débridements

! Grundsätzlich sollte die chirurgische Wundversorgung so früh wie möglich erfolgen.

Seit Friedrich ist die 6 – 8 Stunden währende Inkubationszeit der Wundkeime bekannt. Die daraus abgeleitete Regel, nur innerhalb der ersten 6–8 Stunden eine aktiv-chirurgische Wundversorgung durchzuführen, darf nicht als ein Dogma mißverstanden werden, läßt sich der Zeitraum doch in den allermeisten Fällen erheblich überschreiten. Der Übergang zur manifesten Infektion vollzieht sich fließend. Die Inkubationszeit variiert je nach Art, Menge und Virulenz der Erreger zum Teil erheblich. So muß sich die Entscheidung immer am Einzelfall orientieren. Allgemeingültige Regeln lassen sich nicht aufstellen; es sollte jedoch die sofortige Wundversorgung angestrebt werden.

Vorbereitung

Der Notverband darf erst im Operationsbereich unmittelbar vor der Wundversorgung abgenommen werden. Wiederholte Wundinspektionen erhöhen die Gefahr einer sekundären Keimbesiedelung. Zur präoperativen Untersuchung gehört selbstverständlich die Prüfung von peripherer Durchblutung und Nervenfunktion. Die Wundumgebung wird mit einem milden Antiseptikum gereinigt, die Haut enthaart und die Extremität oder der Verletzungsbereich in der üblichen Weise sorgfältig desinfiziert. Vor der Hautdesinfektion ist von der Verletzungswunde ein bakteriologischer Abstrich zu entnehmen. Soweit es sich um eine periphere Verletzung handelt, kann in pneumatischer Blutleere operiert werden. Bessere Übersicht und Einsparen von Transfusionsblut sind die Vorteile, die Gefahr einer zusätzlichen ischämischen Schädigung des traumatisierten Gewebes aber der Nachteil einer angelegten Blutsperre.

! Bei chirurgischen Wundversorgungen sollte die Blutsperre deshalb nur ausnahmsweise und nur für kurze Zeit angelegt werden.

Für die Versorgung einer einfachen Hautwunde reicht die Infiltrationsanästhesie. Größere Wunden erfordern Leitungsanästhesie oder eine Allgemeinnarkose.

Technik der Wundexzision

Die *Wundexzision en bloc* mit anschließender Primärnaht der Verletzungswunde ist bei einfachen Hautwunden möglich (Abb. 4.**1**). Dabei werden die gequetschten Wundränder 1–2 mm im gut durchbluteten Gewebe ausgeschnitten. Die Mobilisation der umgebenden Haut auf oberflächennah gelegenen Faszien ermöglicht einen spannungsfreien Wundverschluß.

! Atraumatisches Operieren ist für den Erfolg wesentlich.

Die Wundnaht beendet den Eingriff.

Bei glatten, gut durchbluteten Wundrändern kann auf die Wundexzision gänzlich verzichtet werden.

Im Gesicht und an den Händen darf ohnehin nur eine sehr sparsame Wundexzision erfolgen. Auf die Besonderheiten der Versorgung von Gesichtswunden und Handverletzungen wird in gesonderten Kapiteln eingegangen werden.

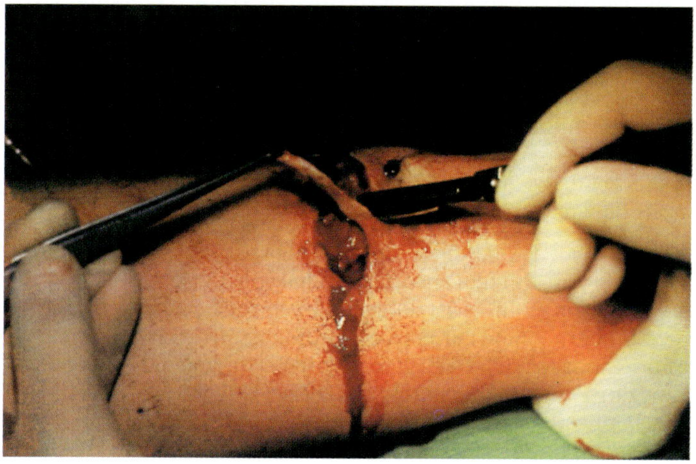

Abb. 4.**1** Wundexzision nach Friedrich.

Technik des Débridements

Bei größeren, in die Tiefe reichenden Wunden verbieten die anatomischen Verhältnisse die Exzision der gesamten Wunde en bloc. In diesen Fällen muß die Wunde unter gewebsschonender Operationstechnik schichtweise revidiert werden. Belassene Fremdkörper und übersehene Wundtaschen lassen spätere Wundheilungsstörungen ebenso erwarten wie ein um jeden Preis erzwungener Wundverschluß. Massenligaturen, ungenügende Blutstillung, das Austrocknen des blutleeren Gewebes und eine zu lange Operationsdauer gefährden den weiteren Heilungsverlauf.

Das Wundgebiet ist wiederholt mit körperwarmer Ringer-Lösung anzufeuchten. Die intraoperative Wundspülung, neuerdings als Jet-Lavage in Form der pulsierenden Druckspülung, vermag neben dem Débridement eine zusätzliche Keimzahlreduktion auf den Wundflächen zu bewirken. Erweiterungsschnitte entlang den Hautspaltlinien verbessern die Übersicht und ermöglichen ein gewebeschonendes Operieren.

! Das eigentliche Wunddébridement beginnt mit der sparsamen Ausschneidung der *Haut.*

Im Gegensatz zur Kutis sollte die *Subkutis* großzügiger exzidiert werden, da sie über eine mangelhafte Infektabwehr verfügt. Das subkutane Fettgewebe bedeutet für die spätere Wundheilung keinen Gewinn. Verschmutzte, eingetrocknete oder verfärbte Partien sind deshalb großzügig zu entfernen, bis eine frisch blutende Schnittfläche vorliegt.

Die *Faszie* neigt infolge ihrer Gefäßarmut leicht zur Nekrose. Freiliegende, verunreinigte Partien müssen exzidiert werden.

! Aufgrund ihrer Unnachgiebigkeit stellen die Faszien außerdem eine Gefahr ganz besonderer Art dar: Entwickelt sich im Bereich einer Faszienloge ein posttraumatisches Ödem, führt die Volumenzunahme der Muskulatur zwangsläufig zu einer Drosselung der Blutzirkulation.

Nur eine rechtzeitige *Faszienlängsspaltung* kann die ischämische Muskelnekrose verhindern (Abb. 4.**2**). Zur Verhinderung dieser Kompressionssyndrome muß daher häufig die prophylaktische Faszienspaltung erwogen werden – bei Handverletzungen die Durchtrennung des Lig. carpi palmare, bei Unterschenkeltraumen die Längsspaltung der Fasica cruris zur Verhinderung eines Kompartmentsyndroms. Auch die Spaltung von Unterarm-, Oberschenkel- oder Fußrückenkompartimenten ist situationsbedingt durchzuführen.

! Die Revision der traumatisierten *Muskulatur* ist für den weiteren Verlauf mitentscheidend, da die gefürchteten Infektionen gerade von anaeroben Muskelbezirken ausgehen.

Die Ausschneidung des geschädigten, dunkel blaurot verfärbten Muskelgewebes erfolgt schrittweise, bis überall blutende, hellrote Muskulatur zutage tritt. Bleibt beim Kneifen mit der Pinzette die Kontraktion der Muskelfasern aus, ist dies ein Hinweis auf eine bereits bestehende irreversible Schädigung. Wundtaschen werden eröffnet, sorgfältig revidiert und drainiert.

! Während selbst große Muskeldefekte nicht zwangsläufig auch spätere Funktionseinschränkungen zur Folge haben müssen, zieht der Verlust von *Sehnen* fast immer eine dauernde Funktionsbeeinträchtigung nach sich. Das Débridement von Sehnen muß deshalb zurückhaltend erfolgen.

Anstelle einer Exzision muß die tangentiale Anfrischung durchgeführt werden. Im Zweifelsfalle wird man auf die Exzision einer Sehne verzichten und diese – wenn notwendig – einem Redébridement überlassen. Die Rekonstruktion durchtrennter Sehnen sollte unter optimalen Bedingungen bereits bei der primären Wundversorgung erfolgen. In der Hand des Erfahrenen wird die primäre Sehnennaht weit bessere Spätergebnisse aufweisen als eine zweizeitige Wiederherstellungsplastik. Die speziellen Möglichkeiten und Notwendigkeiten bei Verletzungen im Bereich der Hand sind S. 122 ff dargestellt.

Gefäße und *Nerven* sind beim Wunddébridement zu schonen. Dies setzt solide anatomische Kenntnisse voraus und macht das Débridement zu einem anspruchsvollen chirurgischen Eingriff. Gefäßverletzungen müssen zur Erhaltung des Lebens und zur Vermeidung lokaler irreversibler ischämischer Schäden sofort versorgt werden. Die Arterienligatur ist erlaubt bei kleineren peripheren Arterien oder bei Gefäßen am Unterarm und Unterschenkel, sofern wenigstens noch *eine* Arterie

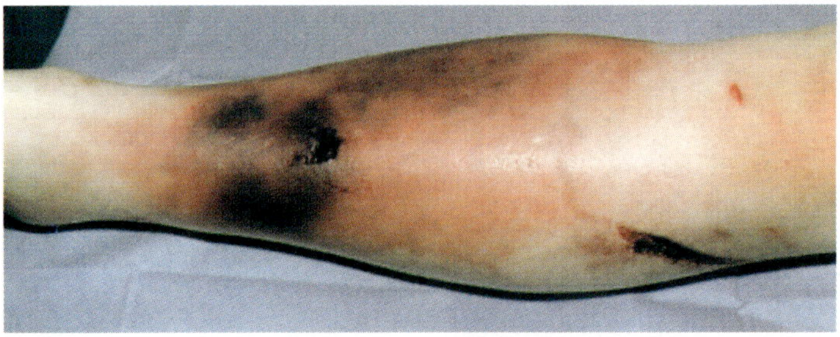

a

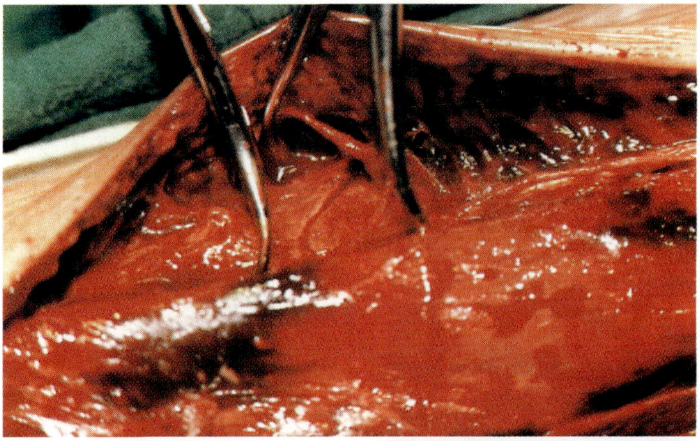

b

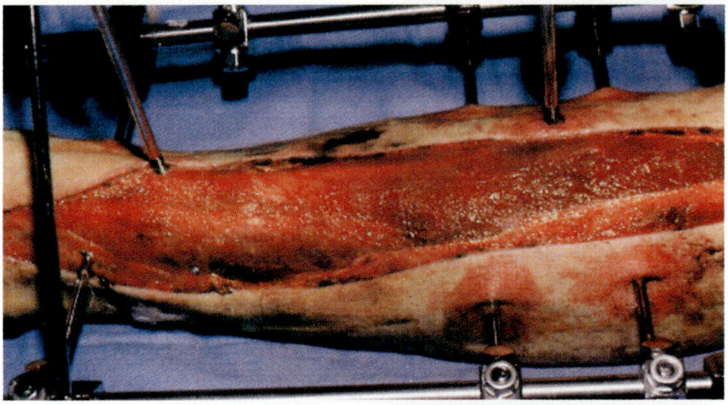

c

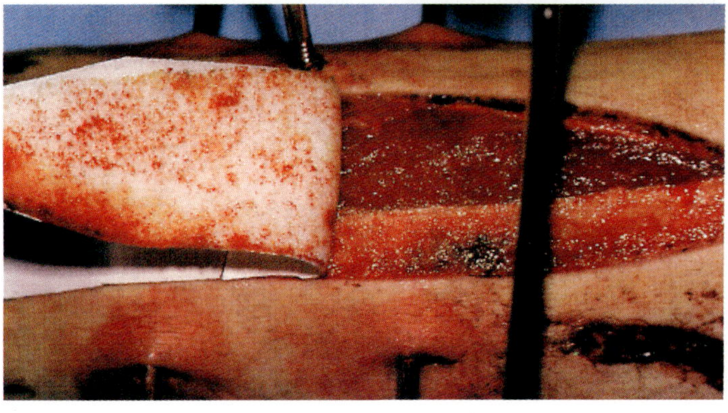

d

Abb. 4.**2** Tibialis-anterior-Syndrom nach Unterschenkelfraktur.

a–c Befund bei Klinikaufnahme, nach Faszienlängsspaltung und äußerer Fixierung.

d Temporäre Deckung mit der Polyurethanfolie (Epidard).

Fortsetzung Abb. 4.**2 e–g** ▶

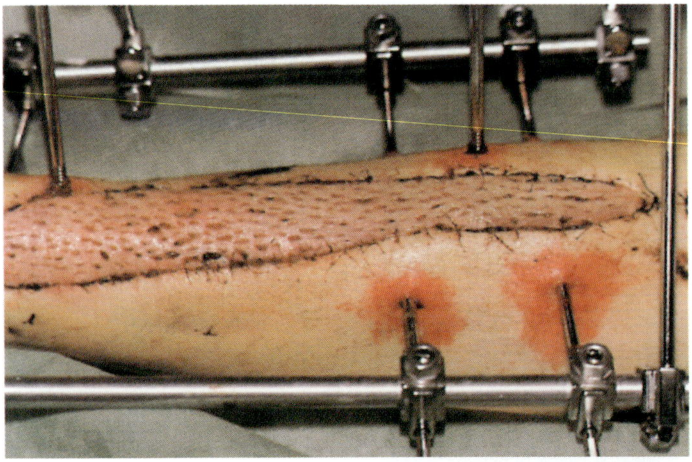

e

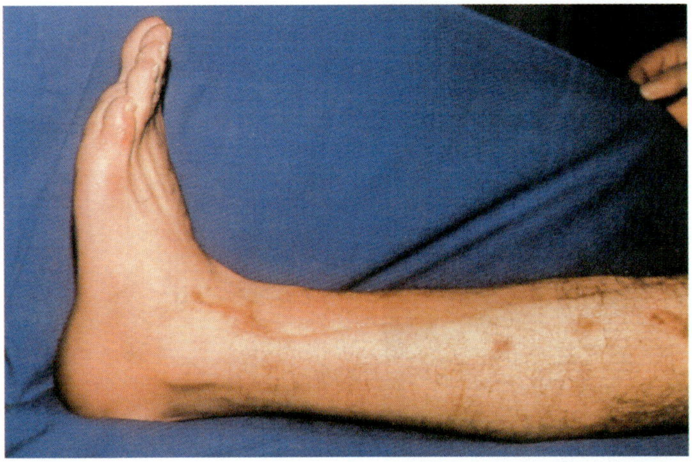

f

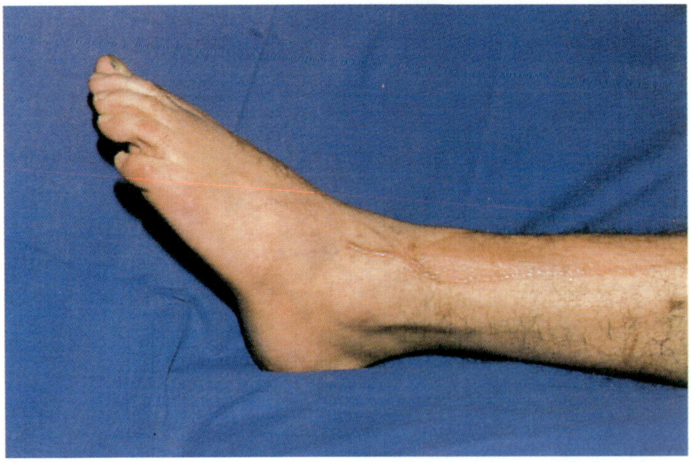

g

Abb. 4.**2** (Fortsetzung)

e Problemlose Einheilung des Spalthauttransplantats.

f–g Funktionsaufnahmen nach Abschluß der Behandlung.

durchgängig ist. Zentrale Arterien oder Venen müssen rekonstruiert werden. Zur Wiederherstellung der arteriellen Strombahn kommen die laterale Naht, die End-zu-End-Naht und die Überbrükkung mit Hilfe eines Venentransplantates (V. saphena magna) oder einer Kunststoffprothese, z.B. aus Dacron, in Frage (Abb. 4.**3**).

Bei glatten *Nervendurchtrennungen* und sauberen Wundverhältnissen sollte die Primärnaht versucht werden (Abb. 4.**4**). Ist dies unmöglich – etwa bei größeren, spannungsfrei nicht zu überbrükkenden Nervendefekten –, zeitigt die frühe Sekundärnaht oder Plastik nach gesicherter Wundheilung (nach 4 – 6 Wochen) die besten Heilungsergebnisse.

Devitalisierte Kortikalissplitter bilden potentielle Sequester und werden entfernt. Der verunreinigte *Knochen* wird angefrischt, und Fremdkörpereinsprengungen werden abgemeißelt.

! *Frakturen* müssen primär durch eine übungsstabile Osteosynthese versorgt werden.

Das Débridement schließt mit einer gründlichen Reinigung der Wunde durch Spülung mit angewärmter Ringer-Lösung. Von einer Antibiotikabeimengung zur Spüllösung ist kein zusätzlicher Gewinn zu erwarten.

Mit dem Wunddébridement läßt sich eine weitgehende Keimarmut erreichen. In vitalem Gewebe stellen noch verbliebene Wundkeime keine ernste Gefahr mehr dar.

Débridement der veralteten Wunde

Kommt die Wunde verspätet zur Erstbehandlung, liegt also bereits eine Infektion vor, wird das herkömmliche Wunddébridement durch eine mehr defensive Wundrevision ersetzt. Ein radikaler Eingriff mit Exzision im Gesunden könnte den virulenten Keimen den Weg zur Allgemeininfektion öffnen (13). Anstelle des radikalen Wunddébridements erfolgt die Wundrevision mit Inzision der Buchten und Taschen, Eröffnung infizierter Hämatome und Abszesse, Entfernung von Fremdkörpern und Gewebsnekrosen und einer ausgedehnten Spülung.

! Die Wunde bleibt zunächst offen!

Durch Einlegen von Drainagen ist der ungehinderte Sekretabfluß auch aus verborgenen Wundta-

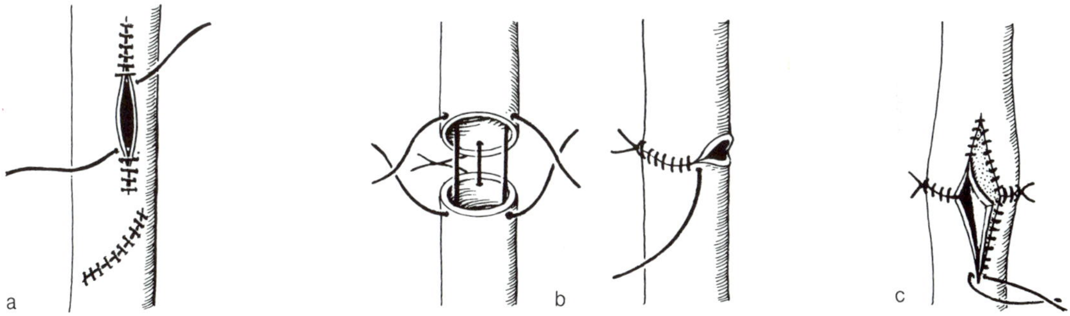

Abb. 4.**3** Gefäßnähte. **a** Laterale Gefäßnaht. **b** End-zu-End-Naht. **c** Erweiterung der Nahtstelle durch „Patch" (nach Burri).

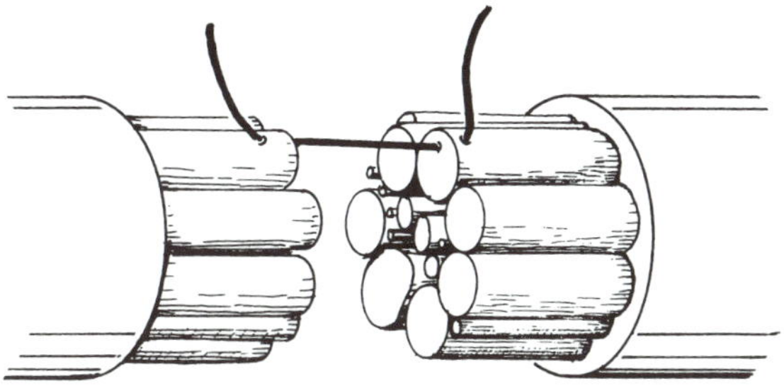

Abb. 4.**4** Perineurale interfaszikuläre Nervennaht (nach Burri).

schen zu gewährleisten. Entlastende Inzisionen durch Haut und Faszie vermindern den Ödemdruck und verbessern die Blutzirkulation und damit die Infektabwehr. Die gleichzeitige Antibiotikagabe ist hier sinnvoll, da sich so die Gefahr einer hämatogenen Streuung mindern läßt.

Redébridement (second look)

Ein unvollständiges Débridement hinterläßt nekrotisches Gewebe und wird schon bald zur Infektion der Wundflächen führen. Die unvollständige Erstversorgung muß durch eine sorgfältige zweite Operation (Redébridement) zum frühestmöglichen Zeitpunkt ergänzt werden.

Häufig ist primär auch das Ausmaß der Weichteilschädigung und der Durchblutungsverlust von Gewebeanteilen nicht sicher einzuschätzen. In diesen Fällen muß im Abstand von 48 Stunden unter Anästhesiebedingungen eine erneute Wundinspektion (second look) und ggf. nochmaligem Débridement aller zwischenzeitlich avital gewordener Gewebeanteile erfolgen. In Einzelfällen ist dies auch ein drittes oder viertes Mal erforderlich.

Wundverschluß

U. Knapp

Einleitung

Seit ältester Zeit war die Vereinigung der Wundränder durch die Naht als naheliegende Maßnahme bekannt. Die Lehre Galens vom „pus bonum", der unerläßlichen Begleiterscheinung der Wundheilung, verdrängte aber das uralte Wissen um die Primärheilung aus dem Bewußtsein der Wundärzte. In den Hospitälern des 18. und 19. Jahrhunderts mit ihrer fehlenden Hygiene blieben die Voraussetzungen für Primärnaht und Primärheilung ohnehin denkbar ungünstig. Erst nach Einführung der Asepsis wurde die Primärheilung der Operationswunde eine zu Recht erwartete Norm. Die Friedrich-Wundexzision schuf schließlich die Voraussetzungen zur Primärheilung auch der akzidentellen Wunden.

Der primäre Wundverschluß kann durch direkte Naht, aber auch durch freie Hauttransplantation oder einen Verschiebelappen erreicht werden. Der Verschluß einer Wunde kann sofort, verzögert oder erst nach einem längeren Zeitintervall erfolgen. Entsprechend wird zwischen der Primärnaht, der verzögerten oder aufgeschobenen Naht und der Sekundärnaht unterschieden (Tab. 4.**1**).

Tab. 4.**1** Stadien der Wundheilung und Wundverschluß

Stadien der Wundheilung	Wundverschluß
I. Latenz- oder katabole Phase (1. – 3. Tag)	Primärnaht
II. Proliferationsphase (4. – 7. Tag)	verzögerte Primärnaht
III. reparative Phase (ab 8. Tag)	Sekundärnaht

Von einer *Primärnaht* sprechen wir, wenn die Verletzungswunde noch innerhalb der ersten 2 – 3 Tage verschlossen wird. Die Primärnaht erfolgt in aller Regel unmittelbar im Anschluß an die chirurgische Wundrevision. Anstelle einer Naht kann die Wunde auch durch autologe Hauttransplantate primär verschlossen werden.

Der Verschluß einer Wunde während dieser ersten, katabolen Wundheilungsphase birgt gewisse Gefahren in sich, da das frisch traumatisierte Gewebe zu diesem Zeitpunkt über keine ausreichende Infektabwehr verfügt.

! Es gilt daher, die Risiken des primären Wundverschlusses sorgfältig gegen die Nachteile einer zunächst offenen Wundbehandlung abzuwägen (13).

Die *verzögerte Primärnaht* auch als aufgeschobene Primärnaht bezeichnet – erfolgt zwischen dem 4. und 7. Tage nach der Verletzung, also während der für die Wundheilung günstigen Proliferationsphase. In dieser anabolen Wundheilungsphase erreicht die Infektabwehr des nun optimal vaskularisierten Gewebes seinen Höhepunkt. In der kritischen Phase nach der aufgeschobenen Naht stehen die mobilisierten Abwehrkräfte sofort zur Verfügung. Die Heilungsdauer wird um die Latenzzeit verkürzt.

Für die Bezeichnung „verzögerte Primärnaht" finden sich in der Literatur zahlreiche Synonyma – wie verzögerte Wundnaht, Wundversorgung mit aufgeschobener Dringlichkeit, sekundäre Wundnaht, augeschobene Primärversorgung oder verzögerte primäre Naht.

Von einer *Sekundärnaht* sprechen wir dagegen, wenn der Wundverschluß frühestens eine Woche nach der Verletzung erfolgt – zu einem Zeitpunkt also, an dem bereits sichtbare Granulationen vorliegen. Dieser Zeitpunkt entspricht der letzten, sogenannten reparativen Phase der Wundheilung, während der Zellzahl, Durchblutung und Infektabwehr rasch abnehmen. Dementsprechend muß dieser verspätete Wundverschluß wieder stärker infektgefährdet sein. In der Tat zeigt die klinische Praxis, daß nach einer Sekundärnaht in aller Regel keine Primärheilung zu erwarten ist. Auch die wiederholte Naht einer Wunde nach einem mißlungenen ersten Versuch wird allgemein als Sekundärnaht bezeichnet. Die biologischen Aspekte sind hier allerdings in etwa gleich.

Primärnaht

Risiken und Kontraindikationen

Die Primärnaht erfolgt in einer Phase der Vorbereitung des Organismus auf die spätere Wundheilung – zu einem Zeitpunkt also, an dem die Voraussetzungen für eine wirksame Infektabwehr noch keineswegs gegeben sind (13). Nahtspannung und posttraumatisches Ödem provozieren geradezu das Auftreten von Zirkulationsstörungen, so daß die Wundkeime ideale Voraussetzungen für ihre Vermehrung vorfinden. Auch ein sorgfältiges Débridement hinterläßt keine keimfreie Wunde. Kommen Hämatombildung, Muskelnekrosen oder belassene Fremdkörper hinzu, steht der Entwicklung einer Wundinfektion nichts mehr im Wege. Der erzwungene Primärverschluß der Wunde schafft schließlich auch die Voraussetzungen für ein infiltrierendes Wachstum der gefürchteten anaeroben Wundkeime.

Die Beliebtheit der Primärnaht hat ihre Ursache sicher zum Teil in der für Patient und Arzt gleichermaßen angenehmen und problemlosen Nachbehandlung. Die tagtägliche Erfahrung mit der erfolgreich durchgeführten Primärnaht von Gelegenheitswunden ist auch der Beweis für die Richtigkeit dieses Vorgehens. Wer erinnert sich aber nicht an harmlos erscheinende Bagatellverletzungen, die primär verschlossen zum Ausgangspunkt schwerster Infektionen mit manchmal deletärem Ausgang wurden! Ist es Unkenntnis oder einfache Gewohnheit, die den Chirurgen veranlaßt, jede Wundversorgung ebenso wie jeden operativen Eingriff selbstverständlich mit einer kunstvollen Naht zu beenden?

! Bringt die Primärnaht schon in der täglichen chirurgischen Praxis eine Reihe von Risiken und Gefahren mit sich, so ist sie unter Katastrophenbedingungen mit wenigen Ausnahmen gänzlich kontraindiziert.

Erstaunlich ist, daß auch unter Kriegsbedingungen immer wieder Ärzte der Versuchung zur Primärnaht erliegen – dem häufigsten, banalsten und verderblichsten Fehler in der Kriegschirurgie (13).

Indikationen

Operationswunden werden in aller Regel durch eine Primärnaht verschlossen, sofern ein spannungsfreier Wundverschluß möglich ist. Frische akzidentelle Wunden mit glatten, gut durchbluteten Rändern lassen sich ebenfalls gefahrlos primär verschließen. Dies gilt besonders für Wunden im Gesichts- und Kopfbereich. Die gute Durchblutung dieser Gewebe bedingt eine hohe lokale Abwehrkraft und ermöglicht dieses Vorgehen. Auch im Bereich der Hand ist der primäre Wundverschluß heute allgemein üblich. Die Sonderstellung dieser Verletzungen und ihre Häufigkeit rechtfertigen ihre spezielle Abhandlung (S. 122 ff).

An weniger gut durchbluteten Körperbezirken – etwa über der Tibiavorderkante und dem Fußrücken – sollte man dagegen mit der Primärnaht zurückhaltender sein. Offene Verletzungen von Bauch, Thorax und Schädel machen einen Primärverschluß notwendig. Detaillierte Erörterungen dieser Verletzungen und ihrer Behandlung würden jedoch den gesetzten Rahmen dieses Buches sprengen.

Bei offenen Frakturen mit ausgedehnter Weichteiltraumatisierung sollte auf die Primärnaht der Verletzungswunde verzichtet werden. Der definitive Wundverschluß erfolgt erst nach Tagen während der für die Wundheilung günstigen Proliferationsphase.

Technik

Vor der abschließenden Naht wird die Wunde sorgfältig gespült. Blutende Gefäße werden einzeln gefaßt und kauterisiert. Massenligaturen sind zu vermeiden. Bei größeren Wunden ist das Einlegen wenigstens einer Redon-Saugdrainage selbstverständlich. In Ausnahmefällen können auch Gummidrains verwandt werden. Nicht zuletzt wegen der Asepsis ist das geschlossene Redon-Jost-System der offenen Drainage vorzuziehen.

Bei akzidentellen Wunden lehne ich die *Subkutannaht* als überflüssig und gefährlich ab. Jeder Fremdkörper erhöht die Infektionsgefahr. Mögliche Hohlraumbildungen lassen sich durch die Sogwirkung der Redon-Drainage gefahrloser verhindern als durch versenkte Subkutannähte. Statt Subkutannähten können sog. durchgreifende Nähte in Rückstichtechnik unter Mitnahme der Faszie zur Spannungsaufnahme und Wundhöhlenverkleinerung zusätzlich zur Hautnaht eingesetzt werden. Auch bei der einfachen Hautnaht ist eine atraumatische Operationstechnik wesentlich. Die Hautränder dürfen niemals mit der Pinzette angefaßt und gequetscht werden, will man nicht spätere Wundrandnekrosen riskieren. Die sorgfältige Mobilisierung der Wundränder auf oberflächlichen Faszien ermöglicht einen spannungsfreien Wundverschluß (Abb. 4.**5**).

! Jede unter Spannung stehende Naht gefährdet die Wundheilung.

Verzögerte Primärnaht

Einleitung

Den Risiken einer Primärnaht stehen die Nachteile der Sekundärnaht gegenüber: Verlängerte Krankheitsdauer und ein enormer Aufwand an Zeit und Verbandmaterial lassen die Sekundärnaht als Routinemethode weniger geeignet erscheinen. Sekundärinfektionen und grobe Narbenbildungen führen häufig zu einem kosmetisch und auch funktionell unbefriedigenden Behandlungsergebnis. Allein bei der verzögerten Primärnaht kommen die Vorteile, nicht aber das Wagnis des primären Wundverschlusses zum Tragen (13). Vereinzelt schon im Ersten Weltkrieg geübt, fand die verzögerte Primärnaht im Zweiten Weltkrieg auf englischer und amerikanischer Seite einen festen Platz in der Behandlung der schweren Weichteilverletzung. Die Wunden nach einem sorgfältigen Débridement zunächst offenzulassen, um sie wenige Tage später durch die verzögerte Naht zu schließen, ist zu einem anerkannten Behandlungskonzept geworden.

Obwohl die Kriegserfahrungen mit der verzögerten Primärnaht durchweg günstig waren, geriet das Verfahren in der Nachkriegszeit wieder in Vergessenheit. Es ist sogar anzunehmen, daß die Methode der verzögerten Naht manchen Ärzten noch heute unbekannt ist. Nach Ganzoni (13) ist der zum Grundsatz erhobene Aufschub der Naht der bedeutungsvollste Fortschritt in der Wundchirurgie des Zweiten Weltkrieges. Demgegenüber mag es verwunderlich erscheinen, welches Schattendasein die verzögerte Naht in der zivilen Chirurgie einnimmt. Schwere und schwerste Extremitätenverletzungen nach Rasanztraumata des heutigen Straßenverkehrs rechtfertigen bzw. erzwingen in gleichem Maße die Indikation für die verzögerte Primär- bzw. Sekundärnaht. Nur durch diese Vorgehensweise können vor allem anaerobe Wundinfektionen nach primär verschlossenen Extremitätenverletzungen weitgehend vermieden werden. Wenn auch das Verfahren im Frieden für die Mehrzahl der Verletzungswunden zu aufwendig er-

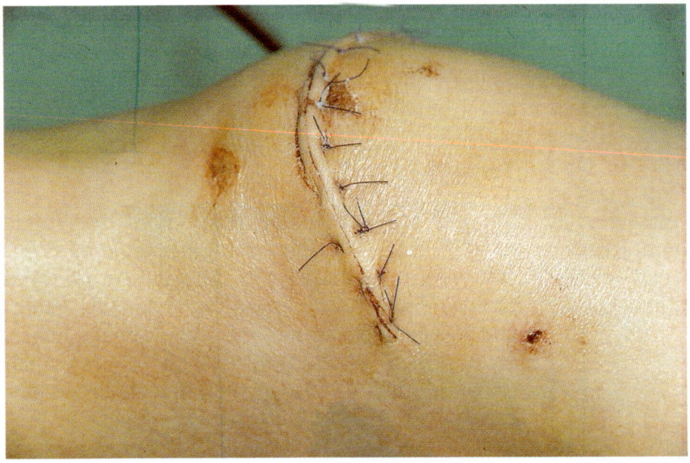

Abb. 4.**5** Beispiel einer Primärnaht (Rückstichnaht nach Donati).

scheint, stellen schwere und schwerste Extremitätenverletzungen – wie sie bei Verkehrsunfällen leider nicht selten zu beobachten sind – durchaus eine begründete Indikation für die verzögerte Primärnaht dar. Das Auftreten anaerober Wundinfektionen nach primär verschlossenen Extremitätenverletzungen sollte jedem Anlaß genug sein, das eigene Vorgehen grundsätzlich zu überdenken.

Grundlagen

Die besten Voraussetzungen für eine rasche, komplikationslose Wundheilung sind während der Proliferationsphase gegeben. Wird eine Wunde in dieser Phase verschlossen, nimmt die Heilung ihren Ausgang in einem bereits hochvaskularisierten und zellreichen Gewebe und wird um die Latenzperiode verkürzt (8, 36). Die Abwehrmechanismen sind in der Zwischenzeit mobilisiert; das Verhältnis Virulenz der Keime zu Resistenz der Gewebe hat sich nun eindeutig zugunsten der letzteren verschoben.

Die klinische Erfahrung zeigt auch, daß eine wenige Tage nach der Naht aufgerissene Wunde die erneute Naht mit einer beschleunigten Heilung beantwortet. Nach Smahel (36) akzeptiert die einige Tage offengelassene Wunde ein freies Hauttransplantat rascher und sicherer als die frisch exzidierte Wunde. Neben diesen biologisch begründeten Vorteilen weist die verzögerte Naht auch eine Reihe praktischer Vorteile auf. So ist es unmittelbar nach einer Verletzung oft schwierig, die Vitalität des Gewebes eindeutig zu beurteilen. Der Durchführung eines exakten Débridements – so ausgedehnt wie möglich, jedoch nicht radikaler als notwendig – sind deshalb zu diesem frühen Zeitpunkt noch Grenzen gesetzt. Oft läßt sich erst nach Tagen endgültig beurteilen, was zu entfernen und was zu erhalten ist. Kommt es nach dem primären Débridement zu einer Infektion, ist sie bei offenen Wundverhältnissen besser zu beherrschen als bei primär verschlossener Wunde. Der Verzicht auf die Primärnaht schafft durch die Bedingungen der offenen Gewebe ungünstige Voraussetzungen für ein infiltrierendes Keimwachstum. Die Selbstreinigung der Wunde durch das ungehindert abfließende Sekret und das Fehlen zusätzlicher, durch Nahtspannung und Ödem verursachter Zirkulationsstörungen ist eine Erklärung für diese seit langem bekannte Erfahrung.

Behandlung der Wunde vor der verzögerten Naht

> **!** Die genannten Vorteile einer verzögerten Naht setzen einen wirksamen Schutz der Wunde vor einer massiven Keimkontamination während der offenen Behandlungsphase voraus.

Der allgemein üblichen Verbandmethode mit sterilen Mullkompressen haftet aber der große Nachteil an, daß der Verband in der Regel schon nach kurzer Zeit mit Blut und Wundsekret durchfeuchtet ist und eine massive Keimbesiedlung der Wunde entlang der Sekretstraße dann schon nach wenigen Stunden die fast zwangsläufige Folge ist (Abb. 4.**6**). An vergeblichen Versuchen, die Wun-

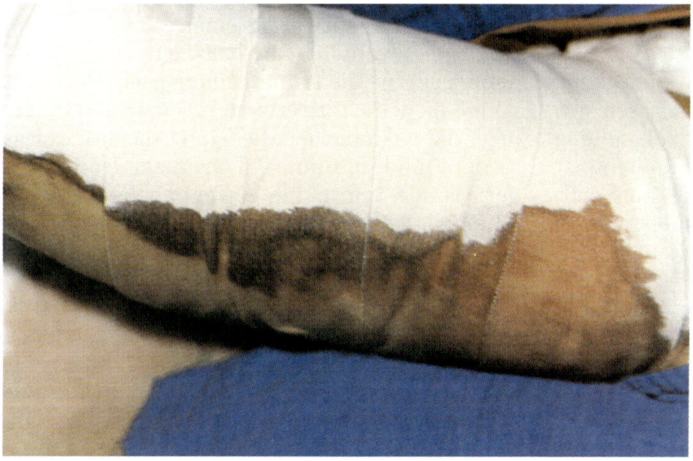

Abb. 4.**6** Durchfeuchten des Verbands bei offener Wundbehandlung.

den vor einer sekundären Keimbesiedlung zu schützen, mangelte es in der Vergangenheit nicht. Die Versuche reichen zurück bis in die Zeit Listers, der 1867 die Anwendung von carbolsäuregetränktem Verbandmaterial empfahl. In der Zwischenzeit konnte nachgewiesen werden, daß das Befeuchten des Wundverbandes mit Desinfektionsmitteln allenfalls eine verstärkte Entzündungsreaktion des Gewebes bewirkt, die massive Keimbesiedelung der Wunde auf Dauer aber nicht verhindern kann (38). Die 1966 von Moncrief eingeführte temporäre Deckung von Defektwunden mit homologen Hauttransplantaten eröffnete eine neue Ära des Wundverbandes. Unbestritten ist heute, daß die transplantierte Fremdhaut als „biologischer Verband" vorübergehend einen nützlichen Effekt auf die Wunde ausübt. Neben einer wundreinigenden Wirkung und dem Schutz vor einer sekundären bakteriellen Kontamination wird durch die Fremdhaut der Austritt von Plasma eingedämmt und die Neubildung eines gut vaskularisierten Granulationsgewebes angeregt.

Schwierigkeiten bei der Beschaffung und Konservierung homologer Hauttransplantate in ausreichender Menge sowie die weitgehend noch ungeklärten immunologischen Vorgänge, die letzlich auch zur Abstoßung der Fremdhaut führen, waren Anlaß für die Entwicklung eines synthetischen Hautersatzes, mit einer für Luft, nicht aber für Bakterien durchlässigen, mikroporösen Außenschicht.

Diese 1973 von Alexander u. Mitarb. (2) entwickelte Hautersatzfolie Epigard gewährleistet einerseits die notwendige Ventilation der Wunde, bildet andererseits eine schützende Schranke gegen eine mikrobielle Besiedelung der Wunde und verhindert den Durchtritt von Flüssigkeit und Sekret und damit ein Durchfeuchten des Verbandes. Aufgrund dieser Eigenschaften bietet sich der synthetische Hautersatz zur temporären Abdeckung der frischen Verletzungswunde an. Es lassen sich so die Vorteile einer offenen Wundbehandlung mit dem Schutz der Wunde vor einer Kontamination mit Hospitalkeimen vereinigen. Bis zum definitiven Wundverschluß muß die Hautersatzfolie alle 24 Stunden unter streng sterilen Kautelen gewechselt werden (Abb. 4.**7**).

Eine Bereicherung der Therapie stellt auch der zwichenzeitlich verbreitet eingesetzte Polyvinylalkohol-Schaumstoff (PVA-Schaum) dar. Fleischmann (12) konnte zeigen, daß auch die geschlossene Wundbehandlung mit der *Vakuumversiegelungstechnik* unter Einsatz dieses Gewebes in Kombination mit Redon-Drainageneinzug und Operationssitusversiegelung die Wundreinigung und Granulationsgewebsbildung beschleunigt.

Zeitpunkt der verzögerten Naht

Die verzögerte Primärnaht muß zwischen dem 4. und 7. Tag in der für die Wundheilung günstigen Proliferationsphase erfolgen. Dauert der Aufschub zu lange, ist eine massive Keimbesiedelung der Wundflächen unvermeidlich (25). Hinzu kommt, daß in der folgenden reparativen Phase Vaskularisation und Zellproliferation rasch zurückgehen, was zu einer Schwächung der Abwehrbereitschaft des Gewebes führt. Klinische Erfahrungen und Mitteilungen aus der Literatur scheinen dies zu belegen. Bei einer Verzögerung des Wundverschlusses von über 10 Tagen sinkt die Erfolgsquote der Naht.

! So besteht heute weitgehende Übereinstimmung, in dem Zeitraum zwischen dem 4. und 7. Tage nach Erstversorgung die zur Vornahme der verzögerten Naht optimale Zeitspanne zu erblicken.

Ob eine Wunde während dieser Zeitspanne tatsächlich verschlossen werden kann, hängt vom Allgemeinzustand des Verletzten ab, besonders aber vom Lokalbefund der zu schließenden Wunde. Kommt es beim Wechsel der Hautersatzfolie zu einer diffusen Blutung aus den beim Abziehen eröffneten Kapillaren, so sind die Voraussetzungen für einen erfolgreichen Wundverschluß gegeben. Bestehen klinische Zeichen einer Infektion mit stark eitriger Sekretion und entzündlichem Ödem, muß zunächst auf einen Wundverschluß verzichtet werden. Oberhalb eines kritischen Keimpegels ist die Primärheilung nach Wundverschluß nicht mehr zu erwarten. Letztlich ist es weniger die mikrobielle Besiedelung, die das Schicksal der Wunde bestimmt, als vielmehr der Zustand der Wunde selbst. Die Anwesenheit eines Hämatoms, von nekrotisierendem Gewebe, Fremdkörpern oder schlecht durchbluteten, mit Fibrin bedeckten Granulationen beeinflußt den Heilungsverlauf nach der Naht wesentlich.

Der Wille, die zunächst offen behandelten Wunden umsichtig, beharrlich, ja sogar unerbittlich nach einigen Tagen zu schließen, ist für eine erfolgreiche Anwendung der verzögerten Naht Voraussetzung (13).

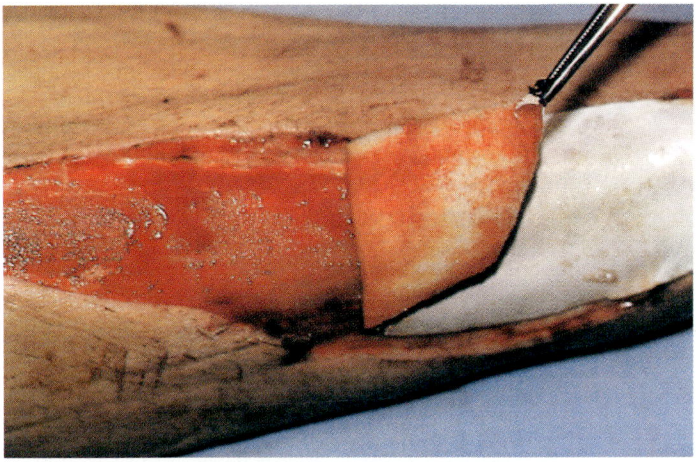

a

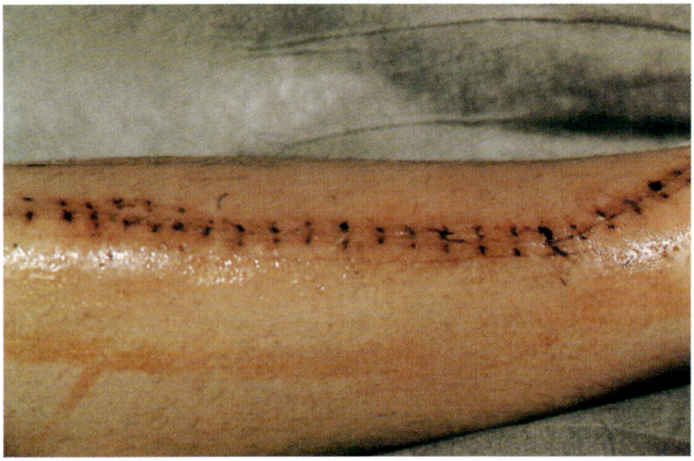

b

Abb. 4.7 Verzögerte Primärnaht.
a Temporär offene Wundbehandlung. Diffuse Blutung aus den beim Abziehen der Polyurethanfolie eröffneten Kapillaren.
b Problemloser Wundverschluß nach 4 Tagen.

Indikationen

Im chirurgischen Alltag ist der primäre Verschluß der akzidentellen oder operativ gesetzten Wunde die Regel und der verzögerte Wundverschluß nach temporär offener Wundbehandlung eher die Ausnahme. Der Beweis, daß die Primärnaht einer Wunde üblicherweise zum Erfolg führt, ist durch die tägliche Praxis in überwältigender Weise erbracht. Andererseits sind jedem Chirurgen Fälle bekannt, deren Verlauf den primären Wundverschluß diskreditierte.

Die verzögerte Primärnaht ist indiziert bei allen offenen Frakturen, insbesondere bei solchen mit schwerer Weichteiltraumatisierung. Ausgedehnte, stark verunreinigte Weichteilverletzungen in schlecht durchbluteten Körperbereichen – etwa über der Tibiavorderkante und dem Fußrükken – sollten nach sorgfältigem Wunddébridement zunächst offenbleiben, da die verzögerte Primärnaht der sicherere Weg ist. Defektwunden, die sich nicht zwanglos schließen lassen, bleiben ebenfalls primär offen. Die Deckung des Defektes durch ein freies Spalthauttransplantat kann unter optimalen Voraussetzungen problemlos nach wenigen Tagen erfolgen. Wenn immer möglich, sollten nach dem Débridement freiliegende Nerven, Gefäße, Sehnen, Knochen und Implantate unter vitaler Muskulatur zu liegen kommen. Ist dies nicht möglich, muß ausnahmsweise eine primäre plastische Wunddeckung, mit ortsständigen Lappenplastiken oder durch einen mikrovaskulären Gewebetransfer in Erwägung gezogen werden, da sonst die Erhaltung der Feinstrukturen gefährdet ist.

> ! Im Kriege sollte dagegen die Primärnaht die Ausnahme und der Wundverschluß durch verzögerte Naht die Regel sein.

Aufgrund der massiven bakteriellen Kontamination und der oft mangelhaften postoperativen Überwachung ist unter Kriegsbedingungen bei allen umfangreichen Weichteilschäden der verzögerte Wundverschluß die Behandlung der Wahl. Die fast ausnahmslos guten Erfahrungen sind ein gewichtiges Argument, der verzögerten Naht über die Kriegschirurgie hinaus eine Chance praktischer Bewährung zu geben (13).

Technik

Nach Einleitung der Allgemeinnarkose wird der Verband entfernt und das Operationsfeld gereinigt, rasiert und desinfiziert. Ein Kontakt des offenen Gewebes mit Antiseptika ist zu vermeiden. Anschließend erfolgt eine gründliche Inspektion der Wundfläche.

Eine Anfrischung der Wunde ist kontraindiziert, da die verzögerte Naht sonst ihrer biologischen Vorteile beraubt würde. Nekrosen werden entfernt, Hämatomreste ausgeräumt und die Wunde sorgfältig mit Ringer-Lösung gespült. Nur oberflächlich geschädigte Sehnen werden tangential angefrischt, gänzlich nekrotische Sehnenbezirke exzidiert.

Sehnen- und Nervennähte sind im Rahmen des verzögerten Wundverschlusses fehl am Platze. Sie müssen späteren, rekonstruktiven Eingriffen vorbehalten bleiben.

Die Tiefe der Wunde muß ausreichend drainiert werden. Die Naht beschränkt sich allein auf die Haut. Subkutannähte sind nicht nur überflüssig, sondern auch gefährlich. Es empfiehlt sich aber, die Hautnaht mit wenigen durchgreifenden Adaptationsnähten zu sichern.

> ! Unerläßlich ist ein spannungsfreier Wundverschluß.

Ist trotz der Mobilisierung der Wundränder eine spannungsfreie Naht nicht möglich, wird man sich zur Deckung vorhandener Defekte durch freie Spalthauttransplantate entschließen. Entlastende Inzisionen sind nur ausnahmsweise angebracht. Größere Hautplastiken wie Verschiebelappenplastiken oder Cross-leg-flaps zur Verbesserung der Weichteilsituation sollten später unter optimalen lokalen Bedingungen durchgeführt werden.

Der Eingriff wird mit dem Verband beendet, der durch sorgfältig bemessenen Druck die Wundflächen komprimieren und so einer Hämatombildung entgegenwirken soll.

Sekundärnaht

Wird eine Wunde während der reparativen Phase der Wundheilung verschlossen, sprechen wir von einer Sekundärnaht. Die reparative Phase ist charakterisiert durch einen Reichtum an Granulationsgewebe, dessen Vaskularisierung abnimmt, während die Fibrosierung wächst. Dauert der Aufschub der Naht zu lange, ist die sekundäre Kontamination der Wunde mit Keimen unvermeidlich, die in der die Wunde bedeckenden Schicht aus Fibrin und Zelldetritus ein günstiges Milieu vorfinden. Solange die Wunde offenbleibt, stellt die Keimbesiedelung keine Gefahr dar. Die inzwischen mobilisierten Abwehrkräfte verhindern eine Invasion der Keime in das vitale Gewebe.

> ! Erst bei einem Verschluß der Wunde durch Sekundärnaht steigt das Infektionsrisiko wieder an.

Bei Versenkung der Keime mit ihrer Brutstätte in die Tiefe der Wunde erwächst den potentiell pathogenen Keimen reale subversive Kraft (13). Auch die Wundheilung wird durch den Wundbelag aus Fibrin und Zelldetritus behindert, so daß eine Sekundärheilung die Regel ist.

Wird eine Wunde erst durch die Sekundärnaht verschlossen, ist der Heilungsprozeß schon zu weit fortgeschritten, um die eigentlichen Vorteile der verzögerten Naht zum Tragen kommen zu lassen.

Hinzu kommt, daß zu diesem Zeitpunkt die Gewebe ihre Verschieblichkeit verloren haben und eine einfache Annäherung der Wundränder nicht mehr möglich ist. Es ist eine ausgedehnte Mobilisierung der Wundränder bis hin zur En-bloc-Exzision der granulierenden Wunde notwendig. Als Ausweg bietet sich der Wundverschluß durch Spalthauttransplantation als einfaches und auch sicheres Verfahren an.

Die Erfolgsquote der Sekundärnaht sinkt mit zunehmendem zeitlichen Abstand zur Primärversorgung. Trotzdem sind die Vorteile gegenüber einer Spontanheilung noch bedeutend genug, um den Aufwand einer Sekundärnaht zu rechtfertigen (13).

Verschlußtechnik

U. Knapp

Einleitung

Die chirurgische Naht hat die Aufgabe, getrennte Gewebe vorläufig wieder zu vereinen. Dabei muß die Naht den auf die Wunde einwirkenden Kräften widerstehen. Mit fortschreitender Heilung wird die Naht überflüssig. Somit kommt der Wundnaht lediglich eine zeitlich begrenzte Bedeutung zu. Nach abgeschlossener Heilung ist die Naht nicht nur überflüssig, sie kann auch störend und gewebeschädigend wirken.

Bei der Wahl des Nahtmittels müssen Ausdehnung und Lokalisation der Wunde ebenso berücksichtigt werden wie die Eigenarten des zu vereinigenden Gewebes.

! Grundsätzlich soll sich der Operateur bei allen Entscheidungen, welche die chirurgische Naht betreffen, von der Überlegung leiten lassen, die besten Bedingungen für eine ungestörte Wundheilung zu schaffen und die mit jeder Naht zwangsläufig verbundenen Gewebeschäden möglichst klein zu halten (31).

Nahtmittel

Anforderungen und unerwünschte Eigenschaften

Die Auswahl des geeigneten Nahtmittels wird durch die Fülle der heute angebotenen Nahtmaterialien nicht gerade einfacher, und das ideale Nahtmittel gibt es nicht. Die Maximalanforderungen, die der Chirurg an einen Faden stellen muß, lassen sich nach Dunphy (8) folgendermaßen zusammenfassen: „Der Faden sollte aus einem eiweißfreien Rohstoff monofil hergestellt sein, er sollte bei einer Fadenstärke von 0,2 mm eine Reißkraft von 3 kg besitzen, diese Festigkeit im Gewebe ausreichend lange nicht verlieren und nach 30–60 Tagen resorbiert sein. Das Nahtmittel muß leicht zu sterilisieren sein, es darf nicht quellen, das Gewebe nicht reizen und keine Dochtwirkung ausüben. Die Knoten müssen sicher liegenbleiben". Keines der heute angewandten Nahtmittel entspricht diesen Forderungen.

! Erste Voraussetzung für die Verwendung eines Fadens zur chirurgischen Naht ist seine genügende Festigkeit – auch als Reißkraft des Fadens bezeichnet. Sie hängt in hohem Maße von der Fadenstärke ab. Neben einer ausreichenden Reißkraft müssen die biologischen Eigenschaften der Sterilität und der Gewebeverträglichkeit erfüllt sein.

Gewebeunverträglichkeit liegt vor, wenn das Nahtmittel im Gewebe eine überschießende Fremdkörperreaktion auslöst und die Abwehrreaktionen ein solches Maß annehmen, daß hierdurch das Gewebe geschädigt und die Wundheilung gestört wird (31). Je dicker der Faden und je mehr Nahtmaterial ins Gewebe versenkt wird, desto größer ist der mechanische Fremdkörperreiz. Daneben kann jeder Fremdstoff in der Wunde auch chemisch wirksam sein. Fadenrohstoffe und Chemikalienrückstände aus der Fadenherstellung können gleichermaßen Abwehrreaktionen im Gewebe auslösen. Der Grad der zu erwartenden Gewebereaktion ist für die einzelnen Nahtmaterialien ganz verschieden (Abb. 4.**8**).

Die Sterilisation des Nahtmaterials erfolgt heute allgemein mit Äthylenoxid oder γ-Strahlen. Neben der Reißkraft, der Sterilität und der Gewebeverträglichkeit spielen bei der Beurteilung eines Fadens noch 3 andere physikalische Eigenschaften eine Rolle: die *Oberflächenbeschaffenheit*, die *Elastizität* und die *Quellbarkeit*; sie bestimmen vor allem die Knotenzuverlässigkeit des Fadens.

Da der chirurgischen Naht nur eine zeitlich begrenzte Bedeutung zukommt, sind Nahtmittel, die sich nach Abschluß der Wundheilung auflösen, ideal für versenkte Nähte. Die Verwendung von atraumatischen Nadel-Faden-Verbindungen ist von Vorteil (Abb. 4.**9**).

Catgut

Das Catgut war bis vor 30 Jahren das einzige resorbierbare Nahtmaterial. Seit 1968 besitzen wir in den Fäden aus Polyglykolsäure ein absorbierbares synthetisches Nahtmaterial, das in zunehmendem Maße das Catgut verdrängte.

Ausgangsmaterial für die Herstellung von Catgut ist der Dünndarm des Rindes. Zur Herstellung des Catguts dient die vorwiegend aus kollagenen Fasern bestehende Submukosa. Neben Seide ist Catgut der einzige aus tierischem Eiweiß aufgebaute Faden, der heute noch zur chirurgischen

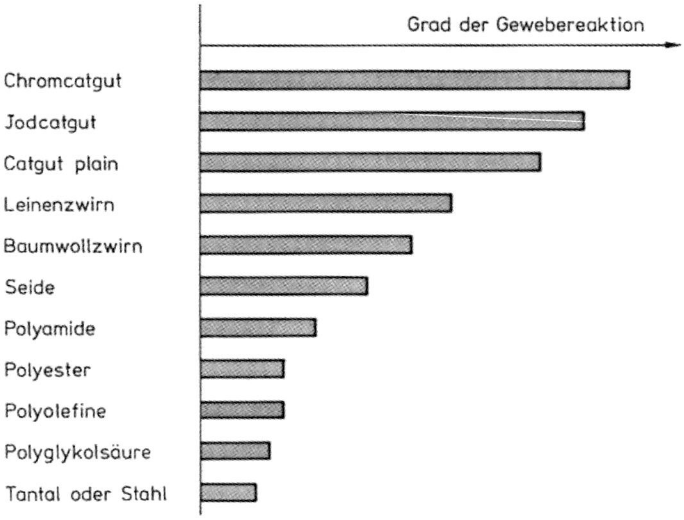

Abb. 4.**8** Grad der ausgelösten Gewebereaktion bei den einzelnen Nahtmitteln nach Hudemann (Abb. 4.**8**, 4.**9**, 4.**11**, 4.**13**-4.**15** aus Nockemann, P. F.: Die chirurgische Naht, 4. Aufl. 1992. Thieme, Stuttgart 1992).

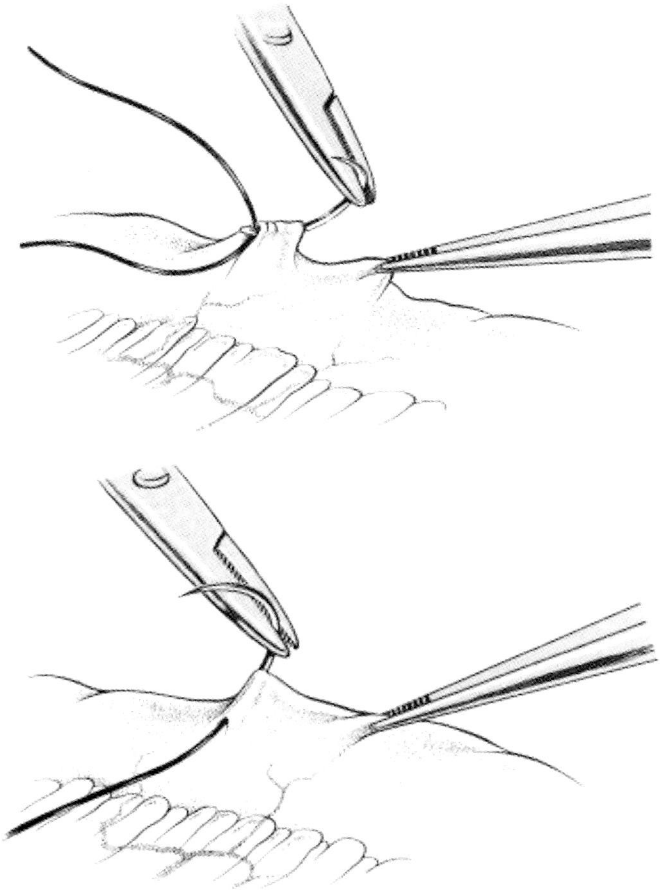

Abb. 4.**9** Wirkung eines eingefädelten Fadens und einer atraumatischen Nadel-Faden-Verbindung im Gewebe.

Naht verwandt wird. Catgut quillt in wäßrigem Milieu erheblich. Durch die Flüssigkeitsaufnahme kann das Gewicht um 50% steigen und sein Durchmesser um 20% gegenüber dem Trockenzustand zunehmen. In gequollenem Zustand nimmt die Fadenfestigkeit ab. Der hohe Quelldruck ist in der Lage, den Knoten von innen her zu sprengen. Zu kurze Fadenstrümpfe können zurückschlüpfen, so daß der Knoten aufgeht. Es empfiehlt sich deshalb, beim Catgut die Fäden nicht unmittelbar hinter dem Knoten abzuschneiden, sondern mindestens 2–3 mm darüber.

! Die herausragende Eigenschaft des Catguts ist seine Resorbierbarkeit in wenigen Tagen.

Die Resorption beginnt mit der Ansammlung von Leukozyten und Histiozyten, die unter Phagozyten in das Nahtmittel eindringen. Etwa nach 30 Stunden finden sich die ersten Riesenzellen und Fibroblasten um den Faden. Schließlich zerfällt das resorbierbare Material in kleine Bruchstücke, die durch Wanderzellen entfernt werden. Von den heute gebräuchlichen Nahtmitteln besitzt nur das Catgut diese Resorbierbarkeit. Bei der Auflösung von Polyglykolsäurefäden wird der Kunststoff durch Hydrolyse abgebaut und vom Organismus verstoffwechselt. Man spricht hier von einer Auflösung durch Absorption. Die Zeit, in der ein Faden vom Organismus aufgelöst wird, ist seine *Resorptions-* oder *Absorptionszeit*. Besonders interessiert der Zeitpunkt, an dem die versenkte Naht 50% ihrer Festigkeit verloren hat. Bei einem einfachen, nicht besonders präparierten „Catgut plain“ der Stärke 3–0 rechnet man mit einer Resorptionszeit von 6–8 Tagen. Eine Verlängerung der Resorptionszeit kann durch Chromierung des Fadens erzielt werden. Das *Chromcatgut* hat eine Resorptionszeit von wenigstens 15–20 Tagen.

Wegen seiner Auflösbarkeit im Gewebe wird Catgut bevorzugt zu allen versenkten Nähten und Unterbindungen in den Stärken 2–0 und 3–0 benutzt. Ausnahmsweise wird Catgut auch zur Hautnaht verwandt, insbesondere an empfindlichen Hautbezirken – wie After, Damm, Skrotum, Vulva und Penis –, wo die spätere Entfernung der Fäden besonders schmerzhaft und unangenehm wäre.

Seide

Das älteste Nahtmaterial ist die Seide. Schon früh benutzten die Ärzte den Seidenfaden zu Wundnähten und Unterbindungen. Rohstoff für die Seidenherstellung ist das Gespinst der Seidenraupe, der Kokon. Dieser besteht aus einem hauchdünnen, bis 3 km langen Seidenfaden, der, zu mehreren zusammengefaßt und verzwirnt, schließlich den eigentlichen Seidenfaden liefert.

! Herausragende Eigenschaften der Seide sind ihre hohe Reißfestigkeit und die außerordentlich gute Schmiegsamkeit und Knüpfbarkeit des Fadens.

Ausgeprägte Dochtwirkung und eine starke Fremdkörperreaktion im Gewebe sind die hauptsächlichen Nachteile des Seidenfadens.

Aufgrund seiner Schmiegsamkeit und Griffigkeit wurde der Seidenfaden gerne in der Bauchchirurgie gebraucht. Wegen seiner starken Dochtwirkung ist der Faden zur Hautnaht weniger gut geeignet.

Zwirn

Der Leinenzwirn besteht hauptsächlich aus Cellulose. Er wird aus Flachsfasern hergestellt.

! Die Reißkraft von Zwirn ist hoch.

Sie steigert sich in feuchtem Zustand noch um etwa 10%. Ähnlich der Seide sind auch beim Zwirn Dochtwirkung und Fremdkörperreaktion im Gewebe ausgeprägt. Der geringere Preis ist sicher ein Grund, warum sich Leinenzwirn gegenüber Seide und anderen nicht resorbierbaren Fäden so lange behaupten konnte.

Der Anwendungsbereich für Zwirn entspricht in etwa dem für Seide.

Metallfäden

Die erste Beschreibung einer Naht mit Metallfäden stammt aus dem 7. Jahrhundert nach Christus. Für die Herstellung von chirurgischen Metallfäden wird neben Silber und Tantal heute vor allem eine Chrom-Nickel-Eisen-Verbindung nach Art des V_2A-Stahls verwendet.

! Herausragende Eigenschaften von Metallfäden sind ihre hohe, gleichbleibende Reißkraft, die fehlende Dochtwirkung und geringe Reizwirkung auf das Gewebe.

Die starren monofilen Metalldrähte lassen einen Knoten im üblichen Sinne nicht zu. Durch Zusammendrehen der Fadenenden müssen diese zu einem Zwirbel geschlossen werden. Nur die aus mehreren Metallfäden zusammengedrehten, polyfilen Fäden lassen sich aufgrund ihrer Geschmeidigkeit besser knoten.

Das Fehlen jeglicher Dochtwirkung läßt die Metallfäden für Hautnähte besonders geeignet erscheinen. Wegen ihrer hohen Reißkraft und der Reizlosigkeit im Gewebe werden die Metalldrähte auch gerne zu Sehnennähten verwandt. Heute setzen sich allerdings auch hier zunehmend die monofilen Kunststoffäden durch.

Kunststoffäden

Bei den heute in der Chirurgie angewandten Kunststoffäden handelt es sich um Faserstoffe, die durch Polymerisation von Monomeren hergestellt werden. Im wesentlichen lassen sich 3 große Gruppen unterscheiden: die *Polyamide*, die *Polyester* und die vom Körper absorbierbaren *Polymere der Glykolsäure*. Von verschiedenen Herstellern werden eine Fülle von Polyamid- und Polyesterfasern angeboten, und laufend kommen weitere hinzu (Tab. 4.**2**).

! Hauptvorteile der synthetischen Nahtmaterialien sind ihre hohe Reißkraft und die nahezu völlige Reizlosigkeit im Gewebe.

Tabelle 4.**2** Handelsnamenverzeichnis einiger synthetischer Nahtmittel (aus Nockemann, P. F.: Die chirurgische Naht, 4. Aufl. Thieme, Stuttgart 1992)

Polyamide	**Polyester**	**Polyäthylen**
– Dermafil	– Certilen	Polyethylene
– Dermalon	– Cervix-Set	
– Ethilon	– Dagrofil	**Polypropylene**
– Nylofil	– Endolen	– Mopylen
– Nylon	– Ethibond	– Piralene
– Perlon	– Flexafil	– Polypropylene
– Serafil	– Mersilene	– Prolene
– Seralon	– Mirafil	– Vitalene
– Supramid	– Polylene	
– Suprylon	– Rulen	**Polyglykolsäure**
– Sutron	– Silky-Polydek	– Dexon
– Suturamid	– Sterilene	– Vicryl
	– Supolene	
	– Teflex	
	– Terylene	
	– Tevdek	
	– Vitalon	

So besitzen die Kunststoffäden nach den Metallfäden die größte Gewebeverträglichkeit aller chirurgischen Nahtmittel. Ein weiterer Vorteil ist die Unbenetzbarkeit der synthetischen Nahtmittel. Durch ihre wasserabstoßende Eigenschaft quellen die Kunststoffäden im Gewebe nicht auf und zeigen keinerlei Dochtwirkung. Die große Elastizität synthetischer Nahtmittel und ihre glatte Oberfläche erfordern aber eine besonders sorgfältige Knotentechnik und machen einen zusätzlichen 3. Knoten notwendig.

Das Fehlen von Quellung und Dochtwirkung macht die Fäden aus Polyamiden und Polyestern zu den geeignetsten Nahtmitteln für alle Hautnähte. Sehnen-, Gefäß- und Nervennähte sind heute ebenfalls eine Domäne der nicht resorbierbaren Kunststoffäden geworden. Die synthetischen Nahtmittel setzen sich in steigendem Maße überall dort durch, wo bisher Seide und Zwirn verwendet wurden.

Im Jahre 1968 lieferte die Industrie erstmals einen synthetischen Faden, der sich nach einer kurzen, bestimmbaren Zeit im Gewebe wieder auflöst. Es handelt sich um das *Polymer der Glykolsäure*. Diese *Polyglykolsäurefäden* werden zum endgültigen Nahtmaterial geflochten.

Hohe Reißkraft und konstante Fadenstärke sind die Hauptvorteile der Polyglykolsäurefäden gegenüber Catgut. Während „Catgut plain" nach 6–8 Tagen 50% seiner Reißkraft verliert, ist der gleiche Festigkeitsverlust bei Polyglykolsäurefäden erst nach 10–12 Tagen zu beobachten. Durch Hydrolyse wird die Polyglykolsäure zur physiologischen Glykolsäure abgebaut. Innerhalb von 9 Monaten ist das ganze Nahtmaterial absorbiert.

Da die Polyglykolsäurefäden kein Protein enthalten, können auch keine Antigenreaktionen auftreten, wie sie für Catgut diskutiert werden.

Auch die Fremdkörperreaktion ist deutlich geringer als bei Catgut.

Ein Problem stellt die rauhe Oberfläche der Polyglykolsäurefäden dar. Das Legen der Naht, vor allem aber das Knüpfen des Knotens erfordern eine besonders sorgfältige Technik. Schmerzhafte Hautrisse an den knotenden Fingern sind ein untrügliches Zeichen für eine falsche Knotentechnik (31).

Der Anwendungsbereich der Polyglykolsäurefäden umfaßt inzwischen alle Gebiete, in denen bislang Catgut verwandt wurde.

Gewebekleber

Das Zusammenkleben von Wunden wurde schon im alten Ägypten geübt. 1955 erhielt der nahtlose Wundverschluß neuen Aufschwung durch die Entwicklung poröser Hautpflaster (Steri-strip, 3 M und Leukoclip, Beiersdorf).

! Diese Pflaster zeichnen sich durch den mikroporösen Aufbau ihrer Grundlage aus, der bei guter Haftung auf der Haut auch eine einwandfreie Hautatmung erlaubt.

Diese Wundnahtstreifen werden gern bei Kindern nach verschiedenen Operationen zum Verschluß kleiner Hautwunden und anstelle der Hautnaht verwandt (Abb. 4.**10**).

Auf der Suche nach einem Verfahren, Wunden nahtlos durch einen Gewebekleber zu vereinen, stieß man auf die schnell härtenden Alkyl-2-cyanoacrylate. Es handelte sich um eine wasserklare Flüssigkeit, die bei Zimmertemperatur zu einer festen Substanz mit hoher Haftfähigkeit polymerisiert. Bei der in wenigen Minuten ablaufenden Polymerisation wird Wärme frei. Die Wärmeentwicklung kann das Gewebe schädigen. Eine verstärkte Entzündungsreaktion ist in den angrenzenden Gewebebezirken zu beobachten. Sekret vermag die Polymerisation zu verhindern.

Aus diesem Grunde ist das Gewebe vor dem Kleben abzutrocknen – eine Forderung, die bei der Haut leichter, bei parenchymatösen Organen aber nur schwer zu erfüllen ist.

Wird der Klebstoff zu dick aufgetragen, bilden die Polymere eine Kunststoffschicht, die ein Durchwachsen des Wundspaltes und damit eine endgültige Ausheilung verhindert. Nur bei ganz dünnem Auftragen bildet sich ein Netz von Polymeren, das ein Durchwachsen des Granulationsgewebes zuläßt. Je dünner also der Klebstoff aufgetragen wird, desto günstiger sind die Bedingungen für die folgende Wundheilung. Um ein Ankleben der Instrumente zu verhindern, behandelt man diese mit Silicon vor. Der angefärbte Klebstoff wird mit einem Pinsel aufgetragen oder direkt aufgesprayt.

An der Haut ist die Klebung am einfachsten. Auch hier wird der Gewebekleber nicht direkt auf die Wundflächen, sondern außen auf die zusammengedrückten Wundränder aufgetragen. Der Klebstoff wirkt wie ein Pflaster.

In den meisten Fällen stellt die Klebung nur eine Ergänzung zur Naht dar. Gefäßnähte lassen sich durch den aufgetragenen Klebstoff zusätzlich abdichten.

1972 fanden Matras u. Mitarb. im Fibrin einen „biologischen Klebstoff". Bei der sog. „Fibrinklebung" wird hochkonzentriertes humanes Fibrinogen durch eine Thrombinlösung zu Fibrin polymerisiert. Die Fibrinklebung findet zunehmende Anwendung.

Zusammenfassend bleibt festzustellen, daß bis heute die chirurgische Naht nocht nicht durch eine Klebung ersetzt werden kann (31).

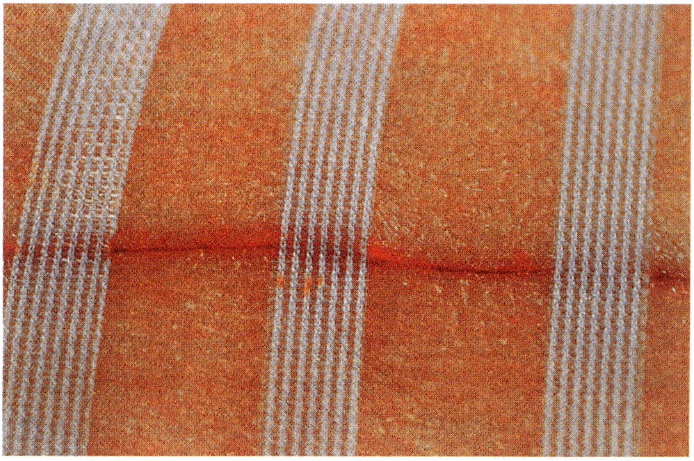

Abb. 4.**10** Wundverschluß durch mikroporöses Klammerpflaster.

Klammern

Vorbild der modernen Wundklammerung war die „Ameisennaht“ der alten Naturvölker, bei der sich die Ameisen mit ihren Kiefern in den zusammengehaltenen Wundrändern verbissen.

Neben den Hautklammern nach von Herff, die mit den Fingern gesetzt und wieder entfernt werden (Abb. 4.**11**), sind die Michel-Klammern und die Wachenfeldt-Klammern in Gebrauch. Zum Setzen und Entfernen dieser Klammern sind besondere Instrumente notwendig.

> **!** Vorteile der „Hautklammerung“ gegenüber der Naht sind geringere Narbenbildung und Zeitersparnis.

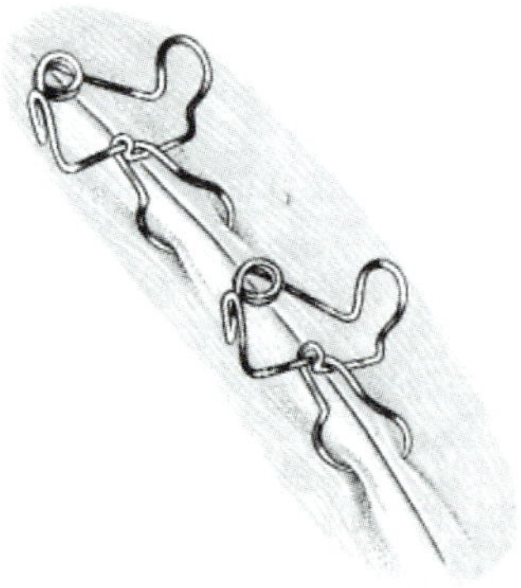

Abb. 4.**11** Hautklammern nach von Herff.

Die Hautklammern nach von Herff lassen sich nur dort anwenden, wo die Haut leicht verschieblich ist – wie etwa am Hals zum Wundverschluß nach einer Schilddrüsenoperation.

Durch einfach zu handhabende Hautklammergeräte, sogenannte Stapler, stellt der Wundverschluß mit Hautklammern für die Mehrzahl der Indikationen eine vor allem zeitsparende Alternative zur Hautnaht dar. Vor allem beim Verschließen langer Hautinzisionen lassen sich die Operationszeiten durch die Verwendung von Hautklammergeräten (z. B. Leukoclip SD) deutlich verringern. Das Nahtergebnis hängt dabei ab von der Art des Klammermaterials (Implantatstahl) sowie von der Form der Klammern und der Präzision ihrer Verformung. Die sogenannten B-Klammern dringen während der Verformung wie eine atraumatische Nadel in das Gewebe ein. Die angeschliffenen Schenkel setzen nur kleine Stichkanäle und sorgen für eine sichere Fixierung der Wundränder. Die Wundränder werden um Klammern mit zwei Pinzetten oder mit einer speziellen Evertierungspinzette adaptiert und etwas angehoben. Dann legt man den Stapler sehr nahe an die Pinzettenbranchen und richtet den Pfeil am Gerätekopf auf die Inzision aus (Abb. 4.**12**). Durch Zusammendrücken des Handgriffes werden die Stahlklammern verformt und aus dem Magazin freigesetzt. Die einzelnen Klammern werden in einem Abstand von etwa 1 cm gesetzt.

Mit Hautklammern lassen sich alle Wunden verschließen, die verschiebliche glatte Wundränder haben.

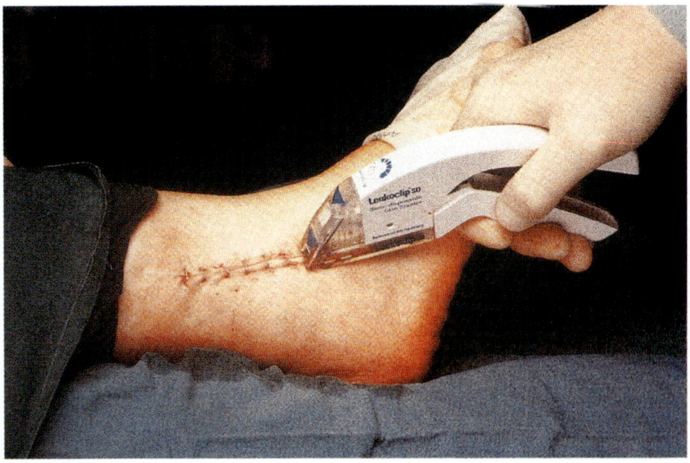

Abb. 4.**12** Wundverschluß mit dem Hautklammergerät Leukoclip SD.

! Im Bereich der Kopfschwarte, über der Tibiavorderkante und in unmittelbarer Gelenknähe sollen Hautklammern nicht verwendet werden, auch nicht an Körperteilen, auf denen die Patienten liegen.

Das inerte Material Stahl reagiert nicht mit dem Gewebe, so daß die Klammern keine Abstoßungsreaktion hervorrufen (Vorsicht jedoch bei bekannter Nickelallergie). Durch das Setzen der Hautklammern induzierte Entzündungsreaktionen und daraus resultierende Narbenbildungen lassen sich durch ein möglichst frühzeitiges Entfernen der Klammern verhindern (ab 3. postoperativem Tag). Um einer Wunddehiszenz vorzubeugen, werden die Wundränder anschließend mit Wundnahtstreifen entlastet (z.B. Leukostrip). Sie bieten einen ausreichenden Schutz vor Zug- und Scherkräften und ermöglichen so eine ungestörte Primärheilung der Wunde und damit eine kosmetisch einwandfreie Narbenbildung.

Hautklammern lassen sich einfach mit einer Spezialzange entfernen. Die Klammer wird dazu mit der Zange in der Mitte gefaßt und zur ε-Form aufgebogen, wobei sich die Klammern schmerzlos aus den Wundrändern lösen.

Knotentechnik

Jede Naht erfolgt in 2 Phasen, dem Legen des Nahtmaterials und dem Befestigen durch einen Knoten. Der Knoten hat die Aufgabe, die Fadenenden so miteinander zu verschlingen, daß sich die Naht nicht wieder lösen kann. Durch den sog. „Grundknoten" werden die Wundränder aneinandergelegt. Der darübergelegte „Endknoten" hat die Aufgabe, den Grundknoten in der vorgegebenen Lage und Spannung zu halten. Während der erste Knoten locker geknüpft sein kann, muß der zweite immer fest angezogen werden. Eine zuverlässige Knotentechnik gehört zum selbstverständlichen Rüstzeug eines *jeden* Arztes. Auf die Besprechung der einzelnen Knotenformen und ihrer Knüpftechnik kann nicht eingegangen werden.

Grundformen der Naht

Einleitung

Nach der Wahl des zweckmäßigen Nahtmittels und der passenden Fadenstärke muß sich der Operateur für die Nahtform entscheiden, die den Wundverhältnissen am ehesten gerecht wird. Hier gilt es zu wählen zwischen Einzel- oder Knopfnähten und der fortlaufenden Naht.

Letztere hat den Vorteil, eine gleichmäßigere Anpassung der Wundränder zu ermöglichen, weniger Nahtmaterial zu verbrauchen und sich schneller legen zu lassen.

! Die Nachteile der fortlaufenden Naht sind aber gravierend.

Reißt oder lockert sich die Naht nur an einer Stelle, so ist die Festigkeit der gesamten Naht aufgehoben. Bei einer umschriebenen Entzündung lassen sich einzelne Knopfnähte entfernen, ohne daß die ganze Wunde wieder aufgeht. Dies ist bei einer fortlaufenden Naht nicht möglich. Durch den schrägen Fadenverlauf wird bei der fortlaufenden Naht mehr Nahtmaterial ins Gewebe versenkt als bei einer entsprechenden Anzahl von Knopfnähten – eine Tatsache, die für die Wundheilung nicht ohne Bedeutung ist. Ein weiterer Nachteil der fortlaufenden Naht besteht darin, daß sie die Wundränder in ihrer ganzen Ausdehnung durchschlingt. Beim zu festen Anziehen des Fadens oder bei einer ödembedingten Drucksteigerung besteht die Gefahr eine Kompression aller in die Wundränder einstrahlenden Blutgefäße. Bei Einzelnähten wird dagegen die Durchblutung nur an umschriebener Stelle gestört. Die Einzelnaht ist deshalb für die Durchblutung des Wundrandes günstiger als die fortlaufende Naht (26, 30).

Vor- und Nachteile gilt es von Fall zu Fall gegeneinander abzuwägen. Die besser abdichtende fortlaufende Naht wird vorzugsweise zum Wundverschluß in gut durchbluteten Geweben mit geringer Gewebespannung – etwa im Bereich des Magen-Darm-Traktes – angewandt. In weniger gut durchbluteten Geweben mit größerer Spannung werden dagegen allgemein Einzelknopfnähte bevorzugt.

Einzelnähte

Einzelnähte werden auch als Knopfnähte bezeichnet, da jede Naht für sich geknüpft wird. Bei der *einfachen, überwendlichen Knopfnaht* verläuft der Faden an korrespondierender Stelle senkrecht durch beide Wundränder und wird dann geknotet (Abb. 4.**13a**).

Sticht man den Faden wie bei der einfachen Knopfnaht von außen nach innen und auf der Ge-

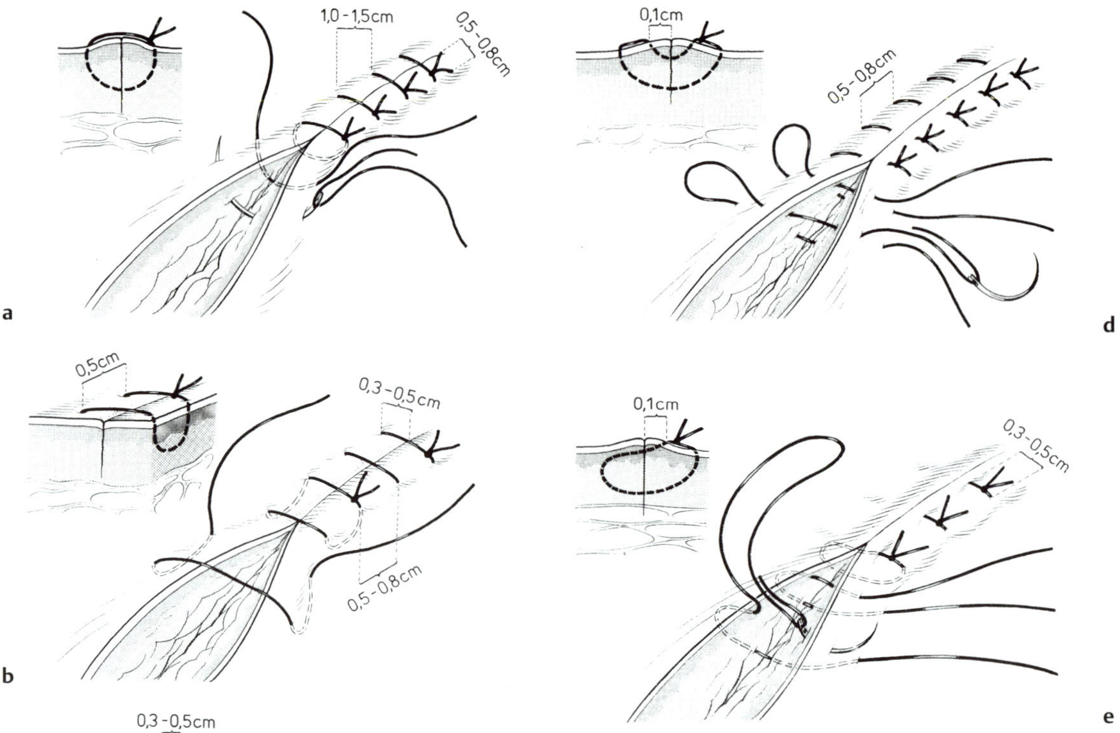

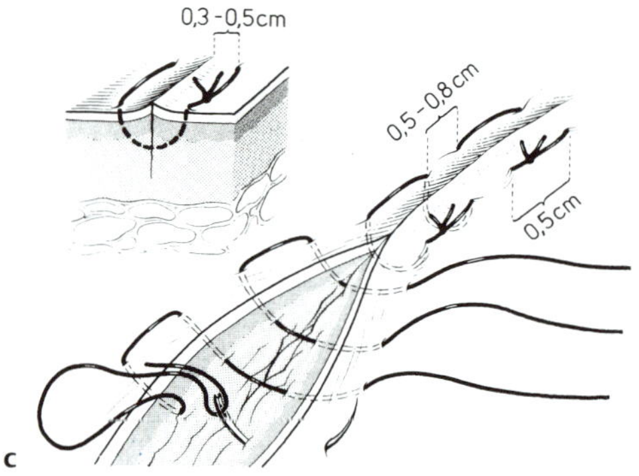

Abb. 4.**13** Einzelnähte.
a Überwendliche Einzelnaht.
b Einstülpende, horizontale U- oder Vierstichnaht.
c Ausstülpende, horizontale U- oder Vierstichnaht.
d Vertikale Rückstich- oder Donati-Naht.
e Vertikale Rückstichnaht, modifiziert nach Allgöwer.

genseite von innen nach außen und dann 0,5 – 0,8 cm daneben erneut senkrecht durch die Wundränder, entsteht die *U-Naht*, auch *horizontale Vierstichnaht* genannt. Je nachdem, ob die sichtbaren Fadenteile quer oder parallel zur Wundachse verlaufen, handelt es sich um eine *einstülpende* oder eine *ausstülpende U- oder Vierstichnaht* (Abb. 4.**13 b – c**).

Das Gegenstück zur horizontalen Vierstichnaht ist die *vertikale Rückstichnaht* – auch nach ihrem Erstbeschreiber Donati-Naht genannt (Abb. 4.**13 d** und 4.**5**). Bei dieser Naht sticht man zunächst etwas weiter vom Wundrand entfernt senkrecht durch beide Wundränder und führt den gleichen Faden wieder zurück, indem man unmittelbar neben dem Wundspalt senkrecht durch beide Wundränder sticht (Rückstichnaht). Allgöwer hat diese vertikale Rückstichnaht in eine unvollständige Intrakutannaht abgewandelt (Abb. 4.**13 e**).

! Die vertikale Rückstichnaht nach Donati oder Allgöwer ergibt bei nahezu allen Hautwunden die beste Adaptation.

Beide Wundränder werden breit erfaßt, gut zusammengehalten und ausgekrempelt. Bei nicht zu stark entwickeltem subkutanem Fettgewebe macht diese Naht eine Subkutannaht überflüssig.

Fortlaufende Naht

Gegenüber der *einfachen, überwendlichen, fortlaufenden Kürschnernaht* (Abb. 4.**14a**) hat die *durchschlungene, fortlaufende Naht* (Abb. 4.**14b**) den Vorteil, daß nur ein Wundrand in ganzer Länge von der Fadenkette zusammengedrückt wird. Die Durchblutung der Wunde ist somit bei der durchschlungenen Naht etwas besser als bei der Kürschnernaht. Andererseits können die Fäden bei der durchschlungenen Naht durch das Überkreuzen leicht geschädigt werden und reißen. Wird die aus- oder einstülpende U-Naht fortlaufend ausgeführt, entsteht die sog. *Matratzennaht* (Abb. 4.**14c**). Die ausstülpende Matratzennaht schafft eine gute Blutstillung und Adaptation der Wundränder; sie eignet sich besonders für Gefäßnähte.

Bei der *fortlaufenden Knüpfnaht nach* Block (1962) wird die zeitsparende fortlaufende Naht durch zwischengelegte Knoten gesichert (Abb. 4.**14d**). Diese Nahttechnik erlaubt die Entfernung einzelner Knoten, ohne daß die ganze Nahtreihe wieder aufgeht.

Sollten aus kosmetischen Gründen Einstichstellen und Schnürfurchen vermieden werden, empfiehlt sich die *Intrakutannaht* (Abb. 4.**14e**). Dabei wird der Faden abwechselnd von einer Seite zur anderen durch das Korium geführt, und die Enden werden im Unterhautgewebe geknotet oder an den Wundwinkeln herausgeleitet.

Diese von Chassaignac angegebene fortlaufende Intrakutannaht wird meistens mit resorbierbarem Nahtmaterial ausgeführt. Es kann aber auch nicht resorbierbares Nahtmaterial verwendet werden, das sich nach erfolgter Wundheilung leicht aus einem Wundwinkel herausziehen läßt, In neuerer Zeit werden für Intrakutannähte dünne Kunststofffäden der Stärke 4 – 0 bevorzugt.

Praktische Hinweise zur Technik der Hautnaht

! Bei einer Hautnaht sollen *Ein- und Ausstichstellen* nicht unmittelbar am Wundrand liegen.

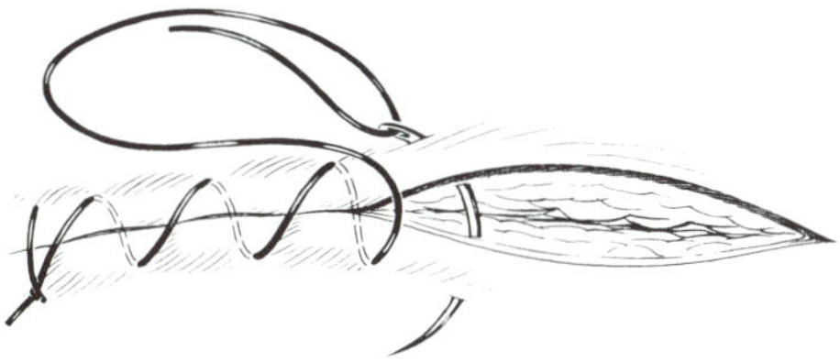

a

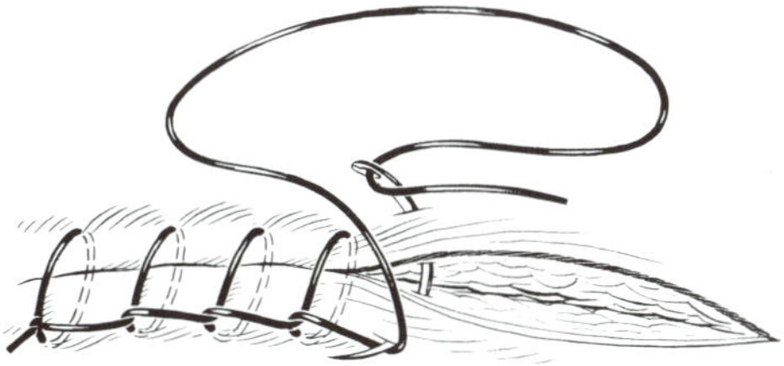

b

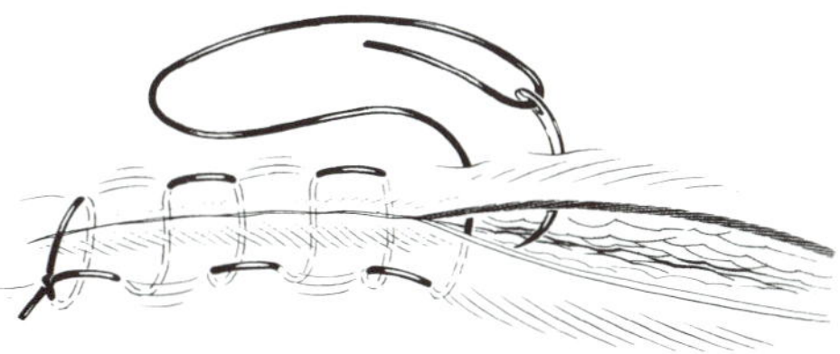

c

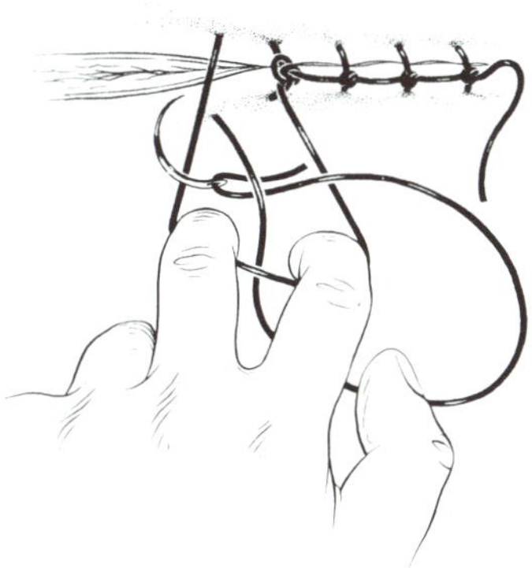

d

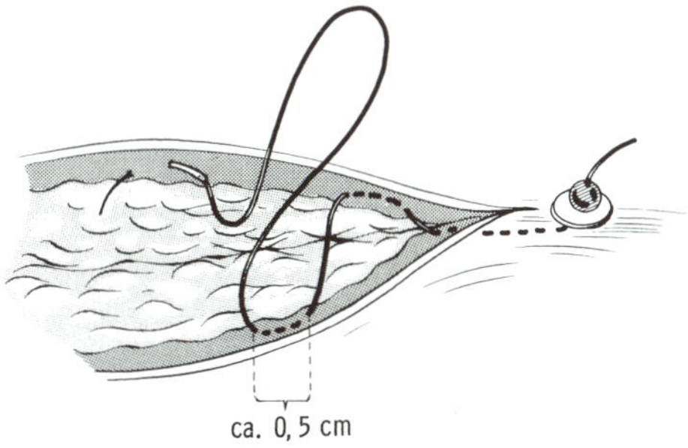

e

Abb. 4.**14** Fortlaufende Nähte.
a Einfache, überwendliche fortlaufende Naht (Kürschnernaht).
b Durchschlungene fortlaufende Naht.
c Ausstülpende Matratzennaht.
d Fortlaufende Knüpfnaht nach Block.
e Intrakutannaht.

Je tiefer und weiter vom Wundrand entfernt der Einstich erfolgt, desto mehr stellen sich die Wundränder beim Anziehen des Fadens auf (Abb. 4.**15**). Wird die Nadel dagegen nur oberflächlich und nahe dem Wundrand durch das Gewebe geführt, stülpen sich die Wundränder ein.

Stets soll die Nadel senkrecht durch das Gewebe geführt werden. Bei gebogenen Nadeln muß der Operateur deshalb mit seiner Hand eine der Nadelbiegung entsprechende, bogenförmige Bewegung ausführen; andernfalls pflügt das Nadelende des Gewebe förmlich auf.

Bei schrägen oder ungleichen Wundflächen kann häufig allein durch verschiedenes Fassen der jeweiligen Seite mit der Naht eine gute Adaptation der Wundränder erreicht werden. Die Knopfnähte werden in *Abständen* von 1,0 – 1,5 cm gelegt. Dabei ist es für die Durchblutung der Wundränder besser, die Abstände eher weiter als enger zu wählen.

Jedes unnötige Fassen der Wundränder mit der Pinzette ist zu vermeiden.

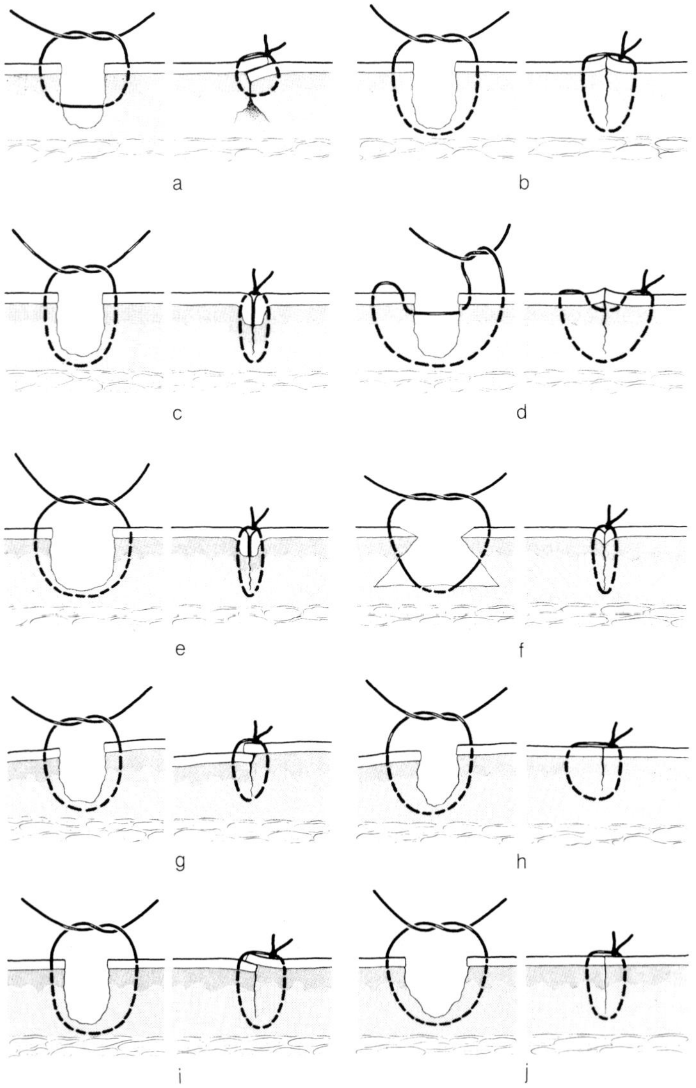

Abb. 4.**15** Falsche (**a**, **c**, **e**, **g**, **i**) und richtige (**b**, **d**, **f**, **h**, **j**) Nadelführung zur Adaptation der Hautränder nach Hegemann.

! Beim Legen der Fäden ist darauf zu achten, daß keine *Hohlräume* zwischen den Gewebegrenzen entstehen, die Anlaß zur Serom- oder Hämatombildung geben könnten.

Serom- oder Hämatomhöhlen drängen die Wundränder auseinander und verzögern die Wundheilung. Hat sich schließlich die Seromhöhle mit Bindegewebe gefüllt, zieht die später einsetzende Narbenkontraktion die darüberliegenden Wundränder nach innen, so daß eine kosmetisch störende eingezogene Narbe entsteht.

! Grundvoraussetzung für eine ungestörte Wundheilung ist die richtig dosierte *Nahtspannung*.

Durch die Naht sollen die Wundränder lediglich locker aneinandergelegt werden.

Grundsätzlich soll der Knoten einer Naht nicht auf, sondern neben der Wunde liegen. Bei zu kurz abgeschnittenen Fadenenden besteht die Gefahr, daß diese beim Quellen des Fadens oder auch infolge der Elastizität des Nahtmaterials in den Knoten zurückgezogen werden und sich dadurch der Knoten öffnet. Es empfiehlt sich deshalb, die Fäden erst 3 – 5 mm hinter dem Knoten abzuschneiden.

! Vom Anal- und Genitalbereich abgesehen, wird die Hautnaht allgemein mit nicht resorbierbarem Nahtmaterial ausgeführt.

Während früher Seide und Zwirn die bevorzugten Nahtmittel waren, sind für die Hautnaht monofile *Kunststoffäden* die *Nahtmittel der Wahl*. Allerdings lassen sich reine Nylon- oder Perlonfäden nur schwer zuverlässig knoten. Im allgemeinen sind Supramidfäden der Stärke 3 – 0 ausreichend, wobei die *Fadenstärke* den jeweiligen Bedürfnissen nach oben und unten angepaßt werden kann.

Niemals ist für eine Hautnaht ein dickerer Kunststoffaden als Stärke 2 – 0 notwendig. Reißt dieser Faden, ist ein spannungsfreier Wundverschluß nicht möglich, und die Wunde sollte deshalb besser offenbleiben.

! Für die Hautnaht eignet sich am besten die vertikale *Rückstichnaht* nach Donati oder Allgöwer.

Diese Nähte erlauben eine besonders exakte Adaptation der Wundränder. Sollten bei der Naht Einstichkanäle und Schnürfurchen aus kosmetischen Gründen vermieden werden, wird man sich zur fortlaufenden Intrakutannaht entschließen.

Zur Entlastung der Hautnaht empfiehlt sich zuweilen das Anlegen von Entspannungsnähten. Durch die breit fassende Entspannungsnaht wird das Gewebe zusammengehalten und so die eigentliche Wunde entlastet. Dies gilt besonders für Laparotomiewunden, da bei geringer Zunahme des intraabdominalen Druckes die Bauchwandnähte unter erhöhter Spannung stehen. Die Entspannungsnaht muß hier alle Schichten der Bauchwand umfassen; nur das Peritoneum darf nicht mitgefaßt werden. Die Nähte beginnen und enden 4 – 6 cm von der Wundlinie entfernt. Als Nahtmaterial wird fast ausschließlich Draht verwendet, der zur Fixierung durch eine Bleiplatte gezogen und dann mit einer kleinen Bleikugel festgeklemmt wird (Bleiplattennaht). Durch Kunststoffbügel, die unter die Knoten gelegt werden, konnte die Bleiplattennaht noch verbessert werden. Diese Plasikbrücken nach McCarthy gewährleisten einen guten Zugang zur Wunde. Die Entspannungsnähte bleiben 2 – 3 Wochen liegen.

! Zur *Subkutannaht* sollten nur Fäden aus Polyglykolsäure verwendet werden.

Spätestens bei der ersten Muskelkontraktion schneidet jeder Faden in der Muskulatur durch. Genäht werden können allenfalls nur die Bindegewebssepten der einzelnen Muskeln.

! Die Entfernung der Hautnähte sollte möglichst frühzeitig erfolgen.

Jede Hautnaht, die länger als 3 Tage liegt, hinterläßt eine narbige Stichkanalzeichnung. Im allgemeinen sind die Wundränder nach 8 – 10 Tagen ausreichend fest verheilt. Die Hautfäden können am Hals und im Gesicht bereits nach 5 – 6 Tagen, am behaarten Schädel nach 6 – 7 Tagen, bei Laparotomiewunden nach 8 – 10 Tagen, am weniger gut durchbluteten Unterschenkel und Fuß aber erst nach 10 – 12 Tagen entfernt werden.

Verband und Nachbehandlung

G. Köveker, S. Coerper und U. Knapp

Einleitung

Von den verschiedenen Herstellern wird heute eine Fülle von Verbandmaterialien angeboten. Die bunte Palette reicht von den einfachen Baumwollauflagen und verschiedenen Tüllverbänden über synthetische Hautersatzmaterialien bis hin zur Verwendung von homologen und heterologen Hauttransplantaten als „biologischer" Wunderverband.

Die Idealforderungen, die der Chirurg heute an ein Verbandmaterial stellen muß, lassen sich etwa folgendermaßen zusammenfassen: Es muß steril sein und eine hohe Saugfähigkeit besitzen. Es darf nicht mit der Wunde verkleben und muß frei sein von Stoffen, die eine Hautsensibilisierung hervorrufen oder den Heilungsverlauf stören können. Schließlich muß das Verbandmaterial durchlässig sein für Luft, nicht aber für Bakterien.

Keines der heute angebotenen Verbandmittel entspricht diesen Forderungen. Der Unfallchirurg muß deshalb die Vor- und Nachteile der einzelnen Verbandmittel sorgfältig gegeneinander abwägen und das für die jeweilige Wundbehandlung am besten geeignete Verbandmaterial wählen.

Verband bei durch Naht verschlossenen Wunden

Im Anschluß an die Hautnaht wird die Wunde mit einem sterilen Verband bedeckt. Zur postoperativen Wundversorgung hat sich neben sterilen Mullkompressen, die mit Fixomull befestigt werden, vor allem auch Hansapor steril (Beiersdorf) bewährt. Hansapor steril ist strahlenindifferent, klebt rundum, ohne die Haut zu mazerieren, besitzt eine gute Saugfähigkeit und ein hohes Sekretaufnahmevermögen, ohne mit der Wunde zu verkleben.

Im Bereich der Extremitäten wird unter sorgfältig bemessenem Druck ein Kompressionsverband angelegt. Er soll zur Obliteration der Wundspalten beitragen. Vom 3. postoperativen Tage an sind die Wundränder ausreichend verklebt und die lokalen Abwehrmechanismen mobilisiert, so daß nunmehr einer offenen Wundbehandlung der Vorzug gegeben werden sollte. Die freie Sicht erlaubt ein ständiges Überwachen der Wundverhältnisse.

Verband bei frischen und älteren Defektwunden

Bei großen Hautdefekten mit ausgedehnter Weichteiltraumatisierung gewinnt die zunächst offene Wundbehandlung zunehmend an Bedeutung. Den biologisch begründeten Vorteilen einer offenen Wundbehandlung steht die Gefahr der sekundären Keimbesiedelung und damit einer möglichen Wundinfektion entgegen.

Seit Einführung homologer Hauttransplantate zur temporären Deckung großflächiger Brandwunden durch Moncrief (1966) wurden unterschiedliche Hautersatzmaterialien entwickelt, deren Wirkungsmechanismus sich durch eine mechanische Wundreinigung erklärt. Die regelmäßige Entfernung von koaguliertem Wundexsudat, anfallendem Zelldetritus und bakterienhaltigen Fibrinbelägen beim jeweiligen Auflagenwechsel vermindert nicht nur die Zahl der Bakterienkolonien, sie entzieht auch den Bakterien den für ihre Vermehrung notwendigen Nährboden, so daß die Keimbesiedelung der Wundoberfläche begrenzt bleibt (2). Als Verbandmaterial bei frischen und älteren Defektwunden hat sich die Hautersatzfolie Epigard bewährt. Ihre nur beschränkte Saugfähigkeit macht einen täglichen Verbandwechsel notwendig.

Zunehmend setzt sich das Prinzip der feuchten Wundbehandlung in der Verwendung hydrokolloidaler Verbände durch (s. unter Abschnitt Okklusivverbände).

Nachbehandlung

Die unmittelbar auf die Wundnaht folgenden Tage stellen eine kritische Phase in der Nachbehandlung dar. Klinische Routineüberwachung und regelmäßige Verbandvisiten sind in dieser Phase wesentlich, um mögliche Wundkomplikationen rechtzeitig zu erkennen.

> **!** Erneute Zunahme von Schmerz und Schwellung und ein Anstieg von Temperatur und Leukozytenzahl verlangen die sofortige Inspektion der Wunde.

Bis zum Abklingen des posttraumatischen Ödems wird die Extremität hochgelagert und – soweit möglich – mit einem leichten Gipsverband ruhiggestellt. Dem Gipsverband kommt jedoch nur eine analgetisch-antiphlogistische Bedeutung zu.

Während wir den Verletzten frühzeitig isometrische Spannungsübungen zur Muskelkräftigung durchführen lassen, sollte bei ausgedehnten Weichteilschäden mit der eigentlichen Mobilisierung in der Regel bis zum Abschluß der Wundheilung zugewartet werden.

Okklusivverbände

Einleitung

Behandlung und Pflege von Wunden, insbesondere chronischer Läsionen, sind zeitaufwendig, teuer und vielfach von therapeutischen Rückschlägen begleitet. Die Umsetzung wissenschaftlicher Erkenntnisse in die praktische Wundheilung vollzieht sich nur langsam. Erst in den letzten 10 Jahren wurden neuartige Wundverbände eingeführt, die in der Lage sind, das Wundmilieu zu verbessern.

! Ein wichtiger konditionierender Faktor des Wundmilieus ist die Durchführung einer feuchten Wundbehandlung mit okklusiven oder semiokklusiven Verbänden.

Diese Verbandstechnik setzt sich erst langsam gegen die überwiegend praktizierte Form der „trokkenen Wundbehandlung durch. Die ist aus wissenschaftlicher Sicht verwunderlich, denn die grundlegenden experimentellen Untersuchungen zu dieser Kontroverse belegten bereits vor mehr als 30 Jahren eine beschleunigte Reepithelialisierung experimenteller Wunden unter Folienabdekkung im Vergleich zur Luftexposition. In zahlreichen Veröffentlichungen wurden die „klassischen" Experimente von Odland (32) und Winter (39) bestätigt. Die in der Vergangenheit praktizierten und bei vielen heute noch bestehende Zurückhaltung beim Einsatz der feuchten Wundbehandlung wird mit der Furcht vor Infektionen begründet.

In diesem Beitrag werden die verschiedenen Verbandsmaterialien zur okklusiven Wundbehandlung, insbesondere die sog. Hydrokolloidverbände, vorgestellt, ihre Wirkung auf das Wundmilieu und die Wundheilung dargestellt und zur Frage des Infektrisikos unter feuchter, okklusiver Wundbehandlung Stellung genommen.

Aufbau hydrokolloidaler Wundverbände

Ziel ist die Etablierung des feuchten Wundmilieus durch Okklusion. Dies kann mit hauchdünnen synthetischen Folienverbänden, zumeist aus Polyurethan, realisiert werden. Derartige Folienverbände eignen sich vorzugsweise zur Abdeckung akuter Wunden, nach primärer Wundversorgung und zur Abdeckung von Spalthautentnahmestellen. Zur Behandlung chronischer Ulzerationen sind derartige synthetische Folienverbände nicht geeignet, da sie nicht in der Lage sind, Wundsekret zu absorbieren. Letztere Eigenschaft ist auch bei den klassischen okklusiven Verbanstechniken mit kochsalzgetränkten Gazekompressen nur begrenzt vorhanden. Moderne Okklusivverbände, in erster Linie hydrokolloidale Wundauflagen, realisieren aufgrund ihres Aufbaus in idealer Weise die Anforderungen eines feuchten Okklusivverbandes.

Hydrokolloidale Wundverbände bestehen aus einer flexiblen, adhäsiven, hydrophoben Polymermatrix, die in hydrophile und somit stark quellfähige Partikel eingearbeitet sind (Abb. 4.**16**). Als Hydrogenbildner werden von den verschiedenen Herstellern in erster Linie Gelatine, Pektine oder Carboxymethylcellulose verwendet. Die wundabgewandte, nicht klebende Seite besteht aus semiokklusivem (z.B. Polyurethan) Folienmaterial. Dadurch wird die Wunde von außen gegen bakterielle Kontamination geschützt. Die Semipermeabilität ermöglicht einen Gasaustausch, d.h. die Abdiffusion überschüssiger Wundflüssigkeit.

Wirkungsweise

Allein in den Vereinigten Staaten werden derzeit mehr als 30 okklusive Wundverbände angeboten. Auch in Deutschland steigt die Zahl der Anbieter derartiger moderner synthetischer Wundverbände, die sich aber z.T. erheblich in Handhabung und Eigenschaften unterscheiden, so daß es nötig ist, Selektionskriterien für den optimalen Einsatz dieser neuartigen Verbandsmittel herauszustellen. Der nach Anwendungskriterien „ideale" Wundverband sollte folgende Eigenschaften besitzen: überschüssiges Wundsekret adsorbieren, ein feuchtes Milieu im Wundbereich aufrechterhalten, den Gasaustausch gewährleisten, von außen vor Kontamination schützen und sich atraumatisch fixieren und entfernen lassen. Nicht nur hydrokolloidale Wundverbände besitzen diese Eigenschaften. Ein mit Fettgaze überschichteter ein-

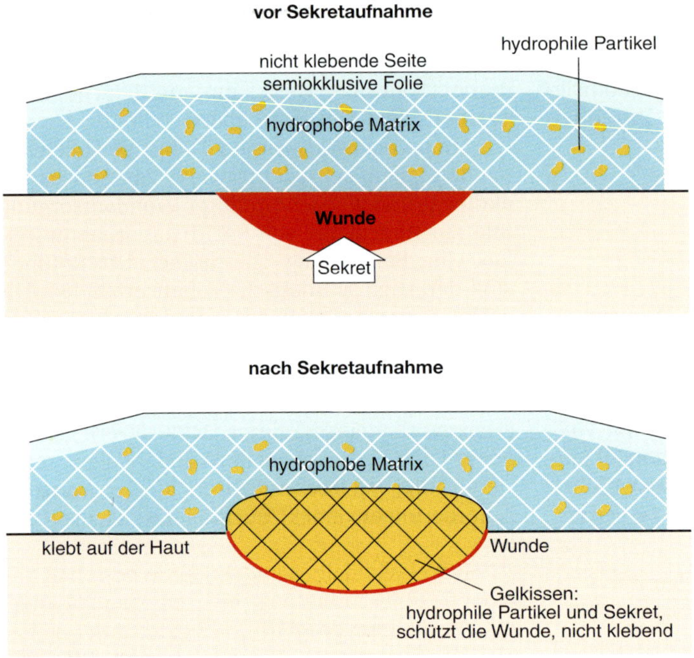

Abb. 4.**16** Schematische Darstellung des Aufbaus und der Wirkungsweise eines hydrokolloidalen Verbands im Querschnitt. Die Skizzen sollen das Prinzip der Phasenumkehr veranschaulichen und sind nicht maßstabgetreu (Abb. 4.**16** und 4.**17** mit freundlicher Genehmigung der Firma Coloplast, Hamburg).

facher feuchter Kochsalzverband erfüllt ebenfalls einen Großteil dieser Anforderungen.

! Mit seiner Eigenschaft, überschüssiges Wundexsudat zu absorbieren, ohne dabei mit dem Wundgrund zu verkleben, nimmt der hydrokolloidale Verband jedoch eine Sonderstellung unter den modernen Verbandsmitteln ein.

Durch den Kontakt mit dem Wundsekret quellen die hydrogenbildenden Inhalte der Polymermatrix auf, so daß sich das Verhältnis zwischen hydrophober Matrix und hydrophilen Partikeln umkehrt. Dieser auch als Phasenumkehr bezeichnete Vorgang führt schließlich dazu, daß die Klebewirkung im Bereich der Wunde nachläßt, ein Auslaufen des Verbandes aber vermieden wird, da im Bereich der gesunden Wundumgebung die Klebekraft erhalten bleibt. Die Absorptionskapazität hängt einerseits von der Dicke der Hydrokolloidauflage, andererseits vom Verhältnis hydrophiler und hydrophober Partikel ab.

Einfluß auf die Wundheilung

Hydrokolloidale Verbände unterstützen das Prinzip der feuchten Wundbehandlung, die in ihrer Überlegenheit im Vergleich zur trockenen Wundbehandlung bereits dargestellt wurde. Die Wirkung hydrokolloidaler Verbände auf die Wundheilung ist nicht ausschließlich durch die Realisierung des feuchten Wundbehandlungsprinzips erklärt. Es werden darüber hinaus multifaktorielle, in ihrem Wirkungsmechanismus noch nicht in vollem Umfange geklärte spezifische Einflüsse auf die Wundheilung postuliert. Hinweise auf die Wundheilungsförderung lassen sich in bezug auf alle Phasen der Gewerbsreparation, beginnend mit der Entzündungsphase, gefolgt von der Proliferations- und Reparationsphase und der Reepithelialisierung, erkennen (Abb. 4.**17**). Es darf als gesichert gelten, daß unter hydrokolloidaler Wundbehandlung eine Modulation des Wundsekrets eintritt. Unter Okklusivverbänden allgemein und insbesondere unter hydrokolloidalen Auflagen kommt es zu einer Änderung des Wundmilieus in bezug auf P_{O_2}, P_{CO_2} und pH. Das stark hypoxische Wundmilieu mit Sauerstoffspannungen zwischen 0 und 10 mm Hg begünstigt die Fibroblastenproliferation und die Angiogenese.

Es konnte gezeigt werden, daß Wundflüssigkeit von akuten unter Okklusion behandelten Wunden die Proliferation von Fibroblasten, Keratinozyten und Endothelzellen in der Zellkultur stimuliert. Der stimulatorische Effekt ließ sich durch

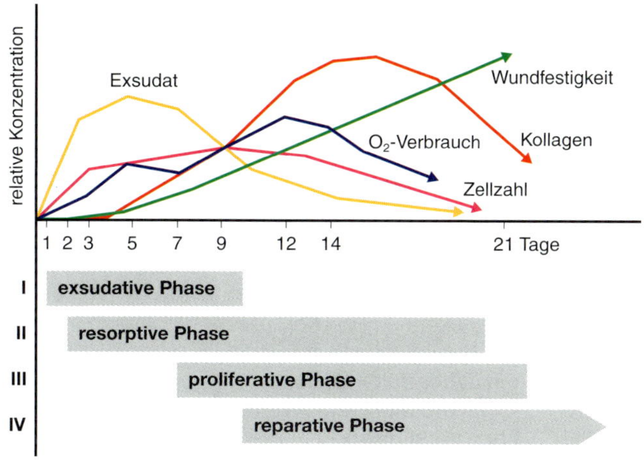

Abb. 4.**17** Phasen der Wundheilung unter kolloidalem Verband (nach Prof. Zühlke, Klinikum Steglitz, Berlin).

Zugabe von PDGF-neutralisierenden Antikörpern weitgehend antagonisieren. Es wird daher vermutet, daß lokal von Reparationszellen freigesetztes PDGF und TGF-β die Gewebsreparation modulieren und daß die Akkumulation von Wachstumsfaktoren im feuchten Wundmilieu unter Hydrokolloidverbänden zu einer spezifischen Stimulation autokriner und parakriner Regelkreise führt. Es ist daher denkbar, daß eine Akkumulation von lokal freigesetzten Wachstumsfaktoren (PDGF, TGF-β u.a.) unter Hydrokolloidverbänden zu vergleichbaren stimulierenden Einflüssen auf die Wundheilung führt, wie sie durch topische Wachstumsfaktorenapplikation im Tiermodell und in der Klinik demonstriert wurde.

In einem experimentellen Modell konnte auch gezeigt werden, daß unter Okklusivverbänden bereits die Initialphase der Wundheilung günstig beeinflußt wird. Intensität und Kinetik der Adhäsion von Monozyten an Endothelien des mikrovaskulären Gefäßbettes sind gesteigert. Die Adhäsion von Monozyten und Endothelien und die sich daran anschließende Extravasation und Migration dieser Zellen in den Wundbereich sind ein wichtiger Vorgang in der Frühphase der Wundheilung, dessen Störung Wundheilungsstörungen nach sich zieht. Auch dieser Vorgang wird heute in enger Assoziation mit lokal freigesetzten Wachstumsfaktoren betrachtet, da diese die Expression von zellmembranständigen Adhäsionsmolekülen auf Endothelzellen steigern.

Antiinfektiöse Wirkung – Infektrisiko

Aufgrund ihrer Struktur und Porengröße sind hydrokolloidale Verbände impermeabel für Bakterien und Pilze. Die Sorge einer Wundkontamination von außen ist daher unbegründet. Die vielfach geäußerte Behauptung, daß unter einer derartigen Okklusivbehandlung mit starker Wundexsudation die Entstehung einer Infektion von innen begünstigt wird, läßt sich nicht durch Zahlen belegen. Nach einer Sammelstatistik aus Publikationen des letzten Jahrzehnts beträgt die Infektionsrate unter Okklusion nur 2,6%, während unter Luftexposition die Infektionsrate mit 7,1% deutlich höher ist. Die Gründe für das niedrige Infektionsrisiko unter Hydrokolloidtherapie sind letztlich nicht geklärt. Eine wichtige Rolle spielt vermutlich die Verstärkung der antibakteriellen Wirkung der neutrophilen Granulozyten, die unter Okklusionsverbänden in hoher Anzahl im Wundsekret vorhanden sind. Auch die lysozymale Aktivität unter Okklusivverbänden ist stärker ausgeprägt als unter trockenen Behandlungsmodalitäten. Studien zur mikrobiellen Besiedlung unter Hydrokolloidbehandlung zeigen eine Persistenz des Erregerspektrums, in seltenen Fällen eine Keimelimination.

Indikationen

! Indikationen für Hydrokolloidverbände sind in erster Linie großflächige akute Wunden und chronische Ulzerationen, die einer Wundreinigung und Granulationsförderung bedürfen.

Diese umfassen:
- Verbrennungen (I. und II. Grades),
- Spalthautentnahmestellen,
- Ulcus cruris venosum – Dekubitalulzera,
- operationsbedingte, posttraumatische Defektwunden.

Kontraindikationen

Während eine bakterielle Kontamination, wie sie in der Regel selbst bei gut granulierenden, makroskopisch sauberen Ulzerationen vorgefunden wird, keine Kontraindikation bedeutet, sind Ulzerationen mit den klinischen Zeichen einer lokalen regionären oder systemischen Infektion von der Hydrokolloidbehandlung auszuschließen. Ebenso besteht eine Kontraindikation gegen ischämisch-gangränöse Läsionen, insbesondere dann, wenn tieferliegende Strukturen wie Knochen, Sehnen und Faszien betroffen sind. Diese Ausschlußkriterien beziehen sich nicht nur auf hydrokolloidale Verbände, sondern auf jegliche Art von Okklusivverbandstechniken. Es sei betont, daß okklusive und im speziellen hydrokolloidale Verbandstechniken ein chirurgisches Débridement und andere lokale antiinfektiöse Maßnahmen nicht ersetzen können.

Eine weitere Einschränkung der Indikation bezieht sich auf dermatitische Veränderungen in der Ulkusumgebung, wie sie häufig bei Ulcera cruris venosa gefunden werden.

Praktische Anwendung

Dank ihrer Elastizität und selbstklebenden Eigenschaften lassen sich Hydrokolloidverbände gut anmodellieren.

! Es ist darauf zu achten, daß eine zirkuläre Okklusion erzielt wird. Der hydrokolloidale Verband muß daher mehrere Zentimeter über die Wundränder hinausgehen. Andernfalls kommt es zu einem frühzeitigen Wundsekretaustritt bzw. zu einem „Abschwimmen" der Hydrokolloidauflage.

Eine starke Vermehrung des Wundsekrets, oft von fauligem Geruch, ist charakteristisch für eine hydrokolloidale Okklusionsbehandlung. Bei mangelnder Erfahrung mit dieser Verbandstechnik wird dies fälschlicherweise als Wundinfektion angesehen und als vorzeitiger Grund für einen Therapieabbruch gewertet. Von den Herstellern werden lange Verbandswechselintervalle von mehreren Tagen, gar bis zu einer Woche angegeben. In der Praxis beobachtet man jedoch besonders in der Frühphase der Hydrokolloidbehandlung eine derart starke Exsudation, daß die Auflagen in wesentlich kürzeren Abständen, teilweise sogar täglich gewechselt werden müssen. Bei vielen Patienten führt die Okklusionsbehandlung zu einem Rückgang der Schmerzsymptomatik. Gerade bei der Behandlung von Ulcera cruris venosa scheint dies ein wichtiger Vorteil gegenüber anderen Verbandstechniken zu sein (Abb. 4.**18**). Hydrokolloidale Verbände können eine Kompressionstherapie im Falle des Ulcus cruris venosum nicht ersetzen; sie sollten daher in Kombination eingesetzt werden.

Hydrokolloidale Wundverbände sind gegenüber herkömmlichen Verbandsmaterialien deutlich teurer. Ein Teil der finanziellen Mehraufwendungen wird aufgefangen durch den geringeren Zeit- und Personalbedarf und durch die Verlängerung der Behandlungsintervalle.

Lokale und systemische Antibiotika

M. Hansis und St. Arens

Einleitung

Die systemische antibiotische Behandlung in der Unfallchirurgie soll (im Sinne einer Prophylaxe) eine akzidentelle Besiedlung des Operationsgebietes mit pathogenen oder fakultativ pathogenen Keimen im Zuge eines operativen Eingriffes minimieren und (im Sinne einer Therapie) eine gleichzeitig eingeleitete und durchgeführte chirurgische Infektbehandlung durch parallele Reduktion der pathogenen bakteriellen Flora unterstützen. Sinnvoll sind diese Maßnahmen nur, wenn das Antibiotikum rechtzeitig in ausreichender (bakterizider) Menge an den Zielort penetrieren kann und wenn das Spektrum des verwendeten Antibiotikums demjenigen der vorhandenen oder erwarteten Keimflora entspricht. Die *lokale* Applikation von Antibiotika kann auch dann wirksam sein, wenn keine ausreichende Durchblutung der Infektregion mehr besteht.

Idealerweise wird in kontrollierten klinischen Studien geprüft, welche Indikationen für eine Antibiotikaanwendung sinnvoll sind und welche Präparate, Dosierung und Zeitfolge sich empfehlen. – Diesem Vorgehen sind Grenzen gesetzt: Einerseits verbieten sich aus ethischen Gründen gewisse Un-

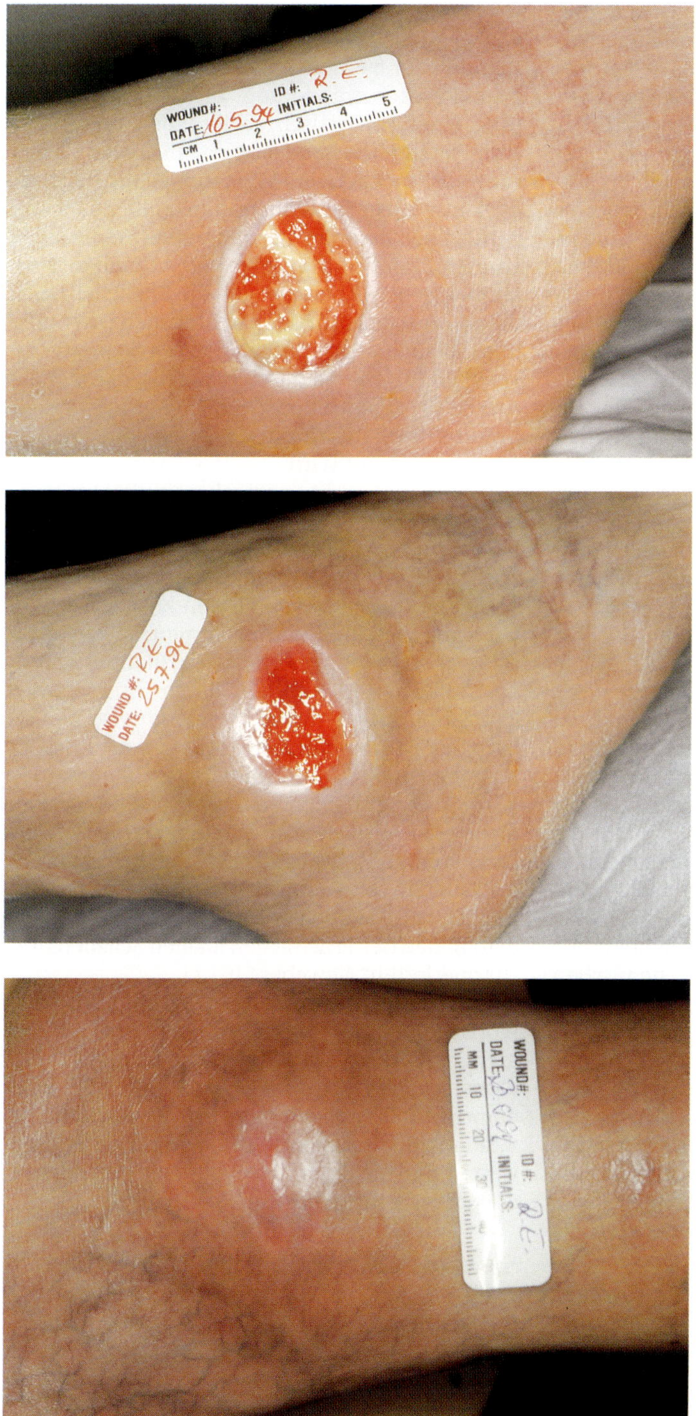

a

b

c

Abb. 4.**18** Therapiesequenz einer Patientin mit Ulcus cruris venosum unter Lokaltherapie mit hydrokolloidalem Verband (Comfeel, Firma Coloplast, Hamburg).

tersuchungen zur Indikationsstellung (z.B. bei akuten Gelenkinfektionen, bei Extremitätenerhaltungsversuchen oder in der Prophylaxe bei Immunsuppression). Zweitens ist in vielen Bereichen die Infekthäufigkeit so gering (Hüftendoprothesenimplantation) oder das Patientengut so heterogen (offene Frakturen), daß es schwer bis unmöglich ist, den strengen Kriterien kontrollierter Studien überhaupt gerecht zu werden. So kann es nicht verwundern, daß die Literatur zum Thema „perioperative Antibiotika" ausgesprochen unübersichtlich ist und trotz der Alltäglichkeit des Problems viele Fragen offenläßt (Übersicht bei Hansis u. Arens [18]).

Hinzu kommt, daß die *tatsächliche* Anwendung von Antibiotika sich nicht nur von in Studien bewiesenen Indikationen leiten läßt, sondern gleichzeitig von der ad hoc bestehenden Sorge um den individuellen Patienten und die möglichen Operationsfolgen. – Die theoretische restriktive Haltung auf dem Kongreß ist das eine, die Entscheidung vor Ort das andere.

Dies ist nicht so unlogisch, wie es zunächst scheinen mag, denn: Eine antibiotische Prophylaxe zum Beispiel kann die Wahrscheinlichkeit einer Keiminokulation nur *graduell* reduzieren bzw. (noch eher) die bakterielle *Dichte* einer Inokulation graduell verringern. Gleichzeitig steigt die Wahrscheinlichkeit der Infektion mit dem Ausmaß des lokalen Traumas *graduell* an. – Wer will hier die verschiedenen Wahrscheinlichkeiten gegeneinander aufrechnen und denjenigen Chirurgen der Unvernunft bezichtigen, der *graduell* vorsichtiger ist, als es das theoretische Wissen vorschreibt (17)?

Die folgenden Ausführungen zur systemischen und lokalen Antibiotikaanwendung können die Problematik nur in groben Zügen umreißen; sie können auch lediglich als Hilfestellungen für die individuelle Entscheidung angesehen werden. Aus Gründen der Übersichtlichkeit beschäftigen sie sich nur mit der Anwendung in der Unfallchirurgie. In Anbetracht der extremen Literaturfülle werden nur ganz vereinzelt Quellen angegeben; zusammenfassende Darstellungen findet man z.B. bei Gay (14), Hansis (15), Hansis u. Arens (18) und Simon u. Stille (35).

Theoretische Grundlagen

Vor der breiten Etablierung der Osteosynthese waren im wesentlichen zwei Formen der Osteomyelitis bekannt – die hämatogene Osteomyelitis und der schwere Weichteil-Knochen-Infekt nach offenen Frakturen, z.B. bei Schußbrüchen. Erstere war gekennzeichnet durch eine lokale Keimansiedlung auf hämatogenem Weg, wobei der örtlichen Resistenzminderung allenfalls die Bedeutung eines theoretisch auslösenden Faktors zukam. Letztere bestand in einer massiven Zerstörung von Knochen und Weichteilen mit gleichzeitiger intensiver Besiedlung durch alle denkbaren pathogenen aeroben und anaeroben Keime. Beide Formen waren mithin im akuten Stadium einer antibiotischen Therapie gut zugänglich, ebenso die chronische Form der hämatogenen Osteomyelitis (solange nicht röntgenologisch Sequester erkennbar waren). So ist es erklärbar, daß z.B. bei Arnold (3) der antibiotischen Therapie der Osteomyelitis (auch der chronischen) ein hoher Stellenwert eingeräumt wird.

Überhaupt nicht vorgesehen in diesem traditionellen Schema sind diejenigen Erkrankungen, bei denen es unter zunächst geschlossenen (aseptischen) Bedingungen zum traumatischen und anschließend iatrogen verstärkten knöchernen und vor allem Weichteilschaden kommt, bei denen die traumatisch bedingte örtliche Zirkulationsstörung am frakturierten Knochen durch intraoperative Exposition ganz erheblich verstärkt wird und die iatrogene Durchblutungsstörung von Knochen und Weichteilen durch Implantate komplettiert wird. Sofern es bei diesen „aseptischen" Eingriffen nicht zur massiven akzidentellen Keimeinschleppung kommt, ist die bakterielle Kolonisierung dieser Wunden (und damit Entstehung des „eitrigen" Infektes) als sekundärer Vorgang anzusehen – auf dem Boden des erheblichen lokalen Schadens, des „totoperierten" Gewebes (16).

Bei dieser Form der Infektgenese kann die antibiotische Therapie somit auch nur eine sehr begrenzte Wirkung haben – dasselbe gilt für den chronischen Infekt, dessen Ausheilung nach einer derartigen Entstehung naturgemäß durch die Revitalisierung von Knochen und Weichteilen limitiert ist und nicht durch die (ohnehin erheblich reduzierte) restliche bakterielle Flora.

Systemische Antibiotikaanwendung

Indikationen

Endoprothesen und hüftgelenksnahe Operationen

In Übersichtsarbeiten wird (auch von seiten sonst eher in dieser Hinsicht zurückhaltender Autoren) die Implantation von Hüftgelenkstotalendoprothesen (HTP) zu den auch unter kritischer Würdigung gesicherten und richtigen Indikationen für eine routinemäßige Antibiotikaprophylaxe gerechnet. Bezug genommen wird dabei auf mehrere kontrollierte Studien, die in der Tat unter gewissen Bedingungen einen Rückgang manifester Infektionen nach HTP-Implantation bzw. nach aseptischen hüftgelenksnahen Operationen durch eine routinemäßige Antibiotikaprophylaxe nachgewiesen haben (6).

Bei vielen dieser Mitteilungen stört man sich zum einen an den (für die Problematik und die zu erwartende Infektionsrate) zu kleinen Kollektivgruppen und zum anderen daran, daß fast sämtliche Autoren ohne antibiotische Routineprophylaxe eine Rate tiefer Infektionen verzeichnen, die wir heute unter allgmeinhygienischen Gesichtspunkten ohnehin nicht mehr akzeptieren würden.

Es liegen keine Untersuchungen mit Kontrollgruppen und ausreichend großen Kollektiven vor, die eine weitere Reduktion einer Infektionsrate von ca. 1% (ohne Prophylaxe) durch eine routinemäßige Antibiotikaanwendung aufzeigen würden.

Anders liegen die Bedingungen beim HTP-Wechsel; hier muß (zumindest theoretisch) eine alte Inokulation mit pathogenen oder fakultativ pathogenen Keimen für möglich gehalten werden. Hier könnte es unter dem erneuten Eingriff zur Aussaat und sekundären Vermehrung dieser schon bestehenden Keimbesiedlung kommen.

! Insofern kann für den Endoprothesenwechsel eine routinemäßige Antibiotikaprophylaxe als indiziert angesehen werden, wenn auch klinische Nachweise einer derartigen Notwendigkeit bislang nicht erbracht sind.

Wer also eher der theoretischen Stringenz folgen möchte und auch ohne Antibiotika bei Endoprothesen eine Infektrate von unter 1% und bei sonstigen hüftnahen aseptischen Operationen von ca. 1% hat, der kann wohl dort auf eine routinemäßige Prophylaxe verzichten.

Dies gilt in gleicher Weise für die Implantation von Osteosynthesematerial bei nicht bakteriell kontaminierten, geschlossenen Frakturen ohne höhergradigen Weichteilschaden, obwohl gerade hier in letzter Zeit die routinemäßige perioperative Antibiotikaprophylaxe erneut diskutiert wird (5).

Offene Frakturen

Der Wert einer routinemäßigen Antibiotikaanwendung bei offenen Frakturen wird anhaltend kontrovers diskutiert; einen diskreten Vorteil zeigen z.B. Rojczyk (34) bzw. Henry u. Mitarb. (20) bei einer Kombination von lokaler und systemischer Anwendung. Problematisch sind auch hier das heterogene Patientengut und die relativ kleinen Kollektivgruppen in vielen der Literaturmitteilungen. Zudem kann gerade bei der offenen Fraktur eine frühzeitige routinemäßige Antibiotikagabe allenfalls eine *graduelle* Reduktion des bakteriellen Inokulums verursachen, welches seinerseits jedoch möglicherweise das Umkippen in einen manifesten Infekt entscheident verhindert. Mithin besteht gerade bei der offenen Fraktur ein großer *Ermessensspielraum*, welcher durch sicheres Wissen kaum zu überbrücken ist.

! In praxi ist wohl eine routinemäßige Antibiotikaprophylaxe auf jeden Fall sinnvoll bei Patienten mit zweit- und drittgradig offenen Frakturen und bei Verletzungen, bei denen (unabhängig vom Gradtyp der Fraktur) eine überdimensionale primäre Keimbesiedlung (z.B. Mistgabelverletzung in der Landwirtschaft) vorliegt.

Frische Infektionen nach aseptischen Eingriffen

Kommt es nach aseptischen Eingriffen zur eitrigen Infektion, so steht die frühzeitige Revision im Vordergrund. Alle mit dieser Thematik beschäftigten Autoren empfehlen darüber hinaus eine sofort einsetzende gezielte hochdosierte antibiotische Behandlung. Der Wert einer solchen Maßnahme ist bislang nach unserer Kenntnis noch nicht in einer kontrollierten Studie überprüft worden, ist jedoch als gesichert anzusehen.

Überdimensionale aseptische Eingriffe

Sofern ein aseptischer Eingriff mit einer ungewöhnlich großzügigen Freilegung des Knochens, ungewöhnlich großer Weichteiltraumatisierung oder ungewöhnlich langer Operationsdauer vergesellschaftet ist, erhöht sich aufgrund der allgemeinen, zur Infektion führenden Mechanismen die Gefahr eines postoperativen Infektes. Ob es während der längeren Operationsdauer auch (quantitativ) zur vermehrten Keimbesiedlung der Wunde kommt und ob diese einen eigenständigen Einfluß auf die Infektionsgefahr hat, ist dahingestellt.

Es erscheint gerechtfertigt, unter diesen Bedingungen eine antibiotische Prophylaxe anzuordnen. Diese Indikation muß eng gestellt werden, um Mißbrauch zu vermeiden.

Aseptische Eingriffe bei Patienten mit verminderter Infektabwehr

Patienten, bei denen aufgrund von Allgemeinerkrankungen oder einer immunsuppressiven Therapie mit einer allgemein verminderten Infektabwehr zu rechnen ist und die sich einem operativen Eingriff unterziehen müssen, können mit Recht einer perioperativen antibiotischen Prophylaxe zugeführt werden. Diese Indikation wird auch in den genannten Übersichtspublikationen allgemein akzeptiert.

Aseptische Eingriffe nach ehemals offenen Verletzungen

Werden nach ehemals offenen Verletzungen aseptische Eingriffe durchgeführt (z.B. sekundäre Unterschenkelmarknagelung nach ehemaliger Fixateur-externe-Behandlung), so muß auch hier theoretisch eine alte Keiminokulation einkalkuliert werden; aus diesem Grunde ergibt sich eine Indikation zur kurzfristigen Antibiotikabehandlung.

„Aseptische" Eingriffe beim chronischen Infekt

Gelegentlich werden am chronisch infizierten Knochen „aseptische" Eingriffe durchgeführt – wie z.B eine innere Osteosynthese oder eine Spongiosaplastik. Eine perioperative antibiotische Behandlung hat hier nicht den Zweck, den bestehenden Infekt in irgendeiner Weise „auszubrennen". Vielmehr soll sie bewirken, daß die eingebrachte Spongiosa zumindest vorübergehend vor einer bakteriellen Überwucherung geschützt wird, und sie soll insbesondere verhindern, daß es im Zuge des Eingriffs zur phlegmonösen Ausbreitung infolge einer Keimaussaat in die bislang noch gesunde Weichteilumgebung kommt.

Phlegmonöser Reizzustand in der Umgebung eines lokal beherrschten chronischen Infektes

In der Nachbarschaft chronischer Osteomyelitishöhlen kann es gelegentlich zum Aufflackern eines phlegmonösen Reizzustandes kommen. Sofern zur lokalen Beherrschung oder Sanierung keine chirurgische Maßnahmen anstehen, kann ein derartiger entzündlicher Schub über wenige Tage antibiotisch behandelt werden (nach bekanntem Antibiogramm). Spricht der Reizzustand auf eine 5- bis 7tägige Behandlung nicht an, ist dies ohnehin ein Zeichen für eine notwendige Intervention oder einen Wechsel des Antibiotikums.

Durchführung

> **!** Ein parenteral verabreichtes Antibiotikum kann nur wirksam werden, wenn es am Ort der Infektion oder der Inokulation in bakterizider Konzentration rechtzeitig vorliegt.

Dies setzt eine ausreichende Penetrationsfähigkeit und ein korrektes Wirkspektrum hinsichtlich der vorhandenen Keimpopulation voraus.

Für ersteres stehen Messungen der Konzentration von Antibiotika im Knochen zur Verfügung; letzteres wird durch die kontinuierliche Erfassung der Hospitalkeimpopulation (16) gewährleistet.

> **!** Für die Prophylaxe in der Traumatologie wird man in der Regel mit einem Cephalosporin der 2. Generation auskommen.

Therapeutische Anwendungen richten sich nach dem bekannten individuellen Antibiogramm; die gesicherte oder wahrscheinliche Beteiligung von Anaerobiern macht die zusätzliche Gabe von z.B. Metronidazol (auch ungezielt) erforderlilch.

Der *zeitliche Rhythmus einer Antibiotikaprophylaxe* steht allgemein nicht zur Diskussion (35).

> **!** Eine Antibiotikaprophylaxe muß mit Narkoseeinleitung beginnen. Sie braucht nicht länger als 24 Stunden fortgeführt zu werden; ggf. genügt sogar eine einzige Gabe.

Eine antibiotische *Therapie* (beim frischen postoperativen Infekt oder beim chronischen Infekt mit perifokaler Entzündung) hat möglicherweise über mehrere Tage einen Sinn. Verbindliche Angaben hierzu in der Literatur sind nicht vorhanden; die Vorschläge divergieren weit. Wir haben uns für diese beiden Indikationen auf einen Zeitraum von 5 Tagen geeinigt in der Vorstellung, daß bei Nichtanschlagen der Behandlung in diesem Zeitraum

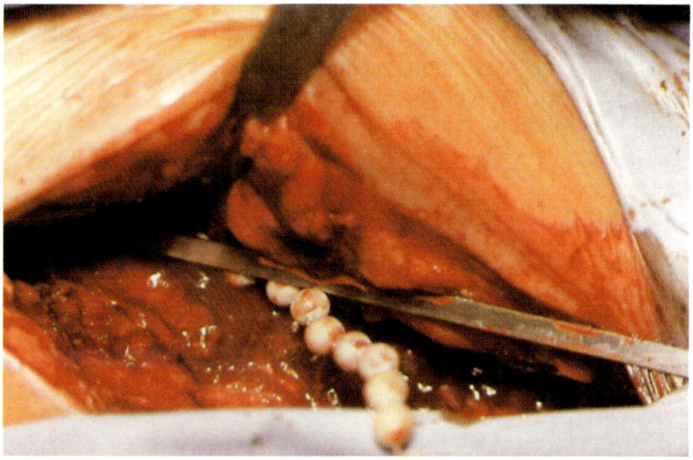

a

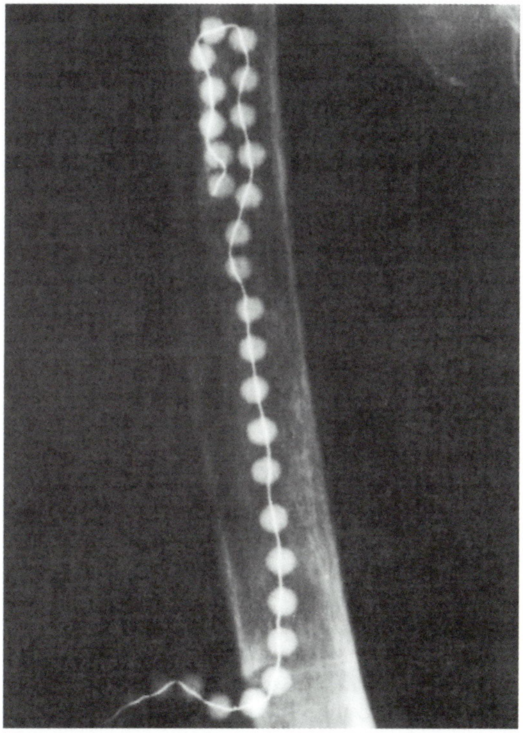

b

Abb. 4.**19** Korrekte Anwendung der PMMA-Kugelketten (Septopal) bei chronischer Femurosteomyelitis.

ohnehin eine Änderung des Therapiekonzeptes (chirurgisch oder antibiotisch) ansteht, konzedieren jedoch, daß es sich bei dieser 5-Tages-Frist um eine empirische Festlegung handelt.

Lokale Antibiotikaanwendung

! Wesentliche Indikation für eine lokale Antibiotikaanwendung in der Unfallchirurgie ist der akute oder chronische Infekt – dann, wenn die lokale Perfusion unzureichend ist und gleichzeitig die örtliche Keimbesiedlung pathogenetisch im Vordergrund steht.

Gute Erfolgsaussichten bestehen somit z. B. bei der Revision einer Markhöhlenphlegmone oder nach Sequestrektomie zur vorübergehenden Dekontamination der knöchernen Höhle und deren Vorbereitung zum definitiven knöchernen Aufbau. Weitere empfohlene Indikationen sind offene Verletzungen mit erheblichen Kontaminationen (20) sowie akute und chronische Weichteilinfekte (23, 37).

Noch mehr als bei der systemischen Anwendung steht hier der Gedanke im Vordergrund, *vorübergehend* eine erhebliche Reduktion der lokalen bakteriellen Flora herbeizuführen, um (gerade auch unter den Bedingungen einer schlechten örtlichen Zirkulation) die Balance zugunsten der Infektabwehr zu verschieben, um damit letztlich eine Heilung einzuleiten. Wenn dieses Denkprinzip einer ***hochpotenten passageren auxiliären Maßnahme*** übernommen wird, ergeben sich gute Anwendungen folgerichtiger als aus jedem Indikationskatalog (18).

Als *Anwendungstechnik* bietet sich in erster Linie das Einbringen antibiotikumhaltiger PMMA-Kugeln an (24) (Abb. 4.**19**), alternativ Antibiotika auf resorbierbaren Trägern, Antiseptika auf Gel-Träger (27), intraoperative antibiotische Spülungen (7) oder die Installation von Pumpen mit lokal applizierbaren Antibiotika (33). Die Freisetzung der Antibiotika aus den PMMA-Kugeln (1) entspricht den theoretisch gestellten Anforderungen.

Literatur

1 Adams, K., L. Couch, G. Cierny, J. Calhoun, J. T. Mader: In vitro and in vivo evaluation of antibiotic diffusion from antibiotic-impregnated polymethylacrylate beads. Clin. Orthop. 278 (1992) 244–252
2 Alexander, J. W., L. M. Wheeler, R. C. Rooney, J. J. McDonald, B. G. Mac Millan: Clinical evaluation of Epigard, a new synthetic substitute for homograft and heterograft skin. J. Trauma 13 (1973) 374
3 Arnold, T.: Kritische Betrachtungen der Erreger und Resistenzen bei posttraumatischer Osteomyelitis. Diss., Tübingen 1965
4 Asmussen, P. D.: Wundversorgung, Bd. II: Wundmanagement, Prinzipien und Praxis. Hippokrates, Stuttgart 1995
5 Boxma, H., T. Broekhuizen, P. Patka, H. Oosting: Randomised controlled trial of single-dose antibiotic prophylaxis in surgical treatment of closed fractures: the Dutch Trauma Trial. Lancet 347 (1996) 1133–1137
6 Buckley, R., G. N. Hughes, T. Snodgrass, S. A. Huchgroft: Perioperative cefazol in prophylaxis in hip fracture surgery. Canad. J. Surg. 33 (1990) 122–127
7 Dirschl, D. R., F. C. Wilson: Topical antibiotic irrigation in the prophylaxis of operative wound infections in orthopedic surgery. Orthop. Clin. N. Amer. 22 (1991), 419–426
8 Dunphy, J. E.: The fibroblast – a ubiquitous ally for the surgeon. New Engl. J. Med. 268 (1963) 1367
9 Eaglstein, W. H.: Experiences with biosynthetic dressings. J. Amer. Acad. Dermatol. 12 (1985), 434–440
10 Eaglstein, W. H., S. C. Davis, A. L. Hehle, et al: Optimal use of an occlusive dressing to enhance healing. Arch. Dermatol. 124 (1988) 392–395
11 Eaglstein, W. H.: Occlusive dressings. J. dermatol. Surg. Oncol. 19 (1993), 716–720
12 Fleischmann, W., W. Strecker, M. Bombelli, L. Kinzl: Vakuumversiegelung zur Behandlung des Weichteilschadens bei offenen Frakturen. Unfallchirurg 96 (1993) 488–492
13 Ganzoni, N.: Die Schußverletzung im Krieg. Huber, Bern 1975
14 Gay, B.: Kriterien für den therapeutischen und prophylaktischen Einsatz von Antibiotika in der Unfallchirurgie. Chirurg 56 (1985) 568–572
15 Hansis, M.: Antibiotikabehandlung in der Unfallchirurgie. Akt. Traumatol. 18 (1988) 81–88
16 Hansis, M.: Wundinfektionen in der Unfallchirurgie. mhp, Wiesbaden 1990
17 Hansis, M.: Routinemäßige Antibiotikagabe – Nutzen und Risiken abwägen. Unfallchirurg 99 (1996) 315
18 Hansis, M., St. Arens: Prophylaktische und therapeutische Anwendung von Antibiotika in der Unfallchirurgie. Unfallchirurg 99 (1996) 316–322
19 Harris, B., J. P. Cai, V. Falanga, P. M. Mertz, Y. H. Chin, W. H. Eaglstein: The effects of occlusive dressings on recruitment of mononuclear cells of endothelial binding into acute wounds. J. dermatol. Surg. Oncol. 18 (1992) 279–283
20 Henry, S. L., P. A. Ostermann, D. Seligson: The prophylactic use of antibiotic impregnated beads in open fractures. J. Trauma 30 (1990) 1231–1238
21 Hilty, N.: Hydrokolloide Verbände. Hautarzt 43 (1992) 597–604
22 Hutchinson, J. J.: Prevalence of wound infection under occlusive dressings: a collective survey of reported research. Wounds 1 (1989) 123–133
23 Jacobs, A. M., A. M. Seifert, T. J. Kirisits, H. R. Protzel: Use of antibiotic-loaded bone cement in the management of common infections of the foot and ankle. Clin. podiat. Med. Surg. 7 (1990) 523–544
24 Klemm, K.: Indikation und Technik der Einlage von Gentamicin-PMMA-Kugeln bei Knochen- und Weichteilinfektion. In Burri, C., A. Rüter: Lokalbehandlung chirurgischer Infektionen. Huber, Bern 1979
25 Knapp, U.: Tierexperimentelle Untersuchungen zur Behandlung frischer Defektwunden mit verschiedenen Hautersatzmaterialien. Akt. Traumatol. 8 (1978) 347
26 Lerwin, E., H. T. G. Williams, R. C. Harrison: The experimental healing of soft tissues. J. roy. Coll. Surgns. Edinb. 12 (1967) 121
27 Lob, G., C. Burri, W. Mutschler: Die lokale antibakterielle Therapie mit Taurolin-Gel 4% akuter und chronischer Osteitis. H. Unfallheilk. 165 (1983) 216
28 Lynch, S. E., R. B. Colvin, N. Antoniades: Growth factors in wound healing. J. clin. Invest. 84 (1989) 640–646
29 Mertz, P. M., D. A. Marshall, W. H. Eaglstein: Occlusive wound dressings to prevent bacterial invasion and wound infection. J. Amer. Acad. Dermatol. 12 (1985) 662–668
30 Mitterauer, Ch., K. Prenner: Die Gewebsdurchblutung bei chirurgischer Naht. Chirurg 35 (1964) 25
31 Nockemann, P. F.: Die chirurgische Naht, 4. Aufl. Thieme, Stuttgart 1992
32 Odland, G.: The fine structure and interrelationsships of cells in the human epidermis. J. biophys. biochem. Cytol. 4 (1958) 429–535
33 Perry, C. R., R. L. Pearson: Local antibiotic delivery in the treatment of bone and joint infections. Clin. Orthop. 263 (1991), 215–226
34 Rojczyk, M.: Keimbesiedlung und Keimverhalten bei offenen Frakturen. Unfallheilkunde 84 (1981), 458–462
35 Simon, C., W. Stille: Antibiotikatherapie in Klinik und Praxis. Schattauer, Stuttgart 1989
36 Smahel, J.: Healing of vascular bed in disrupted and resutured skin wounds. Acta Chir. plast. 7 (1965) 92
37 Stabile, D. E., A. M. Jacobs: Local antibiotic treatment of soft issue and bone infections of the foot. J. Amer. podiat. med. Ass. 80 (1990) 345–353
38 Struck, H., H. Brüchle, H. J. Hernandez-Richter: Experimentelle Untersuchungen zur aufgeschobenen Primärversorgung bei der Wundbehandlung. Langenbecks Arch. klin. Chir. 324 (1969) 165
39 Winter, G. D.: Formation of scab and the rate of epithelialization of superficial wounds in the skin of the young domestic pig. Nature 193 (1962) 293–294

5 Spezielle Wundbehandlung

Mechanische Wunden

U. Knapp

Einleitung

Mechanische Verletzungen entstehen durch äußere Gewalteinwirkung. Sie stellen den Großteil aller Unfallverletzungen dar. Die Mehrzahl der Unfallverletzungen sind jedoch Bagatelltraumen. Nur jede 5. Gelegenheitswunde muß den ernsten Verletzungen zugerechnet werden. Groß ist jedoch die Zahl der Bagatellwunden, die im Vertrauen auf ihre vermeintliche Harmlosigkeit unversorgt bleiben und dann zum Ausgangspunkt lebensbedrohlicher Infektionen werden. Solche Erfahrungen unterstreichen die Notwendigkeit einer sachgemäßen Primärversorgung – gerade auch bei unbedeutend erscheinenden Bagatellverletzungen. Jede auch noch so kleine Wunde ist als potentiell infiziert zu betrachten. Vorrangiges Ziel jeder chirurgischen Wundbehandlung ist die Vermeidung einer Infektion als der häufigsten und zugleich schwerwiegendsten Komplikation. Die Entwicklung einer Wundinfektion hängt nicht nur von der Zahl und Virulenz der eingedrungenen Bakterien, sondern vor allem von der Gewebedurchblutung ab. Je schlechter die Gewebedurchblutung ist, desto weniger Bakterien sind für die Entstehung einer Wundinfektion erforderlich.

! Vorrangige Aufgabe der chirurgischen Wundversorgung muß es deshalb sein, durch ein großzügiges und sorgfältiges Wunddébridement das avitale und minderdurchblutete Gewebe vollständig zu entfernen und eine möglichst optimale Gewebsdurchblutung wiederherzustellen, um so die eingedrungenen Bakterien zu reduzieren und den noch verbliebenen Bakterien Lebensraum und Nährboden gleichermaßen zu nehmen.

Neben der chirurgischen Wundausschneidung und dem sorgfältigen Débridement vermag die intraoperative Wundspülung, neuerdings als Jet-Lavage in Form der pulsierenden Druckspülung, eine zusätzliche Keimzahlreduktion der Wundflächen zu bewirken. Durch Vermeidung von Logensyndromen ist im weiteren Verlauf eine ausreichende Gewebedurchblutung sicherzustellen. Jede Druckerhöhung in den von Faszienhüllen umgebenen Muskellogen durch das posttraumatische Ödem oder durch eine Nachblutung verschlechtert die Durchblutung der Muskulatur und begünstigt damit das Bakterienwachstum.

! Prinzipiell darf eine Wunde niemals unter Spannung verschlossen werden.

Jeder erzwungene Wundverschluß erhöht die Gewebespannung, verschlechtert die Gewebeperfusion und gefährdet dadurch die Wundheilung. *Im Zweifel bleibt die Wunde offen.* Offene Wunden können bis zu ihrem definitiven Verschluß mit synthetischem Hautersatz bedeckt und so vor einer Sekundärinfektion von außen geschützt werden. Die einmalige, hochdosierte parenterale Gabe eines geeigneten Antibiotikums hat sich als begleitende Maßnahme bewährt und mittlerweile allgemein durchgesetzt. Die infektfreie und gut durchblutete Wunde läßt sich dann meist nach Rückgang des Ödems und der Weichteilschwellung nach einigen Tagen problemlos durch eine verzögerte Primärnaht, ein Spalthauttransplantat oder durch einen gestielten oder freien Hautweichteillappen decken. Die frühzeitige Weichteilrekonstruktion ist in der Traumatologie eine unumgängliche Voraussetzung für ein gutes funktionelles Behandlungsergebnis.

Präoperative Maßnahmen

Schon die Erstmaßnahmen am Unfallort können für das weitere Schicksal einer Wunde entscheidend sein. Wunden werden mit keimfreien Kompressen abgedeckt, ein Druckverband zur Blutstillung wird angelegt und die verletzte Extremität hochgelagert. In der Klinik bleibt der angelegte Notverband während der gesamten präoperativen Diagnostik ungeöffnet. Zwischenzeitliche Wund-

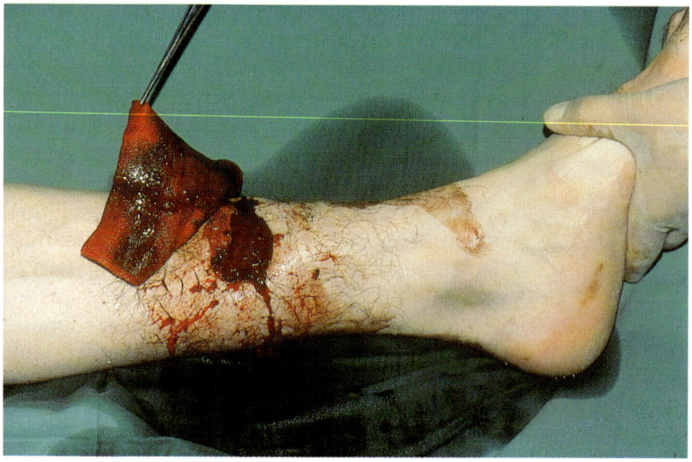

Abb. 5.**1** Abnahme des Notverbandes unter sterilen Kautelen.

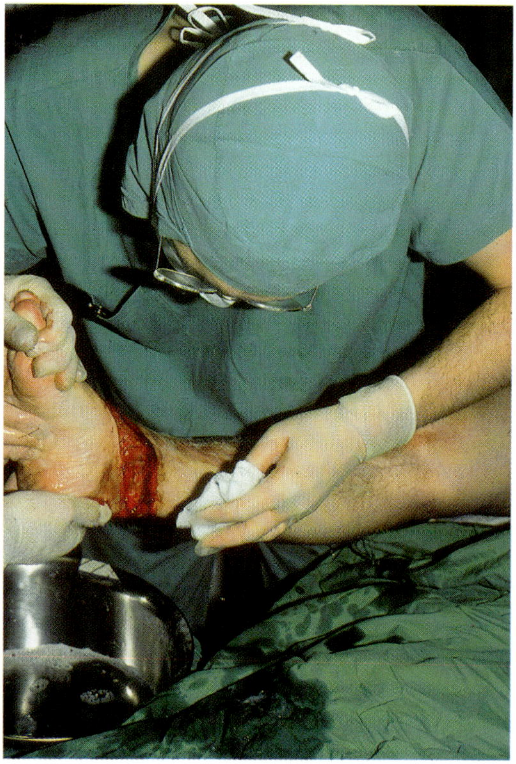

Abb. 5.**2** Reinigung der Wundumgebung.

inspektionen erhöhen die Gefahr einer Tröpfchen-, Kontakt- oder Staubinfektion der Wunde. Zur klinischen präoperativen Untersuchung gehört selbstverständlich die Prüfung der peripheren Durchblutung und der peripheren Motilität und Nervenfunktion. Eine Röntgenuntersuchung in 2 Ebenen ist zu veranlassen. Bei Anzeichen einer peripheren Ischämie ist die Angiographie (DSA) unumgänglich.

! Offene Verletzungen stellen immer eine Notfallsituation dar und bedürfen der sofortigen operativen Behandlung.

Die möglichst frühzeitige parenterale Gabe eines Breitbandantibiotikums im Sinne einer *perioperativen Antibiotikaprophylaxe* hat sich bewährt. Wir geben prä- oder perioperativ 2 g Cephalosporin. Die Tetanusprophylaxe darf selbstverständlich nicht vergessen und muß auch dokumentiert werden.

Erst im Operationssaal wird unter sterilen Kautelen der angelegte Notverband abgenommen und vom Operateur Weichteilschaden, Begleitverletzungen und Röntgenbilder beurteilt und die operative Taktik festgelegt (Abb. 5.**1**). Bei starker Verschmutzung wird die Wundumgebung mit steriler Kochsalzlösung oder einem milden Antiseptikum gereinigt und bei dichtem Haarwuchs zumindest die unmittelbare Wundumgebung mit einem sterilen Rasiermesser enthaart (Abb. 5.**2**).

Nach Einleitung der Narkose oder Setzen der lokalen Infiltrationsanästhesie erfolgt die übliche Desinfektion der verletzten Extremität und das sterile Abdecken der Wundumgebung. Die Verwendung einer Hautklebefolie ist bei Wundversorgungen unsinnig und deshalb zu unterlassen. Soweit es sich um eine periphere Verletzung handelt, kann in pneumatischer Blutleere operiert werden. Bessere Übersicht und die Minimierung des Blutverlustes sind die Vorteile; die Gefahr einer zusätzlichen ischämischen Schädigung des traumatisierten Gewebes ist aber der große Nachteil einer angelegten Blutsperre – sie sollte deshalb nur ausnahmsweise und nur für kurze Zeit durchgeführt werden.

Das Tragen von zwei Paar Gummihandschuhen und eines Augenschutzes ist bei HIV-Infizierten, aber auch bei Hepatitiskranken obligat, bei der Versorgung der meist unbekannten Unfallverletzten jedenfalls zum eigenen Schutz zu empfehlen.

Operationstechnik

Die nach Friedrich benannte Wundexzision mit anschließender Primärnaht der Verletzungswunde ist bei einfachen Weichteilwunden möglich. Dabei werden die gequetschten Wundränder 1–2 mm im nicht traumatisierten, gut durchbluteten Gewebe ausgeschnitten (Abb. 5.**3**). Die Mobilisation der umgebenden Haut auf oberflächennah gelegen Faszien ermöglicht einen spannungsfreien Wundverschluß. Bei größeren, in die Tiefe reichenden Wunden verbieten die anatomischen Verhältnisse die Exzision der gesamten Wunde en bloc. In diesen Fällen muß die Wunde unter gewebeschonender Operationstechnik schichtweise revidiert werden. Belassene Fremdkörper und übersehene Wundtaschen provozieren geradezu das Auftreten von Wundheilungsstörungen. Massenligaturen, der übermäßige Gebrauch des Elektrokauters, aber auch eine ungenügende Blutstillung oder die Austrocknung des Gewebes bei langer Operationsdauer gefährden den weiteren Wundheilungsverlauf. Erweiterungsschnitte entlang der vorgegebenen Hautspaltlinien verbessern die Übersicht und ermöglichen so ein gewebeschonendes Operieren.

Das eigentliche *Wunddébridement* beginnt mit der sparsamen Ausschneidung der *Haut.* Im Gegensatz zur Kutis sollte die *Subkutis* großzügig exzidiert werden. Verschmutzte, eingetrocknete oder verfärbte Partien sind großzügig zu entfernen, bis eine frisch blutende Schnittfläche vorliegt. Die *Faszie* neigt leicht zur Nekrose. Freiliegende und verunreinigte Faszienpartien müssen exzidiert werden. Zur Vermeidung eines Kompartmentsyndroms ist gegebenenfalls eine prophylaktische Faszienspaltung vorzunehmen.

! Die Revision der traumatisierten *Muskulatur* ist für den weiteren Heilverlauf von entscheidender Bedeutung, da die zu Recht gefürchteten anaeroben Infektionen gerade von nekrotischen Muskelbezirken ihren Ausgang nehmen.

Die Ausschneidung des traumatisierten, dunkelblaurot verfärbten Muskelgewebes, erfolgt schrittweise, bis überall blutende, hellrote Muskulatur zutage tritt (Abb. 5.**4**). Wundtaschen werden eröffnet und sorgfältig revidiert. Das Débridement von *Sehnen* muß dagegen zurückhaltend erfolgen. Anstatt der Exzision erfolgt hier wenn möglich die tangentiale Anfrischung des Sehnengewebes. Die Naht durchtrennter Streck- und Beugesehnen sollte, wenn möglich, bereits bei der primären Wundversorgung erfolgen. *Gefäße und Nerven* sind beim Wunddébridement zu schonen.

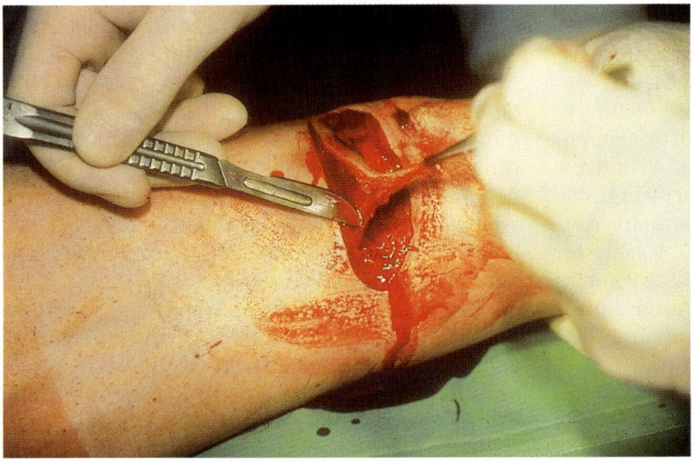

Abb. 5.**3** Wundexzision nach Friedrich.

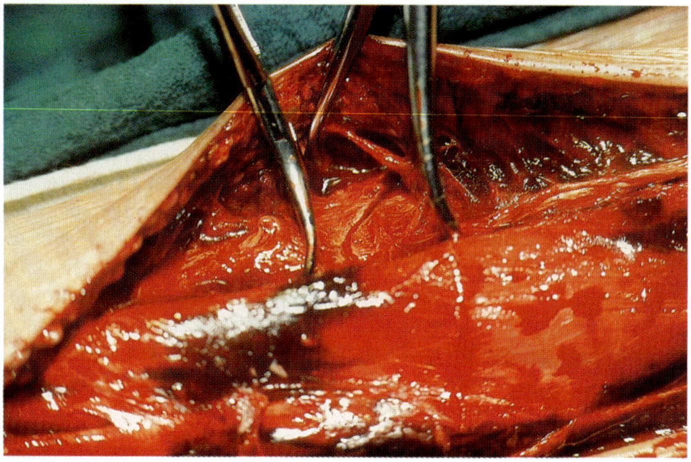

Abb. 5.**4** Wunddébridement mit Exzision der gequetschten Muskulatur.

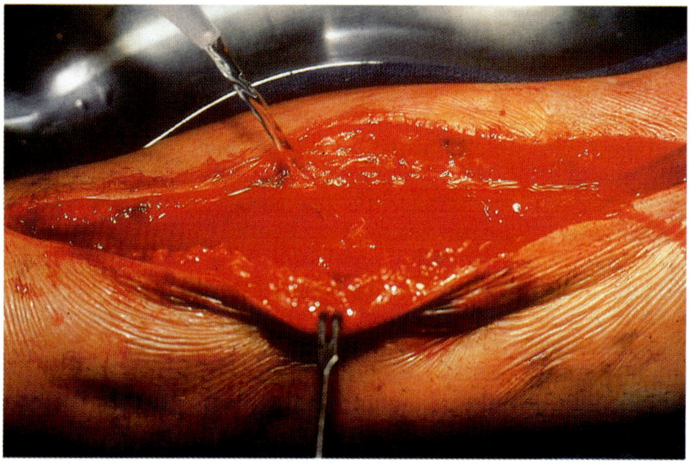

Abb. 5.**5** Wundspülung.

Dies setzt solide anatomische Kenntnisse voraus und macht das Débridement zu einem anspruchsvollen chirurgischen Eingriff. Sind zentrale Arterien und Venen verletzt, müssen diese sofort gefäßchirurgisch versorgt werden. Glatte Nervendurchtrennungen sind bei sauberen Wundverhältnissen primär durch eine mikrochirurgische Nervennaht zu versorgen. Ist eine primäre Nervennaht nicht möglich, ist nach gesicherter Wundheilung früh die sekundäre Nervennaht oder Nervenplastik anzustreben. Verunreinigte *Knochen* werden angefrischt, Fremdkörpereinsprengungen abgemeißelt und devitalisierte Knochensplitter als potentielle Sequester entfernt. Frakturen müssen primär durch eine stabile Osteosynthese versorgt werden. Das Wunddébridement schließt mit einer gründlichen Reinigung der Wunde durch eine ausgedehnte *Wundspülung* mit angewärmter Ringer-Lösung (Abb. 5.**5**). Mit dem sorgfältig durchgeführten Wunddébridement läßt sich eine weitgehende Keimreduzierung erreichen. In vitalem Gewebe stellen verbleibende Wundkeime keine ernste Gefahr für die weitere Wundheilung dar. Abschließend ist das Einlegen einer *Saugdrainage* bei größeren Wunden selbstverständlich.

Der *Wundverschluß* kann primär, verzögert primär oder erst nach einem längeren Zeitintervall erfolgen. Die *Primärnaht* erfolgt in der Regel unmittelbar im Anschluß an das chirurgische Wunddébridement.

! Der Verschluß einer Wunde während der ersten sog. katabolen Wundheilungsphase birgt gewisse Gefahren in sich, da das frisch traumatisierte Weichteilgewebe zunächst noch über keine ausreichende Infektabwehr verfügt.

Kommen noch Nahtspannung und das posttraumatische Ödem hinzu, finden die Wundkeime geradezu ideale Bedingungen für ihre rasche Vermehrung. Auch das sorgfältigste Wunddébridement hinterläßt keine keimfreie Wunde. Es gilt deshalb, die Risiken des primären Wundverschlusses gegen die Nachteile einer zunächst offenen Wundbehandlung sorgfältig abzuwägen. Die Beliebtheit der Primärnaht hat ihre Ursache in der für Patient und Arzt gleichermaßen angenehmen Nachbehandlung. Die tägliche Erfahrung mit der erfolgreich durchgeführten Primärnaht von Gelegenheitswunden scheint uns Beweis genug für die Richtigkeit dieses Vorgehens. Wer erinnert sich aber nicht an scheinbar harmlose Wunden, die primär verschlossen zum Ausgangspunkt schwerer Infektionen wurden! Es ist deshalb eindringlich davor zu warnen, jede Wunde gleichsam selbstverständlich mit einer kunstvollen Naht zu schließen.

Der primäre Wundverschluß ist grundsätzlich nur erlaubt, wenn nach sorgfältigem Wunddébridement das avitale Gewebe sicher entfernt und eine Keimreduktion erreicht werden konnte und ein spannungsfreier Wundverschluß möglich ist.

! *Jede unter Spannung stehende Naht gefährdet die Wundheilung!*

Ausgedehnte, stark verunreinigte Weichteilwunden in schlecht durchbluteten Körperbereichen sollten nach sorgfältigem Débridement und Dekkung freiliegender Gefäße, Nerven, Sehnen, Knochen und Implantate durch einen vitalen Muskellappen zunächst lieber offenbleiben, ebenso wie Defektwunden, die sich nicht spannungsfrei schließen lassen. Die mit vitaler Muskulatur bedeckte Defektwunde wird zum Schutz vor einer sekundären Keimbesiedelung passager mit einer Hautersatzfolie bedeckt (Abb. 5.**6**). Nach Rückgang des posttraumatischen Ödems und Aktivierung der körpereigenen Abwehrkräfte läßt sich die Wunde dann gefahrlos durch eine verzögerte Primärnaht (Abb. 5.**7**) oder durch ein Spalthauttransplantat schließen. Der Wundverschluß erfolgt mit atraumatischem Nahtmaterial und Stärke 4–0 in Form der intrakutanen Rückstichnaht nach Allgöwer oder Donati oder als fortlaufende Intrakutannaht, durch Metallklammern oder durch „skin tapes" in Form von Steril-strip oder Leukoclip-Streifen. Durchgreifende, unter Spannung geknotete Nähte mit dickem Nahtmaterial sollten heute in der Wundchirurgie nicht mehr angewendet werden (Abb. 5.**8**).

Verletzungsarten und ihre Behandlung

Schürfwunden

Hautabschürfungen entstehen durch rauhe, an der Haut entlangstreifende Gegenstände, wobei die Epidermis weggerissen wird, während Lederhaut und Subkutis unversehrt bleiben. Durch die aufge-

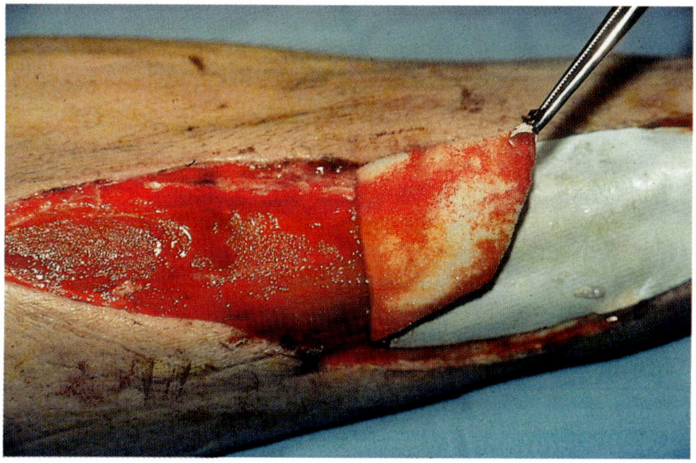

Abb. 5.**6** Passagere Deckung der Defektwunde mit der Hautersatzfolie Epigard.

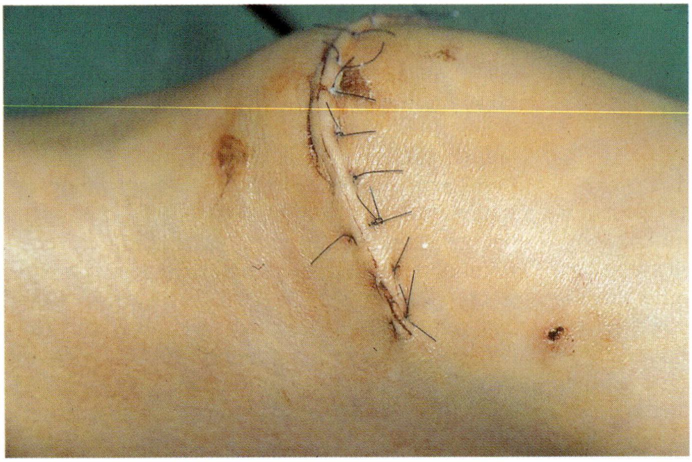

Abb. 5.**7** Wundverschluß durch eine verzögerte Primärnaht.

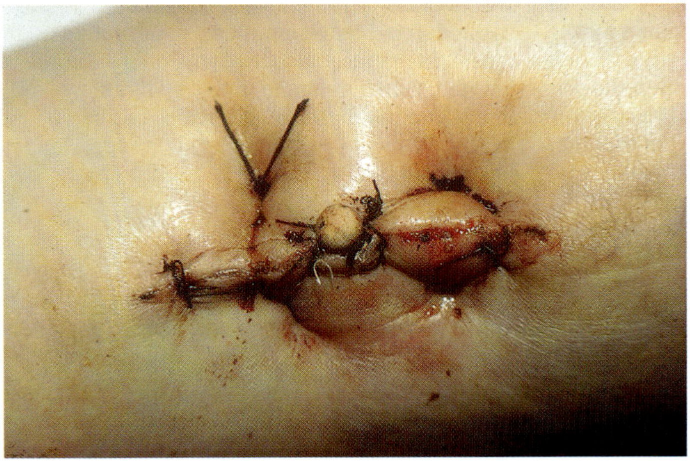

Abb. 5.**8** Falsche, da unter Spannung stehende Wundnaht.

rissenen Blutkapillaren des Stratum papillare entstehen punktförmige Blutungen. Die Behandlung besteht zunächst in einer sorgfältigen Reinigung der Schürfwunde unter Entfernung eingesprengter Schmutzpartikel und Fremdkörper mit steriler Kochsalz- oder Ringer-Lösung. Anschließend erfolgt die sorgfältige Desinfektion der Schürfwunde, etwa mit farbloser Kodanlösung, bei Kindern besser mit dem nicht schmerzhaften Merbromin und anschließend offener Wundbehandlung. In der Regel heilen oberflächliche Schürfwunden unter dem sich bildenden Wundschorf durch Regeneration und Migration der Epithelzellen meist narbenlos ab. Ist die Epithelisierung abgeschlossen, löst sich der Wundschorf spontan. Ist ein Wundverband aufgrund der Lokalisation der Schürfwunde notwendig oder erwünscht, empfiehlt sich die Anwendung eines transparenten, wasserabstoßenden, hydrokolloidalen Wundverbandes. Die Erhaltung eines feuchten Wundmilieus, die schonende Entfernung des mit der Wunde nicht verklebenden Verbandes unter Mitnahme des Wundexsudats, die Vermeidung einer bakteriellen Besiedelung der Wunde von außen und die Möglichkeit der Beobachtung der Wundbeschaffenheit sind die Vorteile dieses transparenten Wundverbandes gegenüber einem konventionellen Verband. Eine Sonderform der Schürfwunde ist die *Spalthautentnahmestelle* bei Hauttransplantationen (Abb. 5.**9**). Die Behandlung der Spalthautentnahmestelle erfolgt entweder offen unter dem schützenden Wundschorf oder unter Anwen-

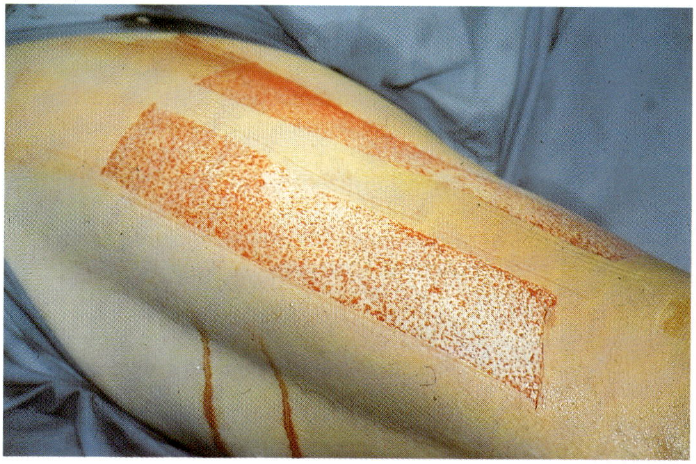

Abb. 5.**9** Schürfwunde nach Spalthautentnahme.

dung des transparenten hydrokolloidalen Wundverbandes.

Schnittwunden

Eine Schnittwunde entsteht durch scharfe, schneidende Gegenstände wie Messer, Schere oder Glasscherben (Abb. 5.**10**). Für Schnittwunden sind glatte, oft klaffende und stark blutende Wundränder charakteristisch. Glatte Schnittwunden haben bekanntermaßen eine gute Prognose. Sie heilen auch ohne Wundausschneidung in der Regel primär. Dieses Abweichen von den Grundsätzen der operativen Wundbehandlung darf aber keinesfalls als Freibrief für ein unexaktes Operieren verstanden werden.

! Je nach Eindringtiefe können größere Blutgefäße, Sehnen und Nerven mitverletzt sein – eine eingehende klinische Untersuchung der peripheren Motilität, Sensibilität und Durchblutung ist deshalb unerläßlich.

Nach sorgfältiger Wundrevision und ausgedehnter Wundspülung lassen sich die gut durchbluteten, kaum gequetschten Wundränder vor allem bei kleinen oberflächlichen Schnittwunden gut durch Klammerpflaster (Steri-strip, Leukoclip) (Abb. 4.**10**, S. 81) adaptieren, was besonders bei Kindern von großem Vorteil ist. Sonst lassen sich Schnittwunden vorteilhaft durch eine feine Intrakutannaht spannungsfrei mit gutem kosmeti-

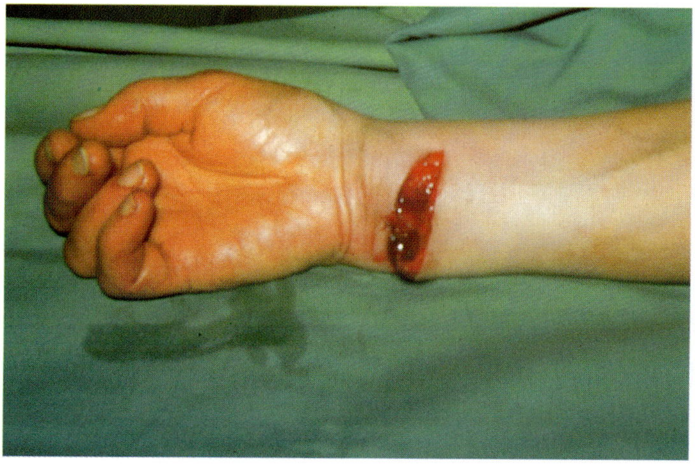

Abb. 5.**10** Schnittwunde.

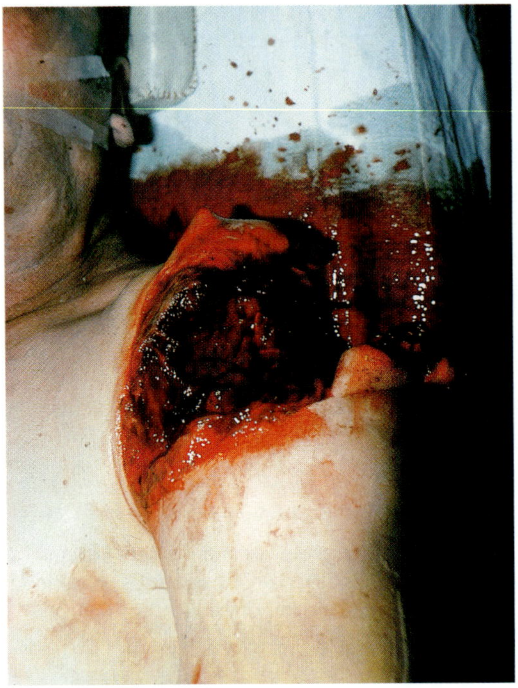

Abb. 5.**11** Hiebwunde durch kriminelle Beilhiebverletzung.

schen Ergebnis adaptieren. Die Infektionsgefahr ist hier gering, die Primärheilung die Regel. Eine Sonderform der Schnittwunde ist die *Hiebwunde* (Abb. 5.**11**), etwa durch einen Beilhieb. Es handelt sich um tiefe, breitklaffende Wunden mit Durchtrennung auch tiefer Weichteilstrukturen, die einer primären Globalversorgung bedürfen.

Stichwunden

Stichwunden entstehen ebenfalls durch scharfe und spitze Gegenstände wie Messer und bajonettartige Metallgegenstände. Eingedrungene Keime lassen zuweilen in harmlos aussehenden Stichwunden gefährliche Stichkanalinfektionen entstehen. Aber auch Holzsplitter und Dornen können Stichwunden verursachen, die besonders infektgefährdet sind.

! Die Stichwunde muß auf jeden Fall revidiert, Fremdkörper müssen entfernt und der Stichkanal exzidiert werden.

Bei unvollständigem Débridement müssen Stichwunden jedenfalls offenbleiben und der Sekundärheilung überlassen werden. Die Ruhigstellung auf einer Schiene ist unerläßlich. Die primäre prophylaktische Gabe eines Breitbandantibiotikums ist hier gerechtfertigt. Bei gleichzeitiger Eröffnung der Brust- oder Bauchhöhle muß die betroffene Körperhöhle auf jeden Fall freigelegt und sorgfältig auf Organverletzungen revidiert werden. Insbesondere bei Dornen- und Holzsplitterverletzungen ist der Tetanusschutz gewissenhaft zu überprüfen und bei unklarem Impfschutz eine Tetanus-Simultanimpfung zu verabreichen. Bei durch gebrauchte Injektionskanülen verursachten Stichwunden ist an die Möglichkeit der Übertragung einer Hepatitis- oder HIV-Infektion zu achten. Blutuntersuchungen zur Anti-HBs-Titerbestimmung bzw. zum HIV-1 + 2-Test sind zu veranlassen, wobei letztere Untersuchung nach 3 und 6 Monaten zu wiederholen ist.

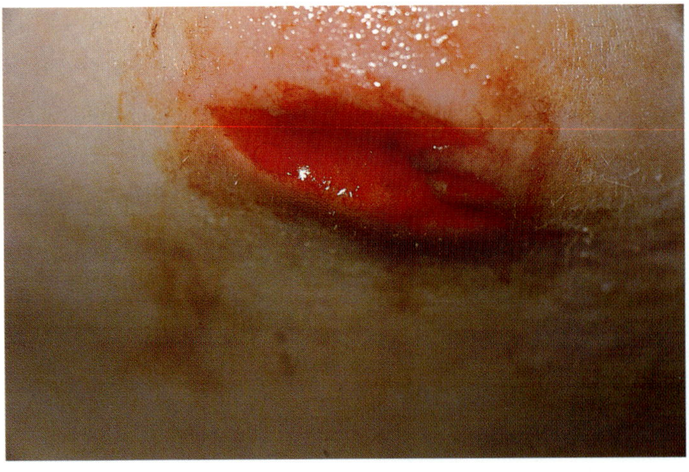

Abb. 5.**12** Platzwunde im Kinnbereich.

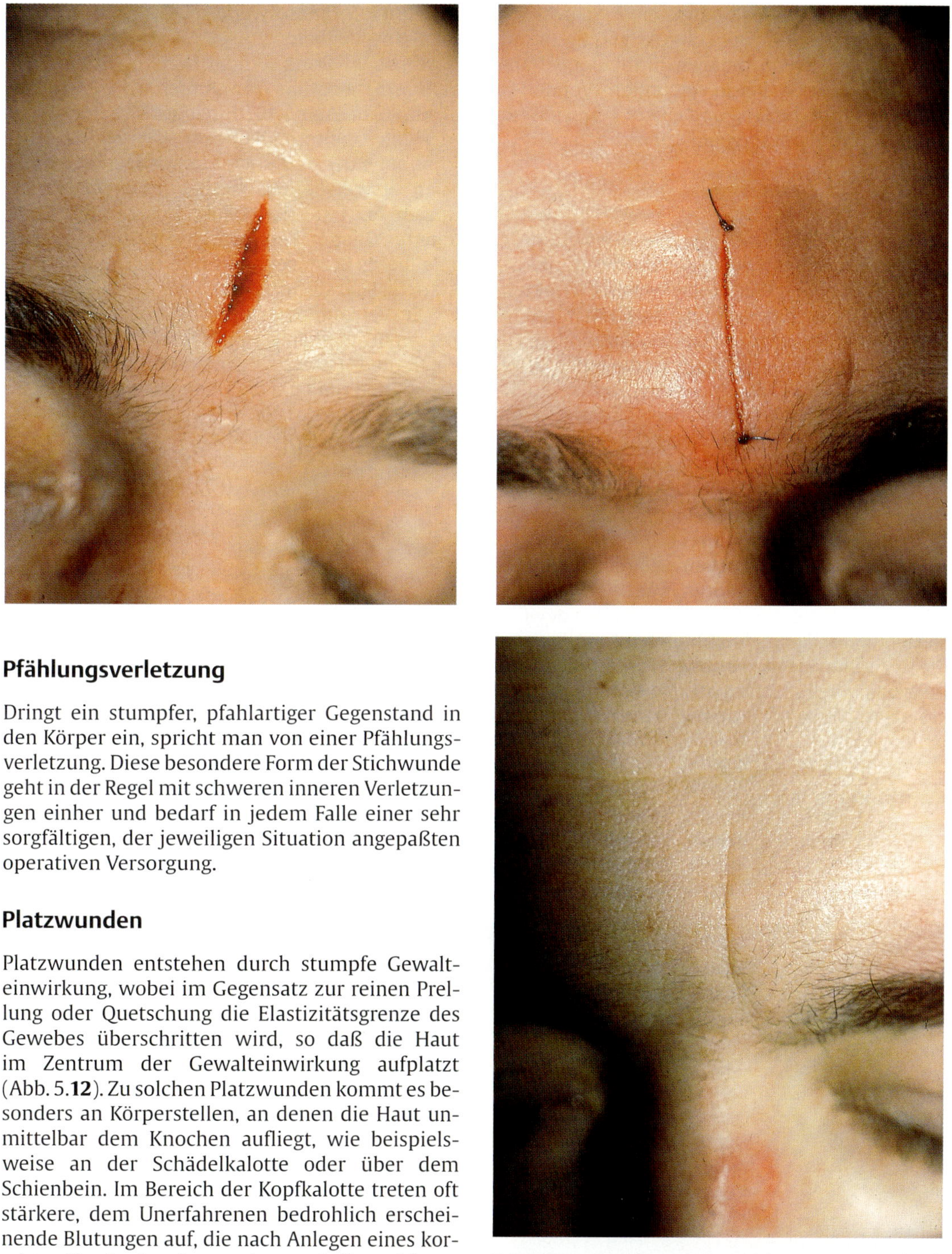

a b c

Abb. 5.**13** Stirnplatzwunde und ihre Versorgung durch fortlaufende Intrakutannaht.

Pfählungsverletzung

Dringt ein stumpfer, pfahlartiger Gegenstand in den Körper ein, spricht man von einer Pfählungsverletzung. Diese besondere Form der Stichwunde geht in der Regel mit schweren inneren Verletzungen einher und bedarf in jedem Falle einer sehr sorgfältigen, der jeweiligen Situation angepaßten operativen Versorgung.

Platzwunden

Platzwunden entstehen durch stumpfe Gewalteinwirkung, wobei im Gegensatz zur reinen Prellung oder Quetschung die Elastizitätsgrenze des Gewebes überschritten wird, so daß die Haut im Zentrum der Gewalteinwirkung aufplatzt (Abb. 5.**12**). Zu solchen Platzwunden kommt es besonders an Körperstellen, an denen die Haut unmittelbar dem Knochen aufliegt, wie beispielsweise an der Schädelkalotte oder über dem Schienbein. Im Bereich der Kopfkalotte treten oft stärkere, dem Unerfahrenen bedrohlich erscheinende Blutungen auf, die nach Anlegen eines korrekten Kopfverbandes rasch zum Stillstand kommen. Platzwunden erfordern eine operative Versorgung mit Wundausschneidung, Débridement,

Wundspülung und spannungsfreiem, schichtweisen Wundverschluß durch eine sorgfältige, atraumatische und wenn möglich intrakutane Nahttechnik (Abb. 5.**13**). Bei so versorgten Wunden ist mit einer Primärheilung und einem guten kosmetischen Behandlungsergebnis zu rechnen.

Rißwunden

Bei entsprechender mechanischer Gewalteinwirkung kommt es zum Aufreißen der Haut und des darunterliegenden Weichteilgewebes. Charakteristisch für Rißwunden sind die zerfetzten und oft noch zusätzlich gequetschten Wundränder. Für Rißwunden besonders anfällig ist die durch längere Cortisonbehandlung pergamentartig geschädigte Haut des älteren Menschen. Rißwunden machen eine sorgfältige Wundausschneidung erforderlich. Technische Schwierigkeiten und die Notwendigkeit zur Schonung von Sehnen, Nerven und größeren Gefäßen setzten einer großzügigen und tiefen Wundausschneidung rasch Grenzen. Bei größeren Rißwunden tritt an die Stelle der reinen Wundexzision das sorgfältige, schrittweise Wunddébridement mit Entfernung allen devitalisierten und schlecht durchbluteten Gewebes. Auf die Notwendigkeit einer ausgedehnten Wundspülung und eines spannungsfreien Wundverschlusses sei in diesem Zusammenhang noch einmal hingewiesen.

Kombinierte Wunden

Bei der Mehrzahl der mechanischen Wunden handelt es sich jedoch um kombinierte Verletzungen – etwa um *Riß-Quetschwunden* (Abb. 5.**14**) mit oder ohne Knochenbeteiligung, z.B. durch Kreissäge, Fräse oder Presse, oder um *Defektwunden* (Abb. 5.**15**) bis hin zur Amputation einzelner Gliedmaßen (Abb. 5.**16**) durch massive Gewalteinwirkungen unterschiedlicher Genese. Die Beschreibung der einzelnen Maßnahmen einer globalen Erstversorgung solcher schweren Verletzungen bis hin zur Replantationstechnik abgetrennter Gliedmaßenabschnitte würde den Rahmen dieses Beitrages sprengen. Hier muß auf die spezielle Literatur verwiesen werden.

Die Versorgung schwerwiegender Verletzungen gehört jedenfalls in die Hand des erfahrenen Unfall- und Handchirurgen und sollte in der Regel besonderen rund um die Uhr einsatzbereiten Spezialzentren überlassen werden.

Bißwunden

! Bißwunden können wie Stichwunden, aber auch wie Riß-Quetschwunden aussehen (Abb. 5.**17**). Sie sind stets stark *infektionsgefährdet*, da beim Biß mit dem Speichel hochvirulente Keime oft tief in das Weichteilgewebe eingebracht werden und sich dort praktisch ohne Inkubationszeit rasch vermehren und ausbreiten können.

Wunden durch Katzenbisse sind wegen der spitzen Zähne der Katze, die oft tief eindringen, mit Infektionsraten bis über 50% besonders infektionsgefährdet. Die Infektionshäufigkeit von Menschenbissen liegt ebenfalls bei etwa 50%. Bißwunden neigen zu einer frühzeitigen Infektion, meist

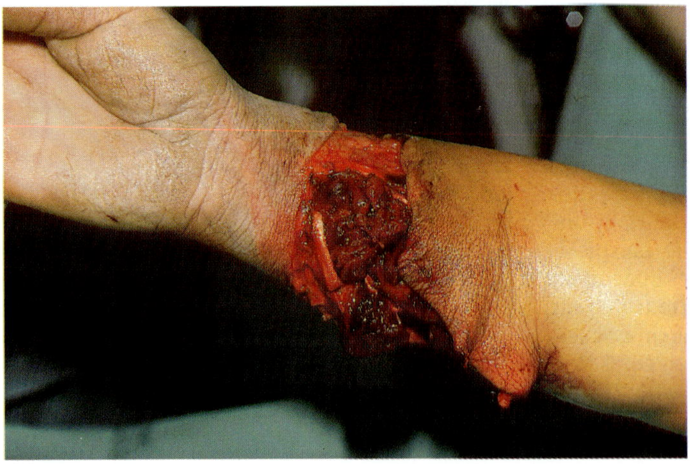

Abb. 5.**14** Riß-Quetschwunde durch Kreissägenverletzung am Unterarm mit Sehnen- und Nervendurchtrennung.

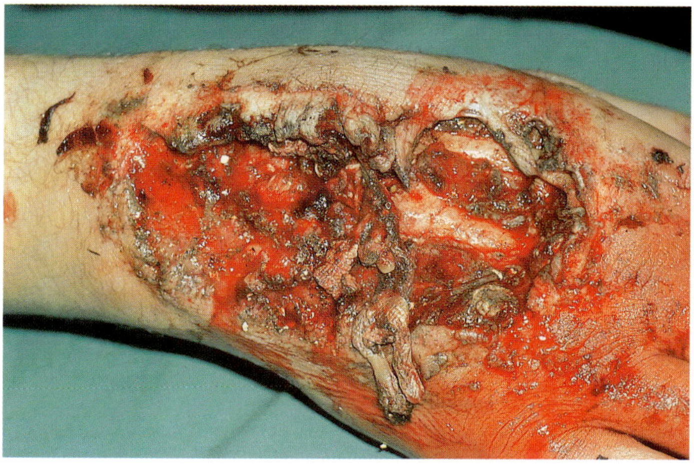

Abb. 5.**15** Defektwunde am Handrücken nach Verkehrsunfall. Befund bei Klinikaufnahme: Strecksehnen des 2.–4. Fingers sind durchtrennt, das Handgelenk ist eröffnet.

a

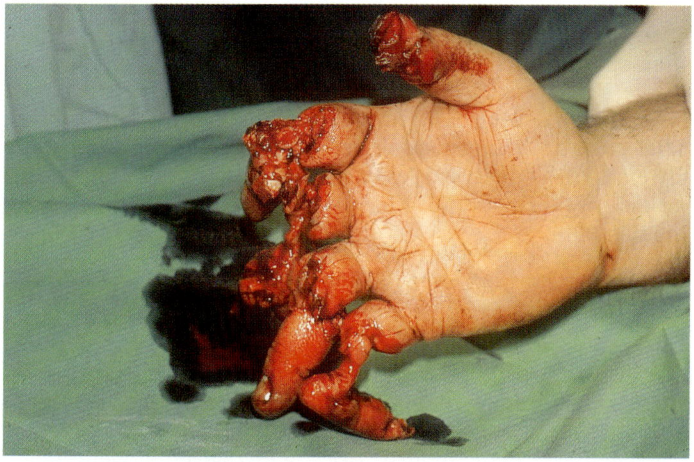

b

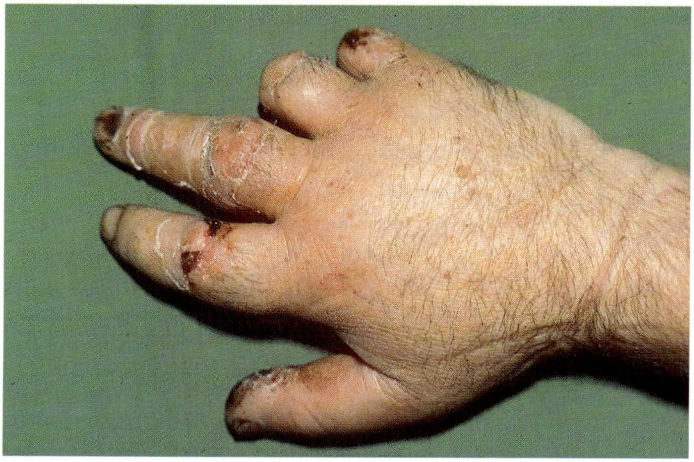

Abb. 5.**16** Kreissägenverletzung mit Amputation des 2.–4. Fingers und Daumenkuppenamputation.
a Befund bei der Klinikaufnahme.
b Zustand 4 Wochen nach erfolgreicher Replantation des 2. und 3. Fingers mit je einer Venen- und zwei Arteriennähten. Sekundäre Nerventransplantation.

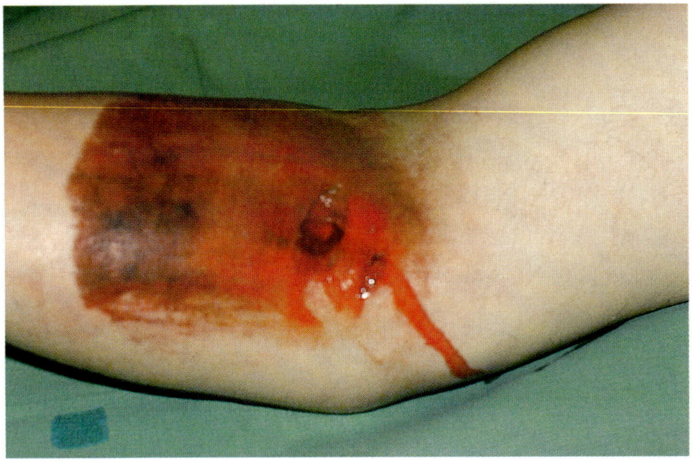

Abb. 5.**17** Hundebißwunde am proximalen Unterarm.

innerhalb von 6–24 Stunden. Die sofortige prophylaktische Gabe eines geeigneten Antibiotikums ist deshalb unbedingt zu empfehlen. Bei Tierbissen ist auch an die Möglichkeit einer Tollwutinfektion, bei Menschenbissen an die Möglichkeit einer HIV-Übertragung zu denken. Wenn möglich, sollten tiefe Bißwunden exzidiert und nach sorgfältigem Débridement durch eine Primärnaht verschlossen werden. Ist aber ein sorgfältiges Débridement nicht möglich, müssen Bißwunden offenbleiben und einer verzögerten Primärnaht oder gänzlich der Sekundärheilung überlassen werden.

Charakteristisch für *Schlangenbißwunden* sind, je nach Anordnung der beiden Giftzähne, zwei im Abstand von etwa 1 cm gelegene feine Stichwunden. Die umgebenden Weichteile sind schon nach kurzer Zeit ödematös angeschwollen. Zuweilen ist die Haut rasch bläulich-violett verfärbt durch die hämolytische Wirkung des Schlangengiftes. Hier steht als Erstmaßnahme das Anlegen einer Staubinde und die Injektion des entsprechenden Schlangenserums als Antidot im Vordergrund der Behandlung. Die Versorgung der Bißwunde selbst ist von untergeordneter Bedeutung. Die Wunde wird allenfalls ausgeschnitten und offengelassen. Das Aussaugen der Bißwunde ist obsolet und sollte unterlassen werden.

Schußwunden

Die Schußwunde ist eine verhängisvolle Kombination aus Riß- und Quetschwunde, da ein Geschoßprojektil im Gewebe zwei Wirkungen hervorruft: Gewebezerreißung einerseits, Druckschädigung infolge des Kavitationseffektes andererseits. Die Schußwunde weist deshalb neben dem eigentlichen Schußkanal noch eine Zone geschädigten oder gänzlich devitalisierten Gewebes auf. Während die Einschußwunde meist klein ist (Abb. 5.**18**) und Pulverschmauch oder Verbrennungen aufweisen kann, ist die Ausschußwunde meist größer und nicht selten stark zerfetzt.

! Da vom Geschoß Fremdkörper wie beispielsweise Kleiderfetzen mitgerissen werden können, ist die besondere Infektgefährdung der Schußwunde verständlich.

Im Vordergrund der Behandlung steht das sorgfältige chirurgische Débridement der Schußwunde, dem freilich trotz großzügiger Erweiterungsschnitte in der Praxis rasch Grenzen gesetzt sind. Bei Bauch-, Thorax- oder Schädelschlußverletzungen muß die betroffene Körperhöhle auf jeden Fall freigelegt oder sorgfältig revidiert werden.

Décollement

Décollement- oder Ablederungsverletzungen entstehen bei massiver Gewalteinwirkung durch tangentiale Scherkräfte, wobei die Haut mit dem Unterhautfettgewebe von der Faszie abgelöst wird. Da die Blutversorgung der Haut durch Gefäße erfolgt, welche die Faszie durchbohren, werden dabei die die Haut versorgenden Blutgefäße abgerissen, so daß der Hautweichteillappen nekrotisch werden muß. Die Verletzung tritt beispielsweise an der unteren Extremität beim Überrollen der

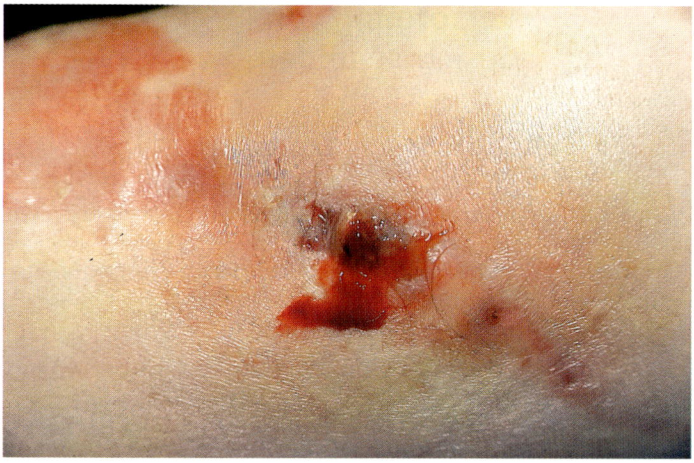

Abb. 5.**18** Schußwunde am Oberschenkel.

Beine durch Autoreifen auf. Die meisten abgelederten Hautlappen sind proximal abgelöst und distal noch angeheftet und oft wie ein Handschuh oder eine Socke am Arm oder Bein heruntergerollt („Degloving injury"). An Handflächen und Fußsohlen, wo die Haut fest mit der darunterliegenden Faszie verbunden ist, erfolgt die Ablederung des Lappens zwischen Faszie und Sehnenscheide bzw. Periost. Eine Sonderform ist die sog. *Aushülsungsverletzung* im Bereich der Finger, wobei meist wegen eines festsitzenden Fingerrings zirkulär die gesamte Haut mit dem Unterhautgewebe handschuhartig abgezogen wird. Bei einer *Skalpierungsverletzung* kann etwa durch sich in rotierenden Maschinen verfangenes Haar die gesamte Kopfhaut abgerissen werden.

Beim Décollement ist die Beurteilung der Durchblutung des Hautlappens oft schwierig. An diagnostischen Methoden ist in erster Linie die Fluoreszenzmethode zu nennen.

! Ziel der Behandlung des Décollements ist es, so viel wie nötig und so wenig wie möglich vom abgelederten Hautlappen zu resezieren und den Haut- und Weichteildefekt so zu decken, daß ein möglichst gutes funktionelles und kosmetisches Resultat erreicht wird.

Das einfache Zurücklegen des abgelederten Hautlappens auf das Wundbett in der Hoffnung, daß er überleben wird, ist wegen der zu erwartenden Hautnekrose nicht indiziert. Die typische Ablederung mit großer offener Wunde wird durch die Resektion der nicht überlebensfähigen Lappenteile und Rückverpflanzung der sorgfältig entfetteten Vollhaut sowie zusätzliche Spalthautdeckung versorgt. Ablederungen von Kopfhaut, Fußsohle und Fingern sollten nach Möglichkeit durch mikroskopische Gefäßanastomierung revaskularisiert werden, und es sollte eine Replantation versucht werden.

Chronische posttraumatische Wunde

! Vorrangiges Ziel der Behandlung chronischer posttraumatischer Wunden ist die Wiederherstellung einer stabilen Weichteildeckung.

An erster Stelle steht das radikale *Wunddébridement* mit chriurgischer Entfernung allen avitalen Gewebes. Unter Umständen ist das Wunddébridement in einer „Second-look-Operation" zu wiederholen. Nur nach Entfernung des minderdurchbluteten oder avitalen Gewebes kann sich frisches Granulationsgewebe bilden und damit die zum Stillstand gekommene Wundheilung fortschreiten. Die in jüngster Zeit sich bietenden Möglichkeiten mikrovaskulärer Lappentransplantationen haben die Sorge des Operateurs, ein gründliches Wunddébridement könne einen nicht sanierbaren Weichteildefekt hinterlassen, weitgehend zerstreut. Vor einem Wundverschluß ist erst die *Konditionierung der Wunde* durch Züchtung eines gut vaskularisierten Granulationsgewebe notwendig. Die zwischenzeitlich kaum mehr überschaubare Vielfalt der von verschiedenen Herstellern angebotenen Wundauflagen, Hautersatzmaterialien und Verbandstoffe unterschiedlichster Zusammensetzung, Struktur und Provenienz macht dem praktisch tätigen Unfallchirurgen die Aufgabe nicht leichter. Je nach Wundart und Wundbeschaffenheit ist eine phasengerechte, den individuellen Erfordernissen angepaßte Wundbehandlung notwendig.

Die Verwendung einer Hautersatzfolie (z.B. Epigard) ist immer dann angezeigt, wenn durch das chirurgische Débridement eine möglichst plane und übersichtliche Wundfläche wiederhergestellt werden konnte, die nach ihrer Konditionierung postprimär gedeckt werden soll. Einerseits schützt die Hautersatzfolie die Wunde vor einer sekundären Keimbesiedelung; andererseits vermag sie das anfänglich von der Wundoberfläche abgesonderte Sekret aufzunehmen. Die offenporige Hohlraumarchitektur der Wundauflage ermöglicht gleichzeitig das Einwachsen der obersten kontaminierten Granulationsschicht in die Poren. Granulationsgewebsneubildung und Revaskularisierung finden um so schneller statt, je besser das Material an der Wundoberfläche haftet. Der Verbandwechsel stellt dann gleichzeitig ein tägliches Sekundärdébridement dar, so daß auf der Wundfläche kaum ein Bakterienwachtum möglich ist. Der Verbandwechsel bewirkt außerdem einen Mitosereiz in dem angrenzenden Stratum basale. Der so entstandene gut vaskularisierte Granulationsrasen läßt sich nach 4–8 Tagen problemlos durch eine verzögerte Primärnaht schließen oder mit Spalthaut decken. Bei zerklüfteten, tiefen Wundhöhlen hat sich die Anwendung tamponierbarer Calciumalginatkompressen (z.B. Sorbalgon) bewährt. Diese wandeln sich bei Kontakt mit Wundsekret in ein feuchtes Gel um, das sich durch hohe Saugkraft mit guter reinigender Wirkung und Förderung der Granulationsgewebsneubildung auszeichnet. Die Anwendung ist so lange zu wiederholen, bis sich ein gut vaskularisierter, sauberer und möglichst planer Wundgrund gebildet hat.

Zum definitiven *Wundverschluß* kommen neben Spalthauttransplantaten je nach Lokalisation und Größe der Wunde gestielte Haut-Muskel-Lappen, vor allem der freie Weichteiltransfer mit mikrovaskulärem Gefäßanschluß in Frage (Beitrag Stocker, S. 160). Als besonders geeignet hat sich für den freien Gewebetransfer der Latissimus-dorsi-Lappen erwiesen. Diese freien Lappenplastiken sollten allerdings Zentren vorbehalten bleiben, die über besondere Erfahrung und Routine mit mikrochirurgischen Opertionsverfahren verfügen.

Versorgung von Gesichtswunden

G. Gehrke

Unter ästhetischen und funktionellen Aspekten gilt es, bei der Versorgung von Wunden im Gesichtsbereich einige Besonderheiten zu beachten, um dauerhaft sichtbarem Schaden vorzubeugen und so psychische Alterationen des betroffenen Patienten zu vermeiden.

! Speziell im Bereich von Augenlidern, Nase und Lippe können unsachgemäße Behandlungen schwere Folgen verursachen, die im Extremfall z.B. durch Beeinträchtigung der Benetzung bis zum Verlust des „an sich gesunden Auges" führen können.

Im Gesichtsbereich operieren wir in einem stets dem Blick exponierten Areal allerdings unter günstigen Voraussetzungen: Kaum eine Region ist ähnlich stark vaskularisiert.

Im Mittelpunkt der Entwicklung der letzten Jahre steht eine zunehmende Anwendung optischer Hilfen in Form von Lupenbrille und Mikroskop in der Gesichtschirurgie mit dem Ziel, die funktionellen und kosmetischen Ergebnisse weiter zu verbessern.

Allgemeine Aspekte der Gesichtschirurgie

Der Auswahl und Anwendung des adäquaten *Nahtmaterials* ist im Gesichtsbereich besondere Beachtung zu schenken:

Für extraorale Wundversorgungen sollten atraumatische monofile Fäden mit scharfer Nadel benutzt werden, und zwar je nach Ausprägung und Art der Wunde in den Stärken 5–0 bis 7–0, in Einzelfällen auch 8–0. Als Standardtechnik bietet sich hier die Einzelknopfnaht an. Dabei sollte man das Mikroinstrumentarium nicht mit zu dicken Nadeln ruinieren.

Für fortlaufende intrakutane Nähte bevorzugen wir heute gegenüber dünnem, atraumatischem, geflochtenem Draht monofile, resorbierbare Fäden der Stärken 2–0 bis 5–0, z.B. Polyglykonat (Maxon). Sie haben den Vorteil, daß bei der Nahtentfernung nicht „gezogen" werden muß mit dem Risiko des Fadenrisses, sondern nur die beiden Endknoten abgeschnitten werden. Andere fortlaufende Nahttechniken sind nur in nicht sichtbaren Bereichen wie retroaurikulär sinnvoll.

Für die subkutane Naht kommt geflochtenes, resorbierbares Material, das gefädelt wird (z. B. Bondek, Dexon Bicolor, Vicryl) in Frage. Es wird immer in der versenkten Knotentechnik nach Farrior-Straith angewandt. Selbstverständlich können auch die teureren atraumatischen Fäden benutzt werden.

Schleimhautwunden sollen wegen der Vulnerabilität mit innen scharfer (Dreikantspitze) oder runder, halbkreisförmig gebogener Nadel ausgeführt werden. Nadeln mit $^3/_8$-Kreisradius genügen meist den anatomischen Anforderungen in der Mundhöhle nicht.

Neben Wasser, Mucinen, Elektrolyten und Amylase enthält der Speichel sowohl Immunglobuline wie auch proteolytische Enzyme in allerdings geringer Konzentration. Durch die proteolytischen Enzyme verläuft die Wundheilung gering protrahiert.

> ! Diese Tatsache sowie das ständig feuchte Milieu verbieten die Anwendung schneller resorbierbaren Nahtmaterials wie z. B. Catgut.

Letzteres quillt viel zu rasch auf, und die Knoten lösen sich vorzeitig. Es empfiehlt sich geflochtenes, nicht oder langsam resorbierbares Material der Stärken 3 – 0 bis 5 – 0. Wir bevorzugen geflochtenes Polyestermaterial, Seide oder auch langsam resorbierbare Fäden, wie sie für die subkutane Technik genannt wurden. Monofiles Material wird von den Patienten wegen der spitzen Fadenenden als lästig empfunden.

Intraoral belassen wir das Nahtmaterial für 10 Tage. Extraoral erfolgt die Nahtentfernung am 4. – 6. Tag. Wurde initial mit dem Mikroskop genäht, muß die Nahtentfernung auch mit Mikroskop oder der Lupenbrille unter Benutzung einer Mikroschere erfolgen. Für die Versorgung extraoraler Wunden in *Mikronahttechnik* bewährte sich speziell für den weniger Geübten in der Mikrochirurgie ein arretierbarer Nadelhalter (z. B. nach Castroviejo) besonders gut. Insbesondere im Bereich der Lippenrot-Weiß-Grenze und der Augenlider empfehlen wir eine 3,5fach vergrößernde Lupenbrille oder kleinere Mikroskopvergrößerung (7 – 10fach).

Für die Chirurgie der Nerven ist das Mikroskop absolute Voraussetzung.

Wird nicht aus anderen Gründen in Allgemeinanästhesie gearbeitet, gelingen viele kleinere und mittlere Wundversorgungen problemlos in *Lokalanästhesie*. Diese kann am sichersten in Form der „Leitungsanästhesie" an den markanten Austrittspunkten des N. trigeminus, nämlich supraorbital, infraorbital und am Foramen mentale, vorgenommen werden. Weniger günstig wirkt sich die Infiltrationsanästhesie aus, da durch Aufquellen des unmittelbaren Operationsareals topographische Veränderungen resultieren, die dem Ungeübten Schwierigkeiten bereiten können. In solchen Fällen ist eine Allgemeinanästhesie vorzuziehen.

Als Mittel der Wahl bewährt sich z. B. 2%ige Lidocainlösung mit einem Adrenalinzusatz 1 : 100 000. Für umfangreichere Infiltrationen steht 0,5%ige Lidocainlösung mit Adrenalin 1 : 200 000 zur Verfügung.

> ! Wir raten dringend von einer eigenen Anmischung des Anästhetikums ab, wenn nicht große Erfahrung in diesem Bereich besteht.

Die genannten oder alternativen Präparate sind in fertigen Ampullen oder 50-ml-Fläschchen am Markt erhältlich. Lokalanästhetika ohne vasokonstriktorischen Zusatz werden im Gesicht sehr schnell resorbiert und gestatten oft keine ausreichende Anästhesietiefe bzw. -dauer. Mittel mit vasokonstriktorischem Zusatz können ohne Bedenken auch an den „Akren" Nase und Ohr angewendet werden! Für die Schleimhautanästhesie der Bindehaut stehen Fertigpräparate in Tropfenform zur Verfügung, die als Anästhetikum meist Procain enthalten, das für andere Zwecke nicht mehr verwandt werden sollte.

Liegen im Bereich des äußeren Integumentes Schmutzeinsprengungen vor, so müssen diese möglichst vollständig entfernt werden, da sie anderenfalls später sichtbar bleiben. Hier kann man sich rotierender kleiner Stahlbürstchen bedienen, nachdem grober Schmutz mit 3%iger H_2O_2-Lösung entfernt wurde. Bei tieferen Einsprengungen wie z. B. Schmauchpartikeln muß jeder einzelne Partikel in oft langer Kleinarbeit mit einem spitzen Skalpell oder einer Kanüle beseitigt werden.

Oberflächliche Abschürfungen werden mit Wasserstoffperoxid gereinigt, mit handelsüblichen Hautdesinfizienzien wie z. B. Polyvidonjod oder Merbromin desinfiziert und mit Kollagenvlies (z. B. Lyostypt) abgedeckt. Dieses verbleibt für mindestens eine Woche. Alternativ stehen seit einigen Jahren eine Reihe z.T. sehr komplex aufgebauter, vorgefertigter Wundabdeckungen, wie Polyurethan-Schaum (Epigard, Lyomousse) und Kombinationen desselben mit Carboxymethylcellulose (Comfeel plus), Silicon-Netzauflagen (Mepitel) u.a.m. zur Verfügung, die speziell für offene Wundflächen an Rumpf und Extremitäten entwickelt wurden. Ihre Anwendung im Gesicht erscheint nur selten angezeigt und bedarf spezieller Kenntnis der Handhabung, da anderenfalls diese teuren Wundauflagen nicht preiswürdig eingesetzt werden. Grundsätzlich kann auch eine Gerbungsbehandlung mit Merbromin, Tannin und Argentum nitricum erwogen werden, wie sie auch bei der Verbrennungsbehandlung bekannt ist.

! Bei der Versorgung *äußerer Wunden* im Kopf-Hals-Bereich empfiehlt sich unbedingt, den Spaltlinien nach Langer ebenso wie den im Laufe des Lebens erworbenen natürlichen Faltenbildungen Rechnung zu tragen.

Quer zu den Spaltlinien liegende Wunden erfahren durch die mimische Muskulatur unerwünschten Zug, und es resultieren häßliche Narben. In diesen Fällen eignet sich die fortlaufende Z- oder W-Plastik, auch „broken line technique" genannt, die Narben teilweise in die Spaltlinie zu plazieren. Darüber hinaus nimmt das Auge dergestalt „unterbrochene" Narben weniger wahr als eine lange breite Narbe.

Bis eine Narbe ihr endgültiges Aussehen erreicht, kann ein Jahr vergehen. Daher erscheint es in aller Regel kaum sinnvoll, schon nach kurzer Zeit zu Korrekturen zu raten. Vielmehr hilft dem Patienten die Erklärung der noch weiter zu erwartenden Abblassung durch immer gefäßärmeres, faserreiches Bindegewebe, die nötige Geduld aufzubringen.

Externe Nachbehandlungen jedweder Art werden aus einer schlecht plazierten, ungünstigen Narbe niemals ein ansprechendes Resultat zaubern. Hier sollte nicht zuviel erhofft werden. Es besteht die Möglichkeit, ggf. mit cortisonhaltiger Salbe für 2–3 Wochen initial nachzubehandeln, wovon der Autor aus verschiedensten Gründen nicht zuletzt wegen der Complicance eher abrät. Im Anschluß wird „Narbensalben" (Contractubex) eine gewisse Wirkung zugesprochen.

Wichtiger erscheint jedoch eine *korrekte Verbandtechnik*. Adaptierende, mit einem eingewebten Faden versehene Pflaster können nach frühzeitiger Nahtentfernung die Wunde für einige weitere Tage stabilisieren. Von Nasensekret oder Speichel benetzte äußere Wunden werden am besten offen behandelt oder zusätzlich mit Zinköl oder Zinkpaste abgedeckt, um ein Mazerieren zu vermeiden. Bei großflächigen Wunden bewährt sich initial ein Kopfverband (sog. Kapistrum) für 1–2 Tage.

Im Kopf-Hals-Bereich und insbesondere im Gesicht erscheint es möglich, Wunden auch nach einer längeren *Zeit* noch primär zu versorgen, als dies an anderen Stellen möglich wäre. So gilt hier eine 12-Stunden-Regel nicht strikt. Es kann so materialsparend wie nur möglich vorgegangen werden: Auch kleinere Wundlappen, die nur spärlich gestielt erscheinen, können wieder eingenäht werden.

Die im Gesichtsbereich gar nicht seltenen *Bißverletzungen* – in der überwiegenden Mehrzahl der Fälle durch Haustiere verursacht – werden nach gründlicher Wundtoilette primär versorgt! Dabei entstandene Substanzverluste deckt man fast immer durch lokale Lappenplastiken. Gerade hier darf die Überprüfung des Tetanus- und Tollwutimpfschutzes nicht vergessen werden.

Liegen perforierende oder *größere, kombinierte Knochen-Weichteil-Verletzungen* vor (Abb. 5.**19**), gilt die von Ganzer (19) postulierte Regel der Versorgung „von innen nach außen", sofern aus allgemeinmedizinischen Gründen die Stabilisierung des Skelettes nicht hintangestellt werden muß. Auch in solchen Fällen sollte immer eine Versorgung der Weichteile angestrebt werden, ja ihre Unterlassung kann durch fortbestehende Blutungen schwerwiegende Folgen haben.

! Insbesondere Skalpverletzungen sind sofort zu inspizieren und noch vor jedem längeren Sekundärtransport unbedingt zu versorgen.

Dazu kann in behaarten Abschnitten ohne weiteres stärkeres Nahtmaterial eingesetzt werden. Eine Rasur ist aus hygienischen Gründen nicht erforderlich.

Auch eine gründliche Inspektion der gesamten Mundhöhle darf nicht vergessen werden. Schließlich werden hier bei bewußtlosen Patienten erheblich blutende Wunden oft übersehen.

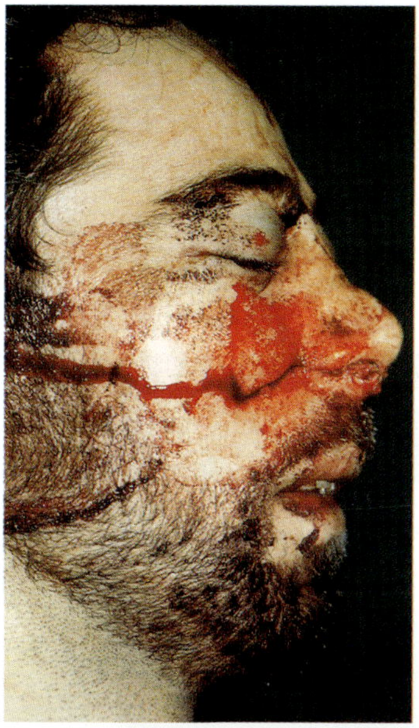
a

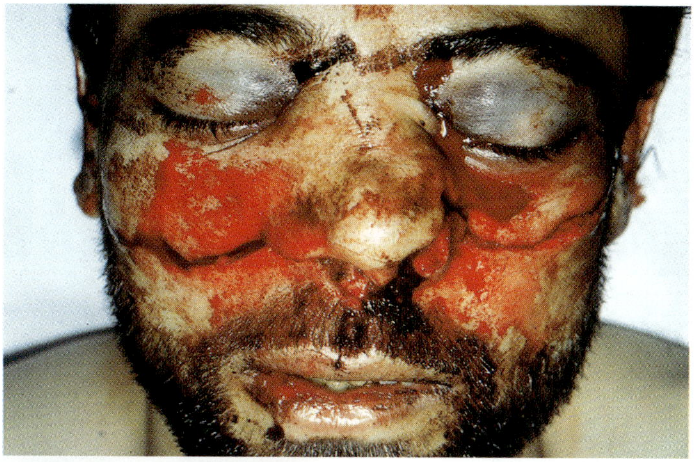
b

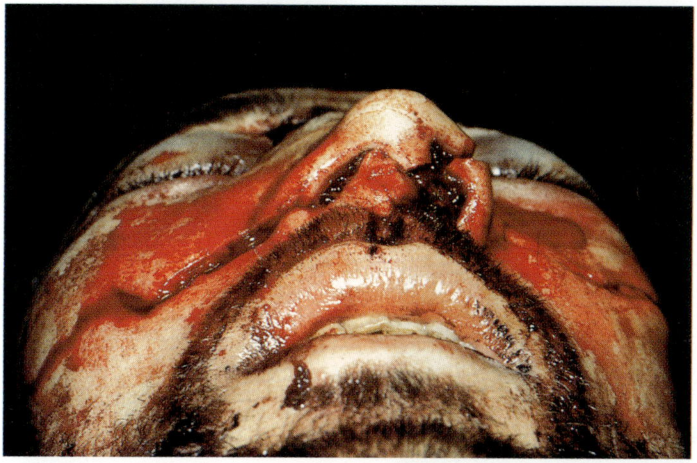
c

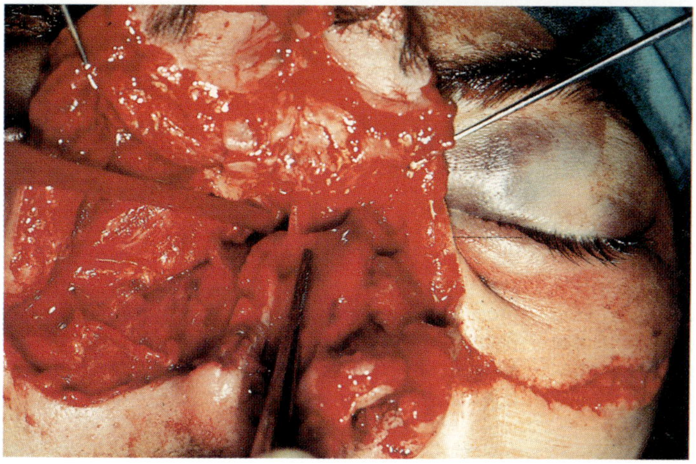
d

Abb. 5.**19** Die quere Weichteilverletzung des Mittelgesichtes betrifft alle Schichten einschließlich einer mehrfachen Durchtrennung des Nasenflügelknorpels und des Septumknorpels. Die Inspektion zeigt zusätzlich eine zentrale Mittelgesichtsfraktur mit Nasenbeteiligung (**a – d**). Resultat ein halbes Jahr postoperativ: bis auf unzureichende Refixation des medialen Lidbandes links mit geringer Dystopia canthorum ansprechendes kosmetisches und funktionelles Resultat dank gründlicher schichtweiser Versorgungstechnik (**e – g**).

Fortsetzung Abb. 5.**19** ▶

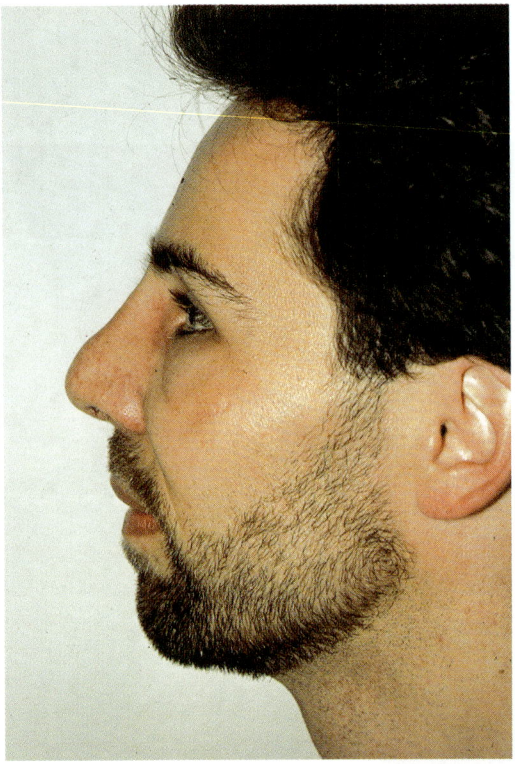
e

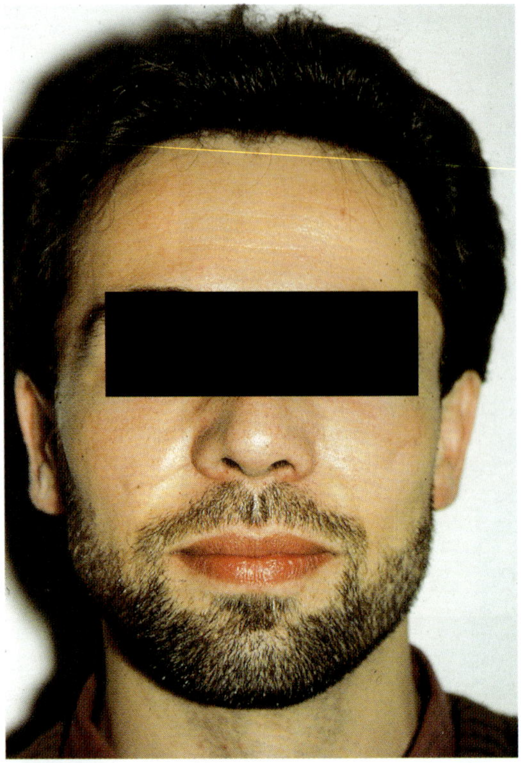
f

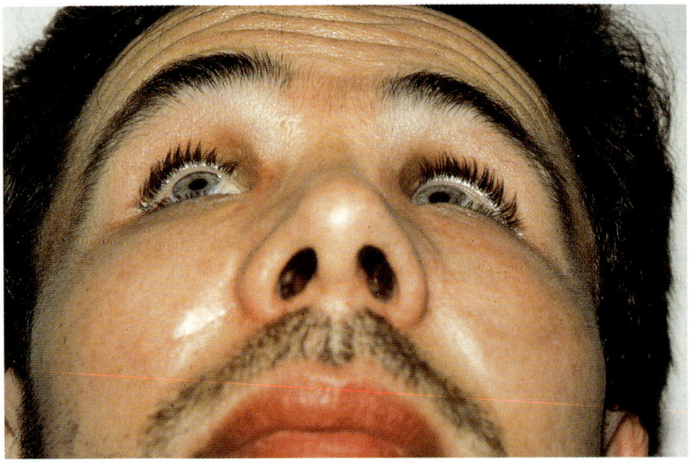
g

Abb. 5.**19**

Spezifika

Wie zuvor angesprochen, gilt es zunächst, intraorale *Knochenwunden* zu versorgen. Hierzu wird meistens zunächst zur Wiederherstellung der Funktion ein dentaler Schienenverband eingegliedert und der Zubiß fixiert. Nach entsprechender Reposition der Frakturen erfolgt die Stabilisierung im Mittelgesicht entlang der Trajektorien des Gesichtsschädels. Grundsätzlich stehen zwei Prinzipien zur Verfügung: adaptative, monokortikale Osteosynthesen (Champy-Prinzip) in Form sog. Miniplatten, die am Unterkiefer in der Neutral- oder Zugzone angebracht werden, sowie Kompressionsosteosynthesen, die am Unterkiefer bikortikal appliziert werden (AO-Systeme, Luhr-Platten).

Im Mittelgesichts- und Hirnschädelbereich sollten heute ausschließlich Titanplatten zur Anwendung gelangen, nicht nur unter dem Aspekt der Biokompatibilität, sondern vielmehr hauptsächlich, weil die geringe Dichte des Titans bei den bildgebenden Verfahren (CT) keine Artefakte auslöst und so die postoperative Kontrolle bei kombinierten intra- und extrakraniellen Läsionen jederzeit gewährleistet bleibt. Das Material ist nicht magnetisch, so daß auch MR-Untersuchungen möglich sind. Für spezielle Indikationen in der Periorbita- und Stirnhöhlenchirurgie stehen heute ergänzend sog. Mikroplatten zur Verfügung, die allerdings keine größeren Lasten aufnehmen können. In weiten Bereichen ist eine Entfernung dieses Osteosynthesematerials Ermessensfrage und nicht mehr zwingend erforderlich. Für spezielle Indikationen stehen jetzt auch resorbierbare Platten aus dem Copolymer Polylactid und Polyglykolsäure (60) zur Verfügung.

Sind in der Mundhöhle wesentliche muskuläre Strukturen durchtrennt, müssen diese insbesondere etwa im Bereich des Weichgaumens anatomisch korrekt zusammengefügt werden, damit später keine Sprachstörungen resultieren.

! Zur Nachbehandlung intraoraler Läsionen gilt, daß *niemals* im Sterilen gearbeitet wird.

Die Wunde ist immer mit den Keimen der Mundhöhle kontaminiert – eine so postulierte schleimhautdichte Naht exisitiert nicht. Daher empfiehlt sich bei ausgedehnteren Wunden unbedingt eine adjuvante antibiotische Behandlung, die dem Faktum Rechnung tragen sollte, daß gerade auch die schwer nachweisbaren, jedoch ubiquitär anzutreffenden Anaerobier wie Fusobacterium fusiforme, Bacteroides, Actinomyces usw. abgedeckt sind. Dies erreichen Standardpenicilline nicht. Clindamycin und Penicillinkombinationen, z. B. mit Clavulansäure oder Sulbactam, haben sich deshalb besonders gut bewährt, weil nach initialer parenteraler Applikation eine orale Weiterbehandlung problemlos möglich erscheint.

Lokal kann die Behandlung mit 2%iger Gentianaviolettlösung ergänzt werden. Auch Chlorhexidin und Polyvidonjod, in verschiedenen Mundspüllösungen fertig angeboten, sind geeignet. Hier sind wegen anästhesierender oder alkoholischer Zusätze nicht alle Präparate auch für Kinder zugelassen.

Bei mehrere Schichten einschließlich Knorpel durchsetzenden Wunden im Bereich von Ohr und Nase genügt eine Versorgung der oberflächlichen Hautwunde allein keinesfalls. Der Knorpel muß – möglichst atraumatisch – genäht werden, und nicht selten empfiehlt sich hinterher ein entsprechender Stützverband. Nur so können sekundäre häßliche Stufenbildungen vermieden werden. Im Bereich der Nase spielen hier entsprechende Tamponaden die größte Rolle. Wenngleich vorgefertigte, sekundär quellende Tamponaden verfügbar sind, bevorzugen wir die individuelle Salbentamponade. Hier können schon fertig vaselinierte Tamponaden benutzt werden oder solche, die individuell mit Tetracyclinsalben (Terramycin, Aureomycin) hergestellt werden. Sie lassen sich den individuellen Verhältnissen am besten anpassen. Die Tamponaden verbleiben zunächst für 5 – 7 Tage und werden dann entweder erneuert oder in Einzelfällen durch eine stützende kleine Pelotte ersetzt.

! Aus forensischen Gründen ist eine Sicherung der Tamponade unbedingt erforderlich!

Zur Vermeidung der Aspiration kann entweder ein Teil derselben Tamponade in das andere Nasenostium geführt werden, ober die Tamponade muß mittels Naht am Septum befestigt werden.

Bei größeren Defekten im Bereich von Nase oder Unterlid bietet sich zur Gewährleistung der entsprechenden Stützfunktion die sofortige Versorgung mit einem *zusammengesetzten Haut-Knorpel-Transplantat (composite graft)* vom Ohr an. Die Entnahme erfolgt nach Anfertigung einer kleinen Schablone aus Papier in der Regel retroaurikulär. Der Defekt kann meist primär verschlossen werden. Es ist darauf zu achten, daß die benötigte Haut etwas größer genommen wird als der entsprechende Knorpel. Um ein Abscheren der Haut vom Knorpel zu vermeiden, heftet man sie mit ein bis zwei feinen Nähten zart an. Hier ist eine Lokalanästhesie mit vasokonstringierenden Zusätzen kontraindiziert, da die Substanz in dem entnommenen Transplantat nicht abgebaut werden kann und eine Nekrose begünstigt.

Beim Einnähen in den Defekt wird die *Überknüpftechnik* empfohlen, wie sie Schuchardt (54) angab. Dazu werden die einzelnen Fäden geknotet und lang gelassen und in vier Quadranten jeweils in eine Klemme gegeben. Dann wird ein der Größe entsprechendes Stück Schaumgummi zurechtgeschnitten, mit Tetracyclinsalbe getränkt und auf das Transplantat aufgebracht. Darauf kommt ein kleines Stück festeres Material, üblicherweise eine mit einer Kompresse umwickelte, entsprechend zugeschnittene kleine Bleiplatte. Der Assistent kann nun den Schaumgummi mit der Bleiplatte auf die Unterlage pressen, und die Fäden können zu den Quadranten zusammengefaßt darübergeknotet werden. Wir verkleiden den Knoten mit kalt härtendem Polymethacrylatkunststoff (Paladur, Palacos), um eine vorzeitige Lösung zu vermeiden. Auf diese Art wird die Ausbildung eines Hämatoms unter dem Transplantat sicher vermieden. Allerdings bleibt zu berücksichtigen, daß diese zusammengesetzten Transplantate doch sehr hohe Anforderungen an die Ernährung aus der Umgebung stellen. So nimmt es nicht wunder, daß gelegentlich auch längerfristig mit einer Veränderung des Hautkolorits zu rechnen ist.

Auch andere Hauttransplantate, die von retroaurikulär oder seitlich am Hals entnommen werden können, lassen sich auf diese Art zu einer zuverlässigen Einheilung bringen. Dünne oder gar „gemeshte" Spalthaut führt im Gesicht nicht zu den gewünschten kosmetischen Ergebnissen.

! Nur kräftige Spalthaut oder Vollhaut bringt zufriedenstellende Resultate.

Dabei erweist sich möglichst gesichtsnah entnommene Haut in Textur und vor allem Kolorit als vorteilhafteste Lösung. Haut von der Oberarminnenseite beispielsweise bleibt immer blasser als die übrige Gesichtshaut – und damit auffällig. Stets sollte das Transplantat größer entnommen werden, als der Defekt ist. Will man die primäre Schrumpfung durch das Herauslösen aus dem Verband der umgebenden Kollagenfasern etwas mildern, empfiehlt sich zuvor das glatte Aufbringen einer Klebefolie. Exakte Zahlenangaben in mm Dicke erscheinen wenig sinnvoll, da je nach Entnahmeort die Hautschichtendicke variiert.

Ergibt sich bei tieferen Verletzungen der Verdacht auf eine Läsion des N. facialis (Abb. 5.**20**), so sollten mit dem Mikroskop die Nervenenden aufgesucht und mit 8–0- bis 10–0-Naht versorgt werden. Wird ein *Nerventransplantat* erforderlich, kann ein Stück des N. auricularis magnus oder des N. suralis entnommen werden. Dieses – insbesondere vom N. suralis – ist bei der Entnahme zu markieren und später in umgekehrter Richtung einzunähen, um ein ungewünschtes, vorzeitiges Aussprossen der Axone zu vermeiden. Im Gesicht ist eine Faszikelnaht angezeigt. So läßt sich auch der Stirnast peripher reparieren. Will man die mikrochirurgische Versorgung nicht selbst vornehmen oder kann diese aus anderen Gründen nicht sofort erfolgen, sollten die Nervenden in jedem Fall mit einem dünnen (6–0 / 7–0), nicht resorbierbaren Faden markiert werden.

Treten im Bereich einer Narbe nach längerer Zeit unschöne kleine Stufen, die gering über das übrige Hautniveau erhaben sind, auf, kommt neben der chirurgischen Korrektur die *Dermabrasion* als Mittel der Wahl in Frage. Mit einem nicht zu kleinen Diamanten wird unter ständiger Kühlung niedrigtourig die Narbe abgeschliffen bis zur Blutung aus den oberflächlichen Kapillaren. Keine Dermabrasion kann eine indizierte chirurgische Korrektur ersetzen: Es darf nicht zu tief geschliffen werden, sonst resultieren eventuell später länger anhaltende Veränderungen der Hautfarbe. Die Wunde wird entweder wie in der Verbrennungschirurgie gegerbt oder nur mit einem Kollagenvlies belegt und offen trocken nachbehandelt. Alternativ kann in einigen Fällen auch eine Laserbehandlung mit gepulstem CO_2-Laser gute Resultate erbringen.

Zum *primären* wie zum *sekundären Wundverschluß* im Gesicht eignen sich die zahlreichen Methoden lokaler *Nahlappenplastiken*, deren wohl älteste Darstellung, die Nasenrekonstruktion nach der indischen Methode, aus dem Mittelalter stammt. Die vielfältigen Dreh-, Schwenk- und Rotationslappen repräsentieren ausgezeichnete Möglichkeiten des Gewebeersatzes an Lippen, Wange, Nase, Lidern und Stirn.

Darüber hinaus eröffnet die Methode der *Gewebevordehnung (Tissue expansion)* (Abb. 5.**21**) eine zusätzliche Erweiterung der Möglichkeiten bei der Verwendung lokaler Lappenplastiken, so daß die heute mehrheitlich mikrochirurgisch verpflanzten *Fernlappen* der Rekonstruktion ausgedehnter Defekte nach schwersten Pfählungs- und Schußverletzungen vorbehalten bleiben.

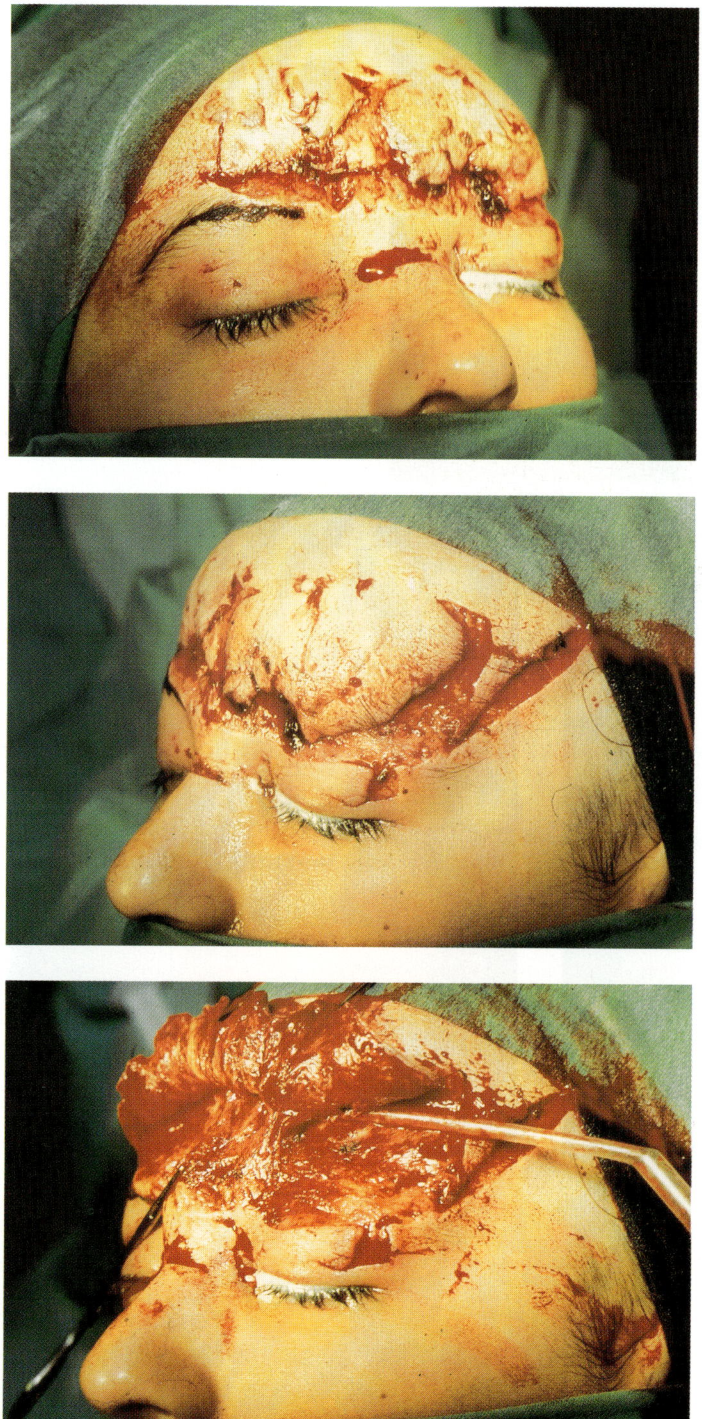

a b c

Abb. 5.**20** Nach einem Autounfall durch Glas verursachte Schnittverletzungen mit mehrfacher Durchtrennung des Stirnastes des N. facialis. Primäre Wundversorgung mit Mikronervanastomosierung (**a – c**). Resultat nach über einem Jahr und einmaliger Dermabrasion der Stirnwunden bei vollständiger Wiederherstellung der Nervfunktion (**d – f**).

Fortsetzung Abb. 5.**20** ▶

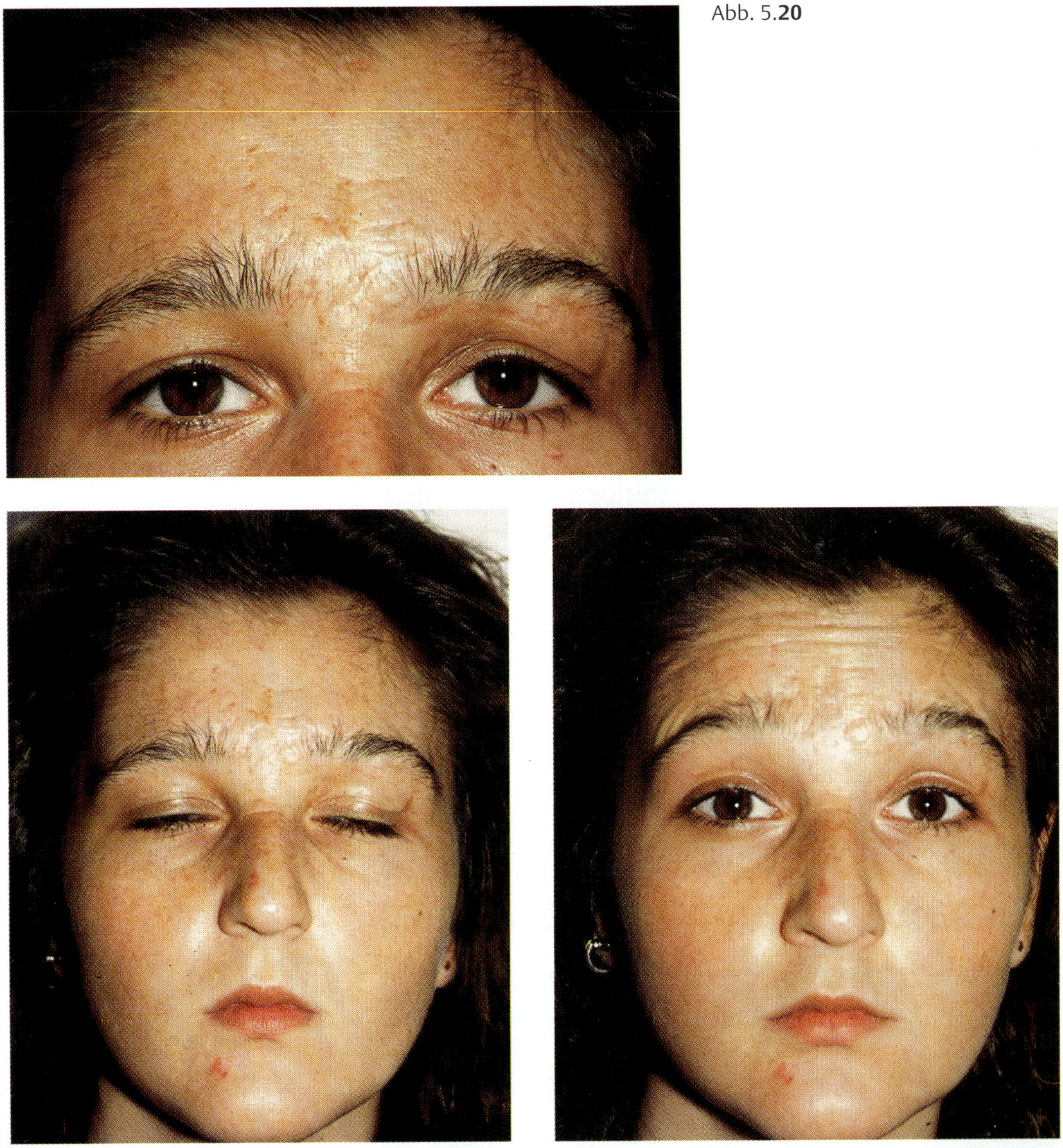

d e f

Abb. 5.**20**

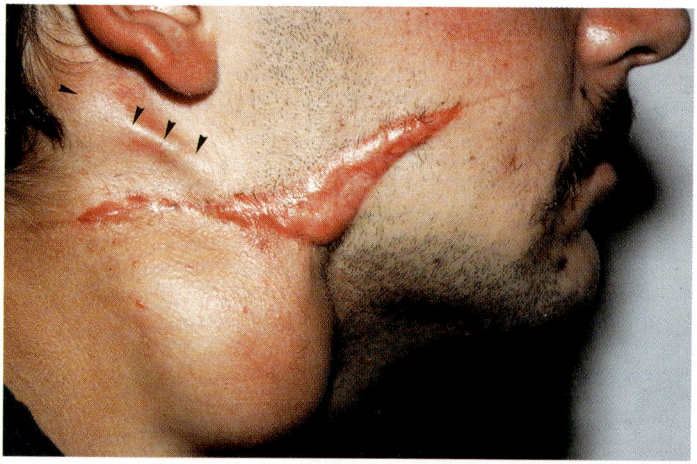
a

Abb. 5.**21** Mechanisch ungünstig über dem Unterkieferrand gelegene alte Unfallnarbe mit erheblicher Keloidbildung: Zustand nach Gewebevordehnung mit einem Skin-Expander mit separat gelegenem Ventil (Pfeilspitzen). Die anschließende Korrektur zeigt nach einem halben Jahr die jetzt im Hautniveau befindliche Narbe; aufgrund der verbleibenden Zugbelastung resultiert jedoch erneut ein kosmetisch nicht voll zufriedenstellendes Ergebnis.

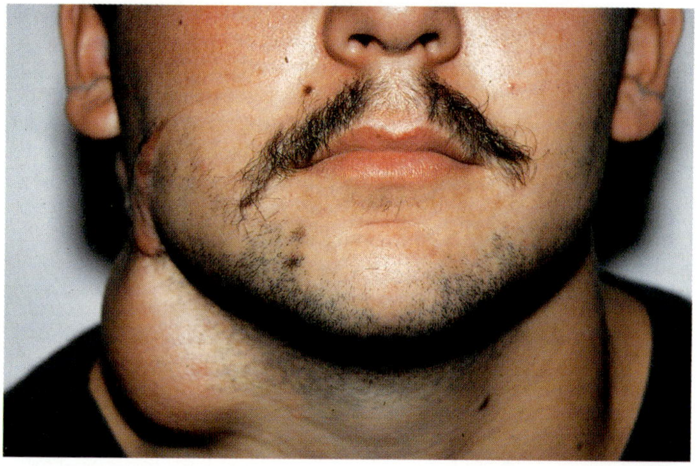
b

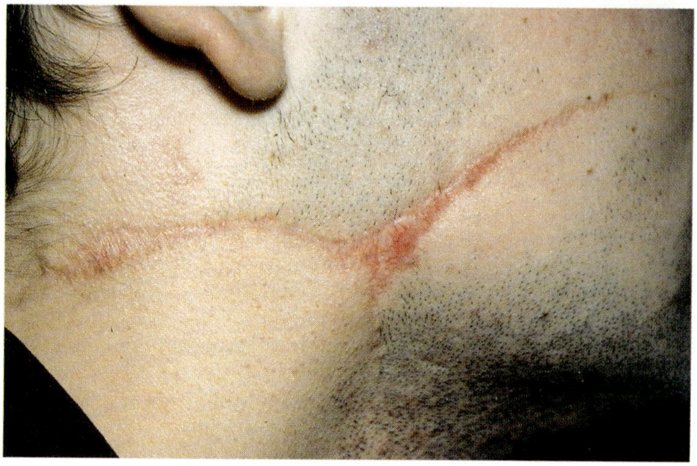
c

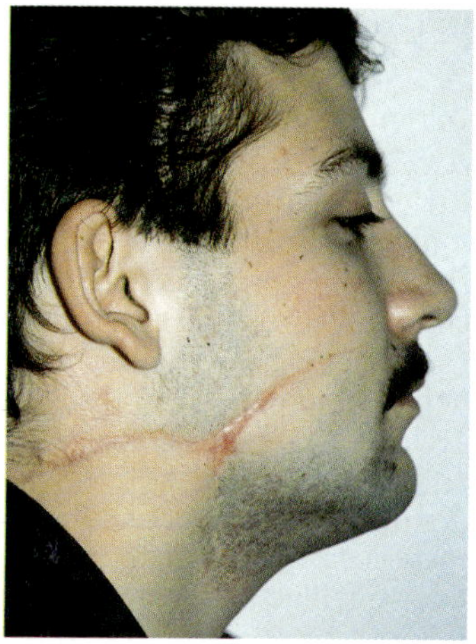
d

Wundversorgung im Bereich der Hand

H. Förstner

Einleitung

Zur Versorgung von Handverletzungen müssen Voraussetzungen vorhanden sein, die der Kompliziertheit der anatomischen und funktionellen Wiederherstellung einer Handverletzung gerecht werden. Der Operateur steht einer Herausforderung gegenüber, deren Bewältigung er sich bewußt sein muß. Kritische Selbsteinschätzung seiner Fähigkeiten und Möglichkeiten sollte geübt werden.

Voraussetzungen

Zu den Voraussetzungen zählen unter anderem exakte anatomische Kenntnisse im Bereich der Hand. Aufgrund der sehr nahe beianderliegenden Strukturen, Haut, Nerven, Gefäße, Muskeln, Sehnen, Sehnenscheide, Ligamente und Knochen, können selbst bei minimaler äußerer Verletzung funktionell wichtigste Strukturen mitverletzt sein, deren Versorgung für die Handfunktion mehr im Vordergrund steht als die Versorgung der äußeren Wunde. Die Suche nach mitverletzten, tieferen Gewebsanteilen ist also die entscheidendste Aufgabe des Erstversorgers.

> ! Versorgung von Handverletzungen setzt voraus:
> - exakte anatomische Kenntnisse,
> - entsprechende technische Möglichkeiten und Fähigkeiten.

Das Ziel, ein Maximum an Funktion wiederherzustellen, bedarf fachübergreifender Techniken. Es sollten unfallchirurgische, orthopädische, plastisch-chirurgische, neurochirurgische und gefäßchirurgische Techniken angewandt und entsprechend der Feinheit der Handstrukturen auch beherrscht werden. Oft sind auch mikrochirurgische Techniken notwendig.

Dazu benötigt der Operateur ein entsprechendes Instrumentarium und die Fähigkeit der atraumatischen Operationstechnik, die nur in Verbindung mit Blutsperre oder Blutleere und Lupe bzw. mikroskopischer Vergrößerung möglich ist (51, 53).

Wundarten

Je nach Entstehungsursache unterscheidet man
- Schürfwunde,
- Schnittwunde,
- Stichwunde,
- Riß-Quetschwunde,
- Platzwunde,
- Bißwunde,
- Décollement, Avulsionsverletzungen,
- Schußwunden,
- thermische Wunden,
- infizierte Wunden,
- Defektwunden.

Bei der Versorgung der Schürf-, Schnitt-, Stich-, Riß-, Platz- und Bißwunden ergeben sich gegenüber den oben bereits beschriebenen Therapien keine wesentlich anderen Gesichtspunkte. Im Handbereich jedoch sei nochmals auf die Möglichkeit mitverletzter tieferer Strukturen hingewiesen. Auch bei kleinen, angeblich oberflächlichen Verletzungen muß man nach Sehnen- und/oder Nervenverletzungen gezielt suchen (Abb. 5.**22**). Bei Unsicherheit des Befundes sind großzügige gezielte Schnitterweiterungen hilfreich.

> ! Versorge eine Handverletzung erst, wenn sämtliche Funktionsstrukturen sicher durchdiagnostiziert sind – gegebenenfalls gezielte Schnitterweiterung.

Gefahren

Typische Verletzungen, die übersehen werden, sind:

- Durchtrennung des Mittelzügels der Strecksehne über Mittelgelenk und distalem Grundglied,
- Durchtrennung einer Strecksehne oder der Abductor-pollicis-longus-Sehne streckseitig über Mittelhandknochen I,
- Durchtrennung einer Strecksehne über Grundgelenk der Langfinger II – V,
- Durchtrennung eines Fingernervs in einer Gelenksbeugefalte,
- Sehnen- und Nervendurchtrennung in Hohlhand und Langfingerbereich,
- Durchtrennung der oberflächlichen Beugesehne im Bereich Grundglied, Hohlhand, der tiefen Beugesehne in Höhe Mittelgelenksbeugefalte,

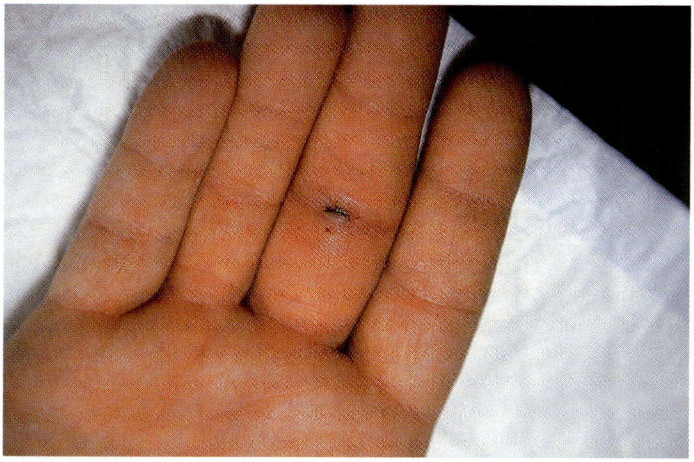

a

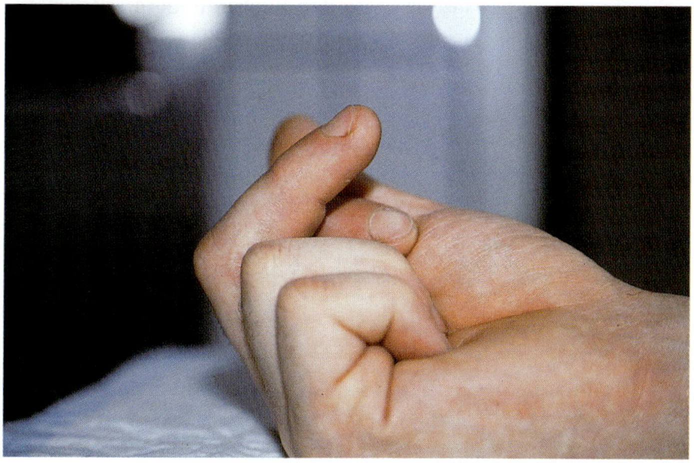

b

Abb. 5.**22** Winzige Stichverletzung an der Beugeseite des Mittelgelenks des 3. Fingers rechts (**a**) mit vollständiger Durchtrennung der tiefen Beugesehne (**b**).

- Durchtrennung des N. ulnaris/N. medianus in der Handgelenksbeugefalte, meist in Verbindung mit Durchtrennung der Flexor-carpi-ulnaris-Sehne, bzw. Durchtrennung der Palmaris-longus-Sehne.

Aufklärung

Zur Vorbereitung einer zu versorgenden Handverletzung gehört auch eine eingehende Aufklärung des Patienten. Ein ausführliches Gespräch setzt den Patienten über seine Verletzungen und über das weitere geplante Vorgehen in Kenntnis. Damit werden auch postoperative Maßnahmen für den Unfallverletzten verständlich; ggf. auftretende Komplikationen werden eher erklärbar. Das Einvernehmen zwischen dem Patienten und dem Operateur ist eine wesentliche Voraussetzung, ein zufriedenstellendes Funktionsergebnis nach befundbezogener Versorgung zu erzielen.

! Keine Operation ohne vorhergehende Aufklärung.

Vorbereitung

Vor dem operativen Eingriff wird die verletzte Hand zur Operation vorbereitet. Im Vordergrund steht die Reduktion der bakteriellen Flora an der verletzten Extremität. Im Bad einer aseptischen oder Seifenlösung – möglichst bereits nach Schmerzausschaltung – werden Schmutzpartikel grob beseitigt, evtl. vorhandene Haare durch Rasur entfernt. Eine weitere Möglichkeit, Verschmutzungen zu beseitigen, besteht in einer „Jet-Lavage“. Dann wird die Wunde steril abgetrocknet und nach erneuter Desinfektion mittels aseptischer Lösung steril abgedeckt. Eine Lagerung auf einem Handoperationstisch ist sehr zu empfehlen.

Anästhesie

Bei der operativen Versorgung ist absolute Schmerzfreiheit notwendig. Ansonsten ist eine atraumatische Technik nicht möglich.

> **!** Da es sich bei Handverletzungen meist um „unvorbereitete“ Patienten handelt, stehen die Verfahren der Lokalanästhesie im Vordergrund.

Der Vorteil liegt zudem in der geringeren Allgemeinbelastung gegenüber der Vollnarkose. Proximale Leitungsanästhesien im Sinne von Oberst-Leitungsanästhesie, Handgelenksblockaden und/oder axillären/supraklavikulären Plexusanästhesien gehören auch in das Repertoire des versorgenden Arztes und nicht nur in die Hände eines Anästhesisten.

Operationstechnik

Hautschnitt

Im Gegensatz zu anderen Körperregionen wird im Handbereich immer der primäre Wundverschluß angestrebt, notfalls unter Einsatz plastisch-chirurgischer Maßnahmen. Die Haut der Hand hat neben der Schutzfunktion noch als Sinnesorgan (Tastsinn) wesentliche Aufgaben zu erfüllen. Damit keine Störungen der Hautfunktion auftreten, ist jede Narbenbildung zu vermeiden. Zudem ist die Haut ständig den Blicken anderer ausgesetzt, so daß auch ästhetische Gesichtspunkte berücksichtigt werden müssen. Problemlose Narben liegen in den sogenannten Neutrallinien der Haut. Daraus ergeben sich die in Abb. 5.**23** dargestellten Inzisionslinien für die Hand.

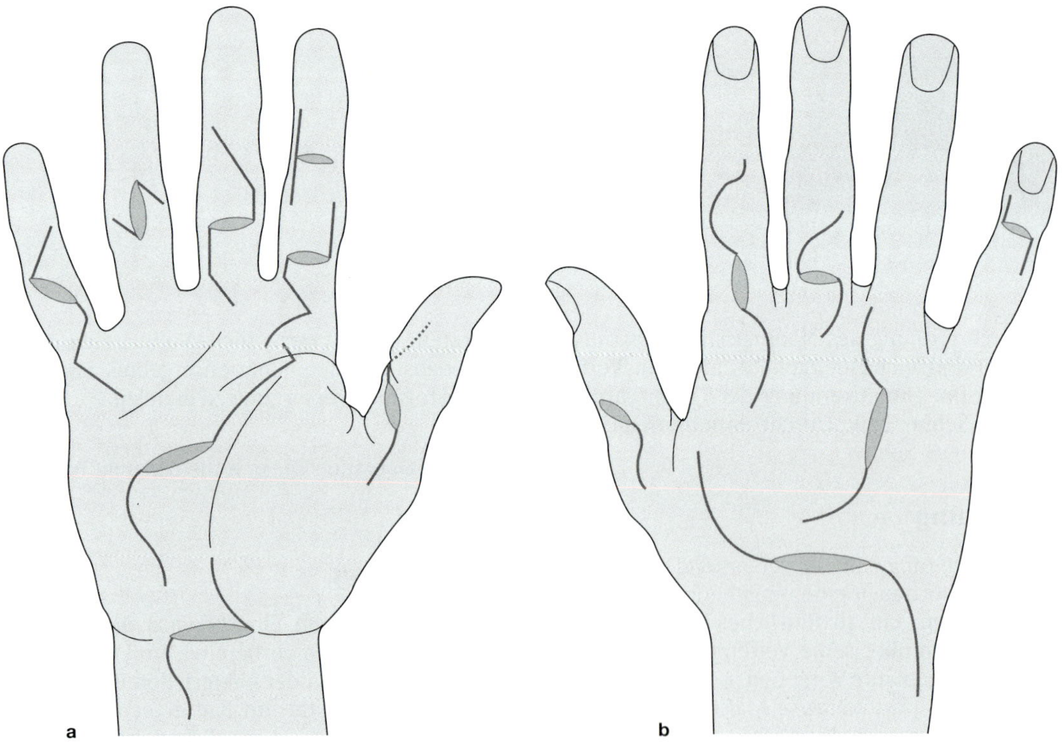

Abb. 5.**23** Hautinzisionen und Erweiterungsschnitte beuge- und streckseitig an der Hand (aus Rudigier, J.: Kurzgefaßte Handchirurgie. Hippokrates, Stuttgart 1985).

Falls durch das Trauma andere Schnittlinien vorgegeben sind, müssen diese mittels plastischer Techniken in eine der dargestellten, weitgehend neutralen Verlaufrichtungen umgewandelt werden, z. B. durch Z-Plastiken (Abb. 5.**24** – 5.**26**). Bei notwendigen Erweiterungsschnitten, die oft wichtig sind, um ein atraumatisches Operieren tieferer Strukturen zu ermöglichen, sind ebenfalls die Verlaufsrichtungen der Inzisionen zu beachten.

Der Hautschnitt muß also
- eine gute Übersicht gewährleisten,
- verlängerungsfähig sein,
- keine Durchblutungsstörungen der gehobenen Hautlappen hervorrufen,
- nie parallel zu tieferen „Funktionsleitbahnen" verlaufen,
- keine Kontrakturen verursachen.

Hautnaht

Auch die Hautnaht ist für die Narbenbildung entscheidend. Fremdkörperreaktionen sind zu vermeiden. Subkutane Nähte sind überflüssig. Puderpartikel von Handschuhen und Fäden sind zu entfernen.

Horizontal gelegte Matratzennähte verkleinern die subkutanen Hohlräume. Vertikal gelegte Matratzennähte sind am wenigsten traumatisierend und führen zu einer guten Annäherung der

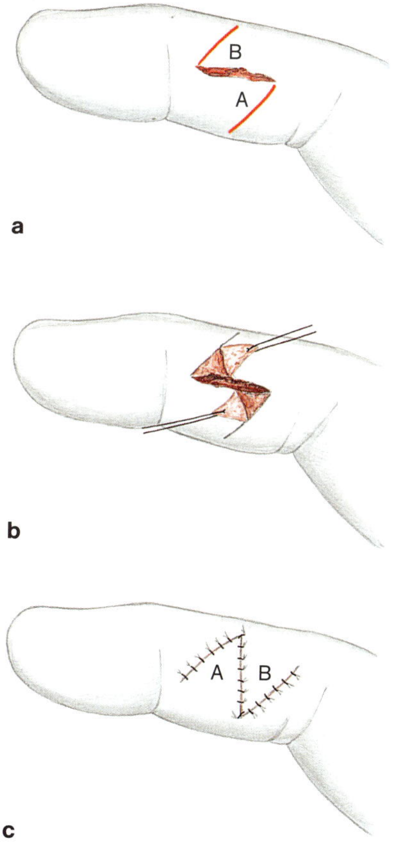

Abb. 5.**24** Einfache Z-Plastik. Eine Längswunde des lateralen Fingermittelgliedes ist bei einfachem Primärverschluß durch Schrumpfung gefährdet. Durch zwei Ergänzungsschnitte A und B erfolgt die Umwandlung in definitiv schräg verlaufende Narben. Die Versorgung der Lappenspitzen ist zu prüfen und zu sichern.

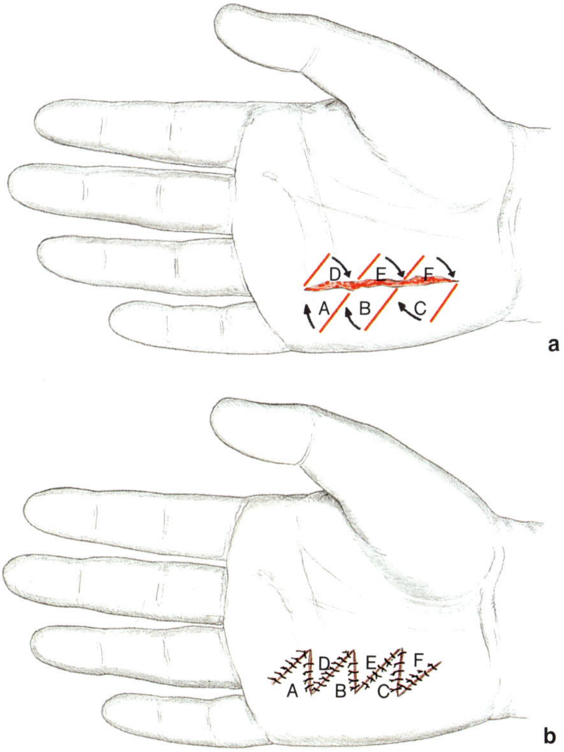

Abb. 5.**25** Multiple Z-Plastik. Eine ausgedehnte Längswunde der Mittelhand ulnarseitig im Bereich des Kleinfingerballens ist bei einfachem Primärverschluß schrumpfungsgefährdet. Durch 8 schräge Ergänzungsschnitte entstehen 6 lokale Verschiebelappen, die entsprechend dem Schema verlagert werden. Dadurch wird die Längswunde in eine ungefährdete Kette von horizontalen und schrägen Wundstrecken verwandelt. Die ausreichende Versorgung der Lappenspitzen ist zu sichern und zu kontrollieren.

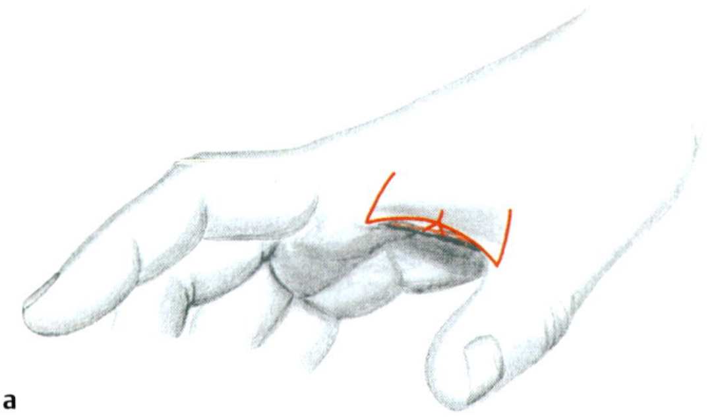

a

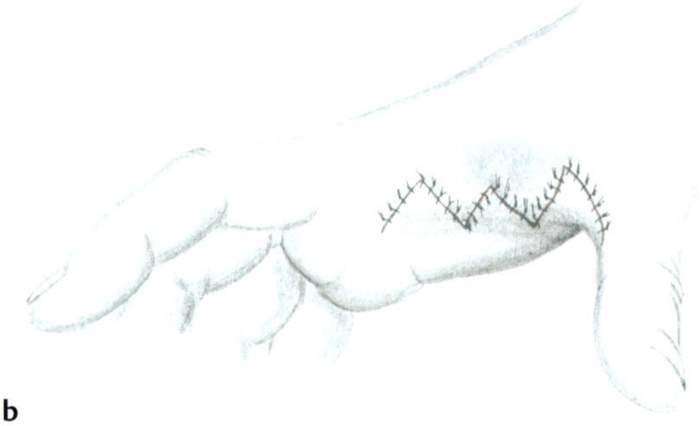

b

Abb. 5.**26** Schmetterlingsplastik. Es liegt eine Narbenkontraktur der Zwischenfingerfalte I – II vor. Nach Entfernung des gesamten Narbengewebes liegt ein längs der Narbe verlaufender Defekt vor. Inzision und lokale Verschiebung entsprechend der Vorgabe (**a**), Überführung des längs verlaufenden Defektes in einen zickzackförmigen Narbenverlauf mit Vertiefung der Zwischenfingerfalte (**b**) und verbesserter Abspreizmöglichkeit.

Wundränder. Oft genügt die einfache Naht, gelegentlich unterbrochen durch eine vertikale Matratzennaht. Die fortlaufende intrakutane Naht ist ebenfalls eine Möglichkeit. Die Fadenstärke ist so gering wie möglich zu wählen. Normalerweise ist monofiler, nicht resorbierbarer Faden der Stärke 5 – 0 oder gar 6 – 0 die richtige Wahl.

! Die Nähte sind ohne jede Spannung zu legen, da das postoperativ auftretende Ödem ein zusätzliches Volumen darstellt und die gelegten Nähte nicht nachgeben.

Auf diese Weise kann es zu Einschnürungen kommen, die dann Wundrandknekrosen zur Folge haben.

Wundversorgung

Sämtliches avitales Gewebe geht in Narbengewebe über und muß durch schrittweises Débridement sorgfältigst primär entfernt werden. Jede Hämatombildung muß tunlichst vermieden werden. Am elegantesten ist die gezielte Blutstillung mittels bipolarer Koagulation nach Öffnen der Blutsperre. Jedenfalls sind Massenligaturen zu vermeiden, ebenso wie sich eine radikale Wundausschneidung verbietet. Bei unsicherer Blutstillung stehen dünne Mini-Redon-Drainagen zur Verfügung.

Die Versorgung soll rasch erfolgen. Veraltete Wunden (6 Stunden nach Trauma) oder sonstige infektionsgefährdete Wunden (z.B. Biß-, Riß-, Quetsch-, Schußwunden) sollten ausreichend drainiert werden. Eine offene Wundbehandlung ist mit ihren Folgen (Narbenbildung) abzuwägen, aber in diesen Fällen zu diskutieren. Bei sicherer Kontamination kann eine offene Wundbehandlung angezeigt sein. Die systemische Antibiotikagabe ersetzt niemals ein solide ausgeführtes, schrittweises Débridement. Absolut indiziert ist sie bei Wunden mit begleitender Lymphangitis und/oder Sepsis (8, 52).

Verband

Der angelegte Verband soll vor weiterer Kontamination schützen, evtl. auftretendes Sekret aufsaugen und durch leichte Kompression die Ödem- und die Hämatombildung im Wundbereich mindern. Eine zusätzlich notwendige Ruhigstellung erfolgt durch eine *palmare* Unterarm-Finger-Gipsschiene (Abb. 5.**27**). In die Zwischenfingerfalten sind Kompressen einzulegen, um Hautmazerationen zu verhindern.

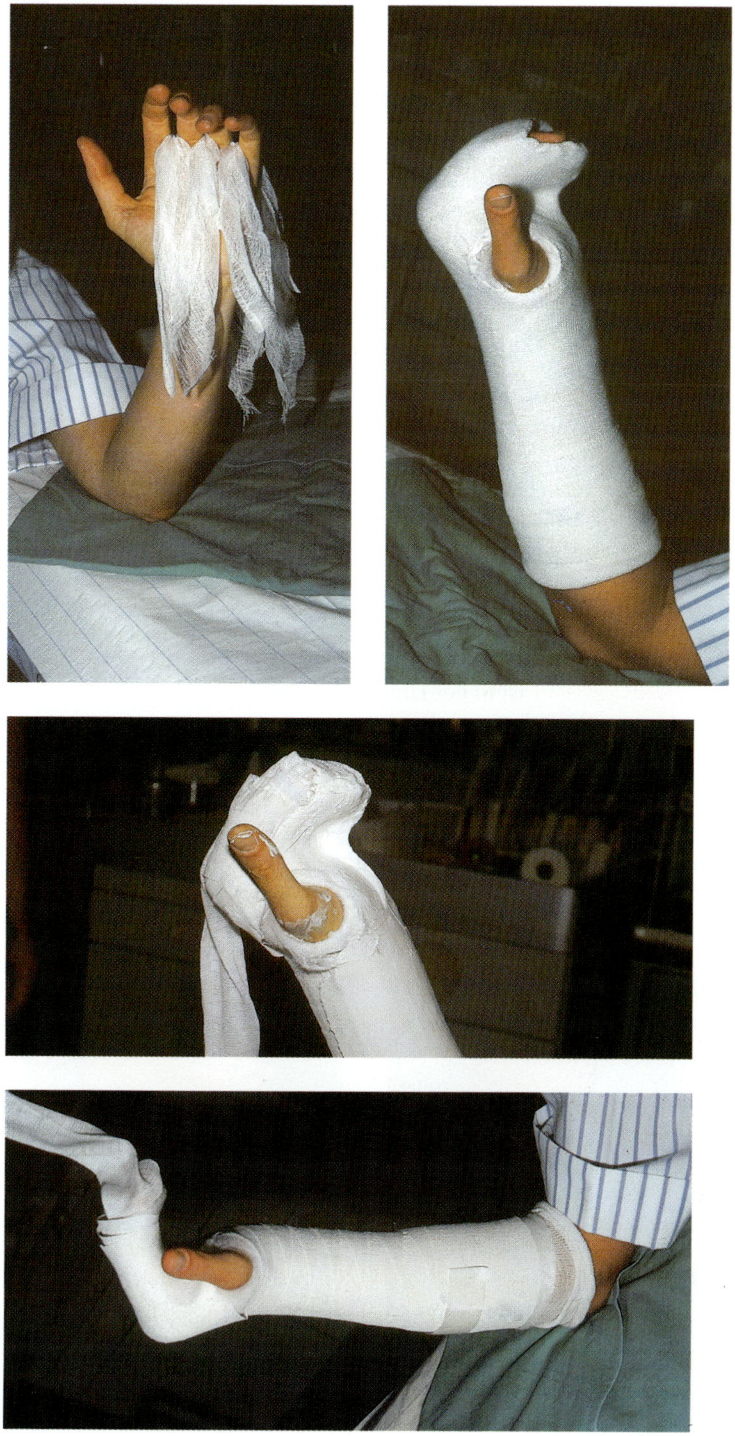

a d b c

Abb. 5.**27** Vorgehen beim Anlegen einer palmaren Unterarm-Finger-Gipsschiene.

Spezifisches Vorgehen an der Hand

Quetschwunden

Meist sind die Fingerendglieder betroffen mit Verletzungen der Nägel. Eine exakte Versorgung des traumatisierten Nagelbettes sowie die Wiederherstellung der Nagelplatte (evtl. auch als Kunststoffnagel) muß durchgeführt werden (Abb. 5.**28**).

Quetschverletzungen an der Hand gehen mit erheblichen Weichteilschwellungen einher. Das Entstehen eines Kompartmentsyndroms muß sorgfältigst beachtet werden. Notfalls sind gezielte Faszienlogenspaltungen angezeigt (Abb. 5.**29** – 5.**31**). In diesen Fällen ist eine intensive krankengymnastische Nachbehandlung mit adjuvanter physikalischer Therapie frühzeitig notwendig, um die Funktionsausfälle so gering wie möglich zu halten. Ansonsten besteht zusätzlich eine erhöhte Gefahr der Algodystrophie.

! Gefahren sind:
- Kompartmentsyndrom,
- Algodystrophie.

Avulsionsverletzungen

Die Versorgung von Avulsionsverletzungen (Abb. 5.**32**) an der Hand ist eher aufwendig. Die Komplikationsmöglichkeiten sind gehäuft. Mikrochirurgische Maßnahmen sind fast immer erforderlich, um einen ausreichenden venösen Rückfluß wiederherzustellen. Diese Verletzungen gehören in entsprechende Zentren (34, 66).

Thermische Verletzungen

Thermische Verletzungen treten an der Hand gehäuft auf. Die Hand als verlängertes Sinnesorgan und als Schutzorgan ist besonders gefährdet. Das Ausmaß der verbrannten Fläche sowie die Tiefe bestimmen das weitere Vorgehen. Dieses ist an der Hand sehr differenziert, und daher müssen diese Patienten ebenfalls einem entsprechenden Zentrum zugeführt werden.

Als Erstversorgung ist die ausreichende Spülung und Kühlung durch fließendes Wasser notwendig. Der betroffene Patient empfindet diese Maßnahme meist als angenehm und schmerzlindernd. Anschließend muß die Hand steril verpackt werden, *ohne* Salben und *ohne* Puder. Analgetikagabe, Ruhigstellung auf Schiene und Hochlagerung erlauben die Verlegung zur weiteren Versorgung. Über diesbezügliche spezifische Therapien ist in der Literatur nachzulesen (15, 59, 67).

Chemische Verletzungen

Säuren verursachen Koagulationsnekrosen, *Laugen* Kolliquationsnekrosen.

Die Zerstörungen sind abhängig von Menge, Konzentration und Einwirkungszeit. Bei Exposi-

a
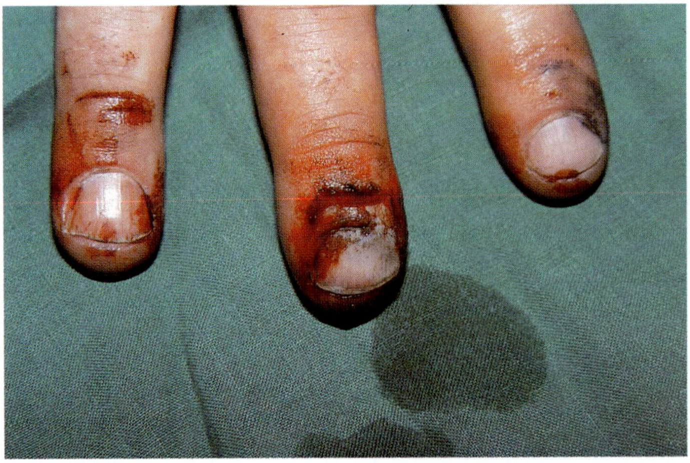
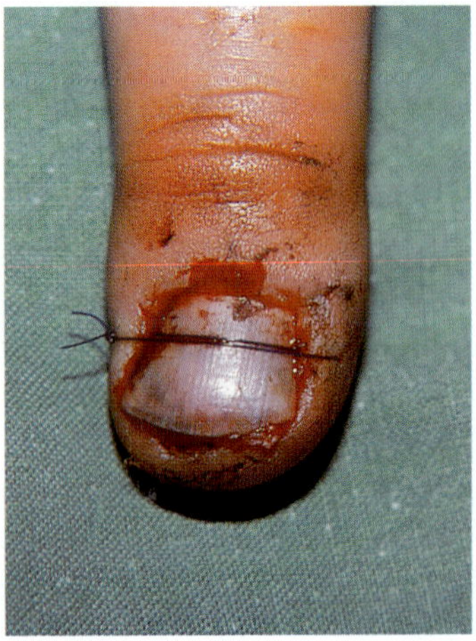
b

Abb. 5.**28** Quetschverletzung des Endglieds des 3. Fingers links mit proximaler Nagelplattenluxation (**a**) und Befund nach Versorgung (**b**).

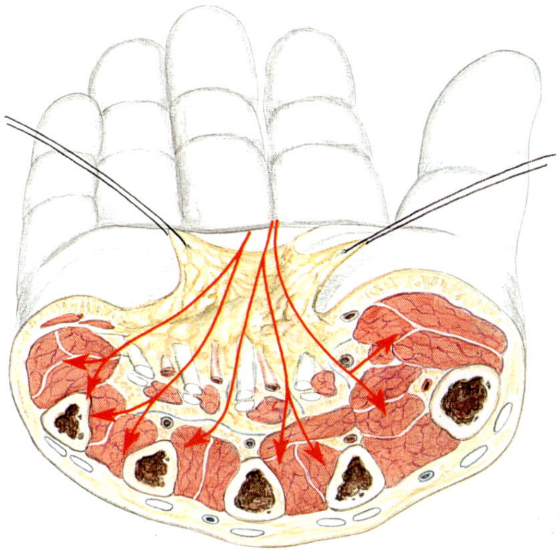

Abb. 5.**29** Zugang von palmar. Nach Resektion der Palmaraponeurose wird die Lumbrikalismuskulatur dargestellt und deren Faszie gespalten. Anschließend Eingehen auf palmare Interosseusmuskulatur, Hypothenar- und Thenarmuskellogen.

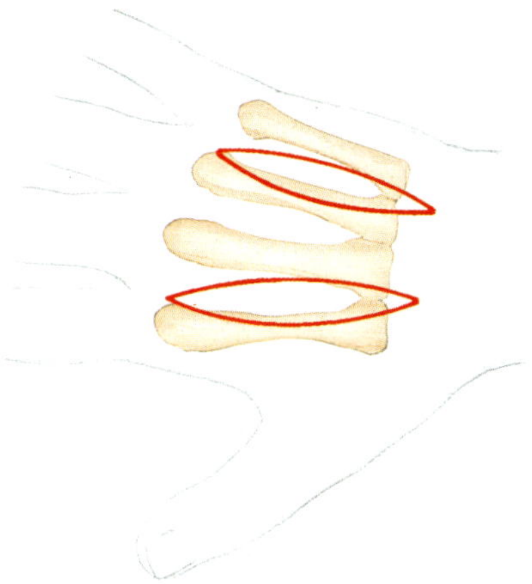

a

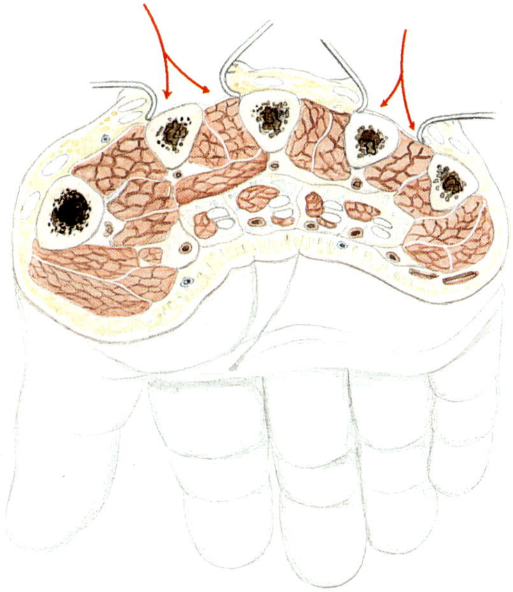

b

Abb. 5.**30** Zugang von dorsal. Der Zugang erfolgt ▶ durch Längsschnitte zwischen 2. und 3. sowie 4. und 5. Mittelhandknochen (**a**).
Die Strecksehnen werden dargestellt und zur Seite gehalten. Die Logen der Mm. interossei werden längs eröffnet (**b**), die gleichsinnig verlaufenden Venen und Nerven geschont.

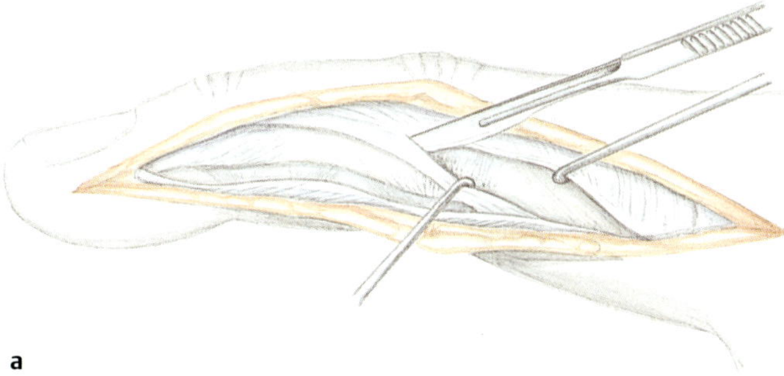

a

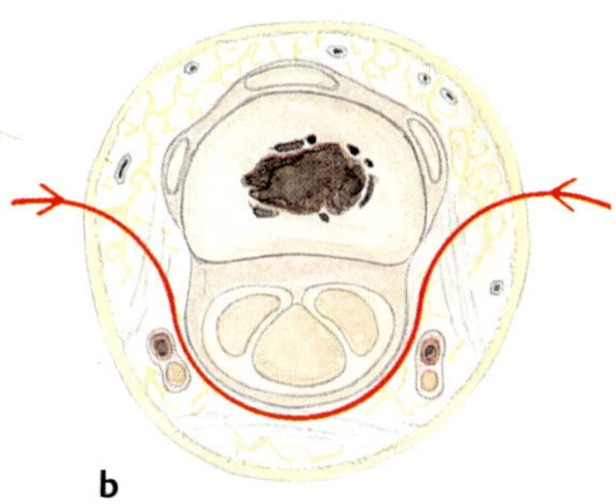

b

Abb. 5.**31** Die Schnittführung erfolgt entsprechend dem Zugang zum gesamten Finger. Am 1. und 5. Finger wird der Schnitt radialseitig, am 2.–4. Finger ulnarseitig gelegt. Zur Dekompression der tieferen Schichten werden die Ligg. retinacularia obliqua durchtrennt (**a**). Die eigentlichen Seitenzügel der Strecksehnenaponeurose bleiben erhalten. Der Zugang zur Entlastung der Beugesehnen ist so zu wählen, daß dorsale und vor allem auch palmare Gefäß-Nerven-Strukturen unverletzt bleiben (**b**).

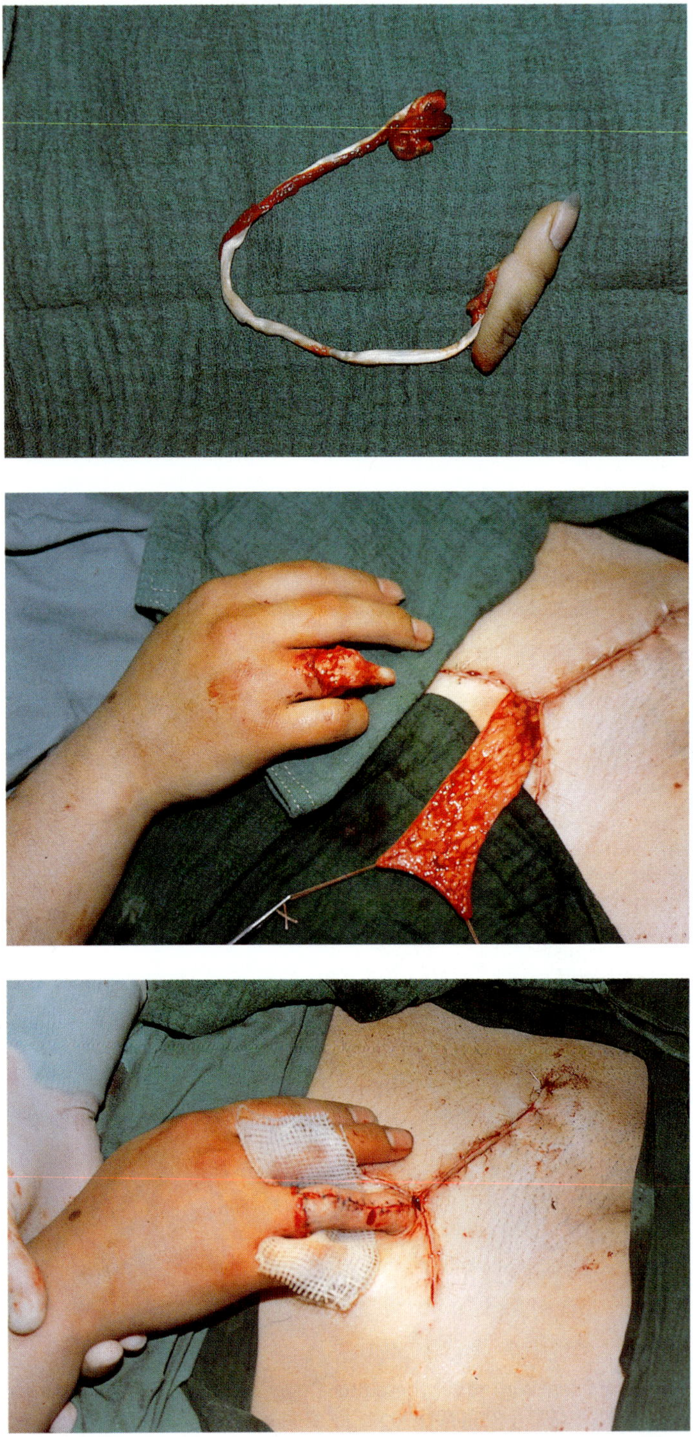

a

b

c

Abb. 5.**32** Avulsionsverletzung des 4. Fingers rechts (**a**), Versorgung durch submammären Rundstielfernlappen (**b**, **c**). Die mikrochirurgische Versorgung ist, wenn möglich, zu bevorzugen.

tion ist also sofortige Verdünnung durch intensives Spülen notwendig.

Für Flußsäureverletzungen charakteristisch sind weißliche Wundflächen, kombiniert mit starken Schmerzen.

Flußsäure ruft ausgedehnte Gewebsverletzungen hervor. Neben ausgiebiger Spülung mit Wasser grenzt die *intraarterielle* Infusion von 10 ml 20%iger Calciumgluconatlösung mit 40 ml physiologischer Kochsalzlösung den Schaden ein.

! Avulsionsverletzungen, ausgedehnte thermische und chemische Handverletzung gehören in ein Zentrum.

Infizierte Wunden

Allgemeines

Infizierte Wunden (Abb. 5.**33**) müssen unter möglichst rascher lokaler Begrenzung der Infektion zur Ausheilung gebracht werden. Ausreichender Abfluß der infizierten Sekrete ist Voraussetzung. Ruhigstellung, Hochlagerung und falls notwendig mehrmalige tägliche Verbandswechsel fördern die Ausheilung. Kernseifenbäder haben sich durch ihren entsprechenden ph-Wert als sehr förderlich in der Wundheilung erwiesen. Die lokale Resistenzbildung wird vermieden. Gezielte Antibiotikagabe ist auf alle Fälle angezeigt, wenn sich die Infektion nicht lokalisieren läßt. Bei Auftreten von Phlegmonen und Abszessen sind die Eröffnung

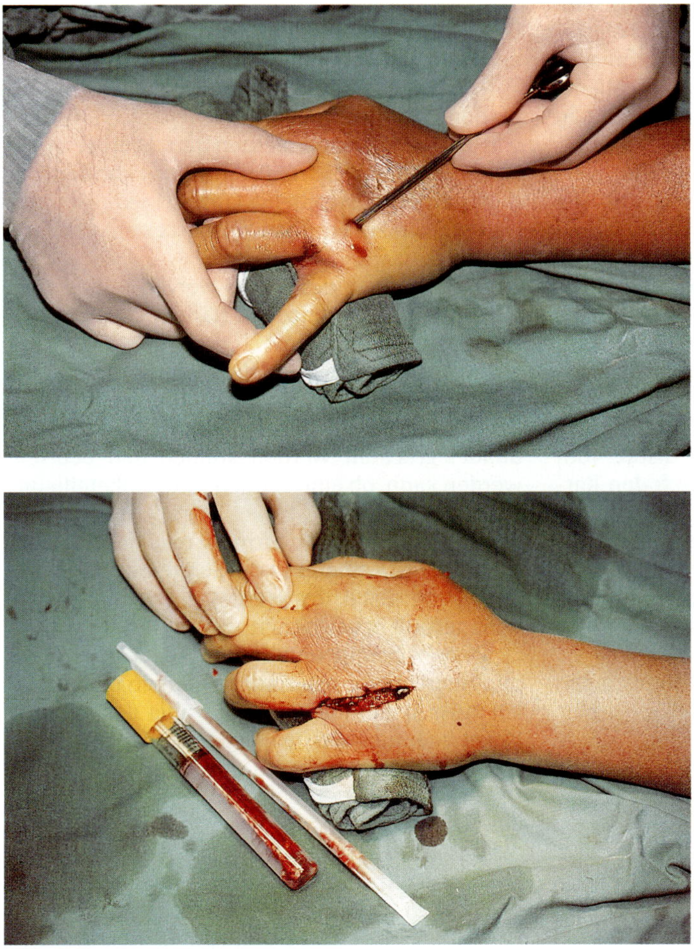

a

b

Abb. 5.**33** Durch Verschleppung entstandener Weichteilinfekt am Handrücken nach Katzenbiß. Ausgedehntes Débridement und offene Wundbehandlung.

und Ausräumung chirurgisch notwendig. Nach Entfernung des infizierten Materials besteht die Möglichkeit des lockeren primären Wundverschlusses über einer Spül-Saug-Drainage oder über einer mit Antibiotika versetzten Palacoskette. Auch hier ist, sobald die Verhältnisse es erlauben, eine frühzeitige krankengymnastische Behandlung notwendig, um die Bewegungseinschränkung so gering wie möglich zu halten (13, 21, 57).

! Infizierte Handverletzungen müssen kurzfristig kontrolliert und überwacht werden.
Bei fortschreitender Entzündung besteht sofortiger Handlungsbedarf.

Beugeseitige Infektionen der Hand

Durch die besondere Architektur der Beugeseite von Finger, Hohlhand und Unterarm sind die Infektionen beugeseitig gesondert zu betrachten.

Häufig von Bagatellverletzungen ausgehend, bedingt durch hochvirulente Keime, kommt es zu rasch fortschreitender Entzündung.

Hyperämie, Schwellung, Überwärmung, verbunden mit „klopfenden" Schmerzen, sind die Symptome, die ein schnelles Eingreifen zwingend fordern. Ansonsten schreitet der Infekt voran. Die senkrecht zu Sehnenscheide und Knochen stehenden Septen leiten oberflächliche Infektherde in die Tiefe. Sehnenscheiden und Gefäß-Nerven-Bündel sind vorgegebene Ausbreitungswege nach proximal und distal.

Vom Thenar- und Hypothenarraum der Hohlhand gelangt die Entzündung nach distal. Vom Hohlhandraum in der Handmitte durch den Karpaltunnel nach proximal in den Parona-Raum des Unterarmes (Abb. 5.**34**) durchwandert und durchbricht der Entzündungsherd die vorgegebenen anatomischen Ausbreitungswege. Es kommt zu atypischen Situationen, wie auch zum Übergreifen auf Knochen und Gelenke.

Die oben beschriebenen Infekte führen zu den Begriffen

- Panaritium subunguale,
- Panaritium cutaneum,
- Panaritium subcutaneum,
- Kragenknopfpanaritium,
- Panaritium tendinosum,
- Panaritium ossale,
- Panaritium articulare.

Gleich welche Infektionsart vorliegt, es muß gehandelt werden:

- vollständige operative Ausräumung bei geeigneter Narkosewahl,
- nur in *Blutsperre*,
- unter Beachtung des geeigneten Inzisionsverlaufes (Vermeidung von Kontrakturen, iatrogene Verletzungen bei nicht ausreichender Übersicht),
- je nach Befund offene Behandlung,
- ausgiebige Drainage bzw. Spül-Saug-Behandlung,
- gezieltes Antibiogramm,
- postoperative Ruhigstellung,
- frühestmögliche krankengymnastische Betreuung,
- evtl. systemische Antiobiotikabehandlung bis zur Vorlage des Antibiogramms.

Das *Panaritium cutaneum* wird durch Abtragung der Eiterblase therapiert.

Häufig besteht über einen Fistelgang eine Verbindung in die Tiefe (*Kragenknopfpanaritium*), was nicht übersehen werden darf. Hierbei ist der Herd, wie auch beim *Panaritium subcutaneum*, durch einen ausreichend langen mediolateralen Hautschnitt zu eröffnen, insbesondere im Endgliedbereich.

Verletzungen des Gefäß-Nerven-Bündels sowie funktionell ungünstige Narben lassen sich so am ehesten vermeiden.

Im Mittel- und Grundgliedbereich erweist sich die Zickzackschnittführung als überlegen, zumal damit gleichzeitig die palmaren Gefäß-Nerven-Bündel geschont werden können und beurteilt werden kann, ob eine Sehnenscheidenbeteiligung vorliegt.

Ist dies der Fall (*Panaritium tendinosum*), werden dünnste Katheter in die Sehnenscheiden proximal und distal des Herdes eingeführt und es wird gespült bzw. gesaugt.

Besteht bereits eine Nekrose der Beugesehne, muß diese zuvor reseziert werden. In beiden Fällen müssen die Hautweichteile über den Katheter locker adaptiert werden. Lediglich bei einer massiven Infizierung ist eine offene Behandlung erlaubt mit der Konsequenz des Funktionsverlustes des betroffenen Fingers.

Hohlhand-, Hypothenar- und Thenarphlegmone sind häufige Folgen von Schwielenabszessen im Sinne der oben beschriebenen Kragenknopfpanaritien. Ausgiebige Freilegung, Nekrosenent-

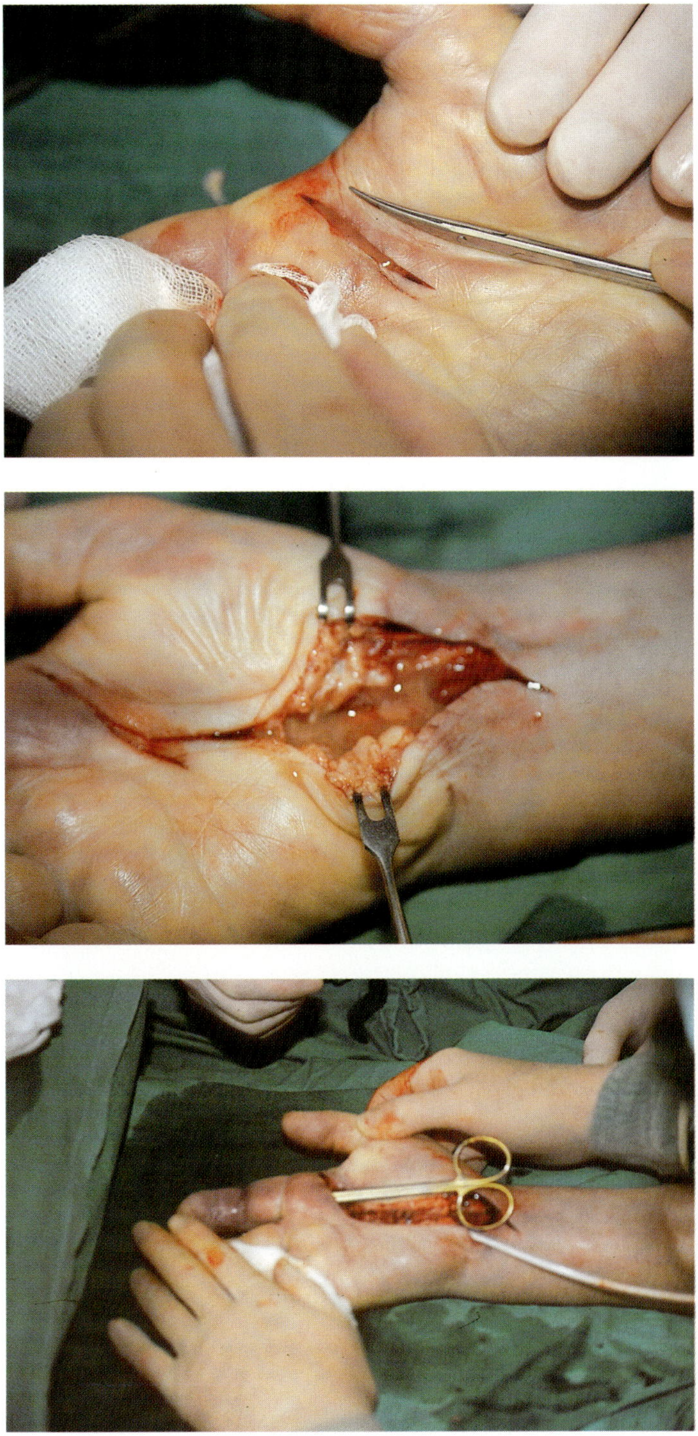

a

b

c

Abb. 5.**34** Infizierte Schnittwunde der radialen Hohlhand links mit Infektausbreitung in den Karpaltunnel und nach distal in die Sehnenscheide des Zeigefingers.

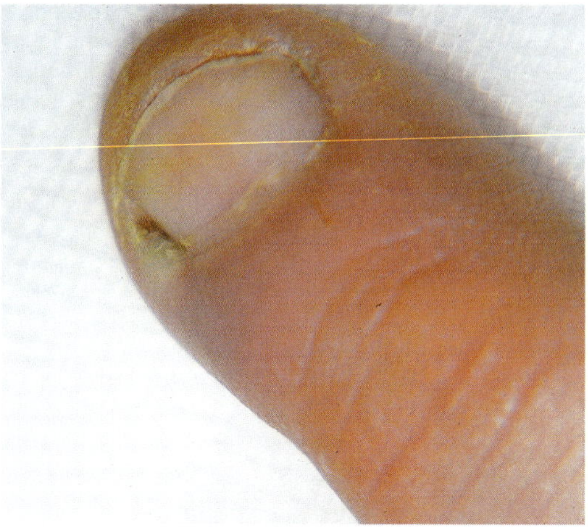
a

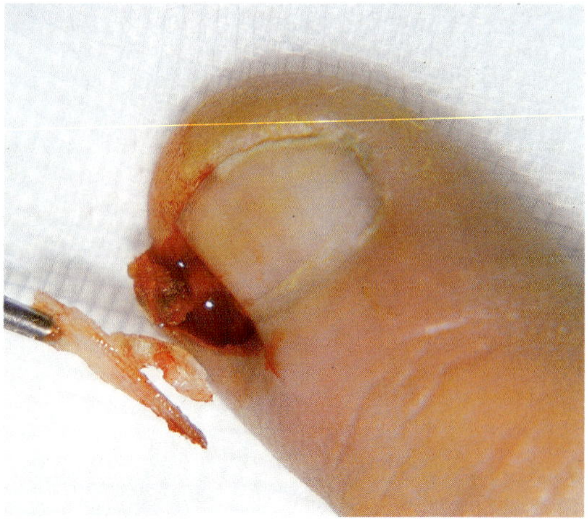
b

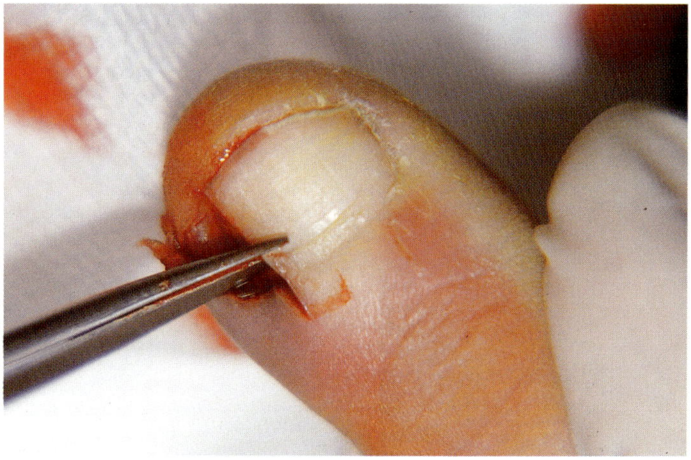
c

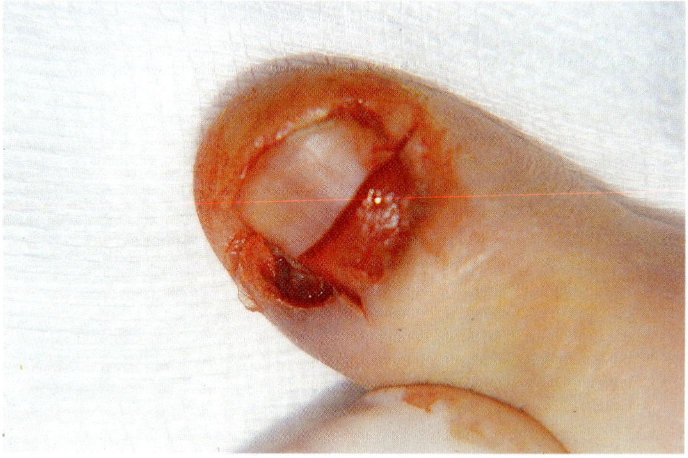
d

Abb. 5.**35** Paronychie (**a**) und deren Versorgung (**b – d**).

fernung und Spül-Saug-Drainagen können den Schaden oft begrenzen. Auch hier ist gelegentlich eine lockere Adaptation möglich; ansonsten bleibt die Inzision offen.

Eine Alternative zur Einlage einer Spül-Saug-Drainage ist die Anwendung von antibiotikadurchsetzten Palacosketten.

Bei der Behandlung der Hohlhandinfekte ist darauf zu achten, daß keine Funktionsbahnen verletzt werden.

Bei *Panaritium ossale* und *articulare* wird der entzündliche Herd vollständig ausgeräumt, das Skelett durch äußere Festhalter stabilisiert, notfalls gelenksüberbrückend, und der entstandene Defekt durch eine antibiotikahaltige Palacoskette ausgefüllt. Nach Ausheilung und Entfernung des Platzhalters sind sekundäre chirurgische Eingriffe wie Spongiosaauffüllung oder Arthrodese, verbunden mit internen Osteosyntheseformen notwendig.

Streckseitige Infektionen der Hand

Die wohl häufigste Infektion an der Hand ist die Entzündung des Nagelwalls, die *Paronychie*. Kleine Verletzungen, z. B. durch Manipulationen bei Maniküre, sind die Ausgangspunkte des Infektes, wobei differentialdiagnostisch auch dermatologische Ursachen wie Pilzerkrankungen, Herpes und anderes in Betracht gezogen werden müssen.

Bei der Therapie wird meist zu zaghaft gehandelt.

Unser Vorgehen ist standardisiert (Abb. 5.**35**):
- Exzision der lateralen Nagelplatte,
- Exzision der proximalen Nagelplatte in Höhe der Lunula unter sorgfältiger Schonung der Nagelmatrix,
- bei Bedarf Keilexzision des Paro- und Eponychiums,
- täglich desinfizierte Salbenverbände, kombiniert mit Seifenhandbädern,
- Ruhigstellung

Bei Infekten der Weichteile über Mittel- und Grundglied und Mittelhand sind Inzisionen entweder ebenfalls zickzackförmig wie beugeseitig oder unter bogiger Umfahrung der Gelenke angezeigt.

Gehäuft kommen *Panaritia articularia* (Abb. 5.**36**) nach streckseitigen Bagatellverletzungen über dem Mittelgelenk und Endgelenk vor. Diese werden meist zu spät als solche erkannt und damit auch zu spät therapiert. Meist wird erst dann gehandelt, wenn röntgenologische Veränderungen nachzuweisen sind. Dann jedoch ist das Gelenk meist bereits zerstört.

Bei andauernder Rötung, Schwellung und verzögertem Heilverlauf nach streckseitigen Verletzungen im Bereich des distalen und proximalen Interphalangealgelenks muß hieran besonders gedacht und entsprechend frühzeitig gehandelt werden.

! Zu spätes Eingreifen bei Handinfektionen bedeutet Funktionsverlust.

a
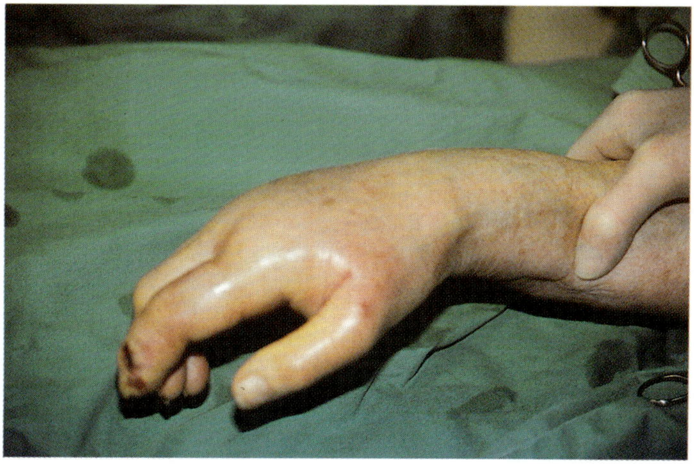

Abb. 5.**36** Unbehandelte Bagatellverletzung der Streckseite des Zeigefingers rechts mit nachfolgendem Panaritium articulare und Weichteilinfekt.

Fortsetzung Abb. 5.**36** ▶

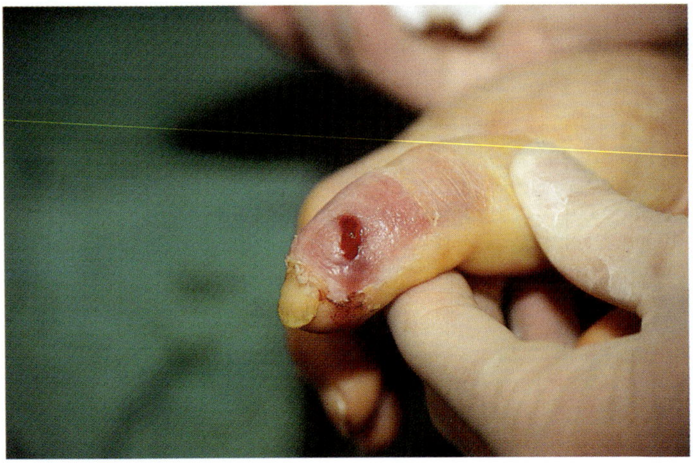

b

Abb. 5.**36**

Defektverletzungen der Haut

Wie oben bereits erwähnt, ist immer der primäre Hautverschluß notwendig. Bei entsprechenden Defektbildungen reicht die Versorgung von der Spalthaut- bzw. Vollhautdeckung (Abb. 5.**37**) über lokale Verschiebeplastiken zu regional gestielten Plastiken und, falls eventuell notwendig, auch gestielten Fernplastiken. Ferner bietet sich bei Vorhandensein mikrochirurgischer Möglichkeiten die Defektdeckung durch freie Hautplastiken.

Die Anforderungen an eine Lappenplastik sind vielfältig. Sie muß eine ausreichende Schutzfunktin haben und sollte sensibel sein. An den Greifflächen muß sie immer sensibel sein. Sie muß gut vaskularisiert sein, um eine entsprechend sichere Heilungstendenz aufzuweisen. Ferner verbessert sie durch Revaskularisation die Heilungstendenz kombinierter Läsionen. Die Defektauffüllung von Weichteilen muß gewährleistet sein und last but not least auch ästhetischen Anforderungen gerecht werden.

! Beachte vor Defektdeckung alle Anforderungen an Lappenplastiken, wie auch die Morbidität des Hebedefektes.

Systematisch lassen sich die unterschiedlichen Lappenversorgungen nach mehreren Kriterien einteilen (Tab. 5.**1**).

Die Indikation für eine hautplastische Maßnahme ist die Deckung eines Defektes, insbesondere wenn

- das Empfängerbett ein ungenügend durchblutetes Gewebe darstellt, wie z.B. freiliegende Sehnen, Knochen, Knorpel
- weiterere Operationen im Operationsgebiet geplant sind (Mehrfacheingriffe z.B. sekundäre Sehnentransplantation)
- das Empfängergebiet verschieblich sein muß, z.B. Streckseite Mittelgelenk, Fingerbeere,
- sicherer Kontrakturschutz notwendig ist, z.B. bei Defekten an der Beugeseite von Gelenken,
- Sensibilisierung bei asensiblen peripheren Körperteilen erfolgen muß, z.B. Fingerbeere.

Tiefe, Ausdehnung, anatomischer Ort und mitverletzte tiefere Strukturen bestimmen, welches Verfahren angewandt wird. Zum Teil sind Kombinationen der Anwendung plastischer Maßnahmen angezeigt. Die unterschiedlichen Strukturen der Haut palmar und dorsal an der Hand erfordern unterschiedliches Vorgehen. Die Richtlinien der Versorgung bei bestimmten Verletzungsmustern sind in Tab. 5.**2** angegeben (3, 4, 27, 28, 32, 37, 41, 65).

Beispiele sind:
- Verschiebe-, Rotationslappen (Abb. 5.**38**).
- Cross-finger-Lappen (Abb. 5.**39**),
- Fähnchenlappen (Abb. 5.**40**),
- palmare Vorschiebelappen:
  beiderseits gestielter sensibler Vorschiebelappen (Abb. 5.**41**), V-Y-Plastik (Abb. 5.**42** – 5.**44**),
  homodigitaler neurovaskulärer Verschiebelappen (Abb. 5.**45**),
  heterodigitaler neurovaskulärer Insellappen (Abb. 5.**46**),

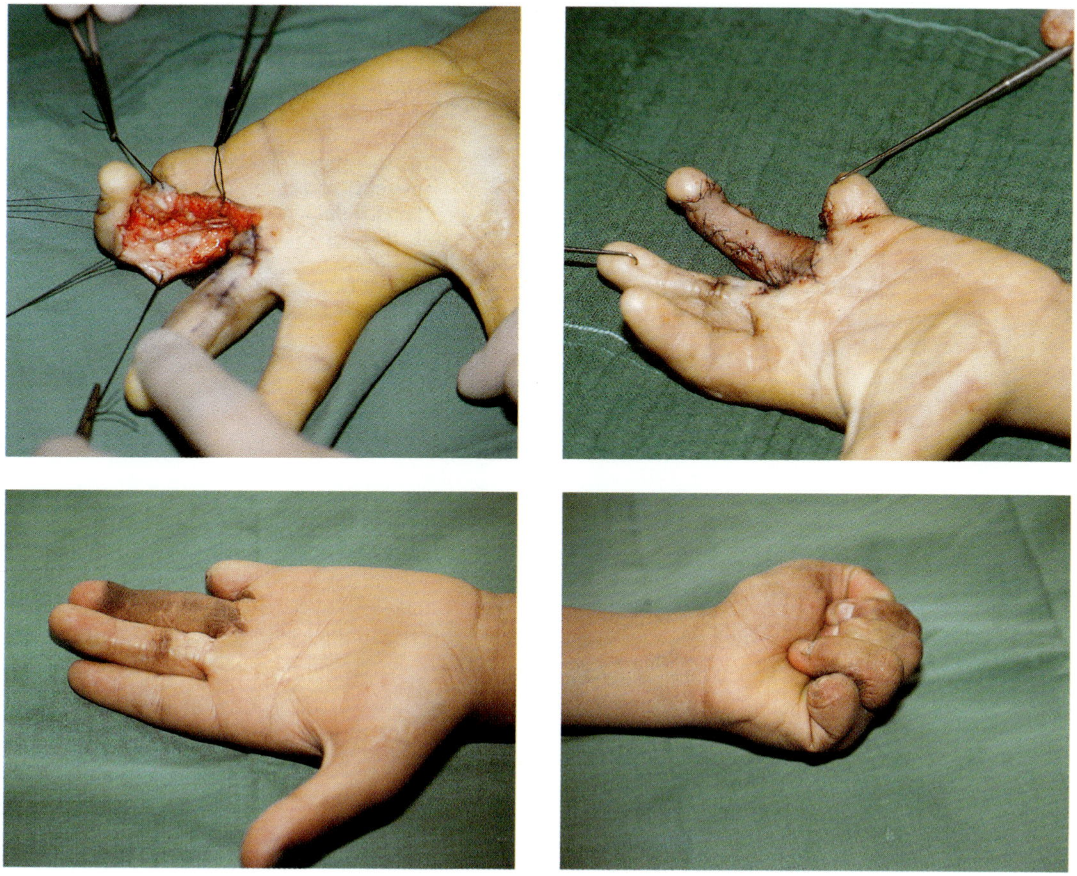

Abb. 5.**37** Narbenkontraktur des 4. Fingers links nach Verbrennung (**a**), Narbenresektion und Vollhautdeckung (**b**), Ausheilungsbild (**c**) und Funktion nach 2 Jahren (**d**).

- Filetlappen (Abb. 5.**47**),
- Thenarlappen (Abb. 5.**48**).

Kombinationsverletzungen

Je nach Dauer und Einwirkungstiefe entstehen insbesondere an der Hand auch Defektverletzungen, die häufig mit Verletzung tieferer Strukturen als Kombinationsverletzungen verbunden sind. Endständige, apikale Defekte sind Fingerkuppenverletzungen bzw. Amputationen. Von diesen zu unterscheiden sind die zwischengeschalteten, interkalierten Defekte; hierbei kann es neben dem Hautdefekt zu Bloßlegung, evtl. mit partieller Schädigung, Durchtrennung (scharf, unscharf) und/oder zu segmentaler Defektbildung von Funktionsleitbahnen kommen.

! Das Management dieser apikalen und interkalierten Kombinationsverletzungen stellt die größte Herausforderung des Handchirurgen dar.

Erfahrung und Einschätzungsvermögen lassen das Notwendige zu machen zu. Nicht alles, was operativ machbar ist, ist auch für den Patienten gut.

Stellt sich eine Kombinationsverletzung heraus, muß sich der versorgende Arzt die Frage stellen, ob er in der Lage ist, die verletzten Strukturen mit zu versorgen. Die Primärversorgung aller verletzten Strukturen bringt – in der Regel – die besten funktionellen Ergebnisse. Eine verzögerte, aufgeschobene Wundversorgung ist heute ein seltener Ausnahmefall.

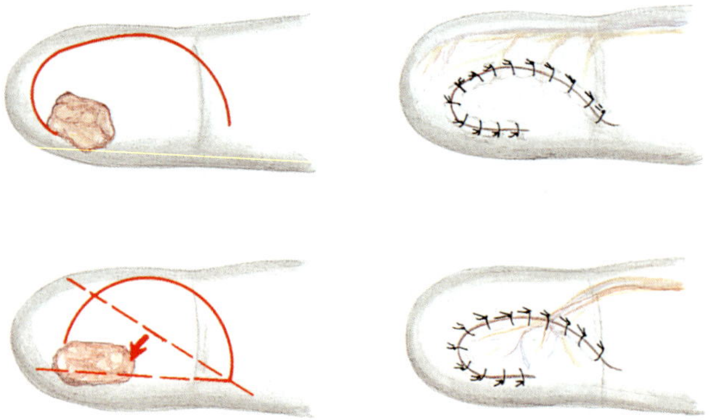
a

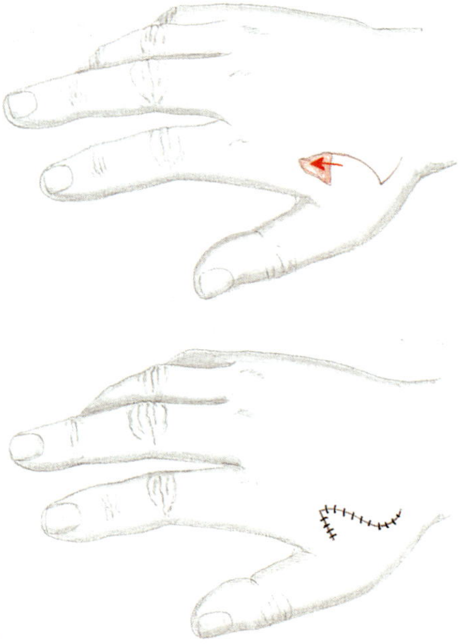
b

Abb. 5.**38** Verschiebe-, Rotationslappen. Ein mehr lateral gelegener Defekt des palmaren Fingerendgliedes wird besser durch einen Rotationslappen gedeckt. Dies kann je nach Topographie von Defekt und Lappen mit oder ohne Berücksichtigung der Versorgungsbahnen geschehen (**a**). Das Verfahren bietet sich auch bei kleineren Defekten im Bereich der Mittelhand an (**b**) (Abb. 5.**24**–5.**26**, 5.**29**–5.**31**, 5.**38**, 5.**39** und 5.**48 a, c, f** aus Kremer, K., W. Lierse, W. Platzer: Chirurgische Operationslehre, Bd. IX. Thieme, Stuttgart 1995).

Im Vordergrund der Versorgung steht immer der vollständige primäre Wundverschluß. Er verhindert eine Infektion und damit eine Funktionseinschränkung. Alles avitale Gewebe muß durch schrittweises Débridement, wie oben schon erwähnt, sorgfältig entfernt werden. Die Peripherie muß ausreichend durchblutet sein. Eine vollständige Sensibilität fördert sowohl die Wundheilung als auch die Rehabilitation.

Um eine frühfunktionelle Nachbehandlung überhaupt möglich zu machen, sind bei Frakturen übungsstabile Osteosynthesen Voraussetzung. Biologisches Vorgehen erlaubt eine komplikationsarme Knochenbruchheilung. Die Anwendung des Minifixateur externe sichert selbst bei ausgedehnten Weichteilverletzungen nahezu immer eine – wenigstens vorübergehend bis zur Sanierung der Weichteile – ausreichende knöcherne Stabilisierung. Er kann auch temporär gelenksüberbrükkend angewandt werden.

Die *wesentlichen Vorteile* des Fixateur externe sind:
- frakturferne Stabilisierung,
- gute Pflegemöglichkeit der Weichteile,
- einfache technische Anwendung beim Aufbau,
- kein Fremdmetall im Verletzungsbereich.

Bei Sehnenverletzungen sind diese primär zu versorgen. Durch entsprechende Techniken ist auch

Tabelle 5.**1** Einteilung der Lappenversorgungen der Hand

Nach Durchblutungsart
- axiale Durchblutung über ein axiales Gefäß
- zufällige Durchblutung über ein subdermales, subkutanes Plexus-Gefäß-System

Nach Hebetiefe
- kutan
- fasziokutan
- muskulokutan
- osteomuskulokutan

Nach Entnahmeort
- lokale Lappen
- regionale Lappen (Hebung an der betroffenen verletzten Extremität)
- distale Fernlappen (Hebung von einem der verletzten Extremität entfernten Körperteil)

Nach Entnahmeart
- Verschiebelappen
- Vorschiebelappen
- Rotationslappen

Nach Qualität
- ausschließlich Haut
- mit Gefäß – vaskulär
- mit Nerv – neural
- mit Gefäß und Nerv – neurovaskulär
- mit Knochen – osteogen

Tabelle 5.**2** Therapie bei bestimmten Verletzungsmustern der Hand

Verletzungsmuster	Therapie
oberflächlich streckseitig tiefere Strukturen unverletzt	Spalthauttransplantation
oberflächlich beugeseitig tiefere Strukturen unverletzt	Vollhauttransplantation (Abb. 5.**38**)
oberflächlich streckseitig tiefere Strukturen mitverletzt	Lappenplastik
oberflächlich palmarseitig tiefere Strukturen mitverletzt	Lappenplastik
tief streckseitig tiefere Strukturen unverletzt	Hauttransplantation ggf. Lappenplastik
tief beugeseitig tiefere Strukturen unverletzt	(Voll-)Hauttransplantation ggf. Lappenplastik
tief streckseitig tiefere Strukturen mitverletzt	Lappenplastik
tief palmar beugeseitig tiefere Strukturen mitverletzt	Lappenplastik

hier eine frühfunktionelle Nachbehandlung möglich (Kleinert-Technik). Diese setzt jedoch ein stabiles Knochengerüst voraus bzw. eine entsprechende Osteosynthese und bei Gelenkbeteiligung einen entsprechenden Wiederaufbau des verletzten Gelenks oder der verletzten Gelenke. Bei bestehenden Sehnendefekten ist die Sekundärversorgung zu diskutieren.

Damit ergibt sich folgende Reihenfolge der Versorgung bei Kombinationsverletzungen (Abb. 5.**49**):

- Knochen und Gelenke,
- Wiederherstellung der Durchblutung,
- Sehnennähte,
- Nervennähte,
- Wundverschluß.

Bei Kombinationsverletzungen unabdingbar sind die Wiederherstellung der Durchblutung in der Peripherie, die möglichst übungsstabile Versorgung von Knochen- und Gelenksverletzungen und der primäre Wundverschluß. Sekundär können Nerven- und Sehnenverletzungen versorgt werden. Die durchzuführenden Maßnahmen müssen individuell angepaßt werden und verlangen Flexibilität des behandelnden Arztes, auch im Hinblick auf Neues und Bewährtes. Die globale Erstversorgung ist heute das angestrebte Vorgehen, setzt jedoch Erfahrung und gute Ausstattung des Operateurs voraus. Falls Mehrfacheingriffe notwendig sind, müssen diese bereits bei der Erstversorgung geplant werden (2, 6, 9, 10, 20, 23).

Nachbehandlung

Ferner muß bei Handverletzungen die postoperative Nachsorge gewährleistet sein. Neben Verbandstechnik, Ruhigstellung und regelmäßiger postoperativer Überwachung steht die Nachbehandlung im Vordergrund.

! Krankengymnastik, Ergotherapie und adjuvante physikalische Maßnahmen ermöglichen erst die Wiedererlangung einer optimalen Funktion nach operativer Versorgung.

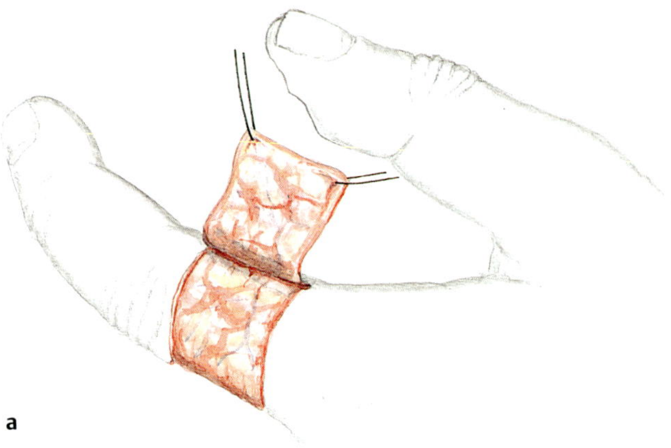

a

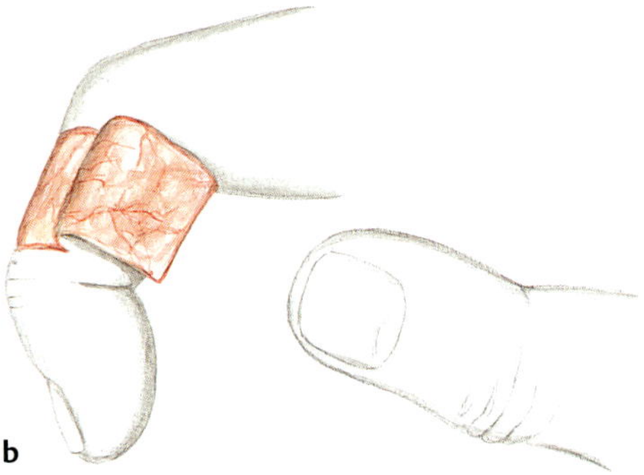

b

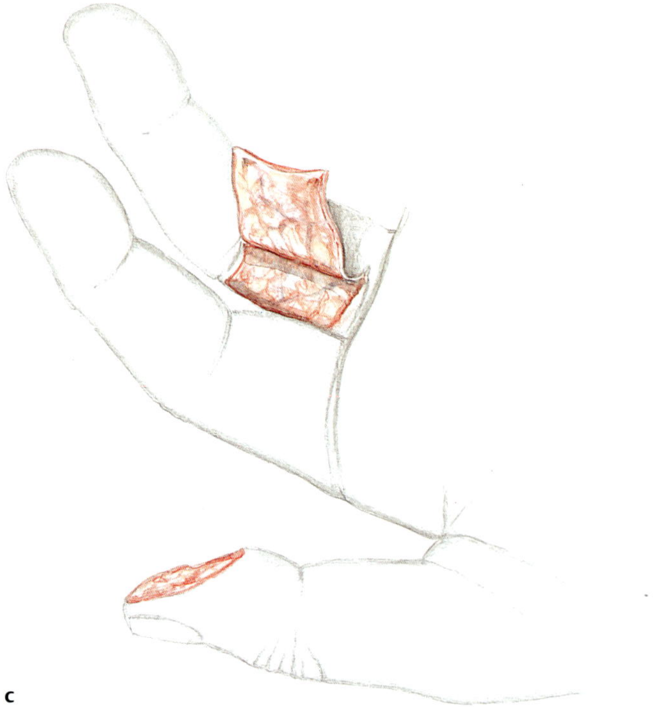

c

Abb. 5.**39** Es besteht ein tieferer palmarer Weichteilkuppendefekt des Daumens. Das dorsal gelegene, radial gestielte Transplantat des 2. Fingers wird entsprechend der Ausdehnung des Defektes präpariert. Dabei wird der Lappen entweder am Grundgliedrücken gehoben bei ulnarem proximalen Daumengliedddefekt (**a**) oder am Rücken des Mittelglieds bei apikalem Defekt (**b**). Mechanisch belastbarer, besser mit Weichteilen unterfütterter gestielter Lappen ist an der Beugeseite des Grundglieds vom 3. Finger zu heben (**c**). Der Hebedefekt wird mit Spalthaut gedeckt. Ruhigstellung. Stieldurchtrennung nach 2 – 3 Wochen.

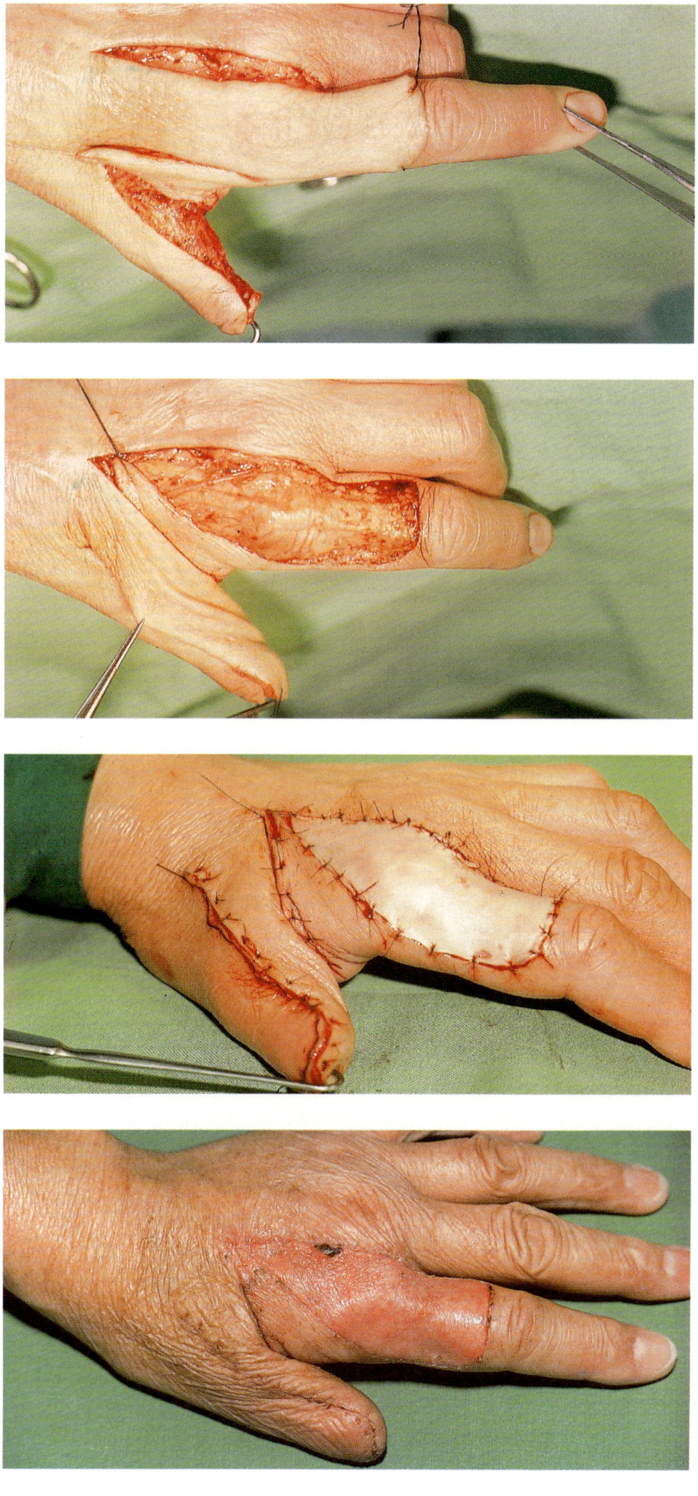

a

b

c

d

Abb. 5.**40** Sensible Fähnchenlappenplastik bei asensiblem palmaren Daumenstumpf.

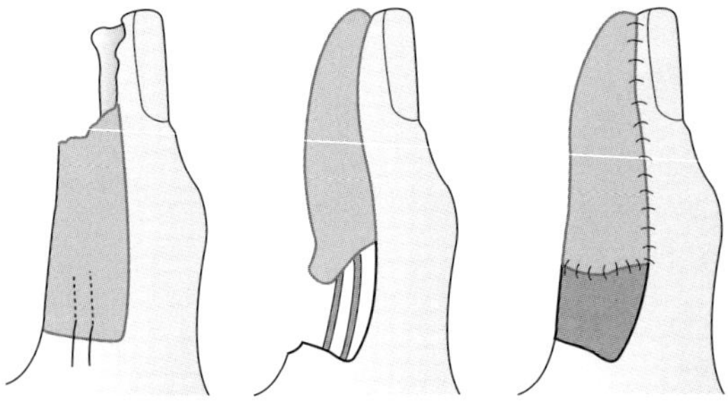

Abb. 5.**41** Beiderseits neurovaskulär gestielter Vorschiebeinsellappen zur Deckung eines kompletten Weichteilfingerkuppendefekts.

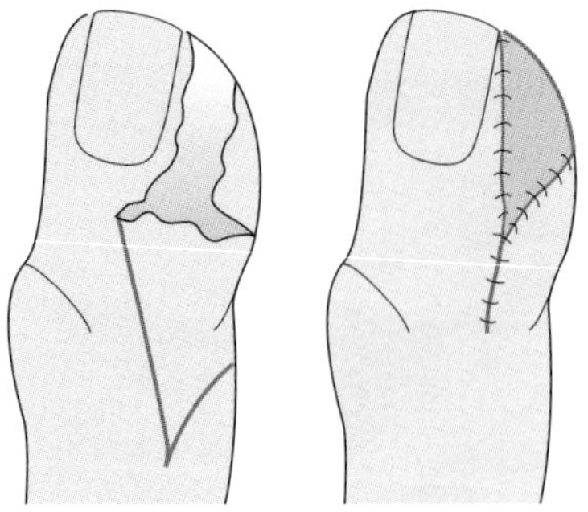

Abb. 5.**43** Laterale V-Y-Plastik bei einseitigem Fingerkuppendefekt.

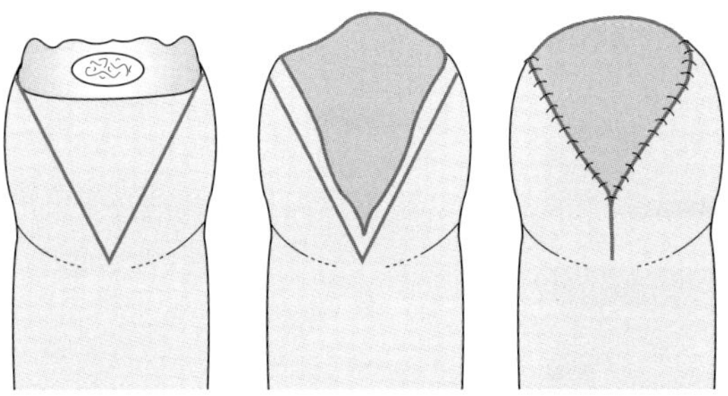

Abb. 5.**42** V-Y-Plastik zur Deckung eines symmetrischen Fingerkuppendefekts, Ausheilungsbild.

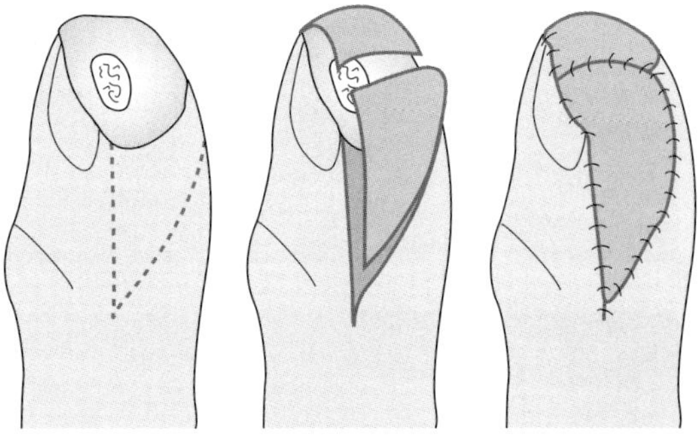

Abb. 5.**44** Beiderseitige V-Y-Plastik nach Geisendorfer-Kutler.

Schlußbetrachtung

Diese Ausführungen gelten nur als orientierende Richtlinien und sollen zur Entscheidungsfindung beitragen. Sie müssen individuell angepaßt werden.

Die Versorgung der Wunde an der Hand ist eine wichtige, ernstzunehmende Therapie, da sie bei einem sich einstellenden Mißerfolg eine Funktionseinschränkung nach sich zieht und damit eine Behinderung für den Betroffenen darstellt. Die sogenannten „Bagatellverletzungen" bis hin zur Defekt- und Kombinationsverletzung ist immer eine Herausforderung an den versorgenden Chirurgen.

Ist nur eine der o.g. Voraussetzungen bei der Versorgung von Handverletzungen nicht gewährleistet – kritische Selbsteinschätzung des Erstversorgers unbedingt notwendig –, bleibt immer genügend Zeit, den Verletzten dorthin zu überweisen, wo eine optimale Versorgung durchgeführt werden kann.

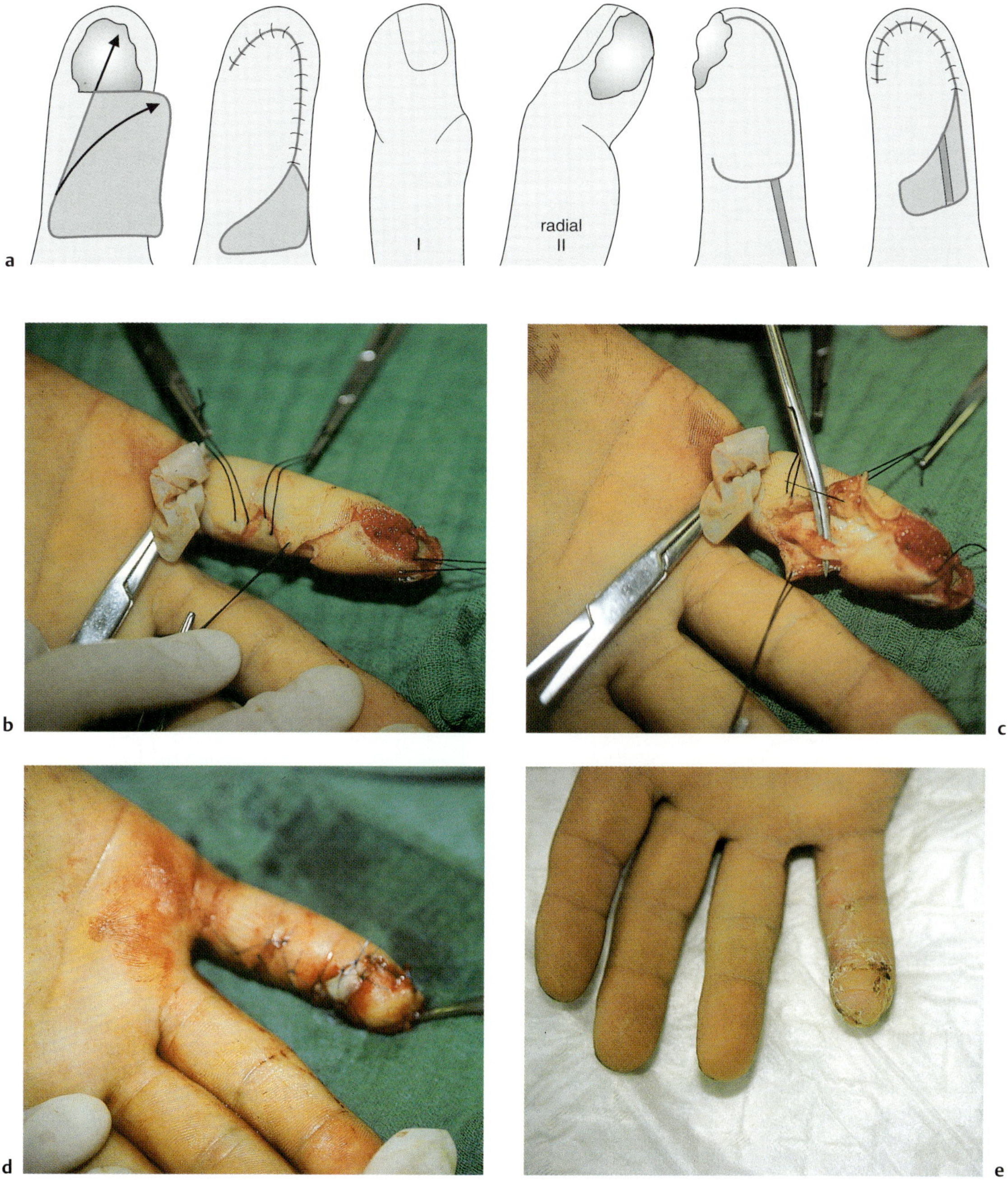

Abb. 5.**45** Homodigitaler neurovaskulärer Verschiebeinsellappen zur Deckung eines Defektes von wichtigen sensiblen Fingerkuppenarealen.

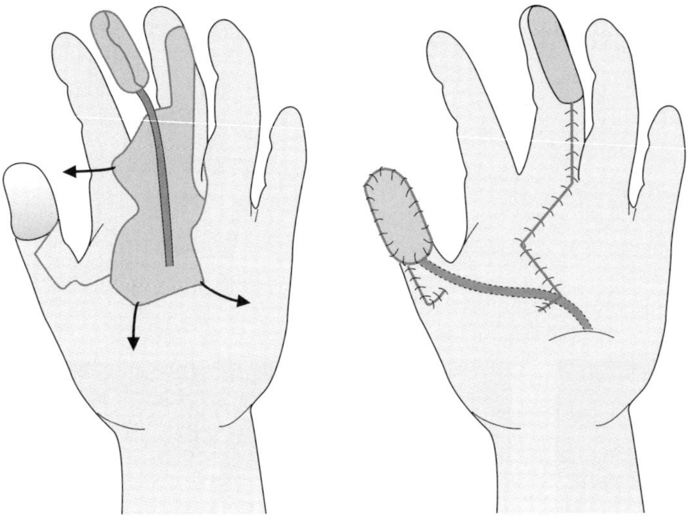

Abb. 5.**46** Heterodigitaler neurovaskulärer Insellappen.

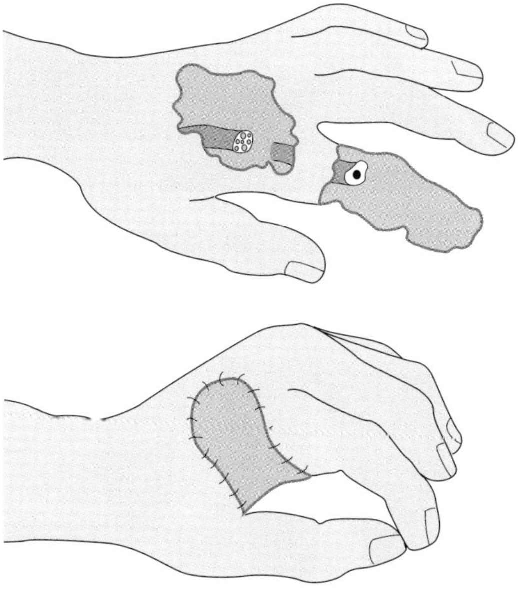

Abb. 5.**47** Filetlappen.

Abb. 5.**48** Thenarlappen zur Deckung eines ausgedehnten Defekts an der Zeigefingerkuppe (auch am Mittelfinger anwendbar), Technik und Ausheilungsbild. ▶
Die Entnahme auf dem Daumenballen wird so geplant, daß eine Flächenreserve von annähernd 50 % verfügbar ist. Der Lappenstiel befindet sich stets proximal-radial (**a**, **b**).
Die Hebung erfolgt mit subkutanem Gewebe auf der Muskelfaszie (**c**, **d**). Der Hebedefekt wird mit Vollhaut oder dicker Spalthaut gedeckt. Der Thenarlappen wird an den Wundrändern spannungsfrei fixiert. Nähte im Bereich des Hyponychiums sind dabei möglichst zu vermeiden, um einer Krallennagelbildung vorzubeugen (**f**, **g**).
Der maximal gebeugte verletzte Langfinger wird auf einer Schiene ruhiggestellt.

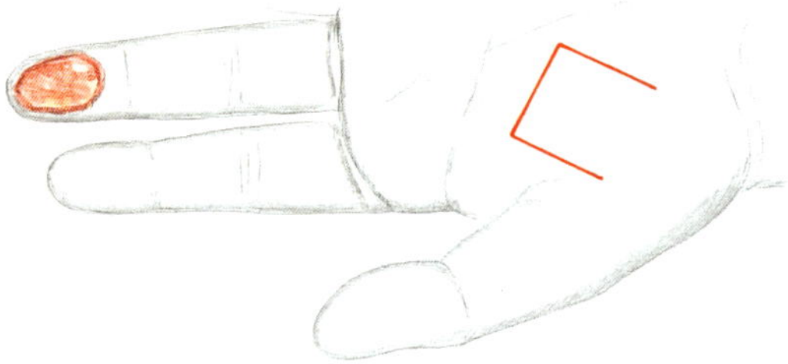

a

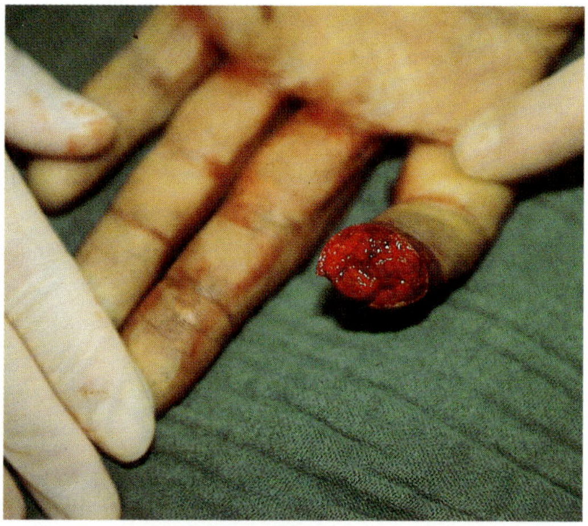

b

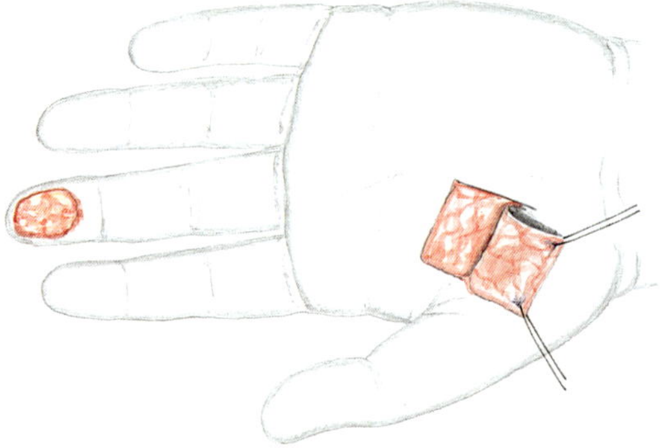

c

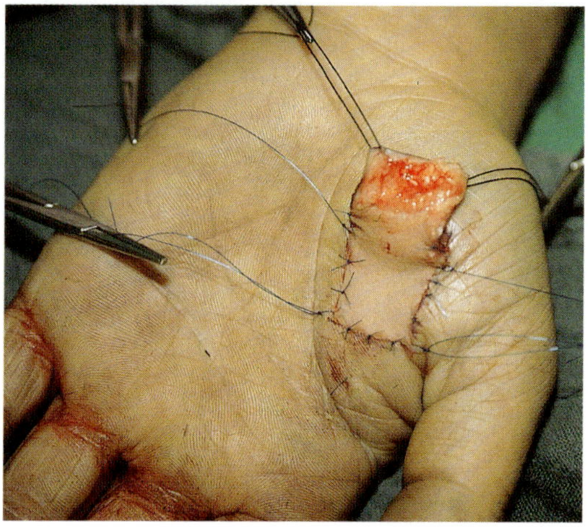

d

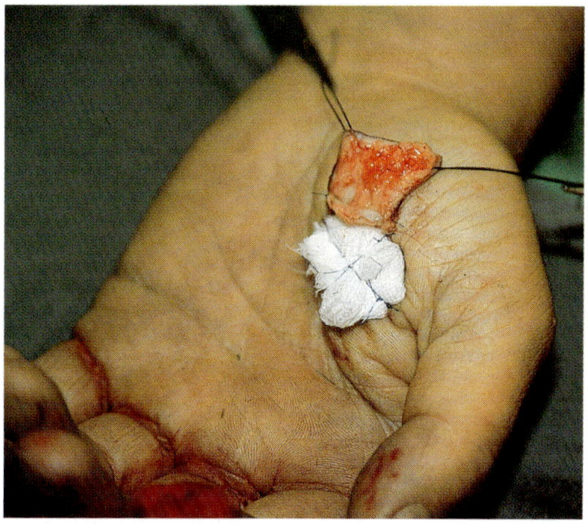

e

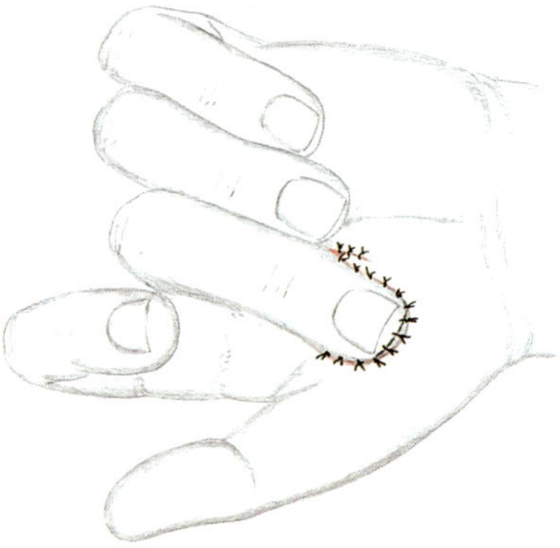

f

Fortsetzung Abb. 5.**48** ▶

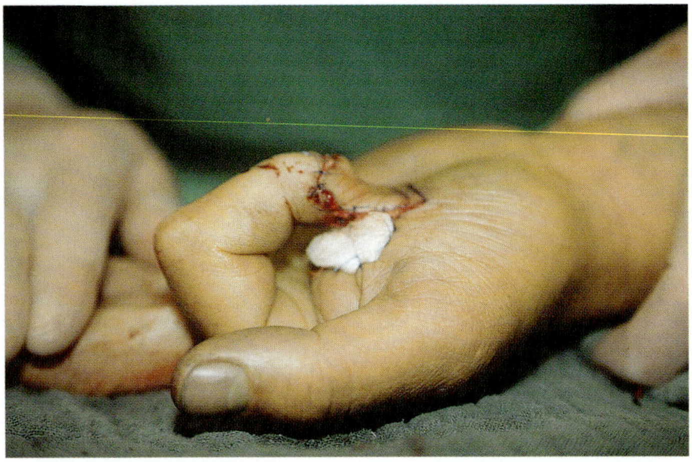

g

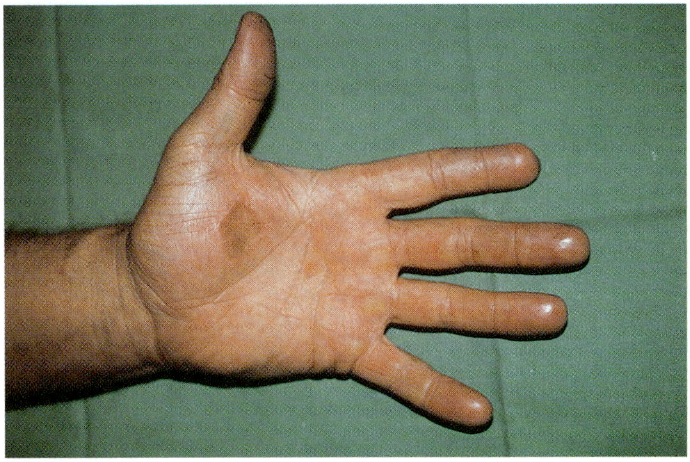

h

Abb. 5.**48**

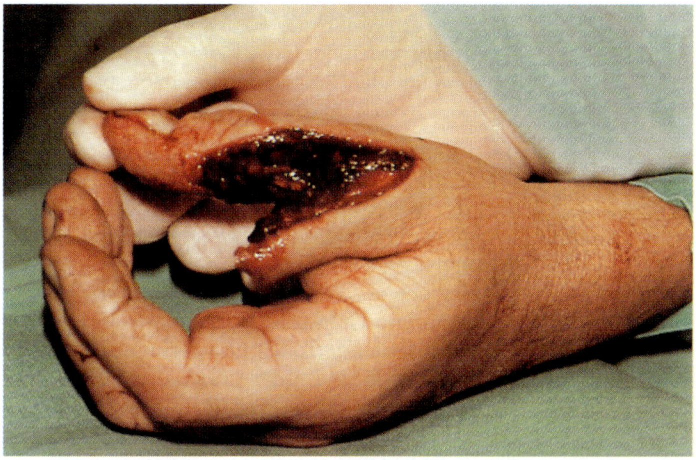

a

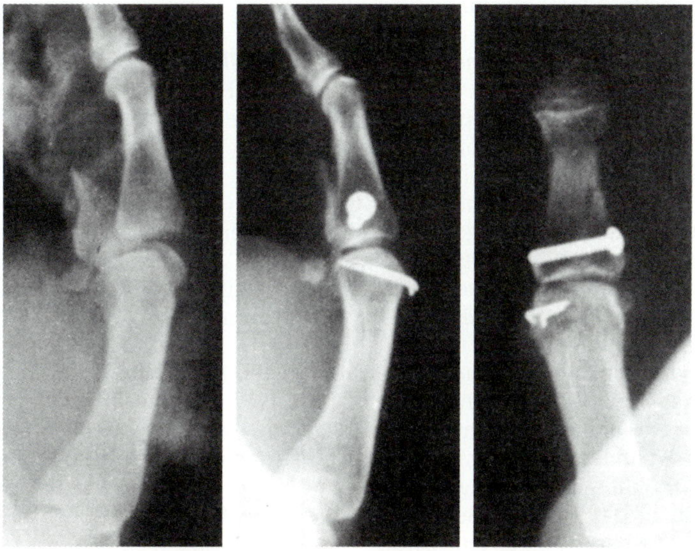

b

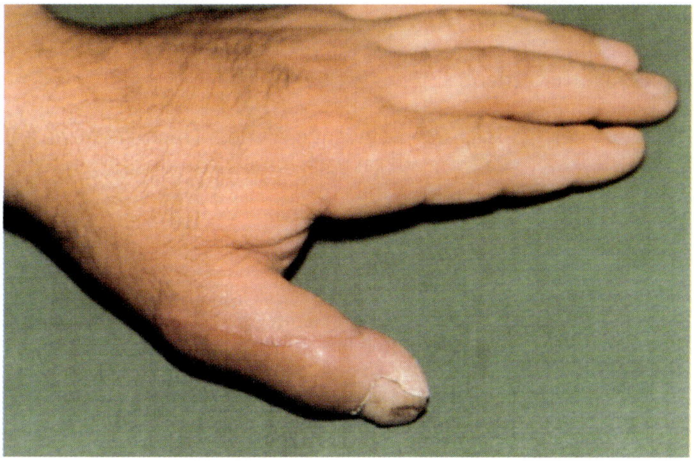

c

Abb. 5.**49** Subtotale Daumenamputation.
a Befund bei der Klinikaufnahme: Nur das radiale Gefäß-Nerven-Bündel ist noch erhalten.
b Primäre Osteosynthese mit Naht des ulnaren Nervs sowie der Beuge- und Strecksehne.
c Zustand bei Abschluß der Behandlung.

Wundbehandlung bei offenen Frakturen

U. Knapp

Einleitung

Offene Knochenbrüche stellen ernste chirurgische Notfallsituationen dar.

! Wichtigste Aufgabe bei der Behandlung offener Frakturen ist die Vermeidung einer Infektion als der häufigsten und schwerwiegendsten Komplikation.

Dabei ist die Sekundärinfektion durch Hospitalkeime mehr zu fürchten als die unfallbedingte bakterielle Kontamination der Verletzungswunde. Die Behandlung offener Frakturen hat in den 70er Jahren eine grundlegende Wandlung erfahren. Neben der sofortigen Stabilisierung der Fraktur durch eine geeignete Osteosynthese kommt vor allem der Versorgung der meist schweren Weichteilkontusion heute größte Bedeutung zu. Das sorgfältige Débridement der Verletzungswunde und die zunächst offene Wundbehandlung sind heute neben der sofortigen Stabilisierung der offenen Fraktur durch eine geeignete Osteosynthese die drei wichtigsten Grundsätze bei der Behandlung offener Frakturen. So konnten Russel u. Mitarb. (50) zeigen, daß der verzögerte Hautverschluß gegenüber der Primärnaht der Wunde die Infektionsrate von 20 auf 3% senken konnte. Bei schwerer Weichteilschädigung ist heute der erzwungene Wundverschluß zugunsten einer zunächst offenen Wundbehandlung verlassen. Nach Mobilisierung der körpereigenen Abwehrkräfte und Rückgang des posttraumatischen Ödems läßt sich die Defektwunde dann durch eine verzögerte Primärnaht, ein Spalthauttransplantat oder eine Lappenplastik gefahrlos verschließen. Auf der Grundlage dieser Behandlungsrichtlinien gilt es, die jedem Einzelfall angepaßte, bestmögliche Behandlung zu finden (Abb. 5.**50**).

Einteilung der offenen Frakturen

Die Einschätzung und Behandlung einer offenen Fraktur sollte an der Größe des eigentlichen Weichteilschadens und an der Schwere der bakteriellen Kontamination ausgerichtet sein.

! Nicht die Größe der Hautwunde ist entscheidend, sondern der Grad der Weichteilschädigung und der Umfang der Muskelquetschung.

Dies bedeutet aber auch, daß eine definitive Klassifizierung erst nach Freilegung der Fraktur und der Weichteile vorgenommen werden kann. Wir bevorzugen die Einteilung nach Tscherne u. Oestern (62):

Offene Fraktur Grad I (Fr. O I): Durchtrennung der Haut mit fehlender oder nur geringer Kontusion der Weichteile und einer unbedeutenden bakteriellen Kontamination. Die Haut ist gewöhnlich nur durch ein Knochenfragment durchspießt. In der Regel handelt es sich um eine einfache Bruchform.

Offene Fraktur Grad II (Fr. O II): Durchtrennung der Haut mit umschriebenen Haut- und Weichteilkontusionen, mittelschwere bakterielle Kontamination, alle Frakturformen.

Offene Fraktur Grad III (Fr. O III): Hautdurchtrennung mit ausgedehnter Weichteildestruktion, oft zusätzlichen Gefäß- und Nervenverletzungen, starker bakterieller Kontamination und meist ausgedehnter Knochenzertrümmerung.

Offene Fraktur Grad IV (Fr. O IV): totale oder subtotale Amputation.

International gebräuchlich ist heute auch die Klassifizierung nach Gustilo u. Anderson (26). Hier erfolgt die Einteilung in drei Schweregrade, wobei der Schweregrad III noch in drei Untergruppen unterteilt wird:

Grad I: bis 1 cm lange Wunde, saubere Wundränder, verursacht infolge Durchspießung eines Fragmentes.

Grad II: 1 – 3 cm lange Wunde, Traumaursache Anprall von außen nach innen, Wunde ohne extensi-

Abb. 5.**50** Drittgradig offene Unterschenkelzweietagenfraktur. Befund bei Klinikaufnahme (**a**, **b**). Stabilisierung mit Fixateur externe (**c**, **d**). Nach Sanierung des Weichteilmantels ausgedehnte Spongiosaplastiken auch mit autologer Rippe zur Überbrückung des Tibiadefekts. Röntgen- und lokaler Weichteilbefund 2 Jahre später (**e**, **f**). ▶

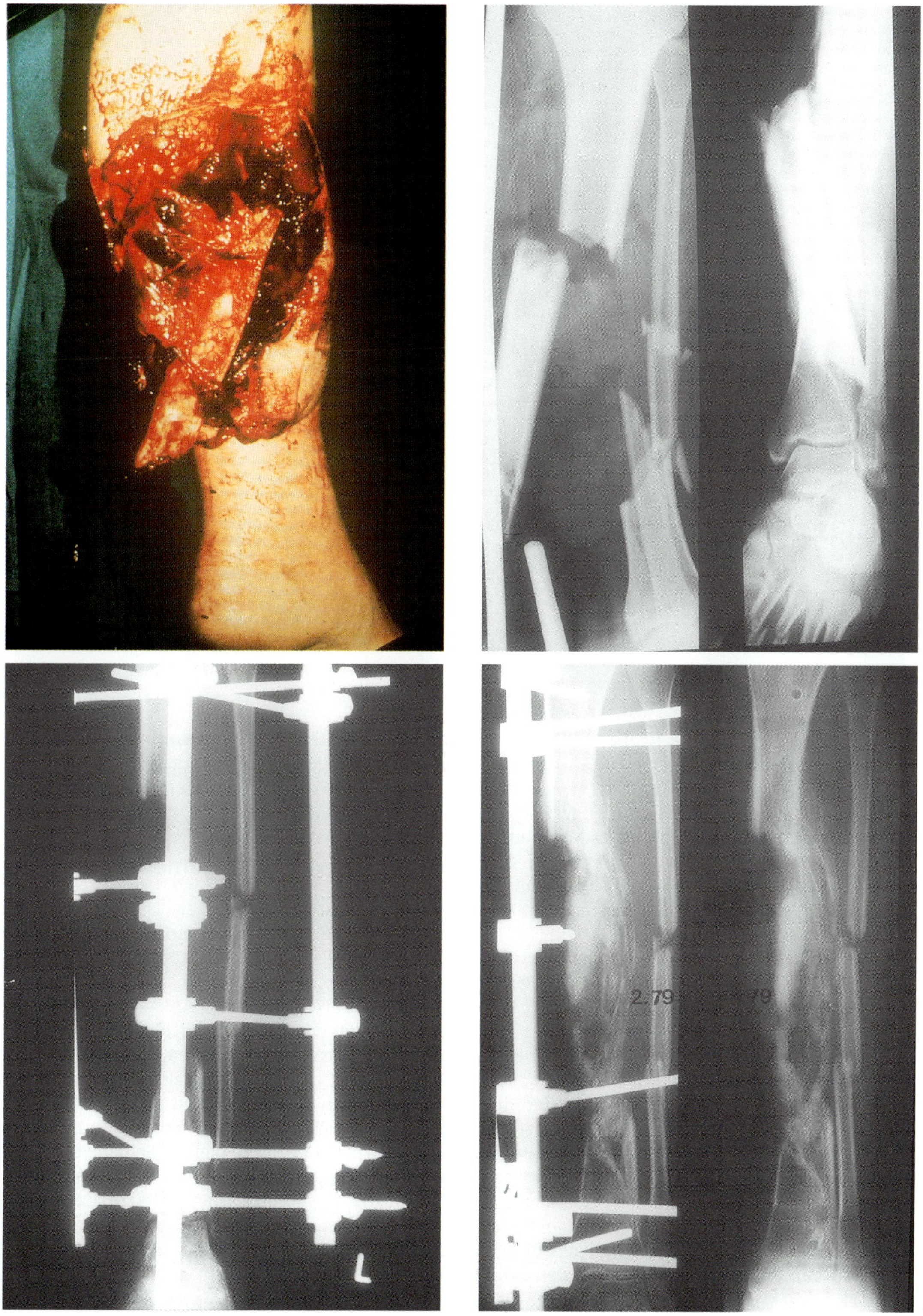

a b c d

Fortsetzung Abb. 5.**50** ▶

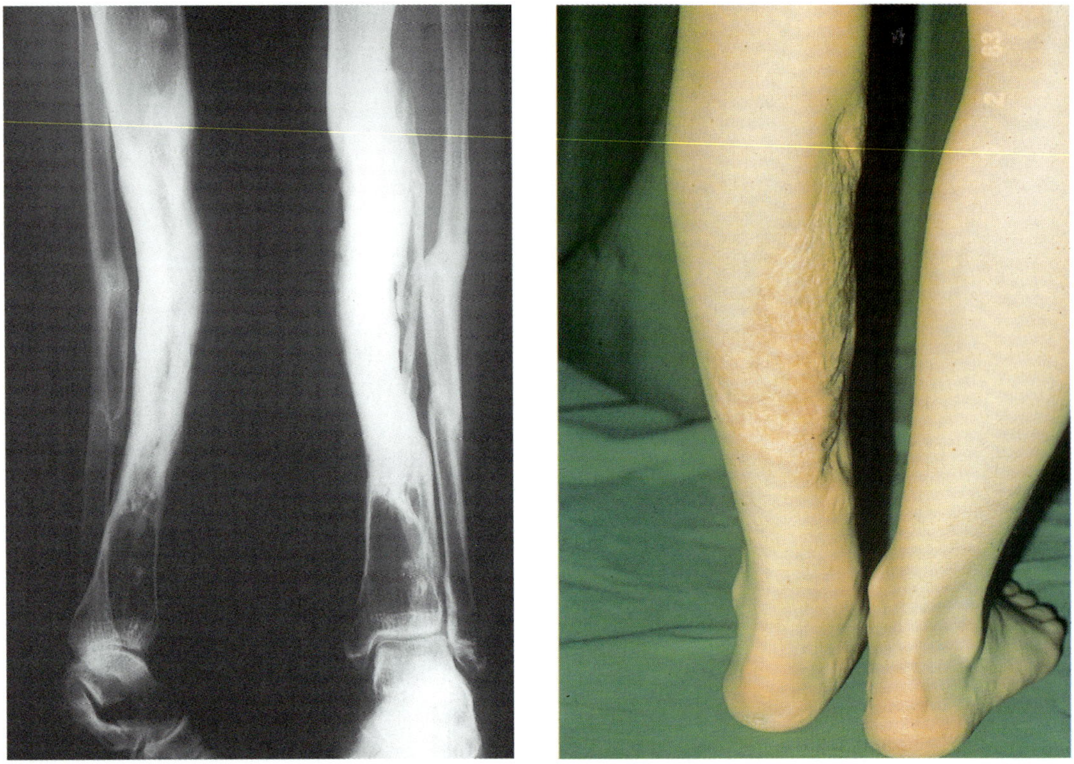

e f

Abb. 5.**50**

ven Weichteilverlust, keine Lappenbildung oder Weichteilavulsionen.

Grad III: alle Komplikationswunden größer als 3 cm mit extensivem Weichteilschaden, häufige Gefäß- und Nervenbeteiligung.

Die drittgradige offene Fraktur wurde von Gustilo u. Anderson (26) noch subklassifiziert:

Typ III A: erheblicher Weichteilschaden, der Knochen ist jedoch von vitaler Muskulatur und Periost bedeckt.

Typ III B: alle drittgradig offenen Frakturen, bei denen der Weichteilverlust so erheblich ist, daß der Knochen freiliegt und nicht mehr von vitaler Muskulatur oder von vitalem Periost bedeckt ist. Damit ist gleichzeitig eine hochgradige Kontamination mit dem höchsten Infektionsrisiko vorhanden.

Typ III C: Damit werden alle diejenigen offenen Frakturen bezeichnet, welche mit für den Erhalt der Extremitäten rekonstruktionspflichtigen Arterienverletzungen einhergehen. Diese Verletzungen sind mit Amputationsraten zwischen 25 und 90% gekennzeichnet.

Präoperatives Management

Schon die Erstmaßnahmen am Unfallort sind für das weitere Schicksal der verletzten Extremität entscheidend. Dislozierte Frakturen werden durch Zug und Gegenzug reponiert und nach sterilem Abdecken der Wunden und Anlegen eines Druckverbandes in einer pneumatischen Schiene ruhiggestellt. So lassen sich die Weichteile am ehesten vom Druck der Knochenfragmente entlasten, Hautnekrosen verhindern und durch den gleichmäßigen Druck der Schiene die Hämatombildung verringern. In der Klinik bleiben Schiene und Notverband während der gesamten präoperativen Diagnostik ungeöffnet. Die verletzte Extremität wird hochgelagert. Neben Standardröntgenaufnahmen, die die benachbarten Gelenke einbeziehen müssen, gehört zur klinischen präoperativen

Untersuchung die Prüfung der peripheren Durchblutung und Nervenfunktion. Bei Anzeichen einer peripheren Ischämie ist die Angiographie (DSA) unumgänglich.

Nach Durchführung der Primärdiagnostik und parenteraler Gabe eines geeigneten Antibiotikums wird der Verletzte schnellstmöglich in den Operationssaal verbracht.

> **!** Offene Frakturen stellen eine Notfallsituation dar und müssen sofort operiert werden.

Verbietet der Allgemeinzustand des Verletzten eine Sofortoperation, so sollte wenigstens durch den einfach und schnell anzubringenden Fixateur externe eine Stabilisierung der stammnahen Frakturen der großen Röhrenknochen erfolgen.

Erst im Operationsraum wird der Verband unter streng aseptischen Kautelen abgenommen, vom Operateur Weichteilschaden und Röntgenbefund beurteilt und dementsprechend die weitere operative Taktik festgelegt. Die klinische Erfahrung zeigt immer wieder, daß auch einfache Bruchformen mit erheblicher Weichteiltraumatisierung einhergehen können.

Bei starker Verschmutzung wird die Wundumgebung mit Ringer-Lösung oder einem milden Aspetikum gereinigt, die Haut im Verletzungs- und Operationsbereich mit einem sterilen Rasiermesser enthaart und anschließend die gesamte Extremität in üblicher Weise desinfiziert. Vor der Hautdesinfektion empfiehlt es sich, von der Verletzungswunde einen bakteriologischen Abstrich zu entnehmen.

Operative Versorgung

Wunddébridement

Die Kombination von bakterieller Kontamination und lokalem traumatischen Gewebeschaden ist das Hauptproblem offener Frakturen. Ob ein Infekt entsteht, hängt neben der Zahl und Virulenz der eingedrungenen Bakterien vor allem vom Zustand des traumatisierten Gewebes ab.

> **!** Zentrales Therapieprinzip bei der Versorgung offener Frakturen ist deshalb die umfassende Entfernung des schlecht durchbluteten kontaminierten Gewebes.

Zu Beginn jeder operativen Versorgung offener Frakturen steht deshalb das sorgfältige Débridement der Verletzungswunde. Das gesamte devitalisierte oder verschmutzte Weichteilgewebe wird sorgfältig und radikal exzidiert. Alle Wundhöhlen sind sichtbar zu machen und von Fremdkörpern zu reinigen. Der verunreinigte Knochen wird angefrischt, Fremdkörpereinsprengungen werden abgemeißelt. Isolierte Knochensplitter bilden potentielle Sequester und werden deshalb entfernt. Die Wunde wird mehrmals mit Ringer-Lösung gespült. Besser als die einfache Spülung ist eine pulsierende Hochdruckspülung (Jet-Lavage) zur mechanischen Wundreinigung. Ein Antibiotikazusatz zur Spüllösung ist nicht erforderlich. Bei stark geschädigtem Gewebe mit unsicherer Vitalität wird das Débridement nach 48 Stunden wiederholt. Nach erfolgtem Débridement werden Instrumente und Operationswäsche gewechselt.

Frakturstabilisation

Durch eine primäre Stabilisierung der Fraktur wird der Infektionsgefahr begegnet, und optimale Heilungsbedingungen für Knochen und Weichteile werden geschaffen. Der günstige Einfluß der Ruhigstellung des gebrochenen Knochens ist unbestritten. Stabilität mindert das Infektionsrisiko, schafft optimale Heilungsbedingungen für die Weichteile und wirkt als Induktor für die Knochenbruchheilung. Instabilität begünstigt dagegen die Entstehung und Ausbreitung einer Infektion, führt zur Knochenresorption, Knochennekrose und Sequesterbildung. Abhängig vom erhobenen Befund erfolgt die stabile Frakturfixation.

> **!** Dabei sollte mit einem *Minimum an Metall ein Maximum an Stabilität* erreicht werden.

Es werden deshalb Osteosyntheseverfahren bevorzugt, die viel Stabilität und wenig zusätzliche Traumatisierung von Weichteilen und Knochendurchblutung zur Folge haben. Als ideales Verfahren bietet sich dabei der Fixateur externe an. In bestimmten Fällen kann ein ungebohrter Verriegelungsmarknagel indiziert sein, der uns für das Femur (UFN), die Tibia (UTN) und den Humerus (UHN) heute zur Verfügung steht. Bei gelenknahen Frakturen wird nach Wiederherstellung der Gelenkflächen eine Schrauben- oder Plattenosteosynthese notwendig sein. Die Verletzungswunde kann dabei in den Hautschnitt mit einbezogen werden – in der Regel ist es allerdings vorteilhafter, eine notwendige Osteosynthese durch eine getrennte Standardinzision vorzunehmen.

Bei Knochendefekten von mehr als 5 cm Länge ist ein späterer Segmenttransport durch das Kallusdistraktionsverfahren nach Ilizarov unter Verwendung des Ringfixateurs möglich.

Wundverschluß

Von entscheidender Bedeutung ist nach erfolgtem Débridement und Stabilisierung der Fraktur die weitere Versorgung der Weichteilwunde. Soweit möglich, sollten Implantate, Knochen, Gefäße, Nerven und Sehnen mit vitalem Muskelgewebe bedeckt werden. Ein erzwungener primärer Wundverschluß führt fast immer zu Haut- und Wundrandnekrosen, schafft günstige Bedingungen für das Keimwachstum und ist oft Ursache schwerwiegender Komplikationen.

! Die Verletzungswunde bleibt deshalb zunächst offen!

Dies zeigen die Abb. 5.**51** und 5.**52**. Erfolgt die Stabilisierung von einer gesonderten Hautinzision aus, kann die Operationswunde – nicht die Verletzungswunde – wieder primär verschlossen werden, sofern ein spannungsfreier Wundverschluß möglich ist. Dabei muß allerdings berücksichtigt werden, daß in der folgenden posttraumatischen Ödemphase die Weichteilspannung noch erheblich zunehmen kann. Bei offenen Frakturen werden freie Hauttransplantationen wenn möglich nicht primär durchgeführt. Eine über wenige Tage offengelassene Wunde akzeptiert nach Smahel

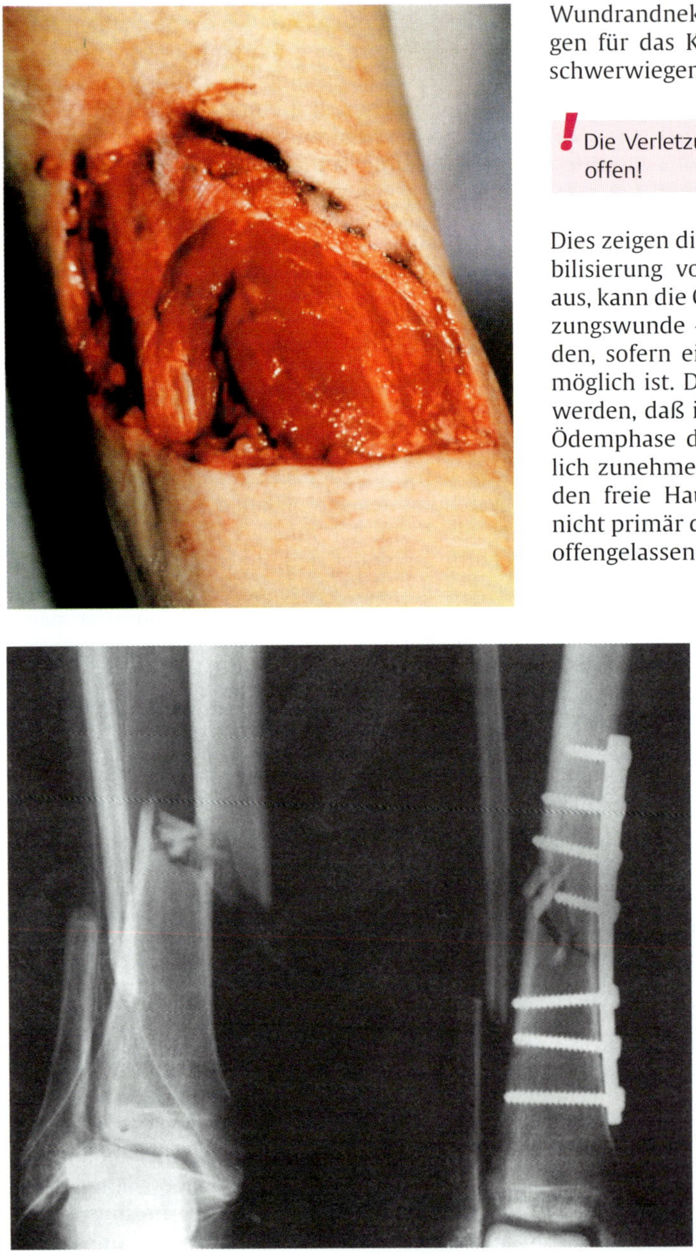

Abb. 5.**51** Drittgradig offene Unterschenkelfraktur.
a Verletzungswunde nach erfolgtem Wunddébridement.
b Röntgenbefund vor und nach Stabilisierung der Tibia durch eine Plattenosteosynthese.

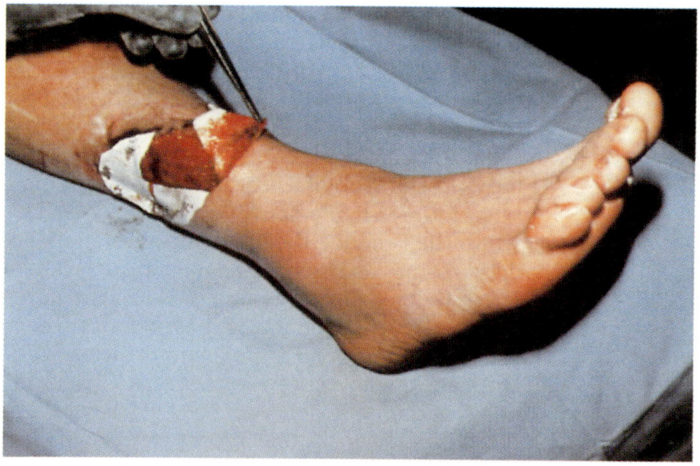

c

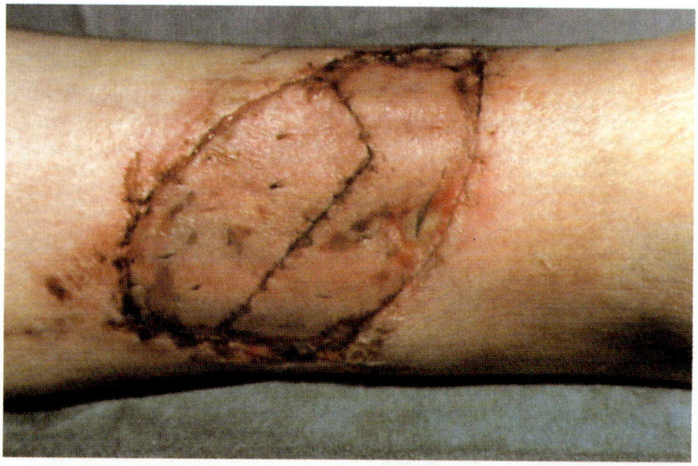

d

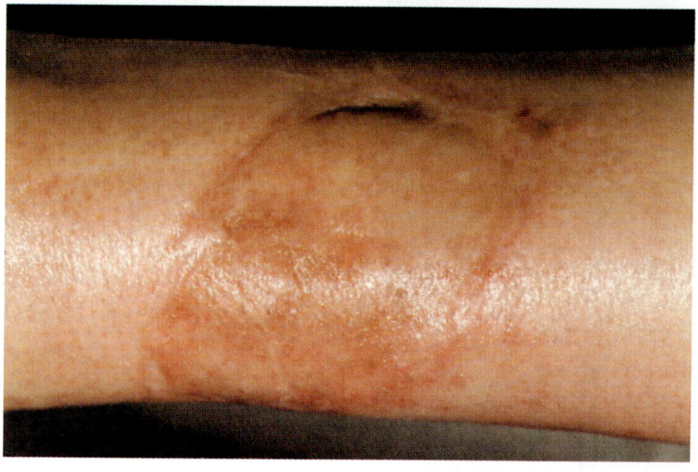

e

c Passagere Deckung der Verletzungswunde mit Epigard.
d Nach 4 Tagen erfolgreiche Spalthauttransplantation.
e Lokalbefund nach Abschluß der Behandlung.

(56) ein freies Hauttransplantat sicherer und rascher als die frisch ausgeschnittene Wunde – vorausgesetzt, daß eine Sekundärinfektion der Wundflächen verhindert wird. Als Möglichkeit der Defektdeckung bietet sich als temporärer synthetischer Hautersatz *Epigard* an. Es empfiehlt sich, die offenen Wundflächen noch im Operationsraum mit der Hautersatzfolie Epigard zu decken, wobei die Folie die Defektwunde vollständig bedecken muß. Überstehende Folienbezirke werden abgeschnitten, und die Hautersatzfolie wird durch wenige Einzelknopfnähte am Wundrand fixiert. Die Folie muß alle 48 Stunden unter streng sterilen Kautelen gewechselt werden. Nach Rückgang des posttraumatischen Ödems läßt sich die Wunde zwischen dem 4. und 7. postoperativen Tag – während der günstigen Proliferationsphase – problemlos durch eine verzögerte Primärnaht oder durch ein Spalthauttransplantat schließen. Als weitere Möglichkeit zur Deckung eines großen, zerklüfteten Hautdefektes hat sich die *Vakuumversiegelung* bewährt (17): Die Wunde wird mit einem Polyvinylschaumstoff aufgefüllt, welcher von

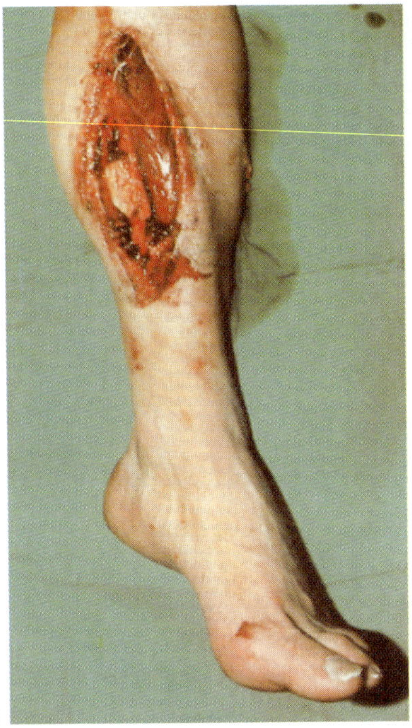

a

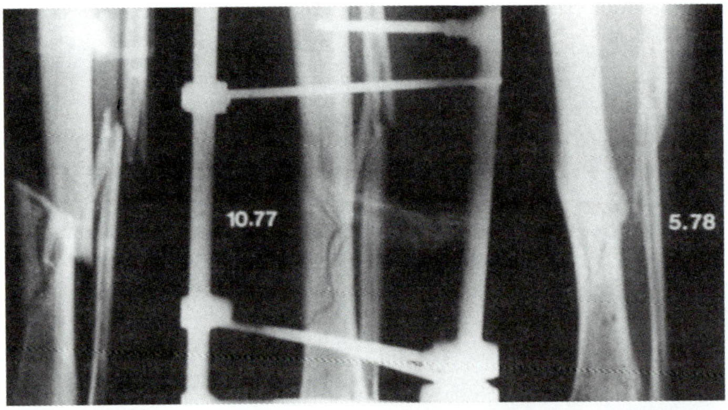

b

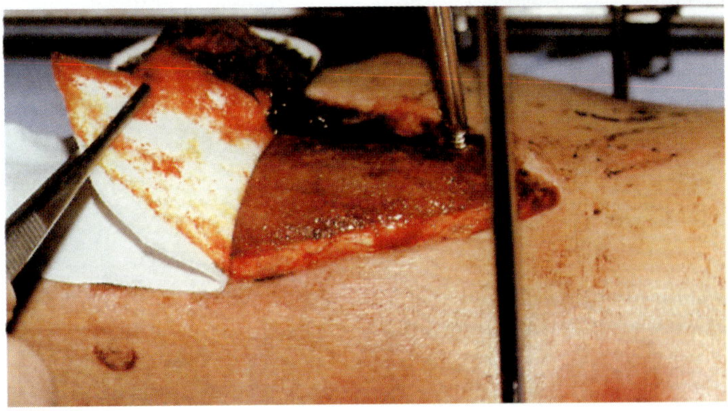

c

Abb. 5.**52** Drittgradig offene Unterschenkelfraktur.
a Befund bei Klinikaufnahme.
b Röntgenbefund vor und nach Stabilisierung mit dem dreidimensionalen äußeren Festhalter.
c Primär offene Wundbehandlung. Deckung der Wundfläche mit Epigard.

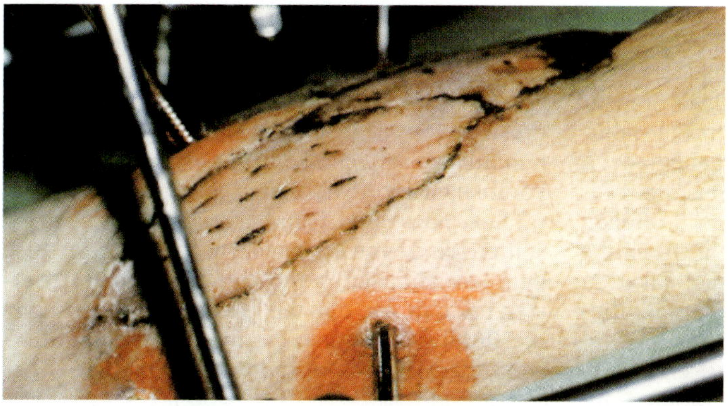

d

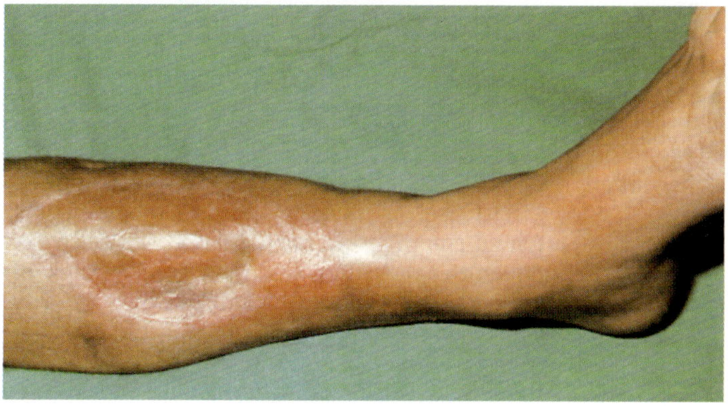

e

d Problemlose Einheilung der am 4. Tage transplantierten Spalthaut.
e Lokalbefund nach Abschluß der Behandlung.

Redon-Drainagen durchzogen ist. Nach luftdichter Abdeckung mit Polyurethanfolie wird er durch Öffnung der Redon-Saugdrainagen unter Sog gebracht. Durch den Unterdruck verkleinert sich der Totraum, und der Wundgrund konditioniert sich. Große Weichteildefekte müssen früh sekundär durch plastische Verfahren mit vitalen Weichteilen gedeckt werden. Als Möglichkeiten stehen lokale gestielte Muskellappenplastiken oder ein freier mikrovaskulärer Gewebetransfer zur Verfügung. Am häufigsten Verwendung findet der Latissimus-dorsi-Lappen.

Adjuvante Wundbehandlung

Zeigen sich bei den Verbandwechseln in der Frühphase immer wieder Nekrosen, kann dies unterschiedliche Ursachen haben: Zum einen kann die massive Freisetzung von Gewebethrombokinase durch die chirurgische Wundausschneidung zur Mikrothrombosierung der oberflächlichen Kapillaren mit nachfolgender Wundgrundnekrose führen, zum anderen kann eine hohe Kontaminierung des Wundgrundes über Bakterientoxine zu septischen Mikrothrombosen und damit zu Wundgrundnekrosen führen. In dieser Situation ist nach dem Débridement ein Wundverband mit antibiotikahaltiger Lösung empfehlenswert. Die systemische Heparinisierung hilft darüber hinaus, die Mikrothromboserate zu senken und damit der Nekrotisierung des Wundgrundes entgegenzuwirken.

Offene Komplikationswunden ohne starke Wundsekretion müssen wegen der Austrockungs- und Nekrosegefahr feucht gehalten werden. Dies gilt insbesondere für den Knochen. Freiliegender Knochen muß innerhalb von 5 Tagen weichteilgedeckt sein. Hier hat die Möglichkeit des mikrovaskulären Gewebetransfers eine ganz neue Dimension in der operativen Wiederherstellungschirurgie eröffnet.

Eine systemische Antibiotikaprophylaxe führt zu einer signifikanten Senkung der Infektrate. In einer prospektiven Studie konnte Patzakis u. Mitarb. (48) zeigen, daß bei Gabe eines Cephalosporins im Vergleich mit einem Plazebo die Infektrate von 13,9 auf 3% gesenkt werden konnte. Die Dauer der systemischen Antibiotikaprophylaxe braucht 48 – 72 Stunden nicht zu überschreiten. Eine adjuvante lokale Antibiotikatherapie führt ebenfalls zu einer weiteren Senkung der Infektionsrate. Dies konnte an einem Kollektiv von ca. 1300 offenen Frakturen in den USA gezeigt werden. Durch die lokale Antibiotikatherapie mit Antibiotikaketten (Septopal) konnte die Infektrate bei lokaler adjuvanter Antibiotikaprophylaxe von 9,5 auf 3,1% gesenkt werden (46). Auf die Notwendigkeit der *Tetanusprophylaxe* sei nochmals hingewiesen. Häufig wird es zweckmäßig sein, zur besseren Heilung der Weichteile postoperativ einen Gipsschienenverband anzulegen. Während der Verletzte frühzeitig isometrische Muskelspannungsübungen durchführen sollte, wird im Falle ausgedehnter Weichteilschäden mit der eigentlichen Mobilisierung erst bei gesicherter Wundheilung begonnen.

Plastische Wunddeckung

H.-J. Stocker und M. Greulich

Einleitung

Welcher Chirurg hat nicht schon häufiger die Situation erlebt, daß er sich mit einem Gewebsdefekt konfrontiert sah, der einen einfachen Wundschluß unmöglich machte. Schwieriger wird es dann noch, wenn fehlendes Gewebe zu ersetzen ist. Durch die Jahrhunderte hindurch hat es immer wieder Chirurgen gegeben, die sich mit solchen Problemen in ingeniöser Weise auseinandergesetzt und dabei Techniken hinterlassen haben, die auch heute noch zum Einsatz kommen, was zeigt, daß selbst Lappenplastiken keine Errungenschaft der modernen plastischen Chirurgie sind. Erste Berichte über die Rekonstruktion von zur Strafe abgeschnittenen Nasen mit einem Stirnlappen stammen aus dem 15. Jh. vor Christus. 1818 berichtet Carl Ferdinand Graefe über eine perfektionierte Methode dieser indischen Rhinoplastik. Tagliacozzi veröffentlichte seine Methode der Nasenrekonstruktion mit einem gestielten Lappen vom Oberarm im Jahre 1597. Auch das Arbeitspferd der Fachärzte für plastische Chirurgie, der Latissimuslappen, wurde bereits 1906 von Tansini beschrieben, der ihn zur Deckung großer Defekte nach Ablatio mammae eingesetzt hatte. Die entscheidenden Fortschritte in der plastischen Chirurgie sind jedoch in den letzten 2 – 3 Jahrzehnten gemacht worden. Mit den verschiedenen Lappenplastiken und dem mikrochirurgischen Gewebetransfer stehen uns heute Techniken zur Verfügung, die auch komplexe Rekonstruktionen ermöglichen. Im Bemühen, Form und Funktion wiederherzustellen, sollten wir uns an Gordon Buck erinnern, der nach dem Sezessionskrieg 1861 – 1865 als einer der ersten erkannt hat, daß die Wiedereingliederung in die Gesellschaft durch die Restauration von Entstellungen verbessert wurde.

> ! Oberstes Ziel ist deshalb nicht der Wundschluß an sich, sondern es gilt, eine geeignete Methode auszuwählen, die zu einem möglichst unauffälligen Ergebnis führt.

Entscheidendes Kriterium für unsere Bemühungen ist also, ob es uns gelungen ist, einem Verletzten zu einem möglichst normalen Aussehen verholfen zu haben, und nicht, ob wir einen Defekt erfolgreich verschlossen haben. Um dies zu erreichen, sind manchmal mehrere Eingriffe nötig.

Fallbeispiel: Ein 32jähriger Mann wurde wegen einer eitrigen Sekretion aus einer Fistel über der Tibia stationär aufgenommen. Bekannt war eine chronische hämatogene Tibiaosteomyelitis. Nach der diagnostischen Abklärung durch konventionelle Röntgenaufnahmen (Abb. 5.**53 a**) und eine Knochenszintigraphie erfolgte eine Trepanation mit Tibianutung. Sämtliches Fistelgewebe aus dem Tibiakopf und -schaft wurde ebenso wie eburnisierter Knochen entfernt. Nach einer Jet-Lavage wurde die Haut über zwei 30er PMMA-Ketten wieder verschlossen und eine Redon-Drainage aus der Wunde ausgeleitet. Nicht unerwartet kam es jedoch im Zentrum zu einer Wunddehiszenz.

Die wesentlichen Gründe, daß der ursprünglich eingeschlagene Weg nicht zum Ziel führen konnte, sind in diesem Fall:

- Hautverschluß unter Spannung über einer Knochenhöhle,
- insuffiziente Therapie der chronischen Osteomyelitis:
  a) nicht ausreichend radikale Entfernung von eburnisiertem Knochen,
  b) fehlende Tamponade der Knochenhöhle mit gut durchblutetem Gewebe.

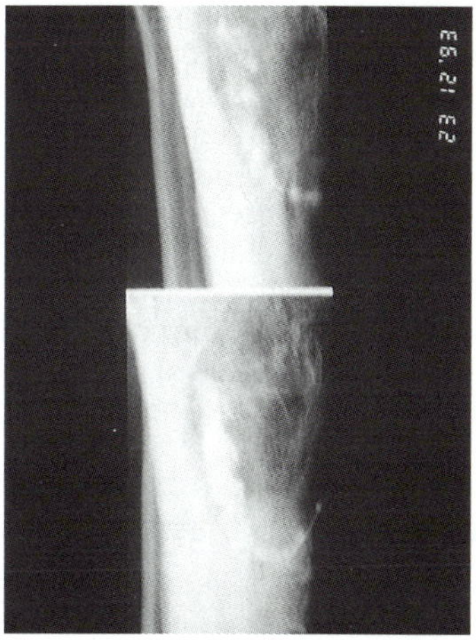

a

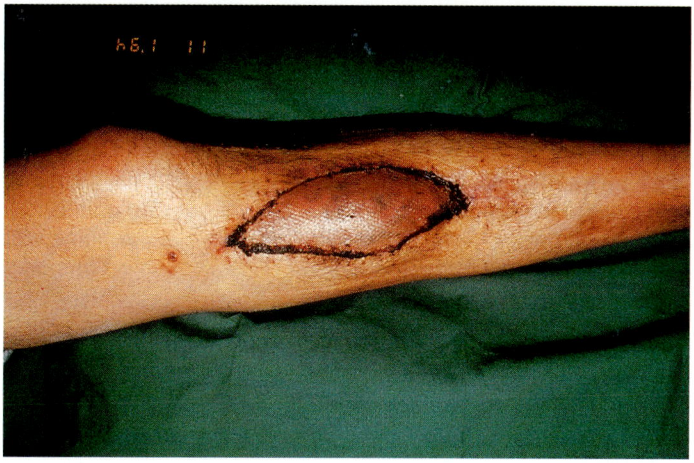

b

Abb. 5.**53** Chronische Tibiaosteomyelitis.
a Nativröntgenaufnahme.
b Gastrocnemius-medialis-Lappen mit Spalthauttransplantat gedeckt.

In einer zweiten Operation wurde deshalb die alte Wunde exzidiert, die Tibianut erweitert, so daß allseits frisch blutende Kortikalis zu sehen war, und die vergrößerte Höhle durch einen medialen Gastroknemiuslappen tamponiert. Sieben Tage später wurde der Hautdefekt durch Aufbringen eines Spalthauttransplantats auf den gut durchbluteten Muskelbauch geschlossen (Abb. 5.**53 b**).

Insbesondere im Bereich schlecht durchbluteter Gewebe genügt die radikale Ausräumung chronisch infizierter Gewebe nicht.

! Entscheidend für die Ausheilung ist das Beibringen von gut durchblutetem Gewebe, auch um darüber Antibiotika effektiv applizieren zu können.

Welche anderen Optionen wären in diesem Fall ebenso möglich oder andererseits nicht angezeigt gewesen?

Bei der Auswahl eines geeigneten Verfahrens zum Wundschluß kann die Rekonstruktionsleiter eine Entscheidungshilfe darstellen (Abb. 5.**54**). Da es sich hier um eine chronische Knocheninfektion handelte, war es indiziert, gut durchbluteten Muskel in die Wund- und Knochenhöhle einzubringen. Außer mit der dargestellten Technik wäre dies auch mit einem frei mikrochirurgisch übertragenen Muskellappen möglich gewesen.

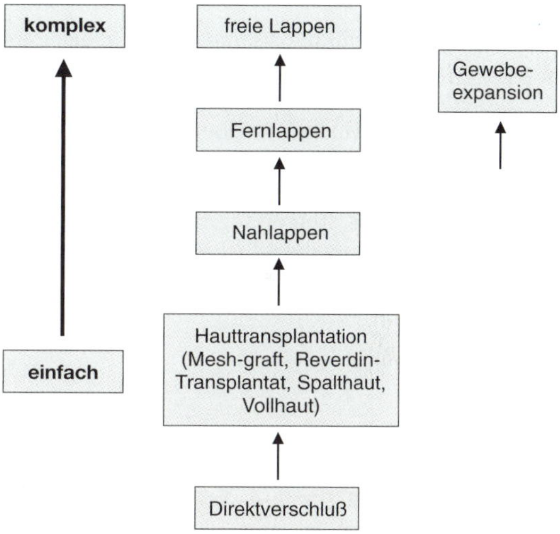

Abb. 5.**54** Rekonstruktionsleiter.

Einteilung der Lappen

Nach der Art der Lappendurchblutung:

- Random-pattern-Lappen: Dieser Typ bezieht sich auf Hautlappen; die ungeregelte Blutversorgung bedingt ein bestimmtes Verhältnis von Länge zu Breite des Lappens.
- Axiale oder arterielle Lappen: Ein definiertes Gefäßsystem versorgt und drainiert den Lappen, so daß ein geometrisches Verhältnis von

Länge zu Breite keine entscheidende Rolle mehr spielt; die maximal mögliche Lappenlänge wird von der Längsausdehnung der versorgenden Gefäße begrenzt.

Nach den transportierten Komponenten:
- reine Hautlappen,
- fasziokutane Lappen,
- Muskellappen,
- Haut-Muskel-Lappen,
- vaskularisierter Knochen,
- osteokutane Lappen,
- osteomyokutane Lappen,
- Zehentransfer,
- gefäßgestielter Nerv,
- Omentum majus,
- Jejunum.

Nach der Reichweite:
Nahlappen,
regionale Lappen,
Fernlappen und freie Lappen.

Darstellung der Gefäßplexus und daraus abgeleitete Lappentypen: Das Schema (Abb. 5.**55**) zeigt die verschiedenen Ebenen der Blutversorgung von Haut, Faszie und Muskel im Überblick. Daraus lassen sich die elementaren Durchblutungssysteme der einzelnen Lappen ableiten. Ausgehend von einem axialen Gefäß, steigen segmentale Gefäße sowohl zur Versorgung des Muskels als auch als Perforansgefäße zum Gefäßplexus der Faszie, von dort wiederum zum nächsten Gefäßplexus usw., bis zuletzt die Haut erreicht wird. Andere segmentale Gefäße verlaufen im Septum zwischen den Muskeln. Man kann hier auch erkennen, daß der sogenannte Random-pattern-Hautlappen eine retikuläre Blutversorgung hat. Integriert man die nächsttieferen segmentalen Gefäße, lassen sich damit Gleitlappen bilden. Durch Einschluß des axialen Gefäßes können sämtliche davon versorgte Komponenten transportiert werden, sei es als gestielter regionaler oder als freier Lappen.

Systematik der verschiedenen Lappenarten

Random-pattern-Hautlappen

Zahl und Art der Blutgefäße stellen hier den limitierenden Faktor für das Überleben eines solchen Lappens dar. Dies erklärt, weshalb man in der Regel ein Länge-Breite-Verhältnis von 2:1 nicht überschreiten sollte. Für Hautlappen im Gesicht trifft dies so nicht zu, da hier eine reiche Vaskularisation existiert. Durch Vorumschneidung ist es möglich, die Länge eines Lappens zu vergrößern. Hierbei kommt es zu einer „Axialisierung" des Gefäßsystems mit einer an die neue Situation angepaßten Gefäßarchitektur (Abb. 5.**56**). Einschränkend ist allerdings zu sagen, daß die Technik der Vorumschneidung durch die Einführung der axialen Lappen erheblich an Bedeutung verloren hat.

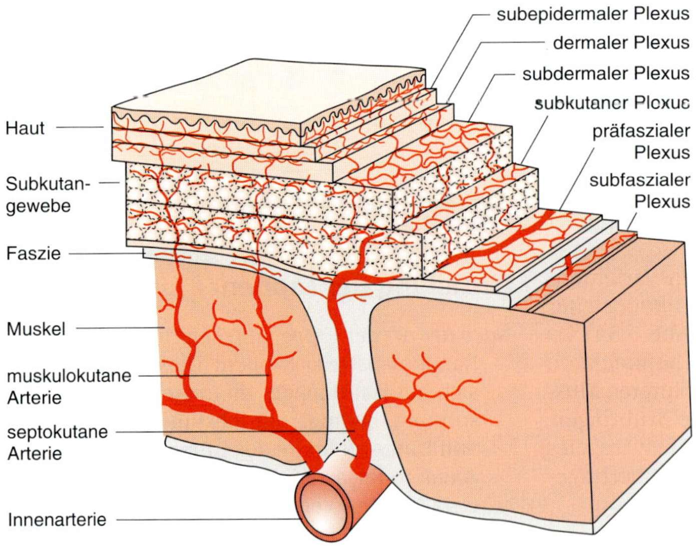

Abb. 5.**55** Makrozirkulation der Haut (nach McCarthy).

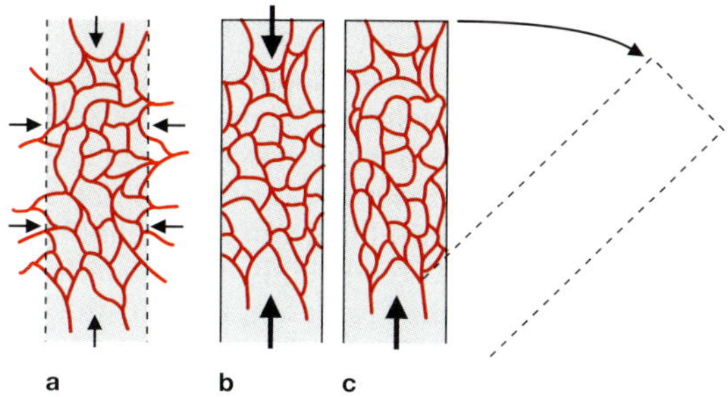

Abb. 5.**56** Axialisierung des oberflächlichen Gefäßsystems nach Lappenvorumschneidung (aus Mathes, S. J., F. Nahai: Clinical Applications for Muscle and Musculocutaneous Flaps. Mosby, St. Louis 1982).
a Subdermaler Plexus (Verhältnis Länge : Breite = 3 : 1).
b Lappen vorumschnitten.
c Rotationsradius.

Möglich erscheint jedoch, daß der Random-pattern-Anteil eines axialen Lappens durch die Vorumschneidung vergrößert und sicherer gemacht werden kann.

Hautlappen mit definierten Hautarterien

Eine Besonderheit stellen Hautlappen dar, die von einem axialen Gefäßsystem versorgt werden, z. B. der Skapula- und der Paraskapulalappen durch Hautäste der A. circumflexa scapulae (Tab. 5.**3**).

Hierzu noch eine wichtige Anmerkung: Auch wenn definierte Hautarterien, wie in Tab. 5.**3** aufgeführt, bestimmte Hautregionen versorgen, stellt dies nicht unbedingt die ausschließliche Blutversorgung dar, da diese Hautregion zusätzlich durch muskulokutane Perforationsgefäße ebenfalls suffizient versorgt werden kann. Für alle axialen, also auch für myokutane und fasziokutane Lappen gilt, daß die Länge des Hautlappens eine Summe aus der Länge des axialen Gefäßes und der des Random-pattern-Anteils ist. Die maximal mögliche Breite des Hautanteiles dieser Lappen wird ebenfalls dadurch bestimmt (Abb. 5.**57**).

Fasziokutane Lappen

Fasziokutane Gefäßsysteme finden sich an den Extremitäten. Sie werden aus einem Perforansgefäß gespeist, das aus einer regionalen Arterie abzweigt und zwischen Muskeln oder Muskelgruppen zur Oberfläche läuft. Dieses System kann als Einheit, bestehend aus Hautinsel, Faszie, segmentalen Gefäßverbindungen zur Tiefe und dem axialen Gefäß, gehoben werden. Verlaufen die segmentalen Gefäße in einem definierten Septum, werden diese Lappen auch als faszioseptokutane Lappen oder einfach als septokutane Lappen bezeichnet. Da sich im Bereich der Faszie ein eigener Gefäßplexus befindet, kann diese auch ohne die

Tabelle 5.**3** Hautarterien und ihre axialen Lappen (Auswahl)

Hautarterie	Axialer Lappen
A. supratrochlearis	„Indischer" Lappen zur Nasenrekonstruktion
R. frontalis der A. temporalis superficialis	Stirnlappen
R. parietalis der A. temporalis superficialis	haartragender Lappen
A. occipitalis	haartragender Lappen
Rr. perforantes 2 und 3 der A. thoracica interna	Deltopektorallappen
A. supraclavicularis	supraklavikulärer Insellappen
querer und schräger Hautast der A. circumflexa scapulae	Skapular- und Paraskapularlappen
A. epigastrica superficialis (inferior)	hypogastrischer Lappen
A. circumflexa iliaca superficialis	Leistenlappen
A. dorsalis pedis	Fußrückenlappen

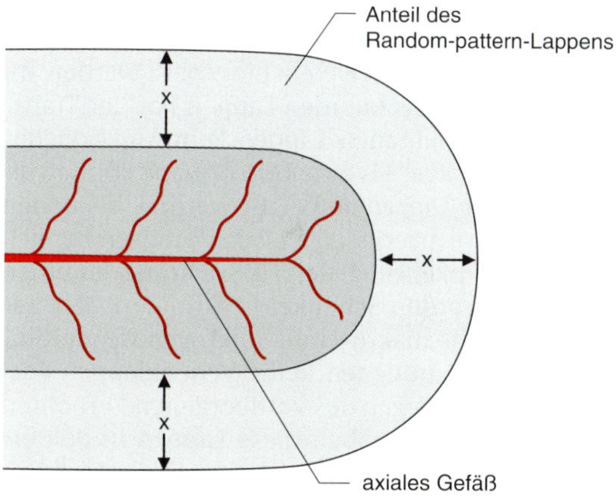

Abb. 5.**57** Die maximal mögliche Länge eines axialen Lappens ergibt sich aus der Summe der Länge des axialen Gefäßes und der Strecke x. Diese entspricht der Strecke ausreichender Blutversorgung eines Random-pattern-Hautlappens über den dermalen-subdermalen Gefäßplexus.

darüberliegende Hautinsel gehoben werden. Dadurch ist es möglich, sehr dünne Lappen zu übertragen, die dann mit einem Hauttransplantat gedeckt werden können. Cormack u. Lamberty (12) haben auf der Basis von anatomischen Studien 1984 eine Klassifikation dieser Lappen veröffentlicht und darin 5 Kategorien von fasziokutanen Lappen entsprechend ihrer Gefäßversorgung vorgeschlagen (Abb. 5.**58**). Der häufig verwendete radiale Unterarmlappen ist dem Typ C zuzuordnen. Der Typ D entspricht hinsichtlich der Gefäßversorgung dem Typ C, enthält aber noch zusätzlich Knochen mit einer Muskelmanschette. Unter diese Kategorie fallen z. B. der Radialislappen mit einem Anteil des Radius, der laterale Oberarmlappen mit einem Anteil aus dem Humerus oder die gefäßgestielte Fibula mit einer durch septale Perforansgefäße versorgten Hautinsel. Die Kombination mehrerer Komponenten, die in einer Sitzung übertragen werden können, hat die Rekonstruktionsmöglichkeiten insgesamt erweitert, vereinfacht und verbessert, insbesondere durch den Transfer von vaskularisiertem Knochen. Unter Umständen sind folgende *Besonderheiten der fasziokutanen Lappen* von Vorteil: Sie sind dünner, tragen dadurch weniger auf und können besser gefaltet und in einen Defekt eingepaßt werden. Im Gegensatz zu myokutanen Lappen hat der Transfer von fasziokutanen Lappen kein funktionelles Defizit zur Folge. Als eine *Untergruppe* können *distal gestielte Lappen* aufgefaßt werden, bei denen es sowohl im arteriellen als auch venösen Bereich zu einer Umkehrung der Flußrichtung kommen muß. Im venösen Schenkel funktioniert dies zunächst durch makro- und mikrovenöse Verbindungsgefäße, in denen keine Venenklappen vorhanden sind. Wegen des vorübergehend erhöhten venösen Druckes haben diese Lappen in den ersten 24 Stunden manchmal eine livide Färbung. Bekanntestes Beispiel dieser Gattung ist der distal gestielte Radialislappen.

! Voraussetzung für das Gelingen ist hier eine suffiziente Durchblutung über den oberflächlichen Hohlhandbogen.

Zu einer identischen Stromumkehr kommt es bei einem Anschluß der distalen Gefäße eines Radialislappens. Interessant und häufiger verwendet ist auch der Interosseus-posterior-Lappen. Ähnliche Lappen sind für den Unterschenkel beschrieben.

Muskel- und Muskel-Haut-Lappen

Muskel- und Muskel-Haut-Lappen sind seit über 2 Jahrzehnten unverzichtbare Säulen in der rekonstruktiven Chirurgie. Sie haben sich als sehr zuverlässig erwiesen. Sie werden zur Obliteration von Hohlräumen, zur Auffüllung von Knochenhöhlen, insbesondere bei Osteomyelitis, zur Abdeckung freiliegender (Gefäß-)Prothesen, zur Brustrekonstruktion und bei vielen anderen Indikationen eingesetzt. In Untersuchungen ließ sich belegen, daß die bakterielle Konzentration nach Übertragung von Muskellappen um den Faktor 10^4, bei fasziokutanen Lappen nur um den Faktor 10^2 abnahm. Die meisten der hierfür verwendeten Muskeln liegen an der Oberfläche. Die Eintrittsorte der Gefäßstiele, die Dimensionen des Muskels und die Lokalisation der Peforansgefäße bestimmen die Größe der Hautinsel, den Rotationsradius und infolgedessen die Lokalisation und Ausdehnung des Defektes, der durch einen solchen Lappen verschlossen werden kann.

! Bei der Auswahl der Muskellappen sollte man darauf achten, daß synergistisch wirkende Muskeln verbleiben, die hypertrophieren und den Funktions- bzw. Kraftverlust kompensieren können.

Entsprechend ihrer Gefäßanatomie haben Mathes u. Nahai (39) die Zuordnung der Muskeln nach 5 verschiedenen Gefäßmustern vorgenommen, die hinsichtlich ihrer Verwendbarkeit als Muskellappen klinische Bedeutung haben (Abb. 5.**59** und Tab. 5.**4**). Die Reichweite ist um so größer, je länger ein singulärer oder dominanter Gefäßstiel ist. Nur wenn ein Gefäß den gesamten Muskel versorgen kann, kann er daran als Ganzes verlagert oder frei übertragen werden (Typen I und V). Teile eines Muskels können an einem dominanten Gefäßstiel lokal rotiert oder auch frei transferiert werden (Typen II und III). Je kräftiger ein Gefäßstiel ist, desto besser eignet er sich für die mikrovaskuläre Anastomosierung. Ungünstig sind mehrere segmental angeordnete Gefäßstiele, wenn man nicht weiß, wie groß deren Versorgungsgebiet im Einzelfall ist (Typ IV).

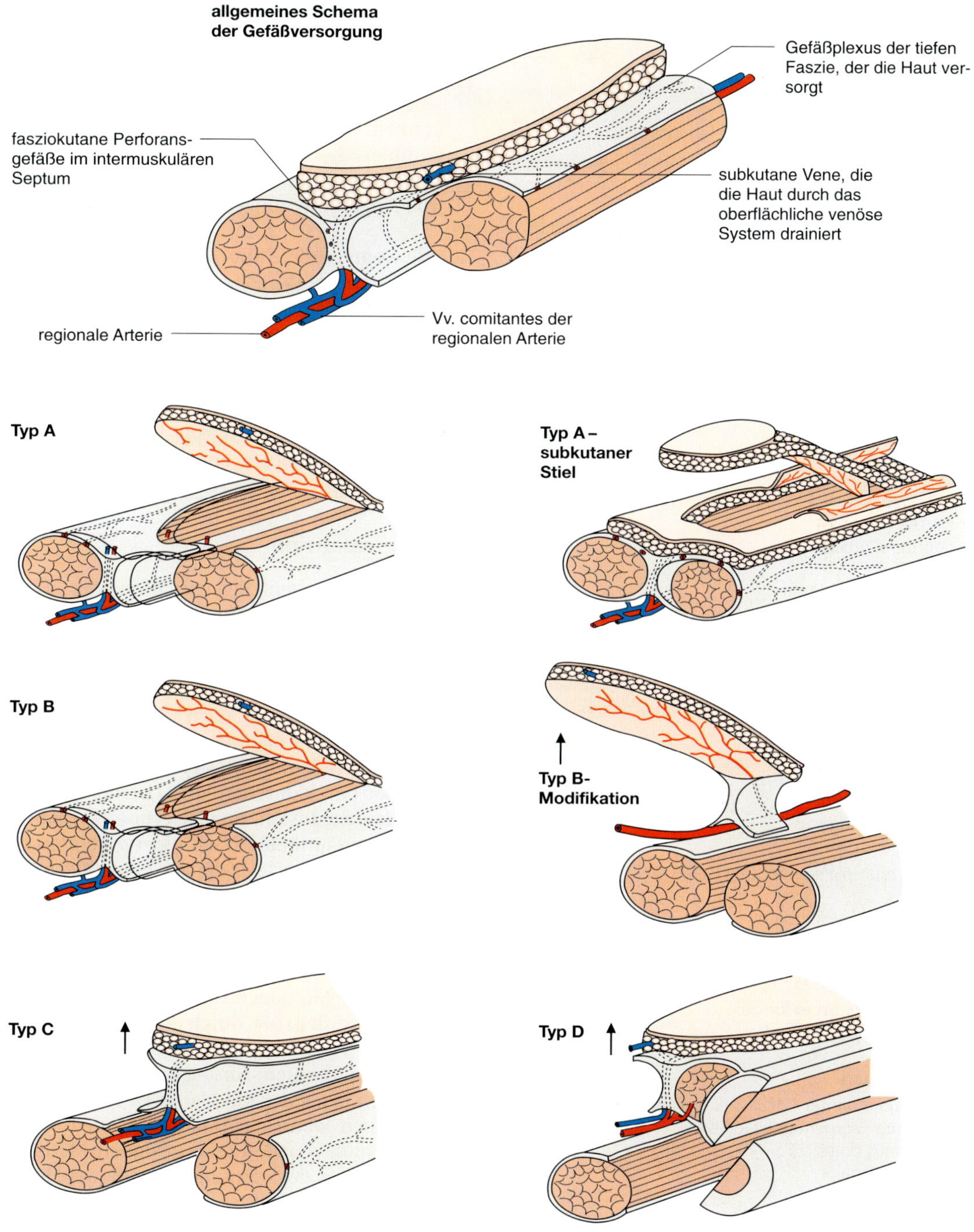

Abb. 5.**58** Klassifikation fasziokutaner Lappen (aus Cormack, G. C., B. G. H. Lamberty: The Arterial Anatomy of Skin Flaps. Churchill-Livingstone, Edinburgh 1986).

Tabelle 5.4 Einteilung der Skelettmuskeln nach ihrer Gefäßanatomie (aus Mathes, S. J., F. Nahai: Clinical Applications for Muscle and Musculocutaneous Flaps. Mosby, St. Louis 1982)

Typ I: solitärer Gefäßstiel
Gastrocnemius medialis und lateralis
Tensor fasciae latae
Anconeus
Vastus intermedius
Typ II: ein dominanter Gefäßstiel, der gewöhnlich in der Nähe des Ursprungs oder des Ansatzes in den Muskel eintritt, mit weiteren, kleineren Gefäßstielen, die in den Muskelbauch eintreten
Abductor digiti minimi
Abductor hallucis
Biceps femoris
Brachioradialis
Flexor digitorum brevis
Gracilis
Peroneus longus
Peroneus brevis
Platysma
Rectus Femoris
Semitendinosus
Soleus
Sternocleidomastoid
Temporalis
Trapezius
Vastus lateralis
Typ III: zwei gleichwertige Gefäßstiele, die aus verschiedenen regionalen Arterien hervorgehen (außer Orbicularis oris)
Glutaeus maximus
Rectus abdominis
Serratus anterior
Semimembranosus
Orbicularis oris
Typ IV: multiple segmentale Gefäßstiele ähnlichen Kalibers
Flexor digitorum longus
Extensor hallucis longus
Vastus medialis
External oblique
Extensor digitorum longus
Flexor hallucis longus
Sartorius
Tibialis anterior
Typ V: dominanter Gefäßstiel mit zusätzlichen kleineren segmentalen Gefäßen
Latissimus dorsi
Pectoralis major

Freie Gewebeübertragung

Indikationen dafür sind vorwiegend:

- große Gewebsdefekte, die durch Nah- oder regionale Lappen nicht verschlossen werden können,
- komplexe Rekonstruktionen,
- Wiederherstellung von Funktionen, z.B. Arm- und Fingerbewegungen.

Gerade wenn größere Knochendefekte in schlecht vaskularisiertem Wundbett, z.B. nach Bestrahlung, ersetzt werden müssen, gibt es zu mikrochirurgisch transferiertem Knochen keine zuverlässige Alternative. Ähnlich wie bei fasziokutanen Lappen beschrieben, kann auch bei muskulokutanen Lappen die Möglichkeit der Stromumkehr praktisch genutzt werden, z.B. beim Rektuslappen, der an den oberen epigastrischen Gefäßen gestielt werden kann.

Gewebeexpansion

Die viskoelastischen Eigenschaften der Haut macht man sich bei jedem Extensionslappen zunutze. Es ist immer wieder erstaunlich zu sehen, wie die Hautspannung einer unter erheblicher Zugspannung zugenähten Wunde innerhalb weniger Tage nachläßt, z.B. nach Verschluß des Hebedefektes nach Entnahme eines Latissimus-dorsi-Insellappens. Neumann (43) berichtete 1957 als erster über den klinischen Einsatz einer kontrollierten Hautexpansion. Er plazierte einen Ballon subkutan periaurikulär. Nach einer zweimonatigen Auffüllphase hatte er danach etwa 50% mehr Haut für einen Ohraufbau zur Verfügung. Erst 1976 allerdings hatte Radovan diese Methode wieder aufgegriffen und für den Brustaufbau weiterentwickelt. Das Prinzip hat sich nicht geändert; jedoch sind die Methoden und Materialien weiter verbessert worden, u.a. durch die Einführung der Siliconhülle von strukturierten Oberflächen und verbesserten Ventilen. Für die meisten Indikationen werden Expander mit glatter Oberfläche eingesetzt. Auch wenn die Hautexpansion für den Großteil akuter Wunden keine geeignete Methode darstellt, gibt es doch Situationen, z.B. bei Skalpdefekten, wo der Hautexpander primär oder sekundär, ggf. nach temporärer Deckung eines Defektes mit Spalthaut, zum Einsatz kommen kann. Außer bei der intraoperativen Expansion handelt es sich immer um einen zweizeitigen Eingriff.

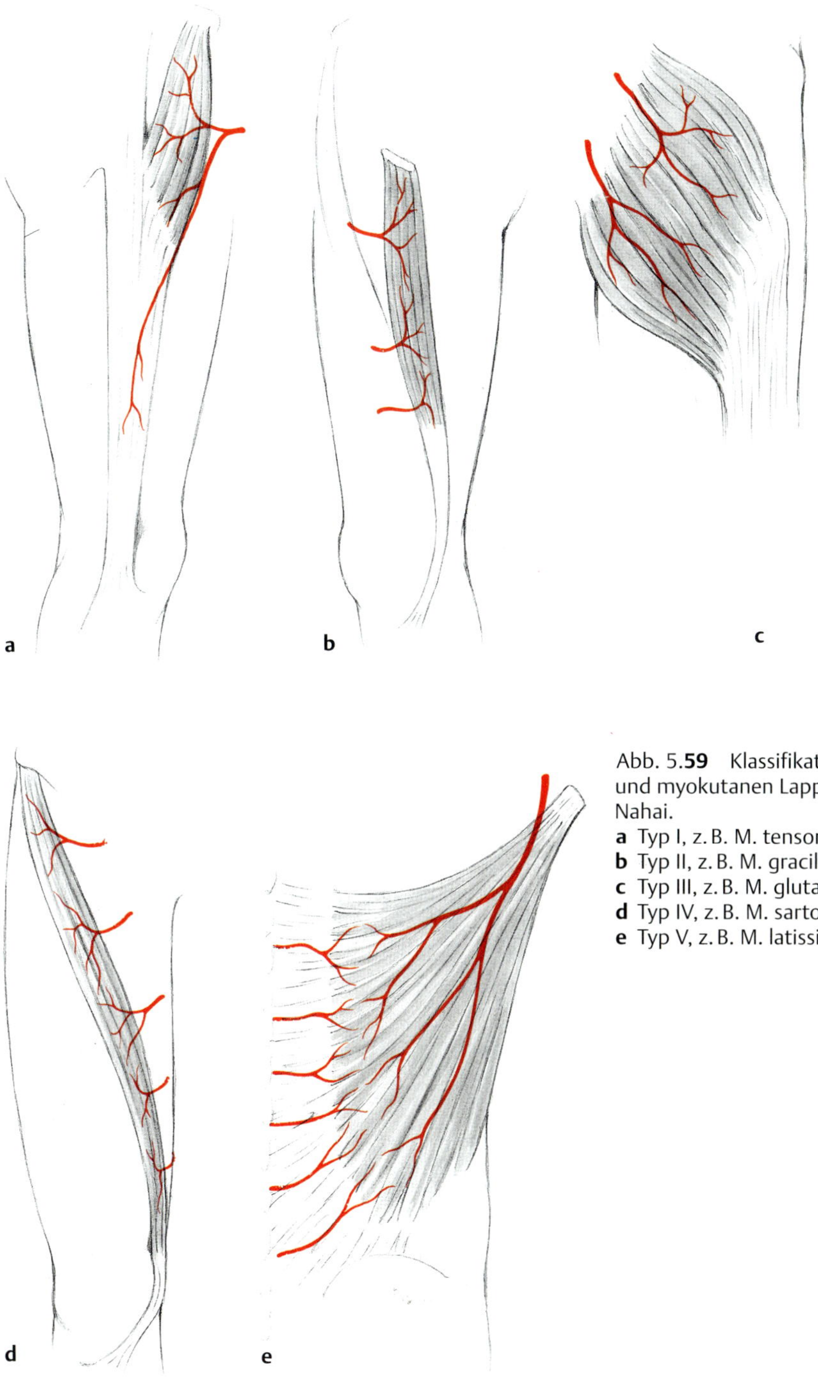

Abb. 5.**59** Klassifikation der muskulären und myokutanen Lappen nach Mathes und Nahai.
a Typ I, z. B. M. tensor fasciae latae.
b Typ II, z. B. M. gracilis.
c Typ III, z. B. M. glutaneus maximus.
d Typ IV, z. B. M. sartorius.
e Typ V, z. B. M. latissimus dorsi.

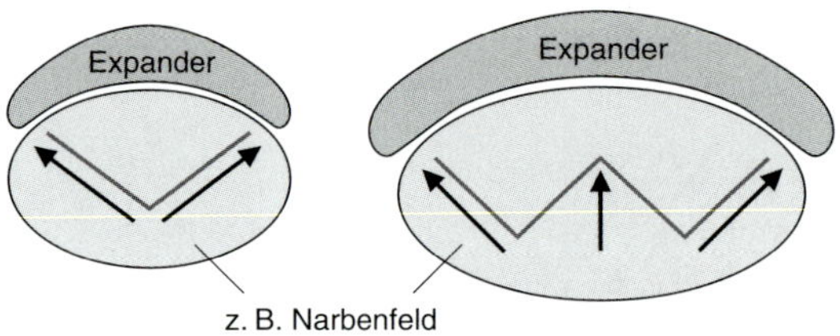

Abb. 5.**60** Richtige Planung der allgemein anwendbaren V- und W-förmigen Inzision zur Plazierung von Expandern (nach Matton). Die Pfeile zeigen die Richtung der Hautspannung während des Expansionsvorgangs.

> ! Vor der Implantation muß man sich sehr genau überlegen, 1. welchen Lappen man damit bilden will und 2. von welchen Inzisionen aus man den Expander einbringen soll.

Matton u. Mitarb. (40) haben hierfür eine universell anwendbare Inzision in Form eines intraläsionalen V oder bei größerem Expander eines W (Abb. 5.**60**) vorgeschlagen. Wesentliche *Vorteile* der Hautexpansion sind die gute Übereinstimmung von Farbe und Textur der benachbarten Haut, Erhaltung von Sensibilität und evtl. Haarwuchs, fehlender Hebedefekt, Einfachheit in der Anwendung und Zuverlässigkeit. Wenngleich gezeigt werden konnte, daß die Kapsel, die sich um den Expander herum bildet, so gut vaskularisiert wird wie nach einer Vorumschneidung, sollte ein Expander nicht in schlecht vaskularisiertem oder infiziertem bzw. infektgefährdetem Gebiet implantiert werden.

Den genannten Vorteilen stehen folgende *potentielle Komplikationen* gegenüber: Infektion, oft infolge eines Hämatoms, Serom, Kapselkontraktur während der Expansion, meistens infolge einer schleichenden Infektion, Hautnekrosen über dem Expander, Expanderexpulsion, Deflation, Schmerzen. Echte Katastrophen sind aber selten. Da das Verfahren an sich technisch nicht schwierig ist, sinkt die Komplikationsrate mit zunehmender Erfahrung. Dennoch ist man manchmal gezwungen, das Verfahren vor Erreichen des Zielvolumens abzubrechen. Meistens besteht aber die Möglichkeit, einen Expander ein zweites oder gar drittes Mal zu implantieren, wenn der erzielte Hautüberschuß nicht ausreichend war. Expandierte Haut zeigt eine Verdickung der Epidermis und eine Ausdünnung im Bereich der Dermis. Abhängig von dem sich während der Expansionsphase entwickelnden Druck auf das darüberliegende Gewebe kommt es zu einer Verringerung der Fett- und Muskelschicht. Während die Muskelfunktion keinen Schaden erleidet, scheint die druckbedingte Verminderung der Fettschicht auf Dauer zu verbleiben. Um jeden Fremdkörper bildet sich eine biologische Kapsel (Abb. 5.**61**). Diese hat bei Expandern ein charakteristisches Aussehen. Sie besteht aus 4 histologisch differenzierbaren Schichten. Der Gehalt an Myofibroblasten ist verantwortlich für die Möglichkeit der Ausbildung einer Kapselkontraktur, die sich während eines längeren Expansionsvorganges entwickeln kann. Dies wird vor allem bei schleichenden Infekten beob-

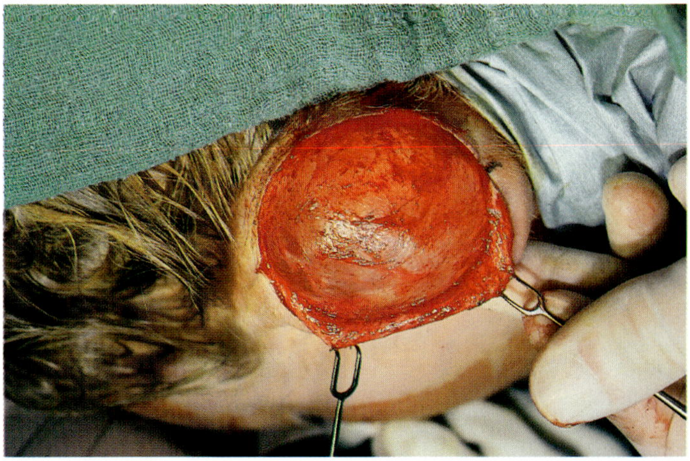

Abb. 5.**61** Expander mit biologischer Kapsel nach Expansionsphase.

achtet, wo Staphylococcus epidermidis häufig kultiviert werden kann. Expandierte Random-pattern-Hautlappen sind bis zu einer doppelt so großen Fläche sicher durchblutet, wenn man die Kapsel mit in den Lappen einschließt. Nach Entfernung des Expanders wird die Kapsel rasch dünner. Die Epidermis normalisiert sich. Selten kommt es zum Auftreten von Striae.

Expander sollte man nicht einsetzen
- in schlecht durchblutetem Gewebe,
- in infiziertem Gewebe,
- bei überdurchschnittlich erhöhtem Risiko eines Lokalrezidivs.

Zumeist werden mit der expandierten Haut Vorschublappen gebildet. Allerdings verschenkt man reichlich Haut. Es ist deshalb immer zu überlegen, ob ein Transpositionslappen möglich ist. In den meisten Fällen spielt die Form des Expanders eine untergeordnete Rolle. Er sollte jedoch *doppelt so groß* sein *wie der* zu bedeckende *Defekt*. Um die genannten Komplikationen zu vermeiden, sollte man unbedingt *folgende Punkte beachten*:

- Die Tasche muß unbedingt ausreichend groß sein, damit der Expander darin vollständig entfaltet werden kann.
- Faltenbildungen oder scharfe Kanten können Ursache für die Extrusion sein. Deswegen wird der eingebrachte Expander in situ, soweit dies ohne Spannung möglich ist, aufgefüllt und daraufhin kontrolliert.
- Eine sorgfältige Blutstillung verringert das Risiko der Entwicklung eines Hämatoms bzw. Seroms mit der nachfolgenden Gefahr einer Infektion. Hierbei und auch bereits bei der Präparation leistet entweder der Kaltlichthaken oder die Stirnlampe gute Dienste.
- Die Drainage muß suffizient sein und so lange liegen bleiben, bis sie weniger als 10–20 cm^3 pro Tag fördert.
- Besser sind 2–3 kleinere Inzisionen als eine große.
- Der Wundverschluß sollte zweischichtig erfolgen.
- Mit der Expansion kann bei glattem postoperativen Verlauf nach etwa 10 Tagen begonnen werden.

Im Thoraxbereich kommt es manchmal zu einer Impression der Rippen, die sich nach Entfernung des Expanders nicht immer vollständig ausgleicht. Am Schädel stellt dies, erstaunlicherweise selbst bei Kindern, nur selten ein Problem dar.

Wesentliche Grundprinzipien beim Einsatz von Lappenplastiken

Anatomie: Gründliche anatomische Kenntnisse sind unabdingbarer Pfeiler für die erfolgreiche Ausübung jeder chirurgischen Disziplin. Dies gilt insbesondere für die Lappenchirurgie. Die Vorbereitung auf das Heben eines Lappens sollte zu einer dreidimensionalen Vorstellung der Spenderregion führen, insbesondere im Hinblick auf den Verlauf der Gefäße und Nerven. Dazu gehört auch, daß man die anatomischen Varianten kennt und bei der Präparation mit ihnen rechnet. Bevor man einen Lappen zum ersten Mal macht, sollte man ihn wenn irgend möglich an der Leiche geübt haben.

Lappengröße: Um die Lappengröße richtig dimensionieren zu können, genügt es häufig nicht, den Defekt auszumessen. Es hat sich bewährt, von dem Defekt z. B. ein Schaumstoffmodell anzufertigen und dabei gleich folgende Variablen zu berücksichtigen:

- Schwellneigung,
- Dicke des Muskels,
- Unabdingbarkeit der Bedeckung des Gefäßstiels – evtl. Dreieck über dem Gefäßstiel belassen.

Stielpräparation: Eine Lupenbrille gehört zur Standardausrüstung. Eine dreifache Vergrößerung ist in der Regel ausreichend. Insbesondere beim Aufsuchen und Ligieren kleiner Seitenäste ist sie hilfreich. Selbst bei starker Beugung werden die Gefäße der Extremitäten nicht abgeknickt. Abgesehen von der Eigenelastizität und dem Füllungszustand, ist dies dem Umstand zu verdanken, daß sie von einer fetthaltigen Bindegewebsschicht umgeben sind. Entsprechend sollte man die Einscheidung des Gefäßstiels mit Fettgewebe bis auf die letzten 1–2 cm erhalten. Wird der Gefäßstiel bei einem freien Lappen durchtrennt, retrahiert er sich und erscheint dadurch kürzer. Diesem Umstand ist bei der Anlage der Anastomose Rechnung zu tragen.

Verfahrenswahl und technische Überlegungen

Lappenplastiken können zur Deckung eines anders nicht zu verschließenden Defektes oder zur Herstellung von Funktionen erforderlich werden. Häufig gibt es nicht nur einen Weg. Stets sollte jedoch der sicherste und einfachste Weg beschritten werden. Folgende Überlegungen sollten dabei angestellt werden:

Ob ein regionaler Lappen ausreichend ist, hängt zunächst einmal von der Lokalisation, Größe, Form und Tiefe des *Defektes* ab. Wenn kein regionaler Lappen möglich ist, wird man auf einen freien Lappen zurückgreifen müssen.

> ! Folgende Strukturen darf man nicht ungestraft in einem *Wundgrund* unbedeckt liegenlassen: Sehnen, Nerven oder eröffnete Gelenke. Diese müssen unter Umständen auch notfallmäßig mit einer Lappenplastik gedeckt werden.

Unter einer Feuchtbehandlung kann Knorpel und kortikaler Knochen eine Zeitlang offen liegenbleiben. Transplantate heilen darauf jedoch nicht ein. Deshalb wird auch hier eine Lappenplastik nötig. Über einen axial durchbluteten Lappen kann die Durchblutung in einem problematischen Bereich, z. B. nach Bestrahlung, verbessert werden. An *mikrochirurgische Lappenplastiken* sollte sich allerdings nur wagen, wer über ausreichende Erfahrung verfügt.

Die Lappenauswahl wird eingeschränkt, wenn man auch die *Funktion* wiederherstellen will. An der Greiffläche der Hand genügt es nicht, den Defekt zu decken. Hier muß, ggf. in einem Zweiteingriff, auch die Sensibilität wiederhergestellt werden.

> ! Insbesondere im *Gesicht* muß man versuchen, eine möglichst große Übereinstimmung von Hautkolorit und -konsistenz zu erreichen. Außerdem muß man hier unbedingt die ästhetischen Einheiten bzw. Untereinheiten beachten, um ein möglichst unauffälliges Aussehen zu erzielen.

Bedenken muß man auch, daß der *Hebedefekt* bleibende Spuren hinterläßt. Am auffälligsten ist sicher der mit Spalthaut gedeckte. Das *Débridement* muß adäquat sein. Avitales Gewebe, das aus Sorge, daß der Defekt sonst nicht mehr verschlossen werden kann, belassen wird, kann Infektionen Vorschub leisten. Bei „crush-injuries" oder Stromverbrennungen sind allerdings die Grenzen zwischen gut und schlecht oder nicht mehr durchblutetem Gewebe manchmal so undeutlich, daß durch ein radikales Débridement unnötig potentiell gesundes oder erholungsfähiges Gewebe exzidiert wird. In solchen Fällen kann es angezeigt sein, zurückhaltend zu debridieren, die Wunde(n) z. B. mit Nebacetinlösung feucht zu halten, den Kreislauf zu stabilisieren und 48 bis 72 Stunden später eine Second-look-Operation durchzuführen. Dieses Vorgehen erlaubt dann auch eine bessere Planung der zuweilen komplexen Rekonstruktion.

Bereits bei der Planung des Lappens muß man an seinen *Schutz vor einer möglichen Kompression* denken. Bei Insellappen besteht immer das Risiko der Kompression des Stieles durch die verbliebene Hautbrücke.

> ! Besonders gefährdet sind hier z. B. der Plantaris-medialis- oder -lateralis-Lappen.

Besteht auch nur der geringste Zweifel, daß der venöse Abfluß kompromittiert sein könnte, muß die Hautbrücke ausreichend weit vom Gefäßstiel entfernt gespalten werden. Meist genügt es dann, die durchtrennten Hautlappen mit einer Halsted-Naht locker zu adaptieren und diesen Bereich mit Fettgaze abzudecken. Nach Abklingen der Schwellung kann man mit dem Zuziehen beginnen. Ist dieses Vorgehen nicht möglich, muß der entstandene Defekt durch ein Zwischentransplantat gedeckt werden. Generell gilt, daß die Inzisionen über dem Gefäßstiel und dort, wo er zu liegen kommt, kulissenartig erfolgen sollen, damit dieser ohne Spannung bedeckt ist. Ein Hämatom unter einem Transplantat bedeutet in aller Regel dessen Tod; unter einem Lappen kann es eine venöse Stauung verursachen. Deshalb ist eine adäquate *Drainage* nötig, die jedoch nicht zu nahe an den Gefäßstiel heranreichen darf. Mancher Lappen kann gerettet werden, wenn eine arterielle *Mangeldurchblutung* und/oder eine *venöse Stauung* rechtzeitig erkannt werden. Deshalb ist die postoperative Überwachung der Sicherheit des Lappens anzupassen.

Freie Lappen gehen mit einer längeren Operationszeit einher. Bereits während der Operation muß alles getan werden, um ein Auskühlen des Patienten zu vermeiden. Schmerzen können, ebenso wie Kälte, Gefäßspasmen auslösen. Dem muß man entgegenwirken.

Klinische Beispiele

Es sollen ausgewählte Rekonstruktionsverfahren exemplarisch dargestellt werden.

Hautlappen

Indikationen für Hautlappen sind kleine bis mittelgroße Defekte, die nur aus Kutis und/oder Subkutis bestehen. Alternativ zu Lappenplastiken kommen Hauttransplantate in Betracht. Für den bevorzugten Einsatz von Nahlappen spricht, daß Haut von ähnlicher Farbe, Textur und Dicke eingebracht wird. Ist der Hebedefekt für einen Primärverschluß zu groß, muß er durch ein Spalthauttransplantat gedeckt werden.

Gängige Verfahren sind: Transpositionslappen (Schwenklappen) (Abb. 5.**62**), Vorschublappen, Gleitlappen (die Gleitdistanz ist hier abhängig von der Dicke der Fettschicht), Limberg- oder Dufourmentel-Lappen (Abb. 5.**63**), Zweiflügellappen.

Bei diesen Hautlappen sollte man den Verlauf der Relaxed skin tension lines (RSTL) kennen und in die Planung mit einbeziehen. Voraussetzung für den erfolgreichen Einsatz dieser Random-pattern-Hautlappen ist außer einer guten Durchblutung noch eine ausreichende Dehnbarkeit der Haut, um unterschiedliche Streckenlängen ausgleichen zu können.

> **!** Wenn allerdings die Spannung zu groß wird, ist die Durchblutung, vor allem der venöse Abfluß, gefährdet.

In solchen Fällen muß dann entweder ein Sekundärverschluß erfolgen, nachdem sich die Haut gedehnt hat, oder der Hebedefekt durch ein Hauttransplantat verschlossen werden. Vor allem bei Schwenklappen gilt es zu bedenken, daß ein Längenverlust beim Schwenkvorgang auftritt. Dies muß man bei der Planung der Lappengröße berücksichtigen. Die Sicherheit eines Schwenklappens an den Extremitäten wird dadurch erhöht, daß man die Faszie mit einbezieht. Bei einem Cross-leg-Lappen kommt dann noch die gute Fixation als wesentliches Element hinzu. Wegen der Probleme durch die 3wöchige Ruhigstellung sollte man jedoch die Indikation hierfür sehr eng stellen und geeigneteren Verfahren den Vorzug geben.

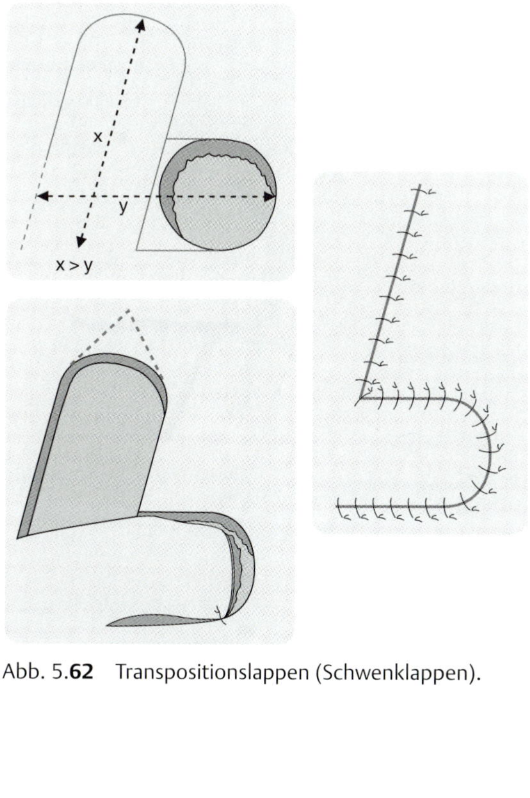

Abb. 5.**62** Transpositionslappen (Schwenklappen).

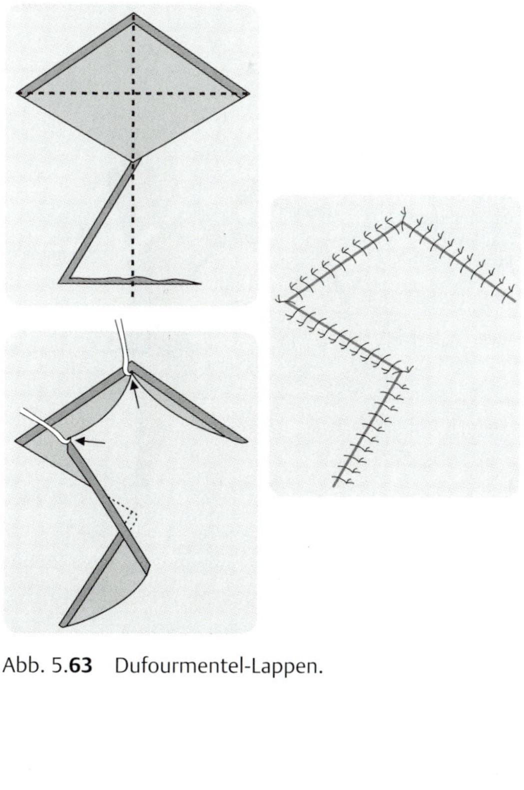

Abb. 5.**63** Dufourmentel-Lappen.

Hautlappen mit axialer Blutversorgung

Der *Leistenlappen* war der erste Lappen, der frei mikrochirurgisch übertragen worden ist. Versorgt wird der Leistenlappen durch A. und V. circumflexa iliaca superficialis. Die Arterie entspringt aus der A. femoralis, ca. 3 cm unterhalb des Leistenbandes und verläuft dann zunächst parallel zu diesem nach lateral-kranial. Der Gefäßdurchmesser beträgt am Ursprung 1–2 mm. Sie verläuft zunächst subfaszial. Nach Abgang eines Astes zum M. sartorius tritt sie durch die Faszie hindurch und gibt dann Äste in die umliegende Haut sowie an die Crista iliaca im Bereich der Spina iliaca anterior superior ab (Abb. 5.**64**).

Wegen der Variabilität seiner Gefäßversorgung hat der Leistenlappen als freier Lappen an Bedeutung verloren, wird jedoch immer noch als gestielter Lappen zur Deckung größerer Defekte an der Hand eingesetzt. Nach 2 Wochen kann man beginnen, den Stiel temporär abzuklemmen und dann die Verschlußdauer zu verlängern. Nach 3 Wochen kann der Stiel operativ durchtrennt und integriert werden. Wenn es nicht möglich ist, im Stielbereich den Lappen zu einem Rundstiel zu formen, sollte man die freiliegende Lappenunterseite entweder mit Epigard oder mit Spalthaut decken. Bei sehr adipösen Patienten ist dieser Lappen weniger geeignet. In den meisten Fällen wird eine Ausdünnung erforderlich. Diese kann durch Liposuktion erfolgen. Die Integration bzw. Lappenkonturierung kann man des weiteren durch eine Reihe von Z-Plastiken verbessern.

Paraskapular- und Skapularlappen eignen sich sehr gut sowohl als regionale als auch als freie Lappen. Von uns wird der Paraskapularlappen wegen seiner Größe bevorzugt. Die Gefäßversorgung ist sehr konstant und läßt sich dopplersonographisch gut nachweisen. Aus der A. subscapularis entspringen 2 wichtige Arterien, die A. thoracodorsalis, die den M. latissimus dorsi versorgt, außerdem die A. cirumflexa scapulae, die nach ihrem Durchtritt durch die mediale Achsellücke einen schräg aszendierenden, einen quer verlaufenden und einen schräg deszendierenden Ast abgibt, der parallel zum lateralen Rand der Skapula nach kaudal zieht.

Unter Mitnahme eines Astes an den lateralen Rand der Skapula läßt sich auch ein osteokutaner Lappen bilden (Abb. 5.**65**).

Die Abb. 5.**66** zeigt, wie der Defekt nach Exzision chronischer Wunden bzw. instabiler Narben

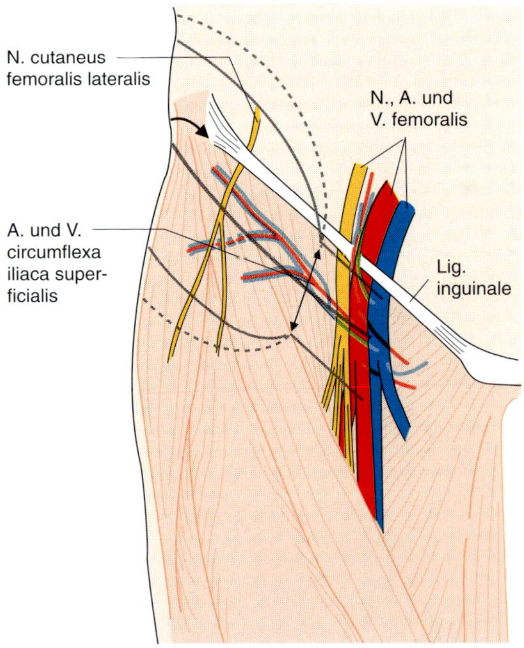

Abb. 5.**64** Gefäßanatomie und Lagebeziehung des Leistenlappens.

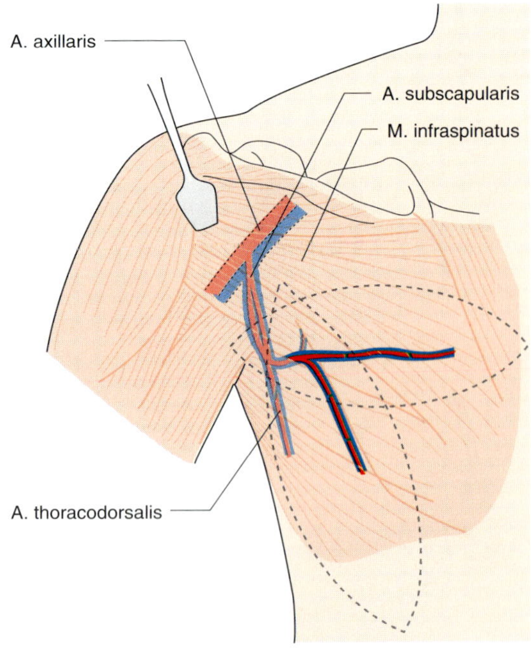

Abb. 5.**65** Gefäßanatomie und Lagebeziehung des Skapular- und Paraskapularlappens.

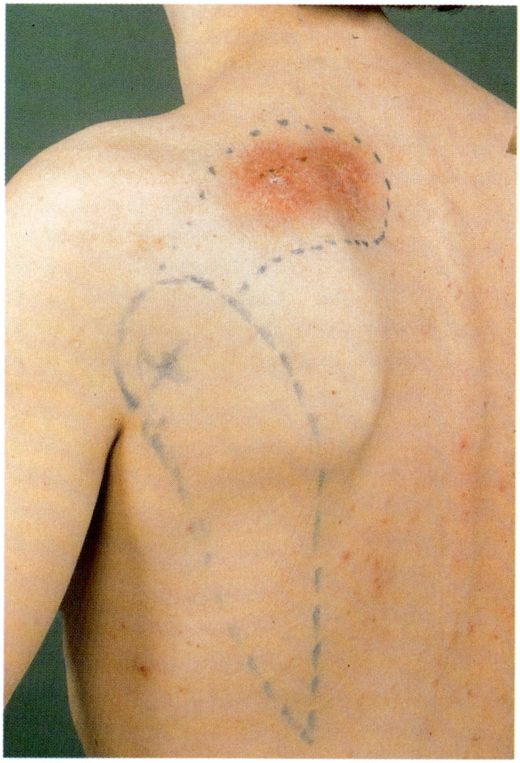

a

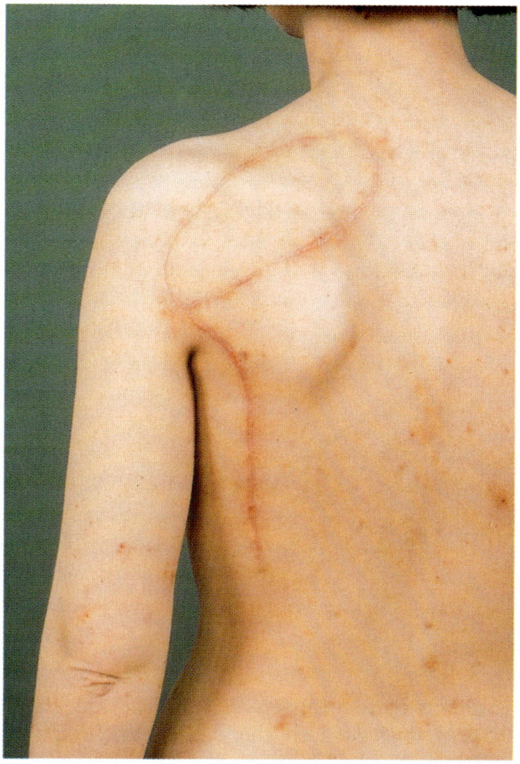

b

Abb. 5.**66** Instabile Narben in einem Radioderm nach Bestrahlung eines Hämangioms im Alter von 6 Jahren bei einer 30jährigen Patientin.
a Planung der Exzision und des Paraskapularlappens.
b 4 Wochen postoperativ.

in einem Radiodermfeld mit einem Paraskapularlappen als Insellappen gedeckt wurde.

Fasziokutane Lappen

Von dieser Gruppe wird der *Unterarmlappen* am häufigsten eingesetzt; deshalb soll er hier etwas näher betrachtet werden (Abb. 5.**67**).

Die gefäßführende Schicht liegt im Bereich der Unterarmfaszie. Im Septum zwischen den radialen Extensoren und den Unterarmbeugern steigen Perforansgefäße aus der A. radialis auf und versorgen die darüberliegende Haut in einem großen Bereich (Abb. 5.**68**).

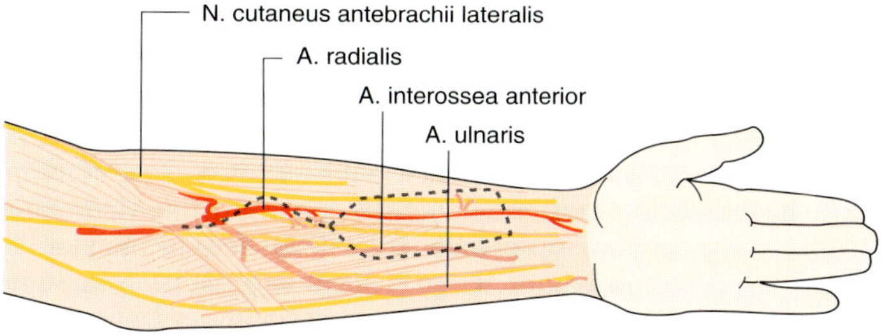

Abb. 5.**67** Gefäßanatomie und Lagebeziehung des Unterarmlappens.

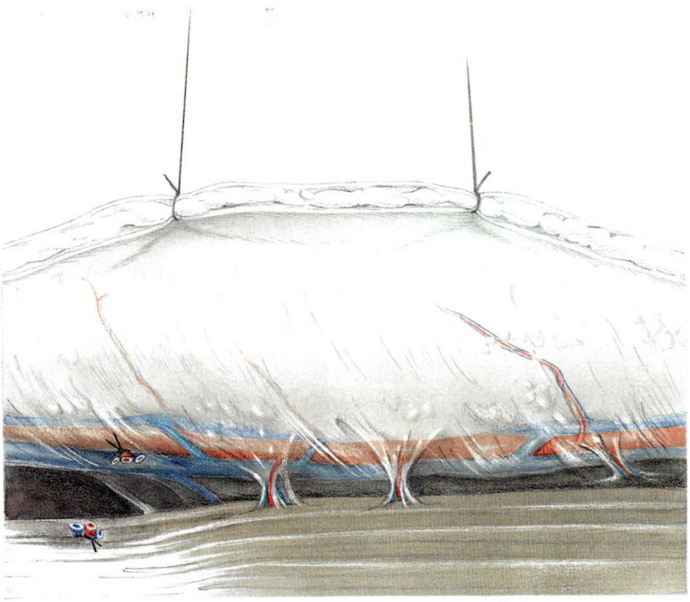

Abb. 5.**68** Im Septum aufsteigende Perforansgefäße, die das Haut- oder Faszienareal des Unterarmlappens versorgen.

! Da bei diesem Lappen die A. radialis geopfert wird, muß die ausreichende Durchblutung der Hand über die A. ulnaris gesichert sein.

Dies kann präoperativ durch den Allen-Test überprüft werden. Hierbei werden beide Arterien gleichzeitig abgedrückt. Der Patient muß dann für kurze Zeit die Hand rasch hintereinander öffnen und schließen. Die Handfläche wird dabei weiß. Gibt man dann die A. ulnaris frei, sollte sie nicht nur die ulnare Handhälfte, sondern auch die radiale rasch auffüllen. Intraoperativ kann man die Suffizienz der Kollateraldurchblutung über den Arcus palmaris superficialis daran erkennen, daß sich Blut über die durchtrennte A. radialis mit ausreichendem Druck entleert. Andernfalls muß eine Rekonstruktion mit einem Veneninterponat erfolgen. Der Unterarmlappen kann sowohl distal als auch proximal gestielt werden. Als freier Lappen kann er auch als Durchströmungslappen zum Einsatz kommen. Nachteilig ist zweifellos, daß der Hebedefekt in den meisten Fällen durch ein Spalthauttransplantat gedeckt werden muß. Möchte man einen möglichst dünnen Lappen, muß man ihn distal entnehmen, da hier die Fettschicht sehr dünn ist.

! Entscheidend für das Angehen eines Spalthauttransplantates ist dort die sorgfältige Erhaltung des sehr empfindlichen Paratenons, das nach der Lappenentnahme permanent feucht gehalten werden muß, da die zarten Gefäße sonst thrombosieren.

Durch Einschluß eines der 3 Nerven, die die Beugeseite des Unterarms versorgen, kann der Unterarmlappen auch als neurovaskulärer Lappen frei übertragen werden. In der Handchirurgie wird der Unterarmlappen gerne als distal gestielter Lappen eingesetzt. Sein Einsatz ist auch als osteokutaner Lappen möglich, z.B. als Daumenteilersatz oder zur Daumenverlängerung. Dabei wird wannenförmig ein Teil des Radius osteotomiert, der über eine im Verbund belassene Muskelmanschette versorgt wird.

Der Indikationsbereich für den *Interosseus-posterior-Lappen* ist ähnlich wie für den Radialislappen. Gewöhnlich entsteht die A. interossea posterior (AIP) aus der A. interossea communis, die aus der A. ulnaris entspringt. Nach einer Strecke von 2–4 cm teilt sie sich in die Aa. interosseae anterior und posterior. Die AIP penetriert die Membrana interossea etwa 6–8 cm distal des Epicondylus lateralis humeri und erreicht unterhalb des M. supinator das dorsale Kompartiment des Unterarmes.

In einem Septum verläuft sie dann weiter nach distal, in ihrem proximalen Drittel zwischen dem M. abductor pollicis longus und dem Mm. extensores digiti minimi und carpi ulnaris. Im mittleren Drittel liegt sie dann schon unter der Unterarmfaszie, im Septum zwischen den Mm. extensores digiti minimi und carpi ulnaris in unmittelbarer Nachbarschaft zum N. interosseus posterior (Abb. 5.**69**).

In ihrem Verlauf gibt sie Äste an die sie begleitenden Muskeln ab, in ihrem distalen Drittel auch periostale Gefäße an die mediale Kante des Radius. Direkt proximal des distalen Radioulnargelenkes bildet die AIP die für den distal gestielten Lappen entscheidende Anastomose mit der A. interossea anterior, die allerdings in 5% fehlt. Anschließend bildet sie das Rete carpale dorsale. In ihrem gesamten Verlauf gibt die AIP 7 – 14 perforierende Äste ab, die durch das beschriebene dorsale intermuskuläre Septum ziehen und das darüberliegende Hautareal des dorsalen Unterarmes auf einer Länge von etwa 20 cm versorgen.

! Da der erfolgreiche Einsatz dieses Lappens an das Vorhandensein der Anastomose mit der A. interossea anterior gebunden ist, muß diese präoperativ oder am Anfang der Operation, vor der Lappenpräparation, nachgewiesen werden.

Dopplersonographisch ist dies nicht sicher möglich, auch noch nicht mit der farbkodierten Duplexsonographie, mit der man jedoch die AIP selbst und einzelne Perforationsgefäße darstellen kann. Der sichere Nachweis gelingt mit einer selektiven DSA. Die Präparation dieses Lappens ist schwieriger als die des Radialislappens. Der Vorteil dieses Lappens ist jedoch, daß keine wichtige Arterie für die Handdurchblutung geopfert werden muß. Das klinische Beispiel zeigt einen knapp 9 Jahre alten Jungen mit Verbrennungsnarben-Kontrakturen nach einer Gasofenexplosion, bei dem die Zwischenfingerfalte durch einen Interosseus-posterior-Lappen erweitert worden ist (Abb. 5.**70**).

Beim *lateralen Oberarmlappen* (Abb. 5.**71**) bildet die A. profunda brachii den Gefäßstiel des Lappens. Sie geht aus der A. brachialis unmittelbar distal des Ansatzes des M. latissimus dorsi hervor. Sie verläuft danach parallel zum N. radialis, zwischen dem langen und dem lateralen Kopf des M. triceps brachii. Distal der Insertion des M. deltoideus teilt sie sich in eine A. collateralis radialis posterior (ACRP), deren Hautäste den lateralen Oberarmlappen versorgen, und eine ventral verlaufende A. collateralis radialis anterior. Die ACRP verläuft im Septum intermusculare brachii laterale zwischen den Muskelfaszien des M. triceps brachii und des M. brachioradialis vom Ansatz des M. deltoideus zum Epicondylus lateralis humeri (Abb. 5.**72**). Dieser Verlauf stellt auch die Lappenachse dar.

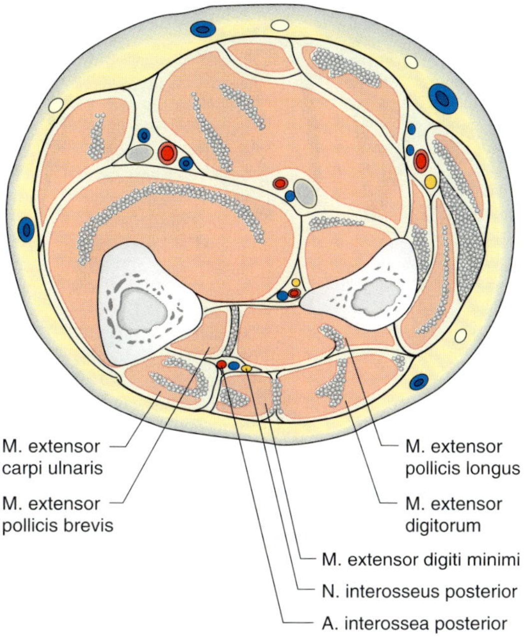

Abb. 5.**69** Querschnitt durch den Unterarm im mittleren Drittel zur Darstellung der Gefäßanatomie des Interosseus-posterior-Lappens.

! Dabei ist bei der Präparation unbedingt zu beachten, daß das Septum intermusculare brachii laterale von dorsal an den Humerus herantritt.

Die A. profunda brachii hat einen Durchmesser von 1,2 bis 3,5 cm. Die den Lappen versorgende ACRP ist im Gegensatz zur kleineren A. collateralis radialis anterior konstant nachzuweisen. Das von diesem Gefäß versorgte Gebiet beträgt mindestens 14 × 11 cm. Durch Einbeziehung des N. cutaneus brachii posterior, der sich in Höhe des Septums vom N. radialis trennt, kann der laterale Oberarmlappen als sensibler Lappen gehoben und frei übertragen werden. Dieser Lappen kann nicht nur proximal, sondern auch distal gestielt werden,

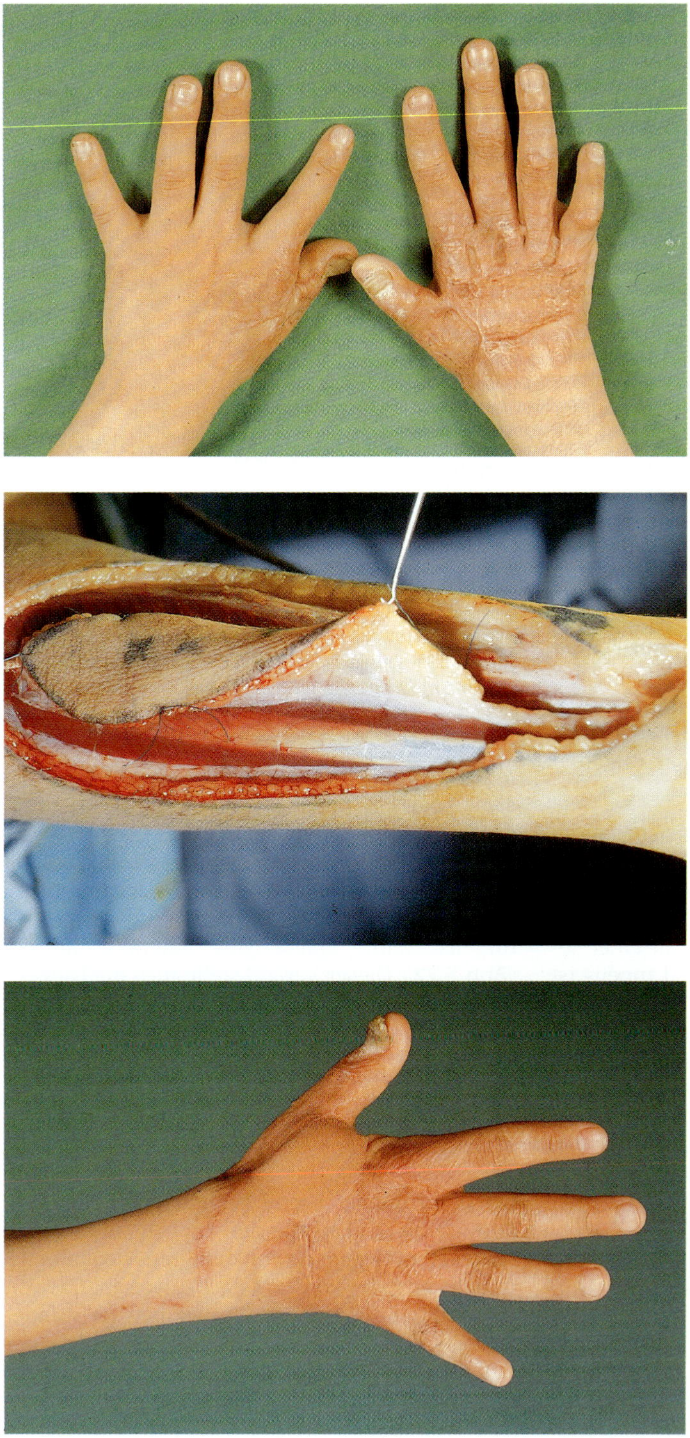

a

b

c

Abb. 5.**70** 9 Jahre alter Junge nach Gasofenexplosion.
a Verbrennungsnarbenkontrakturen.
b Intraoperativer Situs des Interosseus-posterior-Lappens.
c Erweiterte 1. Zwischenfingerfalte 9 Monate postoperativ.

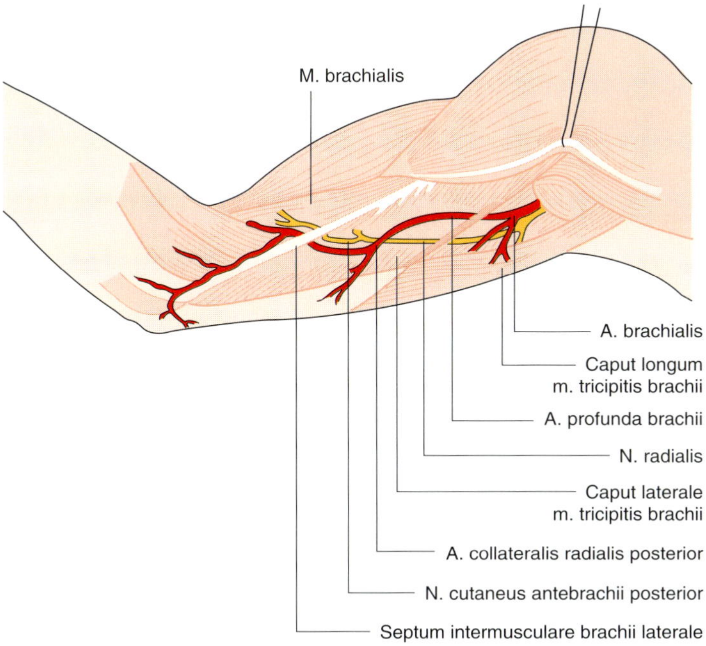

Abb. 5.**71** Gefäßanatomie und Lagebeziehung des lateralen Oberarmlappens.

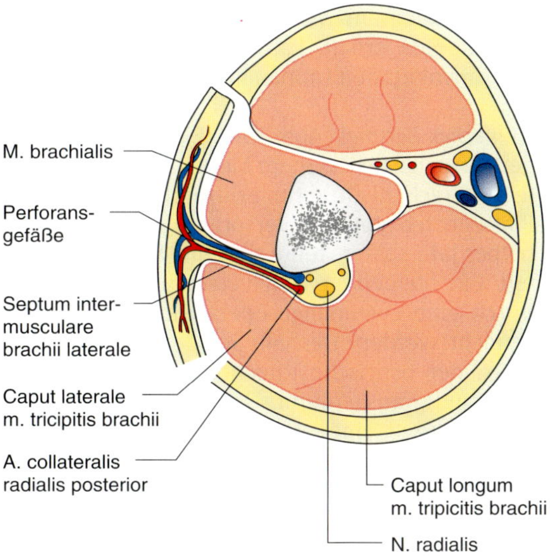

Abb. 5.**72** Querschnitt durch das mittlere Drittel des Oberarmes zur Darstellung der Gefäßanatomie des lateralen Oberarmlappens.

da die ACRP distal mit der A. recurrens radialis anastomosiert, die aus der A. radialis direkt nach ihrer Entstehung entspringt. Die Sicherheit dieses Lappens wird durch eine präoperative dopplersonographische Identifikation der A. recurrens radialis erhöht. Mit diesem Lappen kann man z. B. Verbrennungsnarben-Kontrakturen in der Ellenbeuge beseitigen. Nachteilig gegenüber dem proximal gestielten Lappen ist die fehlende sensible Innervation. Vorteil dieses Lappens ist ebenfalls, daß kein wichtiges Gefäß geopfert werden muß.

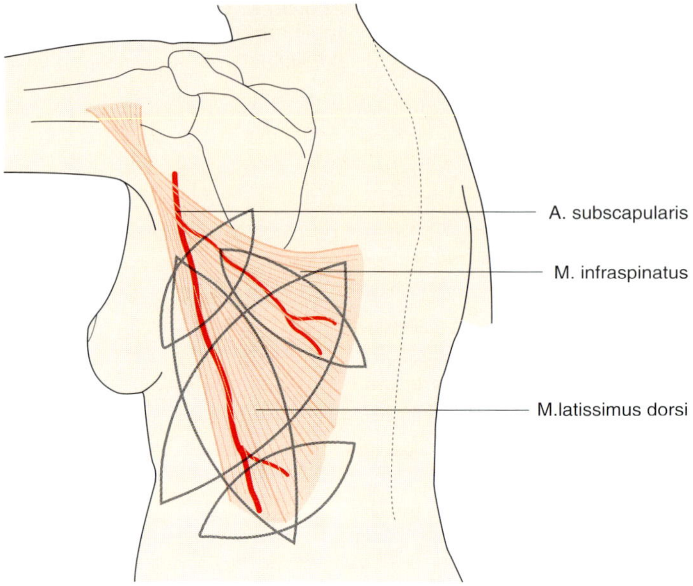

Abb. 5.**73** Gefäßanatomie und Lagebeziehung des Latissimus-dorsi-Lappens, mögliche Lappenachsen eingezeichnet.

Muskel- und Muskel-Haut-Lappen

Der *M. latissimus dorsi* hat seinen breit gefächerten Ursprung an den Dornfortsätzen der unteren Brust- und Lendenwirbelsäule, am Kreuzbein und an der Crista iliaca. Er setzt an der Crista tuberculi minoris humeri am Oberarm an. Es handelt sich um einen Typ V der Gefäßversorgung nach Matthes u. Nahai. Die Tatsache, daß dieser große Muskel über die A. thoracodorsalis suffizient versorgt wird, macht ihn für die plastische Chirurgie sehr interessant. Sollte diese ligiert sein, ist durch Perforationsgefäße im Ursprungsbereich eine ausreichende Blutversorgung gewährleistet, so daß er zur Deckung von Defekten paravertebral und über dem Kreuzbein, nach Durchtrennung seiner Ansatzsehne, umgeklappt werden kann. Die A. thoracodorsalis wird vom N. thoracodorsalis und 2 kräftigen Venen begleitet. Die A. thoracodorsalis teilt sich normalerweise vor Eintritt in den M. latissimus dorsi in 2 kräftige Äste auf (Abb. 5.**73**), ebenso wie der Nerv, so daß man unter Erhaltung der Nervenversorgung des hinteren Anteils einen partiellen Latissimuslappen präparieren kann. Präoperativ läßt sich die Durchgängigkeit der A. thoracodorsalis dopplersonographisch gut verifizieren. Man kann entweder einen reinen Muskellappen oder einen Muskel-Haut-Lappen gewinnen. Abhängig von Mobilität und Elastizität der Haut können Hebedefekte bis zu einer Lappenbreite von 10–12 cm primär verschlossen werden. Braucht man einen größeren Hautlappen, muß der Hebedefekt mit einem Spalthauttransplantat gedeckt werden. Wenn man einen Ast zum lateralen Rand der Skapula erhält, kann man auch hier einen osteomyokutanen Lappen bilden.

Klinisches Beispiel (Abb. 5.**74**). Ein 29jähriger junger Mann hatte bei einem Mopedunfall eine distale Unterschenkelfraktur erlitten, die durch eine Plattenosteosynthese versorgt worden war. Ein halbes Jahr später stellte sich eine fistelnde Ostitis ein. Ein bleibender Fistelverschluß konnte auch durch eine zweimalige operative Revision nicht erreicht werden. Deshalb wurde die Fistel exzidiert, der ostitische Knochen osteotomiert und vollständig ausgeräumt. Der entstandene Defekt wurde durch einen partiellen Latissimus-dorsi-Lappen in der gleichen Sitzung verschlossen. 5 Tage später wurde auf den gut granulierten Latissimuslappen ein Vollhauttransplantat aufgebracht, welches aus dem Bereich der überschüssigen Haut nach Heben des Latissimus gewonnen wurde.

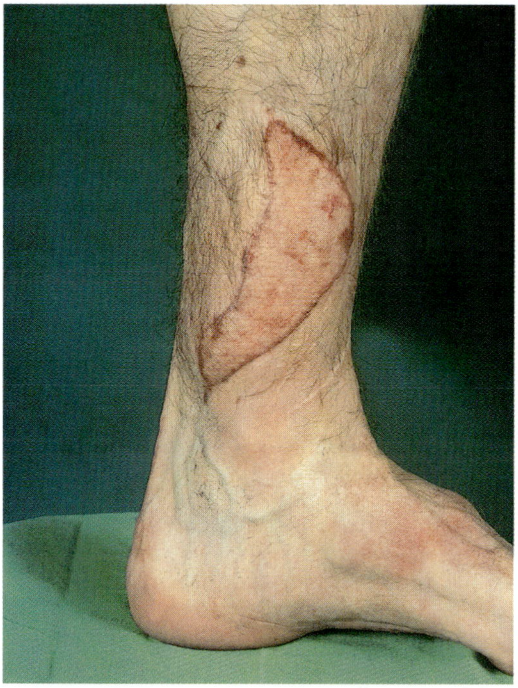

a

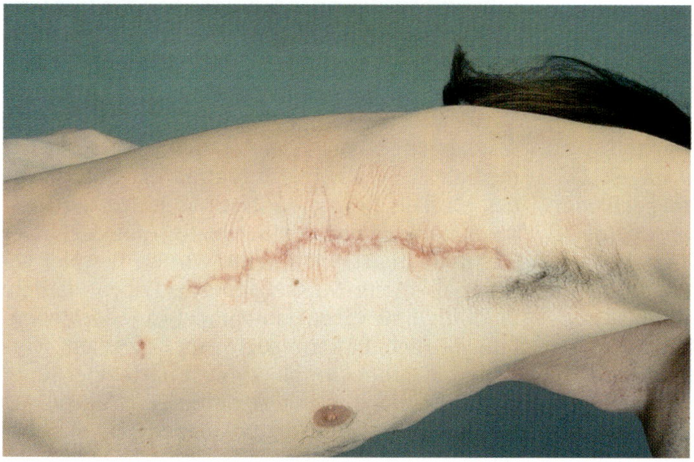

b

Abb. 5.**74** 29jähriger Mann mit posttraumatischer chronischer Osteitis der linken distalen Tibia.

a Nach osteosynthetischer Frakturstabilisierung, 4 Monate nach Fistelexzision, Osteotomie und Versorgung mit einem partiellen Latissimus-dorsi-Muskellappen, der 5 Tage später mit einem Vollhauttransplantat bedeckt worden war, das aus dem Hebeareal gewonnen wurde. Vorteile dieses Vorgehens: Kein Aufwulsten des Lappens durch das subkutane Fettgewebe, deshalb kein Ausdünnen erforderlich, keine zusätzliche Narbe durch Entnahme eines Vollhauttransplantates.

b Hebedefekt des partiellen Latissimuslappens 6 Wochen nach Entnahme des Vollhauttransplantates.

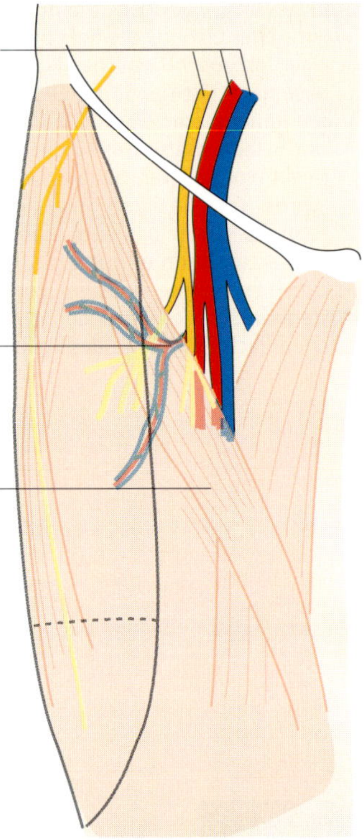

Abb. 5.**75** Gefäßanatomie und Lagebeziehung des Tensor-fasciae-latae-Lappens.

Bei dem *Tensor-fasciae-latae-Lappen* ist der fasziokutane Anteil wesentlich größer als der muskuläre. Der Gefäßstiel zum M. tensor fasciae latae stammt aus der A. circumflexa femoris lateralis, einem Seitenast der A. profunda femoris, der in einer Verschiebeschicht zwischen dem M. rectus femoris und der Vastusmuskulatur verläuft (Abb. 5.**75**). Fast $^{2}/_{3}$ der Haut des lateralen Oberschenkels können mit diesem Lappen übertragen werden. Unter Einschluß des N. cutaneus femoris lateralis, der vor der Spina iliaca anterior superior unter dem Leistenband hindurchtritt, kann er auch als sensibler Lappen gehoben und frei übertragen werden.

! Das häufigste Anwendungsgebiet ist jedoch die Therapie von Druckulzera über dem Trochanter major. Sehr geeignet ist er auch für Defektdekkungen im Unterbauchbereich.

Unter Inkaufnahme eines Dog ear kann er als Schwenklappen eingesetzt werden. Bei vollständiger Umschneidung ist jedoch auch die elegantere Lösung als Insellappen möglich. Abhängig vom Hautüberschuß und Spannungszustand am Oberschenkel kann der Hebedefekt nach Gewinnung eines 8 – 10 cm breiten Lappens primär verschlossen werden. Gerade bei querschnittsgelähmten Patienten, bei denen dieser Lappen häufig eingesetzt wird, stellt der Primärverschluß infolge der Muskelatrophie meistens kein Problem dar. Andernfalls muß der Hebedefekt durch ein Spalthauttransplantat gedeckt werden.

Das klinische Beispiel zeigt den typischen Einsatzbereich dieses Lappens, den Verschluß eines Defektes nach radikaler Exzision eines Dekubitalulkus im Bereich des Trochanter major (Abb. 5.**76**).

Bereits in der Einleitung hatten wir den *Gastrocnemius-medialis-Lappen* erwähnt und ein Beispiel gezeigt. Der mediale Bauch des M. gastrocnemius ist länger als der laterale. Beide Gastroknemiusköpfe entspringen mit kurzen, kräftigen Sehnen an der Rückseite der Femurkondylen und inserieren in Form eines gemeinsamen flachen Sehnenspiegels an der Achillessehne. Sie sind vom M. soleus durch eine aus lockerem Bindegewebe bestehende Verschiebeschicht getrennt, in der auch die Sehne des M. plantaris verläuft. Beide Muskelbäuche werden durch je eine A. suralis, einen kurzen Seitenast der A. poplitea, versorgt. Die mediale A. suralis tritt direkt an die Unterfläche des Muskels heran; die laterale kreuzt zunächst die A. poplitea und den N. tibialis (Abb. 5.**77**). Der Gastroknemiuslappen kann, wie im Beispiel gezeigt, als reiner Muskellappen gehoben werden; die Mitnahme einer Hautspindel ist jedoch ebenfalls möglich. Er kann auch zum Kniegelenksverschluß, z. B. bei Komplikationen nach einer Kniegelenkstotalendoprothese (Knie-TEP), eingesetzt werden. Hier wäre ein myokutaner Lappen sicherer. Nimmt man einen kleinen Anteil der Sehnenplatte mit, kann damit der Lappen sehr sicher verankert werden.

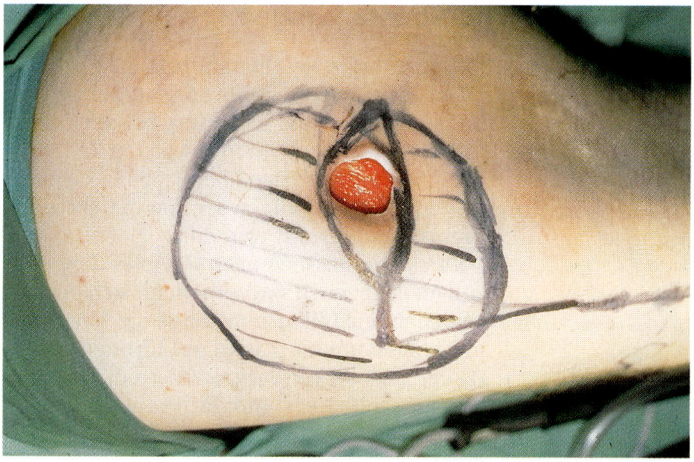

a

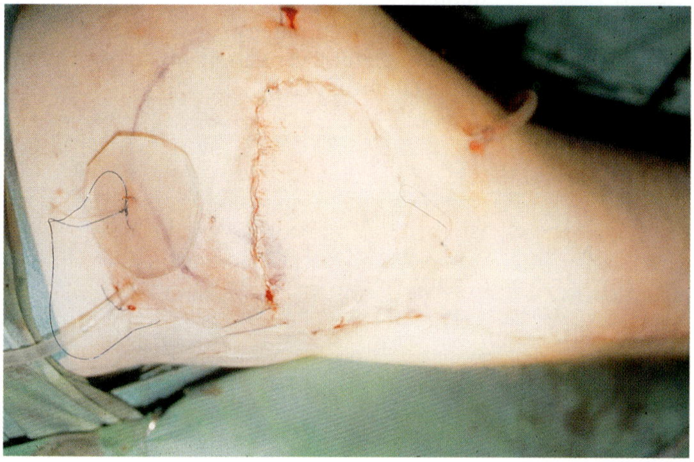

b

Abb. 5.**76** Querschnittsgelähmter 29jähriger Patient nach radikaler Exzision des Ulkus.
a Trochantärer Dekubitalulkus.
b Nach Defektdeckung mit einem Tensor-fasciae-latae-Lappen, dessen distales Drittel zur besseren Aufpolsterung entepithelisiert versenkt worden ist.

Hautexpansion

Das folgende Beispiel soll illustrieren, daß die Indikation für den Einsatz eines Expanders sehr genau überlegt sein muß:

Bei einem 76jährigen Patienten war wegen einer ausgeprägten Gonarthrose der Einbau einer Knie-TEP geplant. Infolge eines früher erlittenen schweren Unfalls hatte er ein großes instabiles Spalthautgittertransplantat über einer dünnen Weichteilschicht am betroffenen Knie. Wegen der insuffizienten Weichteildeckung wurde ihm ein Expander über der Außenseite des Unterschenkels implantiert. Wegen eines Infektes mußte dieser entfernt werden. Aber auch ohne Infekt hätte dieses Vorgehen aus folgenden Gründen niemals zum Ziel führen können:

- Die Expansion im Bereich des Unterschenkels ist nur limitiert möglich.
- Es könnte kein ausreichend großer Lappen gebildet werden, weder als Vorschub- noch als Rotationslappen.
- Ein Rotationslappen, der auch nur einen Teil des Defektes hätte decken können, hätte eine zu schmale Basis gehabt und außerdem noch den Nachteil einer Rotation um 180° mit einem erheblich erhöhten Risiko einer venösen Stauung.
- Darüber hinaus wäre mit dem geplanten Lappen auch keine ausreichende Weichteildekkung vor Implantation einer Knie-TEP möglich gewesen.

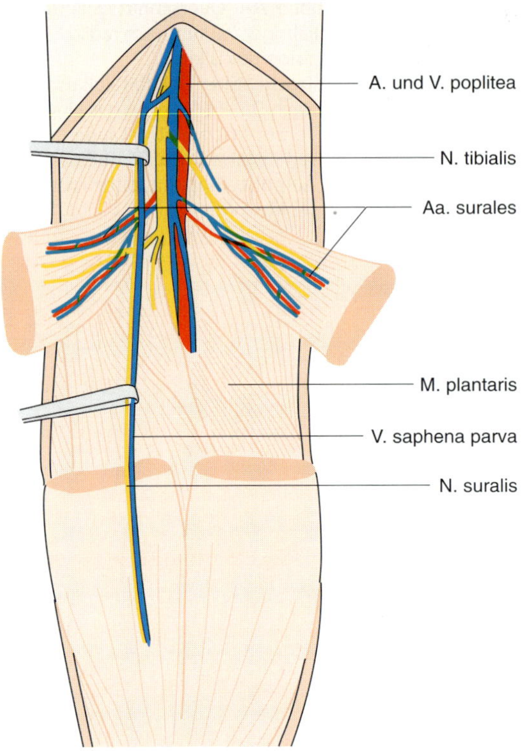

Abb. 5.**77** Gefäßanatomie des Gastroknemiuslappens.

Daraus geht hervor, wie wichtig eine gute präoperative Planung ist. Nur wenn man alle in Frage kommenden Techniken und Methoden beherrscht, wird man in der Lage sein, die adäquate Lösung für ein Problem zu finden.

In diesem Fall kam wegen der erforderlichen Lappengröße auch kein lokaler Muskel- bzw. Muskel-Haut-Lappen in Frage. Die adäquate Lösung stellte deshalb ein freier Latissimuslappen dar. Der anschließende Einbau der Knie-TEP verlief ohne Komplikationen.

Das klinische Beispiel zeigt, wie ein Skalpdefekt nach einer ausgedehnten Hundebißverletzung durch den Einsatz von Expandern entscheidend verkleinert werden konnte (Abb. 5.**78**).

Schlußbemerkungen

- Mikrochirurgische Operationen und Lappenplastiken erfordern große Sorgfalt bei der Planung, Geschick und Erfahrung bei der Durchführung und vor allem in der ersten Zeit postoperativ eine intensive Überwachung. Generell sollten diese Eingriffe, wo immer möglich, in 2 Teams durchgeführt werden.
  Da diese Voraussetzungen in vielen Abteilungen nicht gegeben sind, empfiehlt sich bei entsprechenden Fällen unbedingt die Verlegung in ein Zentrum für plastische Chirurgie.
- Da der Transfer von vaskularisiertem Knochenast ausschließlich mikrochirurgisch erfolgt und selten primär notwendig ist, wurde hier nicht näher darauf eingegangen.
- In diesem Kapitel konnten natürlich nicht alle Lappenplastiken dargestellt werden. Zur weiteren Vertiefung verweisen wir auf weiterführende Literatur (12, 64).

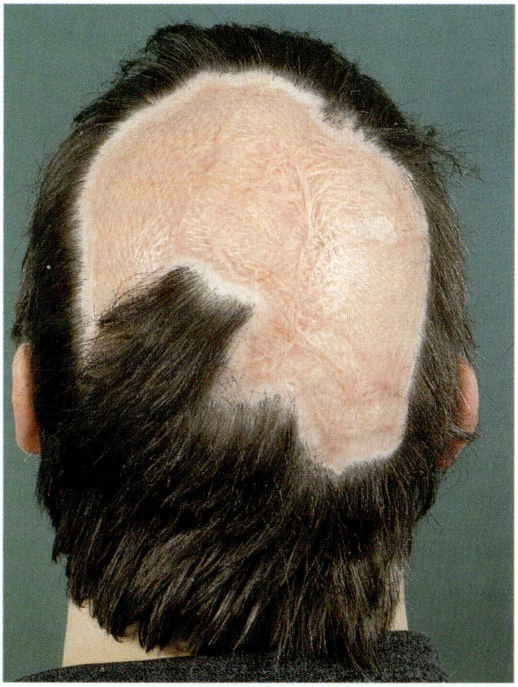
a

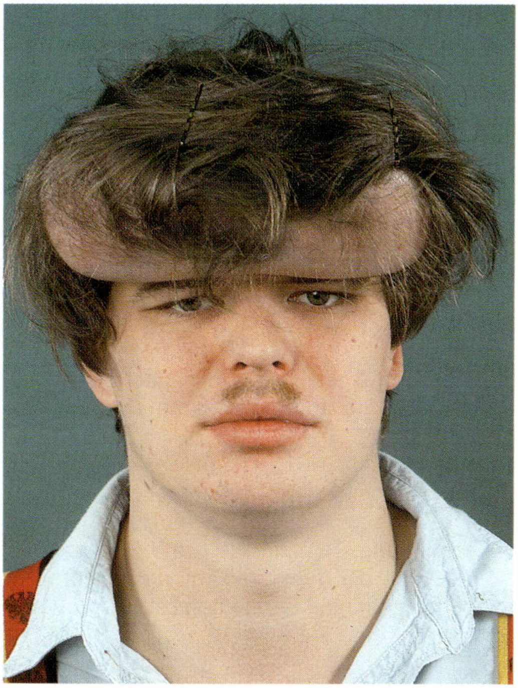
b

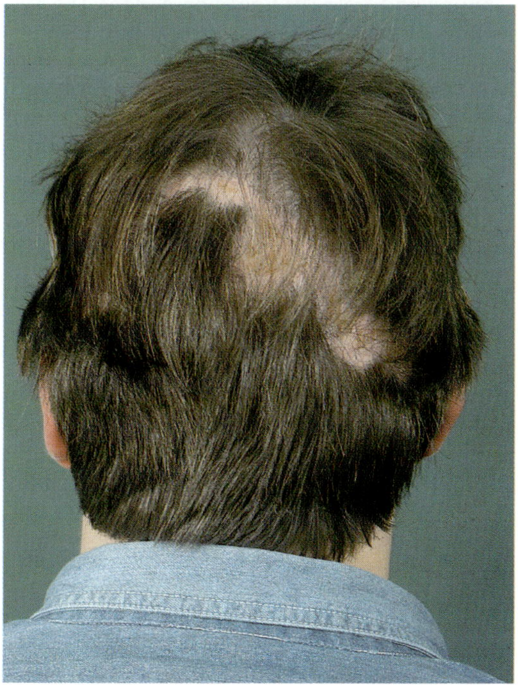
c

Abb. 5.**78** Skalpierungsverletzung eines 20jährigen Patienten, der von einem Kampfhund angefallen worden war.

a Defekt zunächst mit Spalthaut gedeckt.

b Rechteckexpander unter die behaarte Kopfhaut eingebracht und aufgefüllt.

c Verbliebenes Alopezieareal nach Entfernung der Expander und Exzision der Spalthaut.

Thermische Gewebeschäden

J. R. Rether

Verbrennungen

Pathophysiologie

Die Einwirkung von Temperaturen über ca. 52 °C führt durch Denaturierung des Eiweißes zu einem Gewebeschaden, der histologisch in 3 Zonen eingeteilt wird:

- eine zentral gelegene, irreversibel geschädigte Nekrosezone am unmittelbaren Ort der Hitzeeinwirkung,
- eine benachbarte ischämische Zone infolge Schädigung der Gefäßendothelien, Änderung der Fließeigenschaften des Blutes und Thrombenbildung,
- eine Zone der Hyperämie mit mehr oder weniger ausgeprägter Entzündungsreaktion.

! Die prinzipiell erholungsfähige Ischämiezone kann bei anhaltender Durchblutungsstörung, z. B. durch Hypovolämie, Einwirkung vasoaktiver Substanzen, Entzündungsmediatoren oder lokalen Infekt, irreversibel geschädigt werden.

Dadurch erklärt sich das klinisch gelegentlich beobachtete „Tieferwerden" einer Verbrennung innerhalb der ersten Tage, aber auch die Bedeutung einer konsequenten Erstbehandlung einschließlich der sofortigen Kühlung.

Durch Schädigung der Kapillarwände kommt es frühzeitig zum Flüssigkeitsaustritt aus den Kapillaren, was sich lokal in einer Ödem- bzw. Blasenbildung darstellt und systemisch zu ausgedehnten Flüssigkeits- und Eiweißverlusten sowie Elektrolytverschiebungen führt. Die lokale Gewebsdurchblutung wird durch das Ödem weiter verschlechtert.

Oberflächliche Verbrennungswunden mit erhaltener Basalzellschicht können – ausgehend von den Haarbälgen – relativ rasch spontan epithelisieren. Bei Verlust der Basalzellschicht muß die Epithelisierung vom Wundrand her erfolgen, was nur langsam und oft unvollständig möglich ist. Inselförmig verstreute Epithelzellnester können jedoch auch eine große Wundfläche relativ rasch verschließen, was sich klinisch in der raschen Heilung auch weit expandierter Meshgraft-Hauttransplantate zeigt.

Die Verbrennung führt bei entsprechender Ausdehnung und Tiefe immer zu einer phasenhaft ablaufenden Allgemeinreaktion:

- einer Schockphase mit Volumenmangel infolge exzessiver Flüssigkeits- und Eiweißverluste innerhalb der ersten 36 Stunden,
- einer Rückresorptionsphase mit relativ stabiler Hämodynamik und noch ohne ausgedehnte Entzündungsreaktion bis zum Ende des 4. Tages,
- der Verbrennungskrankheit etwa ab dem 5. Tag, gekennzeichnet durch systemische Entzündungsreaktion bis hin zum Vollbild der Sepsis, die sich meist durch Fieberanstieg und progrediente respiratorische Insuffizienz ankündigt.

Das septische Multiorganversagen ist heute die häufigste Todesursache des Schwerverbrannten.

Beurteilung der Verbrennungsschwere

Die Verbrennungsschwere bemißt sich nach Ausdehnung und Tiefe des Gewebeschadens. Die *Ausdehnung* ist relativ leicht zu bestimmen: Beim Erwachsenen bedient man sich der Neunerregel nach Wallace (Abb. 5.**79**) oder der Handflächenregel (die Handfläche des Verbrannten entspricht etwa 1% seiner Körperoberfläche). Eine genauere

1. Kopf	9 %
2. Oberkörper vorn	9 %
3. Oberkörper hinten	9 %
4. Unterkörper vorn	9 %
5. Unterkörper hinten	9 %
6. rechter Arm	9 %
7. linker Arm	9 %
8. rechtes Bein vorn	9 %
9. rechtes Bein hinten	9 %
10. linkes Bein vorn	9 %
11. linkes Bein hinten	9 %
	99 %
Hals	1 %
	100 %

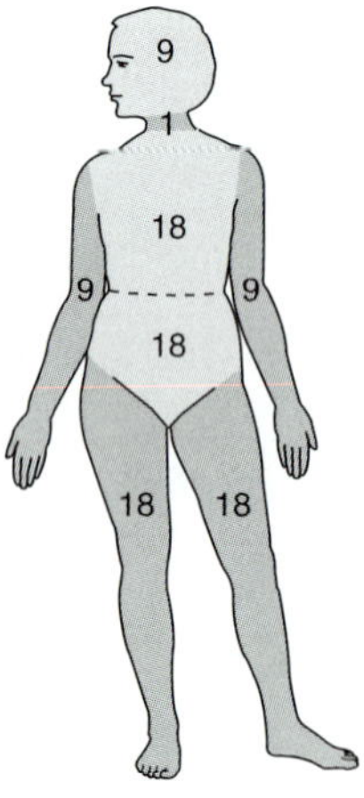

Abb. 5.**79** Neunerregel nach Wallace. Die Zahlen geben den prozentualen Anteil der Körperoberfläche bei einem Erwachsenen an (aus Sefrin, P.: Notfalltherapie. Urban & Schwarzenberg, München 1988).

Bestimmung ermöglichen Tabellen, wie sie z.B. von den Berufsgenossenschaften zur Dokumentation verwendet werden (Abb. 5.**80**). Für Erwachsene, Jugendliche und Kinder gelten jeweils unterschiedliche Oberflächenrelationen.

Erheblich schwieriger ist die initiale Einschätzung der *Verbrennungstiefe*. Hier steht nach wie vor die klinische Beurteilung im Vordergrund; sie bedarf eingehender Erfahrung. Apparative Methoden haben bisher keine wesentliche Bedeutung erlangt. Initiale Fehleinschätzungen sind nicht selten; meist wird die Verbrennungstiefe unterschätzt.

Üblicherweise werden 3 Verbrennungsgrade unterschieden mit zusätzlicher Unterteilung des II. und III. Grades (Abb. 5.**81**):

I. Grad: Betroffen ist nur die Epidermis. Klinisch imponieren Hautrötung und Schmerz. Spontanheilung erfolgt ohne weitere Maßnahmen.

II. Grad: Beim Typ II A (oberflächlich dermal) ist die Dermis betroffen, die Basalzellschicht jedoch erhalten. Klinisch imponieren Rötung, Blasenbildung (Abb. 5.**82**) und die ausgesprochen starke Schmerzhaftigkeit. Spontanepithelisierung ist unter konservativer Lokalbehandlung zu erwarten. Operative Maßnahmen sind im allgemeinen nicht erforderlich.

Beim Typ II B (tief dermal) ist die Dermis einschließlich der Basalzellschicht betroffen, jedoch bleiben die tiefer gelegenen Hautanhangsgebilde erhalten, so daß eine Epithelisierung aus der Tiefe der Haarbälge möglich ist. Der klinische Aspekt zeigt einen weißen Wundgrund (Abb. 5.**83**). Berührungen sind wenig schmerzhaft. Bei mechanischer Irritation (z.B. Bürsten) blutet der Wundgrund. Konservative Behandlung ist möglich, hinterläßt aber kosmetisch und funktionell störende Narben. Nekrektomie und Spalthautdeckung sind daher im Gesicht, an den Extremitäten und der vorderen Rumpfwand vorzuziehen. Am Rücken kann konservativ behandelt werden.

III. Grad: Betroffen sind Dermis und Subkutis einschließlich der Hautanhangsgebilde. Der Wundgrund ist weiß (Abb. 5.**84**). Berührungen schmerzen nicht. Haare fallen aus oder sind leicht abziehbar. Nadelstiche bluten nicht oder allenfalls ganz verzögert. Die Epithelisierung vom Wundgrund her ist nicht möglich, daher muß jede größere Verbrennungsfläche nekrektomiert und mit Spalthaut gedeckt werden.

Entsprechend der Hitzeeinwirkung kommt jede weitere Tiefenausdehnung bis zur völligen Verkohlung vor.

Prognose

Sie ist zunächst abhängig von der (mindestens II.-gradigen) Verbrennungsfläche, angegeben in % der Körperoberfläche, und vom Alter des Patienten. Orientierend kann angenommen werden, daß die Summe beider Zahlenwerte über 100 statistisch mit geringer Überlebenswahrscheinlichkeit korreliert. Die Anwendung solcher Skalierungen zur Prognoseeinschätzung sollte im Einzelfall allerdings zurückhaltend erfolgen. Begleiterkrankungen und -verletzungen, Alkohol- und Nikotinabusus bzw. Drogenkonsum verschlechtern die Prognose.

Jenseits der ersten Woche bestimmt der Ablauf der Verbrennungskrankheit die Prognose. Septische Verlaufskomplikationen sind besonders gefürchtet.

! Wichtig und im Gespräch mit Angehörigen zu beachten ist die Erkenntnis, daß der Zustand des Schwerverbrannten sich innerhalb der ersten Woche kontinuierlich und regelhaft verschlechtern wird, während er initial oft erstaunlich wenig beeinträchtigt ist.

Erstmaßnahmen am Unfallort

! Entscheidend ist die sofortige Kühlung der verbrannten Haut mit kaltem Wasser für die Dauer von 10 – 15 Minuten.

Auch durch das Auflegen kaltwassergetränkter Tücher unter häufigem Wechsel kann gekühlt werden. Die Kühlung ist noch bis zu 30 Minuten nach der Verbrennung wirksam.

Durch sofortige Kühlung werden Verbrennungstiefe, Ödembildung und Verbrennungsschmerz vermindert. Die Kühlungszeit ist bei Erwachsenen auf maximal 15 Minuten zu begrenzen, weil bei großflächig Verbrannten eine systemische Auskühlung vermieden werden muß. Bei Kindern gelten kürzere Zeiten, je nach Alter und Körpergewicht.

Außer der Kühlung sind keinerlei lokale Behandlungsmaßnahmen am Unfallort erforderlich. Keinesfalls darf die Verbrennungswunde mit Sal-

Anlage zum D-Arzt-Bericht Nr. ....

Stempel des Durchgangsarztes

Ergänzungsbericht bei schweren Verbrennungen

Zuname: .... Vorname: .... Alter: .... J.

Heftrand

Verbrennung	1 bis 4 Jahre	5 bis 9 Jahre	10 bis 14 Jahre	15 Jahre	Erwach-sene	1° *	2° *	3° *
Kopf	17	13	11	9	7			
Hals	2	2	2	2	2			
Rumpf (vorn)	13	13	13	13	13			
Rumpf (hinten)	13	13	13	13	13			
r. Gesäßhälfte	2 1/2	2 1/2	2 1/2	2 1/2	2 1/2			
l. Gesäßhälfte	2 1/2	2 1/2	2 1/2	2 1/2	2 1/2			
Genitalien	1	1	1	1	1			
r. Oberarm	4	4	4	4	4			
l. Oberarm	4	4	4	4	4			
r. Unterarm	3	3	3	3	3			
l. Unterarm	3	3	3	3	3			
r. Hand	2 1/2	2 1/2	2 1/2	2 1/2	2 1/2			
l. Hand	2 1/2	2 1/2	2 1/2	2 1/2	2 1/2			
r. Oberschenkel	6 1/2	8	8 1/2	9	9 1/2			
l. Oberschenkel	6 1/2	8	8 1/2	9	9 1/2			
r. Unterschenkel	5	5 1/2	6	6 1/2	7			
l. Unterschenkel	5	5 1/2	6	6 1/2	7			
r. Fuß	3 1/2	3 1/2	3 1/2	3 1/2	3 1/2			
l. Fuß	3 1/2	3 1/2	3 1/2	3 1/2	3 1/2			
Summe								
Gesamtverbrennung:								

* Ausmaß und Schweregrad der Verbrennungen in entsprechende Spalte eintragen!

Abb. 5.**80** Ergänzungsbogen „Schwere Verbrennung“ der Berufsgenossenschaften. Anteilige prozentuale Angabe der Körperregionen bei verschiedenen Altersgruppen.

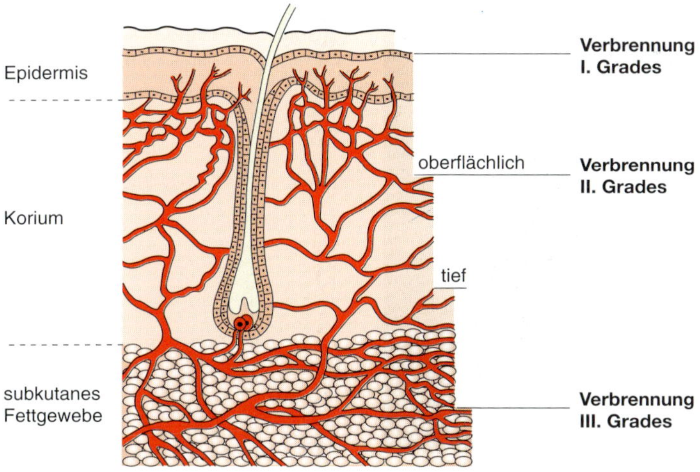

Abb. 5.**81** Schematische Darstellung der Verbrennungsgrade (Abb. 5.**81** – 5.**84** und 5.**86** – 5.**88** aus Herzog, I., K. Reul, W. Jenninger: Verbrennungen. Kohlhammer, Stuttgart 1989).

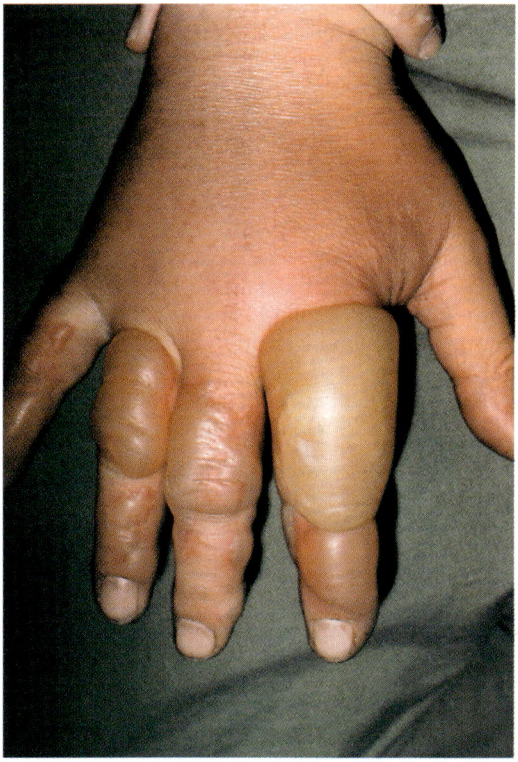

Abb. 5.**82** Oberflächliche Verbrennung II. Grades mit Blasenbildung.

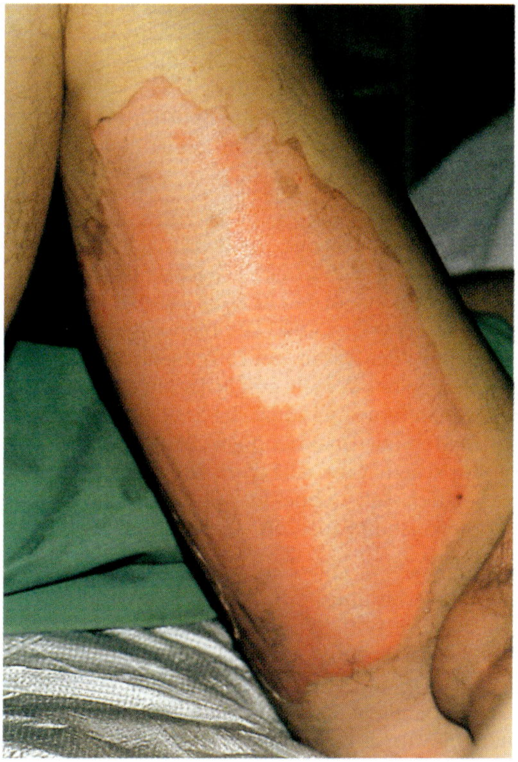

Abb. 5.**83** Zentrale tiefe Verbrennung II. Grades (weißlicher Bezirk) mit Übergang in oberflächliche Verbrennung II. Grades in der Peripherie (hellroter Bezirk).

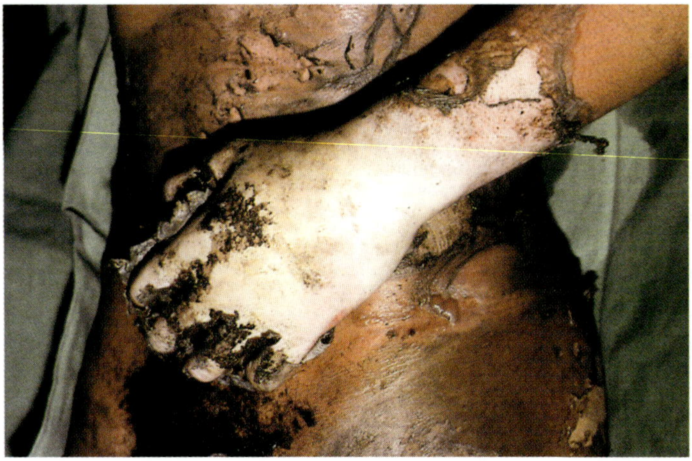

Abb. 5.**84** Verbrennung knapp III. Grades der Hand.

ben oder Lösungen anbehandelt werden. Die meisten Verbrennungswunden sind primär keimfrei, besiedeln sich jedoch im Verlauf sehr rasch. Zeitraubende Maßnahmen zur Keimreduktion sind daher am Unfallort überflüssig.

Wichtig ist hingegen die Beurteilung der Verbrennungsschwere, um die geeignete Zielklinik auswählen zu können.

! Stationär behandelt werden sollten Verbrennungen über 15% beim Erwachsenen und über 10% bei Kindern, ferner alle II.- und III.-gradigen Verbrennungen, alle Verbrennungen des Gesichtes, der Hände, der Fußsohlen oder der Genitalregion. Wegen möglicher Komplikationen sollten ferner stationär behandelt werden: Patienten mit Einatmung von Rauch, Hitze oder toxischem Gas, jede Elektroverbrennung und letztlich sehr junge (< 6 Jahren) und ältere (> 65 Jahre) Patienten.

Schwerverbrannte erhalten am Unfallort periphervenöse, notfalls auch zentrale Zugänge. Frisch verbrannte Haut ist keimfrei und kann auch zum Legen eines zentralen Zuganges punktiert werden. Der Flüssigkeitsersatz muß am Unfallort beginnen. Bewährt hat sich unter anderem das Schema nach Baxter und Parkland:

! Initialer Volumenbedarf eines Schwerverbrannten sind 4 ml Ringer-Lactat-Lösung pro kg Körpergewicht pro Prozent verbrannte Körperoberfläche pro 24 Stunden.

Davon soll die Hälfte des Gesamtvolumens während der ersten 8 Stunden nach Unfall gegeben werden. Somit benötigt z.B. ein Erwachsener mit 50% verbrannter Körperoberfläche in den ersten 8 Stunden 1 l Flüssigkeitsersatz pro Stunde, was häufig nicht genügend berücksichtigt wird.

Verwendbar ist jede Vollelektrolytlösung. Zur Primärtherapie nicht geeignet sind Eiweißlösungen und Plasmaexpander, da auch große Moleküle das früh geschädigte Kapillarendothel passieren können.

Die Intubation am Unfallort ist nur erforderlich beim Inhalationstrauma, bei besonders ausgedehnten Verbrennungen oder entsprechenden Begleitverletzungen.

Analgetika sollten frühzeitig gegeben werden. Catecholamine sind im allgemeinen initial kontraindiziert.

! Schwerverbrannte (> 20% der Körperoberfläche beim Erwachsenen, > 15% bei Kindern) sollten möglichst primär einer Spezialklinik zugeführt werden.

Der Transport bereitet durch die straffe Organisation der Flugrettungsmittel auch über längere Distanz normalerweise keine Probleme.

! Ein zentraler Bettennachweis für Schwerbrandverletzte ist rund um die Uhr unter der Telefonnummer 040/28 82 39 98 erreichbar.

Therapie

Ambulante Therapie

Die Lokalbehandlung ist ausreichend bei allen Verbrennungen, deren spontane Reepithelisierung erwartet werden kann und bei denen die oben aufgeführten Kriterien zur stationären Behandlung nicht vorliegen.

Bei nicht adäquater Kühlung sollte diese zunächst innerhalb der 30-Minuten-Grenze nachgeholt werden. Dann werden Blasen und Gewebsfetzen unter sterilen Bedingungen abgetragen. Die Wundfläche wird anschließend mit einer antiseptischen Creme bedeckt. Zahlreiche Präparate stehen zur Verfügung. Besonders verbreitet sind Silbersulfadiazin (Flammazine) und PVP-Jod (z.B. Betaisodona, Braunovidon).

Verbrennungen der Hände werden vorzugsweise mit Baumwoll- oder (teurer) Gore-Tex-Handschuh versorgt (Abb. 5.**85**). Extremitätenverbrennungen werden mit zirkulären Mullbinden, Rumpfverbrennungen mit Kompressen und Schlauchgazeverband abgedeckt. Die Patienten sollten frühzeitig lernen, sich selbst zu verbinden. Bewährt hat sich 2maliges tägliches Abduschen des alten Salbenbelages und danach Neuauftragen der Salbe und entsprechender Verband. Bei Verbrennungen der Extremitäten und insbesondere der Hand ist auf frühestmögliches Bewegen zu achten, was durch den Salbenverband im Gegensatz zur Gerbung schmerzarm möglich ist.

Alle oberflächlich II.-gradigen Verbrennungen einschließlich tief II.-gradiger am Rücken heilen unter dieser Behandlung in kürzester Zeit mit gutem kosmetischem und funktionellem Ergebnis und geringem Kostenaufwand aus.

Komplikationsmöglichkeiten betreffen die lokale Unverträglichkeit der Salbenkomponenten, insbesondere des Sulfonamids bzw. des Jodkomplexes. Im Klinikalltag sieht man diese Unverträglichkeiten allerdings nicht häufig.

Kleinflächige, oberflächlich-dermale Verbrennungen, die nicht unmittelbar in Gelenknähe liegen, können auch durch Gerbung behandelt werden (Grob-Gerbung oder Merbromin). Es entsteht ein trockener Schorf, der über dem neugebildeten Epithel abfällt. Vorteilhaft sind der geringe Aufwand und die Möglichkeit zur offenen Wundbehandlung. Nachteilig sind spannungsbedingte Schmerzen über Gelenken bei Bewegung, die Möglichkeit einer Superinfektion unter dem Schorf und die Tatsache, daß die Verbrennungstiefe anschließend zunächst nicht mehr beurteilbar ist. Bei Anwendung quecksilberhaltiger Lösungen (z.B. Merbromin) auf größeren Epitheldefekten über längere Zeit kann es zur Inkorporation unerwünscht hoher Quecksilberdosen kommen.

Chirurgische Therapie

! Prinzipiell sollten alle Verbrennungswunden, die nicht spontan vom Wundgrund epithelisieren können, chirurgisch behandelt werden. Gemeint sind somit alle III.-gradigen und die meisten tief II.-gradigen Verbrennungsareale.

In der Klinik wird nach entsprechender Schmerzbekämpfung, meist in Narkose, das Ein-

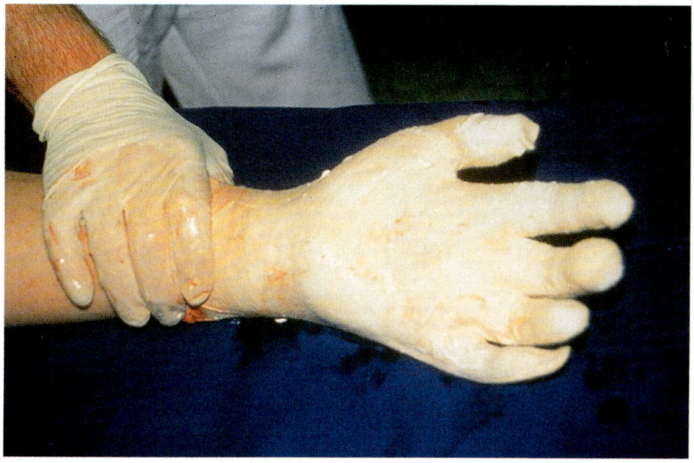

Abb. 5.**85** Lokalbehandlung einer Verbrennung der Hand mit handelsüblichem Baumwollhandschuh, der mit Silbersulfadiazincreme gefüllt ist. Die erforderlichen Bewegungsübungen können selbständig durchgeführt und vom Behandler kontrolliert werden.

gangs-Débridement durchgeführt mit Entfernung sämtlicher Gewebsfetzen, Beurteilung und Dokumentation der Verbrennungstiefe und anschließender antimikrobieller Salbenbehandlung bzw. Gerbung. Welches dieser beiden Verfahren man wählt, hängt im wesentlichen von der persönlichen Erfahrung ab. Die Mehrzahl der Behandler verwenden heute die antimikrobielle Salbenbehandlung mit Silbersulfadiazin-Creme, deren wesentlicher Nachteil in einer Mazeration der Verbrennungsnekrosen besteht, wodurch die chirurgische Nekrektomie erschwert wird. Ferner tritt schon nach kurzer Behandlungsdauer eine Grauverfärbung der Nekrosen auf, was die spätere Beurteilung der Verbrennungstiefe erschwert. Die primär korrekte Beurteilung ist daher essentiell. Wesentlicher Nachteil der Gerbung ist der entstehende unelastische Schorf, der die Gelenkbeweglichkeit behindert.

In Abhängigkeit von Verbrennungslokalisation und -tiefe wird während des Eingangs-Débridements ein Behandlungsplan aufgestellt. Priorität haben funktionell höherwertige Areale (Hände, Extremitäten) vor kosmetisch wichtigen Arealen (Gesicht, Hals) und schließlich der Rumpfwand. Am Rücken heilen erfahrungsgemäß auch tief II.-gradige Verbrennungen spontan mit gutem Ergebnis ab.

! Möglichst frühzeitig, vorzugsweise am ersten Tag nach Verbrennung, beginnt man mit der sequentiellen tangentialen Nekrektomie gemäß der Prioritätenliste.

Zu diesem Zeitpunkt ist die Verbrennungstiefe ausreichend konsolidiert, der Allgemeinzustand meist noch gut und die lokale Keimbesiedlung noch in Grenzen. Wegen des enormen Blutverlustes werden in der Regel nicht mehr als 15% Körperoberfläche pro Sitzung nekrektomiert. An den Extremitäten kann eine Blutsperre verwendet werden, was allerdings die Beurteilung der korrekten Nekrektomietiefe erschwert.

Mit dem druckluft- oder batteriebetriebenen Dermatom, dem Humby-Messer oder (für die Finger) einer geklemmten Rasierklinge werden die verbrannten Schichten schrittweise abgetragen, bis ein kapillär blutender Wundgrund erreicht ist (Abb. 5.**86**). III.-gradig verbrannte Areale erfordern häufig die Nekrektomie bis auf die Faszie, weil das Subkutanfett als Wundgrund für ein Hauttransplantat weniger geeignet ist. Wenn immer möglich, werden die nekrektomierten Areale primär mit gemeshter Eigenspalthaut gedeckt. Das Expansionsverhältnis kann entsprechend dem Flächenbedarf bis zum 6fachen der Ausgangsfläche ausgedehnt werden (Abb. 5.**87**). Die Spalthaut wird möglichst an der unteren Extremität entnommen, nicht jedoch über Knie- und Sprunggelenken. Technisch schwieriger ist die Entnahme über der vorderen Rumpfwand. Die Entnahme der Kopfhaut kann bei knappen Spenderarealen in Frage kommen, erfordert allerdings besondere Erfahrung.

Falls bei ausgedehnter Verbrennungsfläche nicht genügend Eigenhaut zur Verfügung steht, muß zur temporären Deckung ein Hautersatzmaterial verwendet werden. Prinzipiell in Frage kom-

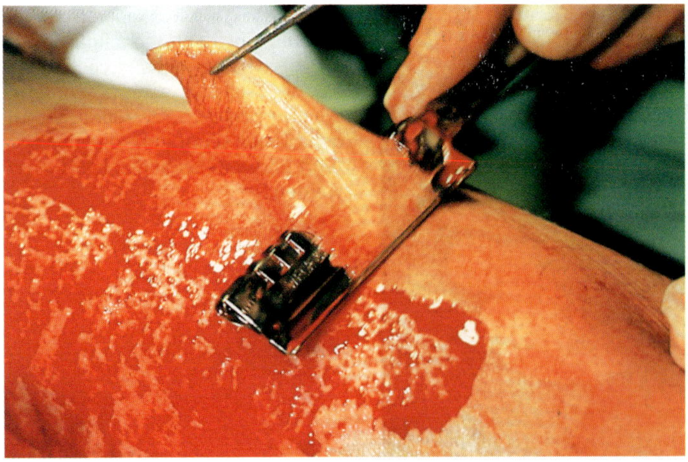

Abb. 5.**86** Tangentielle Nekrosenabtragung mit dem Handdermatom.

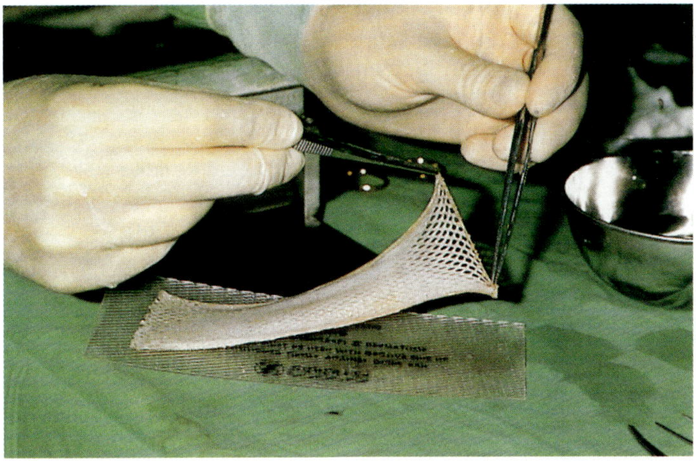

Abb. 5.**87** Mesh-graft-Transplantat mit einem Dehnungsverhältnis von 1 zu 1,5.

men allogene (glycerinkonservierte Leichenhaut) sowie xenogene (z.B. Schweinehaut) Transplantate und künstliche Hautersatzmaterialien (z.B. Epigard). Die Verwendung glycerinkonservierter Leichenhaut wird derzeit von vielen Zentren favorisiert, wenngleich eine Infektübertragung nicht völlig ausgeschlossen ist. Diese Transplantate sind von kommerziellen Hautbanken, z.B. in den Niederlanden, erhältlich. Die Verwendung xenogener Transplantate ist derzeit etwas in den Hintergrund getreten, weil sie im allgemeinen frühzeitig abgestoßen werden. Die Verwendung synthetischer Hautersatzmaterialien (z.B. Epigard, Biobrane) schließt eine Infektübertragung aus und schafft bei korrekter Nekrektomietiefe einen sauber granulierenden Wundgrund. Undurchlässige Hautersatzmaterialien (z.B. Epigard) müssen in der Regel täglich gewechselt werden. In geeigneten Fällen kann durch die Verwendung semipermiabler Hautersatzmaterialien (z.B. Biobrane) das Wechselintervall verlängert werden, idealerweise sogar bis zur definitiven Hauttransplantation.

Seit einigen Jahren sind autologe Keratinozytenkulturen zur Transplantation erhältlich. Dieses Verfahren ist technisch anspruchsvoll, teuer und erfordert hohen logistischen Aufwand. Man entnimmt möglichst frühzeitig unter sterilen Bedingungen ein wenige Quadratzentimeter großes unverbranntes Stück Vollhaut, welches in einem speziellen Transportmedium zum Herstellerlabor gesandt wird. Dort werden in einem relativ aufwendigen Verfahren Keratinozytenkulturen angezüchtet, die auf einer Trägerfolie mechanisch stabilisiert sind. Innerhalb eines Zeitraumes von etwa 2–3 Wochen erhält man so eine nahezu beliebige Menge jeweils etwa 25 cm^2 großer Transplantate, die auf den entsprechend vorbereiteten Wundgrund aufgebracht werden. Die endgültige Einheilungsrate variiert zwischen 20 und 60%, so daß häufig Retransplantationen erforderlich sind. Die Kosten belaufen sich derzeit auf etwa DM 100000 pro Quadratmeter Transplantationsfläche.

Nachbehandlung

Die eingeheilten Anteile der Spalthaut sind gegen Ende der ersten postoperativen Woche so weit belastbar, daß die krankengymnastische Übungsbehandlung fortgesetzt werden kann. Schon vor Beginn der chirurgischen Behandlung werden sämtliche Extremitätengelenke täglich passiv durchbewegt, um kapsuläre Kontrakturen zu vermeiden. Sobald es der Allgemeinzustand gestattet, wird der Verbrannte außerhalb des Bettes mobilisiert und – nach Einheilung der Spalthaut – in der Schmetterlingswanne behandelt. Im Bad wird meist eine günstigere Beweglichkeit erreicht, und die Restnekrosen reinigen sich schneller. Möglichst früh setzt auch die Ergotherapie ein.

> **!** Die enge persönliche Führung des Verbrannten und seines Heilverfahrens ist gerade in dieser Phase unerläßlich.

Nach Einheilung der Wundflächen wird eine Kompressionsbandage (Abb. 5.**88**) für das betroffene Körperareal verordnet, die üblicherweise für 6

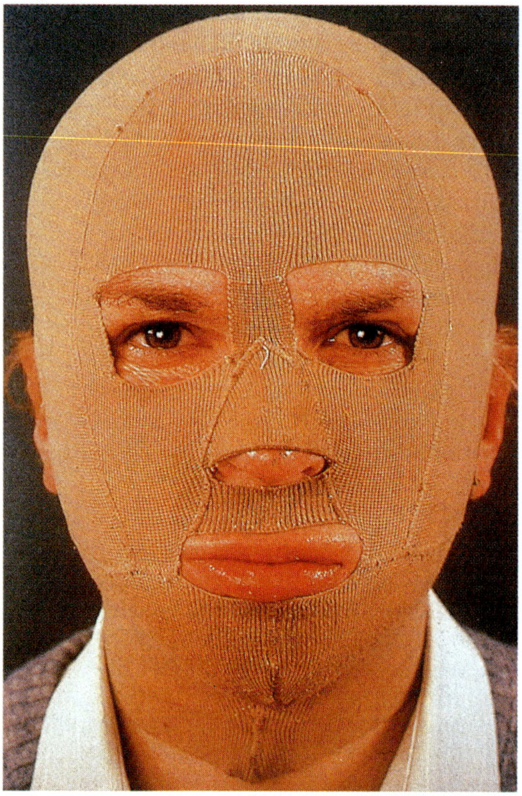

Abb. 5.**88** Gesichtsmaske zur Kompressionsbehandlung.

Monate möglichst ständig getragen werden soll. Die Kompressionsbandage wird anläßlich der täglichen Körperreingung gewechselt und muß dann meist auch gewaschen werden, so daß mindestens zwei Bandagen gleichzeitig verfügbar sein müssen. Durch die Kompressionsbehandlung entstehen weiche, geschmeidige Narbenzüge mit verminderter Keloidbildung. Der Tragekomfort ist allerdings vor allem in der Anfangsphase auch bei idealer Anpassung nicht immer unproblematisch.

Korrektureingriffe

Bei entsprechender Verbrennungstiefe muß immer mit mehr oder weniger ausgeprägter Narbenbildung gerechnet werden, was über Gelenken zu funktionsbehindernden Kontrakturen führen kann. Besonders hinderlich und entstellend sind kontrakte Narbenzüge zwischen Unterkiefer und Brustwand (mentosternale Kontraktur), in Axilla, Ellenbeuge und Kniekehle. Vor einer plastischen Korrektur sollte die Ausreifung der Narbe abgewartet werden, was mehrere Monate dauern kann.

! Bei verfrühter Korrektur sind Rezidive zu erwarten.

Nach vollständiger Exzision des Narbengewebes erfolgt die Deckung meist mit Vollhauttransplantaten, gelegentlich auch mit ortsständigen oder freien Lappenplastiken oder unter Verwendung von Skin-Expandern.

Gelegentlich beobachtet man die Entwicklung heterotoper Kapselbandverkalkungen im Bereich der großen Extremitätengelenke mit entsprechender Bewegungseinschränkung. Forcierte krankengymnastische Behandlung kann den Prozeß aktivieren und das Ergebnis verschlechtern. Die Resektion der Verkalkungen erfordert große operative Erfahrung. Der endgültige Funktionsgewinn ist wegen der Rezidivneigung nicht eindeutig vorhersehbar. Vor dem Eingriff muß der Rückgang der lokalen Osteoblastenaktivität abgewartet werden, kenntlich an einer Abnahme der szintigraphischen Mehrbelegung und Normalisierung der alkalischen Serumphosphatase.

Elektrothermische Schäden

Pathophysiologie

Die thermische Wirkung des elektrischen Stromes im Körper folgt dem OHM- und JOULE-Gesetz:

Stromstärke = Spannung/Widerstand und
Stromwärme = Spannung × Stromstärke × Einwirkzeit oder
Stromwärme = Stromstärke^2 × Widerstand × Einwirkzeit

Der Gewebswiderstand nimmt ab in der Reihenfolge Knochen – Fett – Sehne – Haut – Muskel – Gefäße und Nerv. Höherer Wassergehalt bedingt niedrigeren Gewebswiderstand. Entlang des Stromweges sind – zumindest bei Hochspannungsverletzungen – ausgedehnte Nekrosen der paraossalen Weichteile zu erwarten. Im Knochen selbst entsteht zwar die größte Hitzeentwicklung. Er ist dagegen aber auch relativ unempfindlich.

! Die gröbsten Gewebeschäden findet man in der tiefen Muskulatur und in den begleitenden Nerven- und Blutgefäßen, daher ist an den Extremitäten mit der Entwicklung eines Kompartmentsyndroms häufig zu rechnen.

Gefäßthrombosen durch elektrothermischen Endothelzellschaden können noch nach Tagen auftreten. Die funktionellen Ergebnisse von Hochspannungsverletzungen der Gliedmaßen sind im Spätstadium durch Muskelnekrosen und Kontrakturen belastet.

Von der lokalen thermischen Stromwirkung zu unterscheiden sind direkte Wirkungen des elektrischen Stromes auf das Reizbildungs- und Reizleitungssystem des Herzens (Kammerflimmern, Asystolie) und auf die kontraktilen Gewebe (Myoklonie).

! Die Wiederherstellung der Kreislauffunktion ist häufig die lebensrettende Sofortmaßnahme bei Starkstromverletzungen.

Sekundäre Organschäden betreffen unter anderem das ZNS (progressive Demyelinisierung) und die Nerven (Myoglobinurie). Spätschäden werden gelegentlich am Auge (Katarakt) und am Innenohr (Tinnitus, Hörminderung) beobachtet.

Klinik und Therapie

Am Ort des Stromeintritts finden sich meist kleinflächige, scharf begrenzte, sehr tief reichende Gewebsnekrosen (Abb. 5.**89**). Demgegenüber sind die Gewebsnekrosen am Stromaustritt häufig etwas großflächiger oder multiloklär, entsprechend den „geerdeten" Körperregionen. Der oft relativ harmlose äußere Aspekt kann über die verheerenden Schäden in der Tiefe hinwegtäuschen, die zumindest bei Hochspannungseinwirkung regelmäßig zu erwarten sind. Besonders betroffen sind die zentralen Muskelschichten, Nerven und Blutgefäße. Primäre motorische und sensible Ausfälle sind prognostisch ungünstig.

An den Extremitäten muß frühzeitig mit der Entwicklung eines Kompartmentsyndroms gerechnet werden. Entsprechend engmaschig ist der Gewebslogendruck klinisch bzw. durch Druckmessung zu prüfen. Bei Hochspannungsverletzungen ist eine Kompartmentspaltung nahezu immer erforderlich. Sie muß – auch an den Armen – sämtliche betroffenen Logen mit einbeziehen. Bei diesem Eingriff soll man den Zustand der Muskulatur beurteilen. Nekrotische Bezirke sind meist blasser, schlechter durchblutet und kontrahieren bei mechanischem oder elektrischem Reiz nicht. Eine sekundäre Erholung ist nicht zu erwarten. Zu beachten ist, daß sich die Nekrosen in der Regel nicht an anatomisch vorgegebene Muskelgruppen halten. Innerhalb der Nekrosezone verlaufende Nerven sind anfangs makroskopisch nur wenig verändert, meist jedoch irreversibel geschädigt.

Durch frühzeitige, möglichst vollständige Nekrektomie, wozu auch die Amputation zählen kann, wird das Ausmaß toxischer Organschäden vermindert. Bis zur vollständigen Demarkierung der Nekrosen dauert es meist mehrere Tage, so daß regelmäßig Revisionseingriffe erforderlich

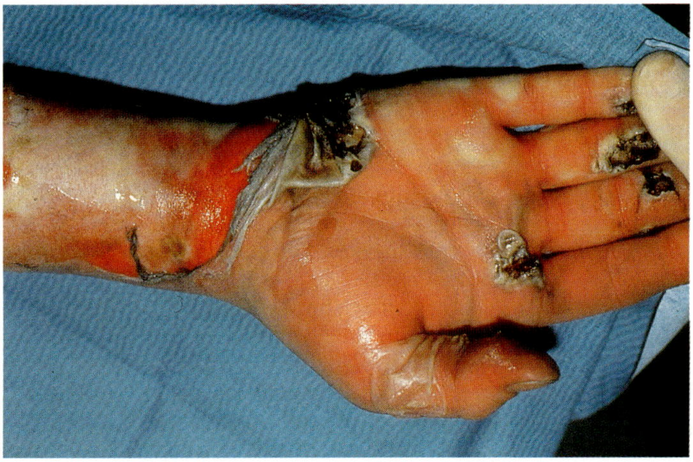

Abb. 5.**89** Stromeintrittsmarken in der Hohlhand, zusätzlich flächige Verbrennung am Unterarm durch Lichtbogeneinwirkung. Kontakt eines Schraubenschlüssels mit 15-kV-Hochspannungsleitung.

sind. Bei der Exzision der Strommarken ist deren Tiefenausdehnung zu berücksichtigen.

Zur Deckung der tiefreichenden Gewebsdefekte sind häufig freie oder gestielte Muskellappenplastiken erforderlich. Im Laufe der Rehabilitation können motorische Ersatzoperationen in Frage kommen.

! Bei Stromverletzungen ist besonders intensiv nach Begleitverletzungen zu fahnden, die erfahrungsgemäß häufig übersehen werden.

Meist durch Sturz können Frakturen, aber auch Schädel-Hirn-Traumen entstehen. Elektrisch induzierte Muskelkontrakturen können Frakturen und Luxationen verursachen, die durch den thermischen Gewebeschaden maskiert sein können.

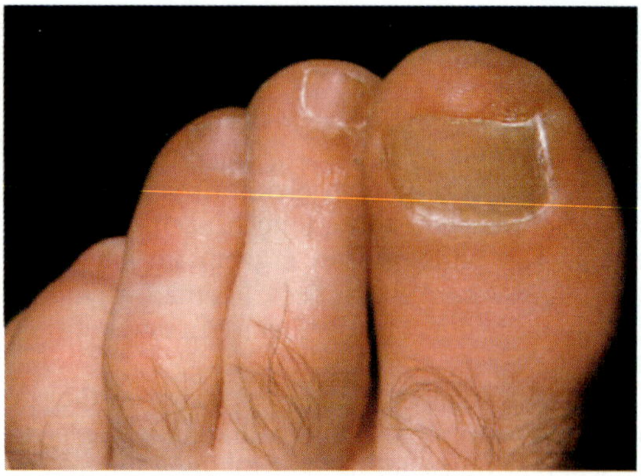

Abb. 5.**90** Erfrierungen I. Grades (Abb. 5.**90**–5.**92** von G. Flora, Chirurgische Universitätsklinik Innsbruck).

Kälteschaden

Pathophysiologie

Grundsätzlich zu unterscheiden sind die systemische Unterkühlung von der örtlichen Erfrierung. Auf erstere soll im Rahmen dieser Darstellung nicht näher eingegangen werden.

Der örtlichen Erfrierung liegt primär eine Ischämie durch Vasokonstriktion und Änderung der Blutrheologie zugrunde. Der direkte Kälteschaden am Gewebe ist demgegenüber von untergeordneter Bedeutung. Er ist zudem vom Wiedererwärmungsschaden abzugrenzen, der auf gesteigertem Zellstoffwechsel ohne adäquate Reperfusion beruht.

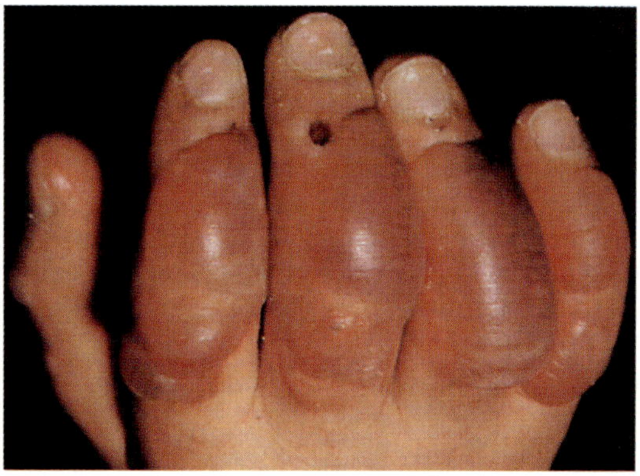

Abb. 5.**91** Erfrierungen II. Grades.

Klinik und Therapie

Analog zur Verbrennung werden drei Erfrierungsgrade unterschieden:

Grad I (Congelatio erythematosa): Der erfrorene Körperabschnitt ist zunächst blaß und gefühllos, nach Lösung der Vasokonstriktion dann hyperämisch und durch Ödembildung angeschwollen (Abb. 5.**90**). Als Dauerschaden kann eine gewisse Kälteempfindlichkeit zurückbleiben.

Grad II (Congelatio bullosa): Man sieht Rötung, Schwellung, später Blasenbildung (Abb. 5.**91**). Der Blaseninhalt ist zunächst klar, durch Endothelzellschaden gelegentlich sekundär hämorrhagisch. Diese Verfärbung kann eine Nekrose vortäuschen. Als Dauerschaden kommen Parästhesien und Kälteempfindlichkeit vor.

Grad III (Congelatio gangraenosa): Es kommt obligat zu Gewebsnekrosen, deren Demarkierung mehrere Wochen dauern kann (Abb. 5.**92**). Der Entschluß zur Amputation vermeintlich gangränöser Gliedmaßenabschnitte darf keinesfalls zu früh gefaßt werden. Die endgültige Demarkation liegt meist weiter peripher, als zunächst angenommen wird.

Therapeutisch muß ggf. zuerst die systemische Unterkühlung angegangen werden. Es ist sinnlos, Gliedmaßen wieder zu erwärmen, solange der Körperkern unterkühlt ist. Lokal kann der Ersthelfer die eigene Körperwärme einsetzen. In der Klinik kann ein Wasserbad angewendet werden (Er-

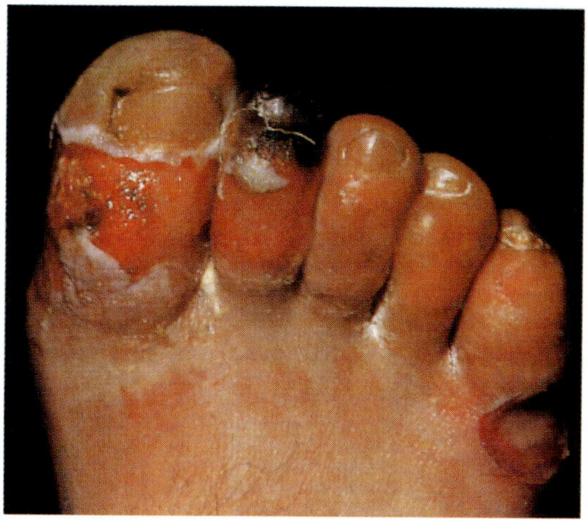

Abb. 5.**92** Erfrierungen II. und III. Grades.

wärmung von 10° auf 40° (in etwa 30 Minuten). Die Ischämie wird durch Verbesserung der Fließeigenschaften des Blutes (z.B. Hydroxyethylstärke, Pentoxifyllin) und durch medikamentöse Sympatikusblockade angegangen. Betroffene Extremitäten werden erhöht, aber nicht hoch gelagert. Bis zur vollständigen Wiedererwärmung werden sie locker in Watteverbände eingepackt. Zur lokalen Behandlung verwenden wir meistens Merbromin, da die systemische Inkorporierung der Quecksilberkomponente bei kleinflächigem Gebrauch keine Rolle spielt. Die Ausbildung feuchter Nekrosen wird weitgehend verhindert. Die Beurteilbarkeit der Demarkationszone ist nicht erschwert.

! Die Amputationsindikation wird erst nach vollständiger Demarkierung der Nekrosen – in der Regel frühestens nach 2 Wochen – gestellt.

Chemische Gewebsverletzungen

J. R. Rether

Säureverätzung

Durch die rasche Fällung des Eiweißes bildet sich ein Schorf (Koagulationsnekrose), wodurch die Schädigungstiefe begrenzt wird. Es resultiert ein Gewebeschaden, der dem Verbrennungsschaden ähnelt und der auch dessen Tiefenausdehnung erreichen kann.

! Die Behandlung besteht in sofortiger Spülung bzw. Verdünnung mit Wasser. Die tiefergehende Säureverätzung der Haut wird später wie eine Verbrennung behandelt.

Von besonderer Bedeutung sind Verätzungen mit Flußsäure, die sich sehr aggressiv und rasch ausdehnen. Unbehandelt resultieren ausgedehnte Gewebsnekrosen.

! Flußsäureverätzungen bedürfen der sofortigen Lokalbehandlung mit Calciumgluconat.

Die betroffene Region wird entweder mit 10%iger Calciumgluconatlösung unterspritzt oder – im Frühstadium – unter Okklusionsverband mit einem calciumgluconathaltingen Gel behandelt. Durch Bildung des unlöslichen Calciumfluorids wird die Flußsäure inaktiviert.

Laugenverätzungen

Da es hier nicht zur Eiweißfällung kommt, steht die lytische Wirkung im Vordergrund. Es entstehen die meist tiefreichenden Kolliquationsnekrosen.

! Die rasche Neutralisierung der Lauge durch Essig oder Zitronensaft und die ausgiebige Spülung sind wichtige Erstmaßnahmen.

Bei entsprechender Nekrosetiefe und -ausdehnung wird später die Exzision und plastische Dekkung analog zum thermischen Schaden erforderlich.

Auf die systemisch-toxische Wirkung bestimmter Chemikalien sei ergänzend hingewiesen. Hier ist die Beratung durch eine Giftnotrufzentrale angezeigt.

Strahlenschäden

U. Knapp

Ionisierende Strahlen wie Röntgenstrahlen, α-, β- und γ-Strahlung können Hautverletzungen hervorrufen. Durch die Strahlenwirkung werden chemische Strukturen der Zellbestandteile verändert oder zerstört, so daß das bestrahle Gewebe zugrunde geht. Strahlenschäden werden wie Verbrennungen behandelt, sind aber grundsätzlich einer Therapie nur schwer zugänglich. In Abhängigkeit von der Höhe der einwirkenden Strahlendosis unterscheidet man vier Schweregrade.

Das *Früherythem* ist charakterisiert durch eine schon kurz nach der Bestrahlung auftretende Hautrötung, gefolgt von lokalem Haarausfall, Hautschuppung und möglicher Hyperpigmentierung, wobei diese Veränderungen reversibel sind. Nach Einwirkung höherer Strahlendosen kommt es erst Wochen später zur *Dermatitis erythematosa*, einer Hautentzündung, die mit Ödem, Spannungsgefühl und Schmerzen einhergeht. Auch hier kommt es zum Haarausfall und zur Hyperpigmentierung. Noch höhere Strahlendosen verursachen Verbrennungen II. Grades mit Blasenbildung, die auch als *Dermatitis bullosa* bezeichnet wird und zu einer irreversiblen atrophischen Hautschädigung führt. Wird das Gewebe vollständig nekrotisch, spricht man von einer *Dermatitis gangraenosa*. Die resultierenden Strahlenulzera sind einer lokalen Therapie praktisch nicht zugänglich und bergen die Gefahr einer malignen Entartung in sich.

Chronische Wunden

U. Knapp

Einleitung

Im Gegensatz zu den traumatischen Wunden entstehen chronische Wunden nicht durch eine plötzliche Schädigung von außen, sondern infolge einer gestörten Mikro- und/oder Makrozirkulation des Gewebes, also als Folge einer Mangelversorgung der Haut und des subkutanen Gewebes.

> **!** Diese sog. *trophischen Wunden* können nur dann dauerhaft heilen, wenn die ursächliche Zirkulationsstörung behoben werden kann.

Trophische Gewebestörungen können aufgrund mechanischer Reize (*Druckulkus, Dekubitus*), mechanisch-entzündlicher Reize (*Sequester*), bei arteriosklerotischen und diabetischen Gefäßprozessen (*Gangrän*) oder auf dem Boden einer chronischen venösen Insuffizienz (*Ulcus cruris venosum*), bei spezifischen Entzündungen wie Tuberkulose oder Lues und malignen Geschwülsten entstehen.

Allgemeines zur Behandlung

Eine Ulkusbehandlung ohne gleichzeitige diagnostische Abklärung und Behandlung der Grundkrankheit führt zu keinem dauerhaften Erfolg. Die eigentliche Wundbehandlung ist für die Wundheilung demgegenüber nur von sekundärer Bedeutung.

Wundreinigung

Erste Voraussetzung für die Heilung eines Ulkus ist die sorgfältige Wundreinigung durch ein radikales *chirurgisches Wunddébridement*. Nekrosen und eitrig-schmierige Beläge müssen vom Wundgrund entfernt werden. Nicht heilende Wunden weisen immer eine Minderdurchblutung ihres Bettes auf. Die Blutversorgung der schlaffen, minderwertigen Granulationen reicht nicht zur Ernährung eines auch noch so dünnen Spalthauttransplantates aus. Neben der Wundsäuberung ist deshalb die Ausbildung eines gut vaskularisierten Granulationsrasens vorrangiges Ziel jeder Geschwürsbehandlung.

Wundkonditionierung

Unter Wundkonditionierung verstehen wir die Vorbereitung der Wunde durch Wundreinigung und Züchtung frisch durchbluteter Granluationen als wesentliche Voraussetzung für ihre spätere erfolgreiche Deckung durch eine Transplantation. In letzter Zeit wird eine Vielzahl unterschiedlicher Wundauflagen zur Wundkonditionierung angeboten (Tab. 5.**5**). Neben den biologischen Hautersatzmaterialien werden heute vor allem synthetische Materialien, die sich durch spezifische Eigenschaften auszeichnen und ein unterschiedliches Indikationsspektrum haben, zur Wundkonditionierung angewandt.

Tabelle 5.**5** Wundauflagen zur Wundkonditionierung

- biologische Hautersatzmaterialien (homologe, heterologe Hauttransplantate)
- Hydrogele
- Hydrokolloide
- Kunststoffe (Polyurethane, Polyäthylene, Polyester, Polyamide, Polyacrylate)
- Calciumalginate
- organische Materialien (Fibrin, Kollagen, Cellulose)
- Silicone
- Weichschaumstoffe

Die auch heute noch angewandte Methode der Wundreinigung mit *kochsalzgetränkten, besser mit Ringer-Lösung getränkten Mullkompressen* kann zwar auch durchaus effektiv sein, ist aber nur scheinbar preiswert und hat wesentliche Nachteile. Abgesehen von der Gefahr einer bakteriellen Kontamination, ist diese Behandlung sehr pflegeintensiv. Im Vordergrund der Behandlung der Wunde zu ihrer Konditionierung stehen heute sog. hydroaktive Wundauflagen, die ein feuchtes Milieu auf der Wunde aufrechterhalten. Zu den hydroaktiven Wundauflagen, die bei chronischen Wunden Anwendung finden, gehören vor allem Alginate, Hydrokolloide und Weichschaum.

Alginate werden zur Wundkonditionierung von chronischen Problemwunden angewandt. Rohstoff für die Herstellung sind braune Seealgen, die Alginsäure enthalten. Die im Handel erhältlichen Alginat- oder Calciumalginatkompressen bestehen aus weichen Fasern, die sich bei Kontakt mit Wundsekret in ein gelartiges Natriumalginat umwandeln. Die Alginatfasern quellen auf, wodurch sich ein hydrophiles Gel auf der Wunde ausbildet. Infolge eines intrakapillären Saugvermögens wird das überschüssige Wundexsudat unter Mitnahme von Mikroorganismen und abgestorbenen Zellen aufgenommen und beim Verbandwechsel aus der Wunde entfernt. Der feuchte Gelverband schützt die Wunde vor dem Austrocknen und schafft ein optimales Mikroklima. Calciumalginatverbände sind besonders bei umfangreichen, zerklüfteten Weichteildefekten und trophischen Ulzera mit freiliegenden, austrocknungsgefährdeten Gewebsanteilen und unterminierten Wundrändern zur Wundkonditionierung zu empfehlen.

Hydrokolloide: Hydrokolloide Wundauflagen werden aus einem selbsthaftenden Elastomer hergestellt, in dem quellfähige Hydrokolloide wie Gelatine oder Carboxymethylcellulose eingelagert werden. Beim Kontakt mit Wundexsudat gehen diese Hydrokolloide in ein Gel über, das ein hohes und schnell einsetzendes Saugvermögen besitzt und sich deshalb für Problemwunden mit besonders starker Sekretion eignet. Bedingt durch den wundreinigenden Effekt kann es vorkommen, daß sich die Umrisse der Wunde zuerst scheinbar durch die Entfernung des abgestorbenen, mit dem bloßen Auge kaum sichtbaren Gewebes vergrößern. Von dem eiterartigen Aussehen des Wundsekretes darf man sich nicht irritieren lassen. Erst nach Säuberung der Wunde durch feuchte Kompressen oder einfaches Abduschen der Wunde läßt sich der Fortgang der Wundreinigung und der Wundheilung richtig beurteilen.

Weichschaumwundauflagen: Hierbei handelt es sich um Polyurethanweichschaumpräparate, die aufgrund materialtechnischer Eigenschaften eine dominierende Stellung im Rahmen der Konditionierung von Defektwunden unterschiedlichster Genese haben. Sie zeichnen sich durch ein hohes Aufnahmevermögen für Exsudat, Zelldetritus und Mikroorganismen aus und sind deshalb auch bei infizierten Wundflächen und anderen Problemwunden in der Reinigungs- und Granulationsphase hervorragend geeignet.

! Die richtige Wahl der Wundauflage ist für die Wundkonditionierung und damit für den Fortgang der Wundheilung von besonderer Bedeutung.

Eine falsch gewählte Wundauflage kann die Heilung erheblich stören oder gar unmöglich machen. Zu den häufigsten Fehlern gehört dabei die Anwendung von trockenen, verklebenden Wundauflagen auf einer Wunde, die gut granuliert ist und sich in der Anfangsphase der Epithelisierung befindet. Verklebt die Wundauflage mit dieser gereinigten Wundfläche, wird bei jedem Wundverband ein „Zellstripping“ stattfinden, das das Fortschreiten der Wundheilung behindert. Ein anderer häufiger Behandlungsfehler ist eine unkritische wiederholte örtliche Anwendung von Antiseptika oder Antibiotika auf Wunden. Antibiotika sind nur bei infizierten Wunden angezeigt. Die lokale Anwendung ist aber äußerst kritisch zu beurteilen und sollte, wenn überhaupt, dann nur sehr kurz erfolgen.

Für die Häufigkeit des Verbandwechsels gibt es keine standardisierte Regel. Sie richtet sich nach dem Zustand der Wunde und der Wundauflage. Ist die Wundauflage mit Sekret oder Blut durchtränkt, muß sie gewechselt werden. In der ersten Heilungsphase ist es häufig notwendig, ein- bis zweimal täglich den Verband zu wechseln; später reicht oft ein Verbandwechsel jeden zweiten Tag aus. Der Auflagenwechsel kann dabei eine Art täglichen Sekundärdébridements darstellen. Moderne hydroaktive Wundauflagen können oft mehrere Tage auf der Wunde bleiben. Obwohl die Wahl der richtigen Wundauflage eine wichtige Rolle während der Wundbehandlung spielt, ist sie nur ein Teil der Therapie und ersetzt nicht eine gute

Pflege und ganzheitliche Behandlung des Kranken.

Wundverschluß durch Transplantation

Wenn der Wundgrund durch Konditionierung ein gut vaskularisiertes Empfängerlager aufweist, ist eine Deckung des Defektes mit Spalthaut- oder Mesh-graft-Transplantationen nahezu immer möglich (Abb. 5.**93**). In besonders belasteten Körperbereichen ist eine Defektdeckung durch die verschiedensten weichteilplastischen Maßnahmen bis hin zum mikrovaskulären Gewebetransfer notwendig und heute technisch möglich (S. 156).

Dekubitus

Bei gelähmten, bewußtlosen und geriatrischen Patienten kommt es nicht selten zur Ausbildung von Druckgeschwüren über wenig gepolsterten Körperbereichen wie Kreuzbein oder Ferse. Querschnittsgelähmte sind besonders druckgeschwürgefährdet, da eine ständige spontane Umlagerung nicht erfolgen kann und Schmerzreize als Warnsignal nicht wahrgenommen werden. Hinzu kommt eine verschlechterte Hautdurchblutung in den gelähmten Bezirken aufgrund mangelhafter Steuerung der Gefäßlumina in der Frühphase nach einer Rückenmarksverletzung. Größte Gefährdung besteht für die Haut im Beckenbereich, wo es zur Ausbildung von tiefen Drucknekrosen kommen kann, die große Dekubitalgeschwüre mit schlaffen, unterminierten Wundrändern und schmierig-eitrig belegtem Wundgrund hinterlassen. Schlechter Allgemeinzustand, Diabetes mellitus und eine allgemeine Arteriosklerose verschlechtern die Prognose und machen oft eine Spontanheilung unmöglich.

Als erste Maßnahme ist durch häufiges Umlagern für eine Entlastung des Ulkusbereiches zu sorgen.

> ! Statt der früher üblichen Behandlung mit feuchten Verbänden und den verschiedensten fibrinolytischen und granulationsfördernden Essenzen steht heute das sorgfältige chirurgische Wunddébridement an erster Stelle in der Behandlung.

Zur *Wundkonditionierung* werden heute Alginate, Hydrokolloide und Weichschaumwundauflagen mit gutem Erfolg angewandt, so daß sich die oft lang dauernde Geschwürspflege deutlich verkürzt. Bei sauberen Wundverhältnissen und guten Granulationen läßt sich der Defekt dann meist problemlos durch einen Verschiebeschwenklappen decken (Abb. 5.**94**).

Druckulzera an der Ferse bedürfen einer meist langwierigen Behandlung, insbesondere wenn eine komplizierende Fersenbeinosteomyelitis besteht. Bei jüngeren Patienten kann nach Konditionierung unter Umständen eine gestielte Fernlappenplastik vom gegenseitigen Unterschenkel (Cross-leg-flap) oder ein mikrovaskulärer Gewebetransfer erforderlich sein.

Gangrän

Arteriosklerotische und diabetische Gefäßveränderungen führen im fortgeschrittenen Stadium zu Durchblutungsstörungen mit umschriebener Nekrotisierung von Haut und Weichteilen („Brand"). Wir unterscheiden den trockenen Brand (*Mumifikation*) und den feuchten Brand (*Gangrän*). Während mumifiziertes Gewebe sich trocken demarkiert, zersetzt sich das nekrotische Gewebe bei der feuchten Gangrän putrid. Im Gegensatz zur trockenen Gangrän ist die feuchte Gangrän als schwer infizierte Wunde zu betrachten und dementsprechend zu behandeln. Liegt der Gangrän ein arteriosklerotischer Gefäßprozeß zugrunde, muß durch eine DSA die Durchblutungssituation abgeklärt und der Patient einer gefäßchirurgischen Behandlung zugeführt werden. Bei den oft weit fortgeschrittenen obliterierenden Gefäßprozessen ist jedoch oft eine Oberschenkelamputation nicht zu umgehen.

Ulcus cruris varicosum

Das Ulcus cruris varicosum entsteht auf dem Boden einer chronischen venösen Insuffizienz. Durch das Versagen des Ventilmechanismus der Venenklappen gelangt Blut aus den tiefen in oberflächliche Venenbezirke und führt dort zu Venenerweiterung, Ödem und trophischer Schädigung der Unterschenkelhaut. Schon ein geringes Trauma oder eine zusätzliche Belastung durch eine beispielsweise ausschließlich stehende Tätigkeit kann zur Ulzeration der geschädigten Hautbereiche führen.

> ! Jede Ulcus-cruris-Therapie muß neben der Abheilung des Hautdefektes die Behandlung der Grundkrankheit zum Ziele haben.

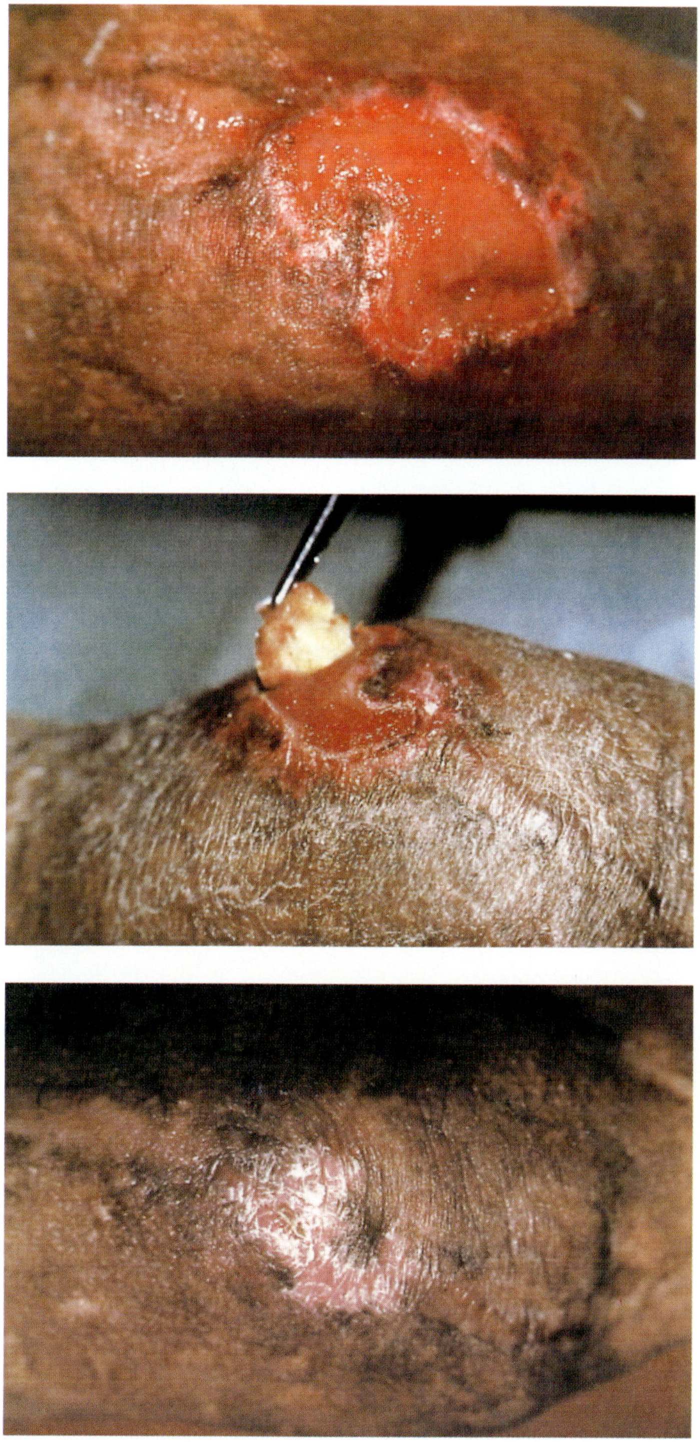

a

b

c

Abb. 5.**93** Narbenulkus über der Patella.

a Aufnahmebefund.

b Transplantationsfähiges Wundbett nach 2wöchiger Epigardanwendung.

c Zustand 4 Wochen nach Spalthauttransplantation.

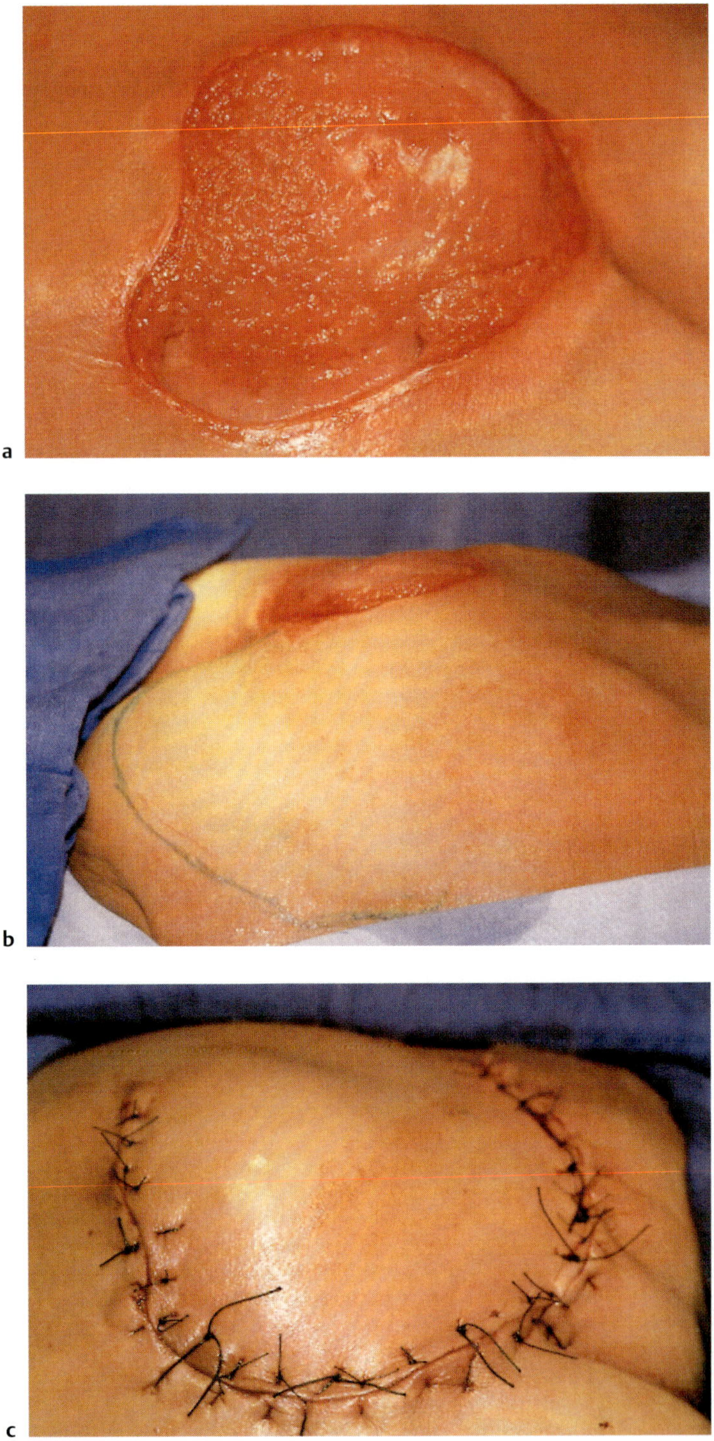

Abb. 5.**94** Dekubitalulkus.
a Handflächengroßes Ulkus mit sauberem Grund.
b – c Vor und nach Deckung der Defektwunde durch einen Verschiebeschwenklappen.

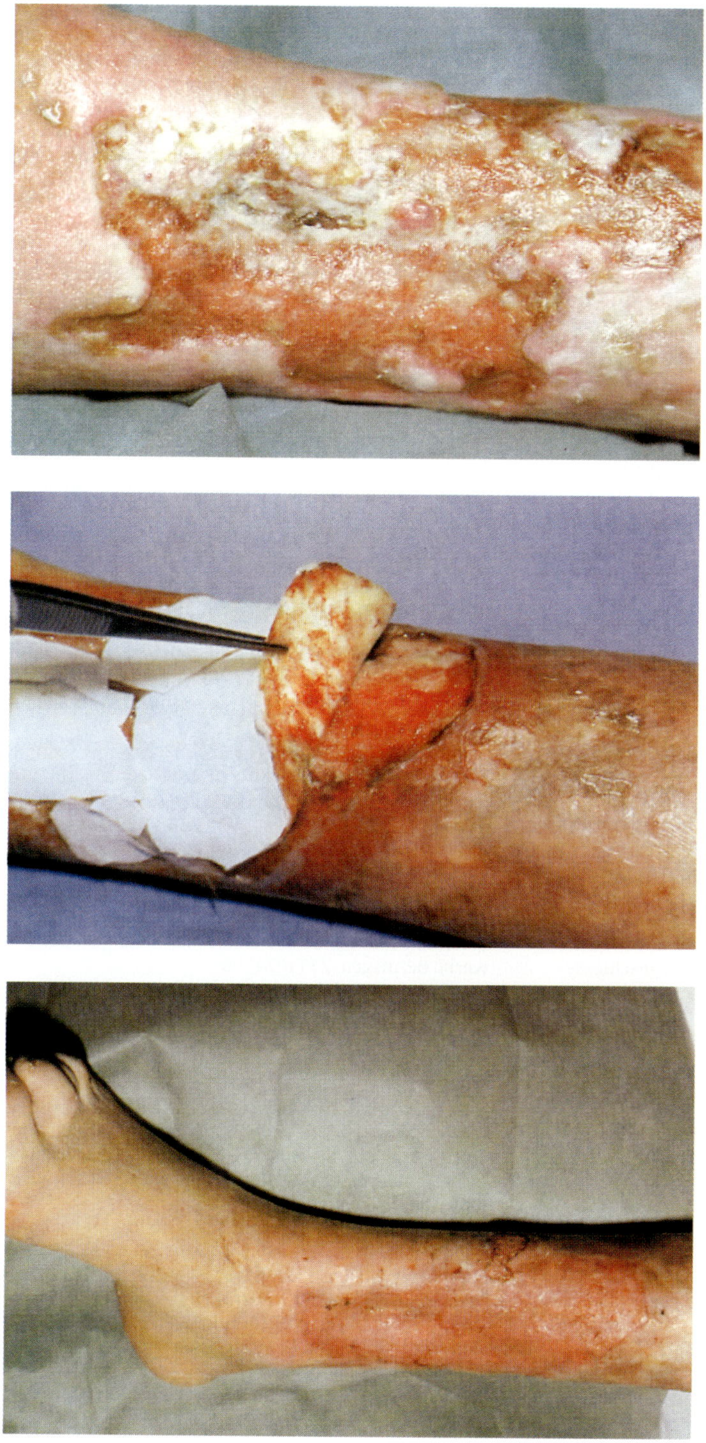

a

b

c

Abb. 5.**95** Ulcus cruris.
a Befund bei der Klinikaufnahme.
b Nach temporärer Epigardbehandlung Ausbildung frischer Granulationen.
c Erfolgreiche Spalthautdeckung nach 2 Wochen.

Ist eine operative Sanierung oder lokale Injektionsbehandlung der bestehenden Varizen nicht möglich, müssen wenigstens die Strömungsverhältnisse durch eine elastische Wickelung verbessert werden. Oft macht der Kompressionsverband die Abheilung des Ulcus cruris überhaupt erst möglich und verhindert ein Rezidiv.

Bei konsequenter Hochlagerung der betroffenen Extremität kann eine lokale Behandlung mit hydrokolloidalen Wundverbänden zum Erfolg führen, jedoch werden hier Rezidive eher die Regel als die Ausnahme sein. Schmierig belegte Ulzera lassen sich vorteilhaft mit Weichschaumwundauflagen oder auch synthetischem Hautersatz (Epigard) behandeln, bis ein gut vaskularisierter Granulationsrasen die definitive Spalthautdeckung möglich macht (Abb. 5.**95**). Trockene Ulzera mit schlechter Heilungstendenz werden exzidiert, der Wundgrund wird angefrischt und nach Konditionierung der Wunde durch hydrokolloidale Wundverbände mit Spalthaut gedeckt.

Literatur

1 Asmussen, P. D., B. Söllner: Prinzipien der Wundheilung, Bd. I. Hippokrates, Stuttgart 1993
2 Axelrod, T. S., U. Büchler: Severe complex injuries to the upper extremity: revascularization and replantation. J. Hand. Surg. 16 A (1991) 574
3 Berger, A.: Weichteilverletzungen im Handbereich. Orthopäde 17 (1996) 74
4 Berger, A., P. J. Flory, H. H. J. Becker: Einsatz plastisch-chirurgischer Methoden bei der Primärversorgung von Extremitätenverletzungen. Chirurg 61 (1990) 93
5 Berwarth, H., M. Seif El Nasr, E. H. Kuner: Grundzüge der Behandlung bei Frakturen mit offenem und geschlossenem Weichteilschaden. OP-Journal 12 (1996) 11 – 15
6 Böhler, J.: Primäre Wiederherstellung bei schwersten Handverletzungen. Langenbecks Arch. Chir. 292 (1959) 158
7 Boswick, J. A.: The Art and Science of Burn Care. Aspen, Rockville 1987
8 Brandt, K.-A.: Typische Komplikationen nach frischen Handverletzungen. Schr.-Reihe unfallmed. Tag. der Länderverb. der gewerbl. Berufsgen. 76 (1991) 163
9 Büchler, U.: Weichteildefekte Unfallchirurg 4 (1990) 137
10 Buck-Gramcko, D.: Erstversorgung schwerverletzter Hände. Chir. Prax. 12 (1968) 449
11 Chang, N., S. J. Mathes: Comparison of the effect of bacterial inoculation in musculocutaneous and random-pattern flaps. Plast. reconstr. Surg. 70 (1982) 1
12 Cormack, G. C., B. G. H. Lamberty: The Arterial Anatomy of Skin Flaps. Churchill-Livingstone, Edinburgh 1986
13 Cziffer, E., J. Farkas, B. Turchanvi: Management of potentially infected complex hand unjuries. J. Hand Surg. 16 A (1991) 832
14 van Damme, Ph. A., K. Heidbüchel, A.-M. Kuijpers-Jagtman, J. C. Maltha, H.-P. Freihofer: Cranio-maxillo-facial tissue expansion, experimentally based or clinically empiric? A review of the literature. J. cranio-max. fac. Surg. 20 (1992) 61 – 69
15 Daniel, R. K., P. A. Ballard, P. Heroux, R. G. Zelt, C. R. Howard: High-voltage electrical injuries: acute pathophysiology J. Hand Surg. 13 A (1988) 44
16 Demling, R. H., C. La Londe: Burn Trauma. Thieme, Stuttgart 1989
17 Fleischmann, W., W. Strecker, M. Bombelli, L. Kinzl: Vakuumversiegelung zur Behandlung des Weichteilschadens bei offenen Frakturen. Unfallchirurg 96 (1993) 488 – 492
18 Fuchs, M., E.-D. Voy: Chirurgische Dermabrasion – Indikation, Technik und Ergebnisse. In Schuchardt, K., N. Schwenzer: Fortschritte der Kiefer- und Gesichtschirurgie, Bd. XXIV. Thieme, Stuttgart 1979 (S. 43 – 46)
19 Ganzer, H.: Die Kriegsverletzungen des Gesichts und des Gesichtsschädels. Barth, Leipzig 1943
20 Geldmacher, J.: Die Erstversorgung von Schäden an Sehnen und Nerven. Schr.-Reihe unfallmed. Tag. der gewerbl. Berufsgen. 23 (1974) 103
21 Geldmacher, J., M. Flügel, Ch. Betz: Die primär pyogenen Infektionen der Hand und ihre Behandlung. Handchir. Mikrochir. plast. Chir. 17, Suppl. 32, 1995
22 Germann, G., T. Raff: Chirurg 66 (1995) 260
23 Gorsche, T. S., M. S. Wood: Mutilating corn-picker injuries of the hand. J. Hand. Surg. 13 A (1986) 423
24 Green, D. P.: Operative Hand Surgery. Churchill-Livingstone, Edinburgh 1988
25 Grimm, G.: Wundlehre. In Schwenzer, N., G. Grimm: Zahn-, Mund-Kiefer-Heilkunde, 2. Aufl., Bd. I., Thieme, Stuttgart 1988
26 Gustilo, R. B., J. T. Anderson: Prevention of infection in the treatment of one thousand and twenty-five open fractures of long bones: retrospective and prospective analysis. J. Bone Jt. Surg. 58-A (1976) 453 – 458
27 Haas, H. G.: Erstversorgung von Schäden am Haut-Weichteil-Mantel. Schr.-Reihe unfallmed. Tag. der gewerbl. Berufsgen. 23 (1974) 99
28 Haas, H. G.: Gestielte Lappenplastiken – Indikationen, Ergebnisse, Schr.-Reihe unfallmed. Tag. der gewerbl. Berufsgen. 29 (1976) 69
29 Heimbach, D.: Burn depth: a review. Wld J. Surg. 16 (1992) 10
30 Henckel von Donnersmarck, G. W. Mühlbauer, E. Hoefter, A. Hartinger: Die Verwendung von Keratinozytenkulturen in der Schwerbrandverletztenbehandlung – bisherige Erfahrung, Ausblicke zur weiteren Entwicklung. Unfallchirurg 98 (1995) 229
31 Herzog, I., K. Reul, W. Jenninger: Verbrennungen. Kohlhammer, Stuttgart 1989
32 Hierholzer, G.: Freie Hauttransplantationen. Schr.-Reihe unfallmed. Tag. der gewerbl. Berufsgen. 29 (1976) 61
33 Itin, P., M. R. Pittelskow: Autologe Epitheltransplantation mit kultivierten Keratinozyten. Helv. chir. Acta 57 (1990) 519
34 Kay, S., J. Wentz, T. W. Wolff: Ring avulsion injuries. J. Hand Surg. 14 A (1989) 204
35 Kirkpatrick, J. J., D. S. Enion, D. A. Burd: Hydrofluoric acid burns: a review. Burns 21 (1995) 483

36 Knapp, U.: Grundlagen der Wundheilung und Wundbehandlung. Med. Mschr. Pharm. 18 (1995) 219–230
37 Lister, G., L. Schieker: Emergency free flaps to the upper extremity. J. Hand Surg. 13 A (1988) 22
38 Lorenz, S., P.-R. Zellner: Die Infektion beim Brandverletzten. Steinkopff, Darmstadt 1993
39 Mathes, S. J., F. Nahai: Clinical Applications for Muscle and Musculocutaneous Flaps. Mosby, St. Louis 1982
40 Matton, G. E., P. L. Tonnard, S. J. Monstrey, K. H. Landuyt: A universal incision for tissue expander insertion. Brit. J. plast. Surg. 48 (1995) 172
41 McO'Brien, B.: Reconstructive microsurgery of the upper extremity. J. Hand Surg. 15 A (1990) 316
42 Muhr, G., P. A. W. Ostermann: Die Behandlung der frisch kontaminierten Wunde bei Frakturen. OP-Journal 12 (1996) 30–34
43 Neumann, C. G.: The expansion of an area of skin by progressive distention of a subcutaneous balloon. Use of the method for securing skin for subtotal reconstruction of the ear. Plast. reconstr. Surg. 19 (1957) 124
44 Nguyen, T. T., D. A. Gilpin, N. A. Meyer, D. N. Herndon: Current treatment of severely burnt patients. Ann. Surg. 223 (1996) 14
45 Nigst, H., D. Buck-Gramcko, H. Millesi: Handchirurgie. Thieme, Stuttgart 1981
46 Ostermann, P. A., W. D. Seligson, S. L. Henry: Local antibiotic therapy for severe open fractures. J. Bone Jt. Surg. 77-B (1995) 93–97
47 Partecke, B.-D.: Der Weichteilschaden an der Hand. Hippokrates, Stuttgart 1987
48 Patzakis, M. J., J. P. Harvey, D. Ivler: The role of antibiotics in the management of open fractures. J. Bone Jt. Surg. 56-A (1974) 532–541
49 Rudigier, J.: Kurzgefaßte Handchirurgie. Hippokrates, Stuttgart 1985
50 Russel, G. G., R. Henderson, G. Arnett: Primary or delayed closure for open tibial fractures. J. Bone Jt. Surg. 72-B (1990) 125–128
51 Schink, W.: Die atraumatische Wundversorgung in der täglichen Praxis. Schr.-Reihe unfallmed. Tag. der gewerbl. Berufsgen. 11 (1970) 135
52 Schink, W.: Die Behandlung der Gelegenheitswunde. Unfallheilkunde 79 (1976) 461
53 Schmidt, H. M., U. Lanz: Chirurgische Anatomie der Hand. Hippokrates, Stuttgart 1992
54 Schuchardt, K.: Wundversorgung an den Augenlidern. In Bier, Braun, Kümmel: Chirurgische Operationslehre, 8. Aufl. Bd. 2/II, Barth, Leipzig 1981
55 Sedlarik, K. M., S. Reusche: Wundkonditionierung, Med.-Mschr. Pharm. 18 (1995) 231–235
56 Smahel, J.: Free skin transplantation on a prepared bed. Brit. J. plast. Surg. 24 (1971) 129
57 Spiegel, J. D., R. M. Szabo: A protocol for the treatment of severe infections of the hand. J. Hand Surg. 13 A (1988) 254
58 Steen, M., K.-P. Wresch: Praeklinische Versorgung von Schwerbrandverletzten durch den Notarzt. Notarzt 5 (1989) 147
59 Steinau, H. U.: Spezielle Problematik der Verbrennung der Hand. Schr.-Reihe unfallmed. Tag. der gewerbl. Berufsgen. 76 (1991) 183
60 Tams, J., F. R. Rozema, R. R. M. Bos, J. L. N. Roodenburg, P. G. J. Nikkels, A. Vermey: Polylactide bone plates and screws for internal fixation of mandibular swing osteotomies. Int. J. oral max-fac. Surg. 25 (1996) 20–24
61 Teepe, R. G. C. et al.: The use of cultured autologous epidermis in the treatment of extensive burn wounds. J. Trauma 30 (1990) 269
62 Tscherne, H., H. J. Oestern: Die Klassifizierung des Weichteilschadens bei offenen und geschlossenen Frakturen. Unfallheilkunde 85 (1982) 111
63 Warden, G. D.: Burn shock resuscitation. Wld J. Surg. 16 (1992) 16
64 Weber, U., M. Greulich, M. Sparmann: Orthopädische Mikrochirurgie. Thieme, Stuttgart 1992
65 Wilhelm, A.: Zur Versorgung von Hautverletzungen an der Hand. Mschr. Unfallheilk. 70 (1967) 321
66 Wolfensberger, Ch., P., Helaly: Ringverletzungen. Handchir. Mikrochir. plast. Chir. 6 (1985) 320
67 Zellner, P.-R., S. Bugyi: Die verbrannte Hand. Handchir. Mikrochir. plast. Chir. 3 (1989) 170
68 Zellweger, G.: Die Behandlung der Verbrennungen. Deutscher Ärzte-Verlag, Köln 1985

6 Störungen der Wundheilung

M. Hansis und St. Arens

Unspezifische bakterielle Infektionen

Definition und Entstehung

Eine bakterielle Infektion ist definiert als der Zusammenbruch der humoralen und zellulären Infektabwehr bei gleichzeitiger Zunahme einer bakteriellen Kolonisation. Im einzelnen kommt es zunächst zur

- bakteriellen Besiedlung (*Kontamination*) der Wunde (in Zusammenhang mit einer offenen Verletzung oder einem operativen Eingriff) und simultan dementsprechend zur (traumatischen oder operationbedingten) Gewebeschädigung (lokalen Wirtsschädigung), dann
- zur Keimvermehrung in der Wunde (*Kolonisation*), parallel zur Mobilisierung der humoralen und zellulären Abwehr. Neigt sich diese Balance zuungunsten der Infektabwehr, kommt es zum
- Überwiegen der Keimvermehrung bei gleichzeitigem Zusammenbruch der Infektabwehr – zur *manifesten Infektion* mit den entsprechenden klinischen Zeichen.

! Ursache einer Infektion ist also nie eine Keimeinschleppung alleine, sondern immer eine Imbalance zwischen Mikroorganismen einerseits sowie lokalen und systemischen Abwehrmechanismen andererseits (Abb. 6.**1**).

Wir kennen Fälle, in denen eine Überschwemmung des Organismus mit pathogenen Mikroorganismen ohne die Annahme eines relevanten Wirtsschadens zur Infektion führt (z. B. hämatogene Osteomyelitis, punktionsbedingtes Gelenkempyem). Wir kennen auch Fälle, in denen eine mit Sicherheit vorliegende Keiminokulation keinen manifesten Infekt verursacht, weil sowohl einerseits die eingebrachte Keimmenge relativ zu klein ist und andererseits die lokalen Wirtsbedingungen günstig sind, so daß die drohende Infektion abgewehrt werden kann (z.B. nach Verfahrens-

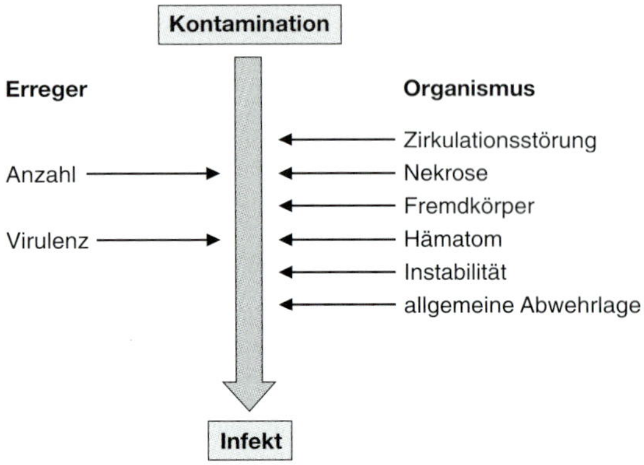

Abb. 6.**1** Zustandekommen einer postoperativen Wundinfektion (Schema).

wechsel vom Fixateur externe zum Marknagel [23]). Wir kennen schließlich Fälle, in denen die lokalen Schäden so deletär sind, daß sich trotz ursprünglich sicher sterilen Verhältnissen eine Infektion einstellen *mußte* (Abb. 6.**2**).

Besonders umfassend lassen sich die Beziehungen zwischen Wirt und Keim in der Unfallchirurgie studieren – kennen wir hier doch alle nur denkbaren Kombinationen zwischen Kontamination und Infektion, und zwar

- die nicht kontaminierte und nicht infizierte Wunde,
- die intraoperativ akzidentell kontaminierte, aber nicht infizierte Wunde,
- die nicht nosokomial kontaminierte, aber nicht infizierte Wunde,
- die nach einem aseptischen Eingriff frisch (hospitalbedingt) infizierte Wunde,
- die nach gemeinschaftsbedingter (nicht nosokomialer) Kontamination frisch infizierte Wunde,
- die chronisch infizierte Wunde.

Die Beziehung zwischen Keimbesiedlung und lokalem Wirtsschaden denken wir uns heute (ohne die quantitativen Verhältnisse im einzelnen zu kennen) etwa so, wie in Abb. 6.**3** skizziert.

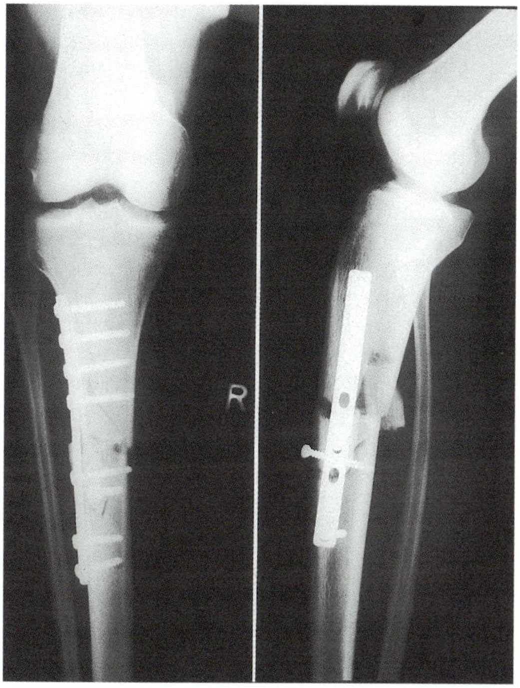
a

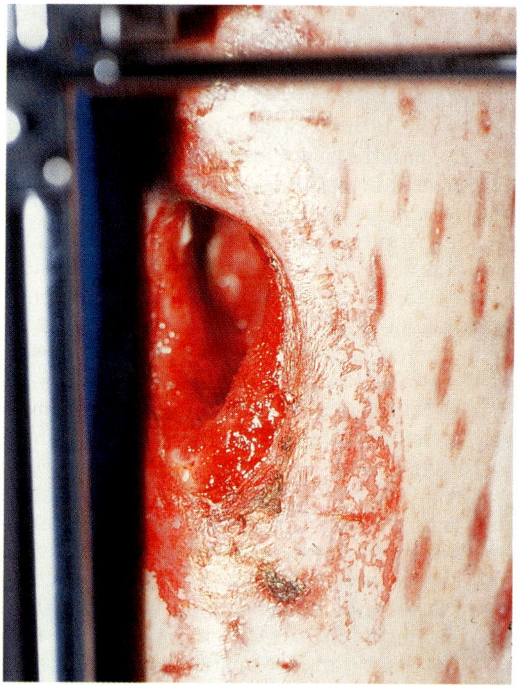
b

Abb. 6.**2** Tibiaschaftfraktur mit ventralem Biegungskeil, welcher gesondert refixiert wurde. Durch übermäßige Deperiostierung postoperativ Defektbildung, welche zunächst steril war und sich erst *sekundär besiedelte.*

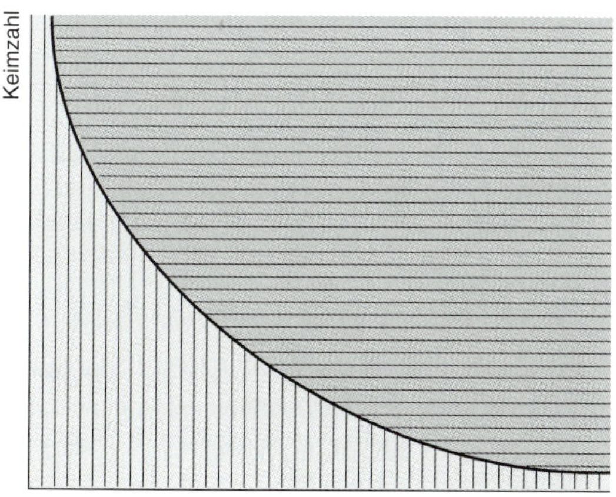

Abb. 6.**3** Gedankliche Korrelation zur Entstehung einer postoperativen Wundinfektion. Bei genügend großer Keimzahl (oben) und/oder genügend großer Weichteilschädigung (unten) kommt es zum Eintritt in den waagrecht schraffierten Bereich (Infektion).

Pathophysiologie

Die Pathophysiologie der Wundheilung und ihrer Störungen ist in exzellenter Weise bei Evans (14) zusammengefaßt. Unter dem Stichwort „presence of infection" wird zur Problematik lapidar mitgeteilt: Eine niedrige Zahl apathogener Keime (weniger als 100 000 Keime pro Gramm Gewebe) sei normal und für die Wundheilung eher förderlich. Eine Wundheilungsstörung (zunächst unter den Zeichen der Leukozytenfunktionsstörung sowie der reduzierten Chemotaxis, Zellmigration und Phagozytose) sei erst bei einer Kolonisation von über 100 000 Keimen pro Gramm Gewebe zu erwarten. Eine gesunde Wunde sei mitnichten eine keimfreie Wunde, sondern befinde sich lediglich in einer Balance zwischen Abwehr und Keimaggression.

Die Einzelheiten der (noch nicht entschiedenen) Auseinandersetzung zwischen Keim (z.B. Staphylococcus aureus) und Wirt (Subkutis oder Periost) sind noch nicht bekannt. Folgende Einzelinformationen liegen uns hierzu vor:

Kutschnew (28) sieht den Fibronectingehalt im Wundsekret als Anzeiger für die Wundheilung an;

beim eitrigen Wundinfekt bleibt die Fibronectinkonzentration im Wundsekret am 2. postoperativen Tag niedrig, anstatt (wie physiologisch) stark anzusteigen. Nelson (32) zeigt im Tierexperiment, daß er die zur Infektauslösung am Knochen mindestens erforderliche Keimdichte bei gleichzeitiger Anwendung von Knochenwachs um ca. 4 Zehnerpotenzen reduzieren konnte. Bereits Elek (12) wies experimentell nach, daß die zur Auslösung eines lokalen Abszesses mindestens erforderliche Keimdichte mit gleichzeitig einliegendem Fremdmaterial und/oder Gewebeschädigung jeweils um Zehnerpotenzen abnimmt. Nach Amstutz (1) weiß man, daß das intraartikulär entstehende Abriebmaterial an Endoprothesen zu einer Makrophagenaktivierung führt, die ihrerseits die Implantatlockerung fördert.

Grundmann (19) postuliert als Voraussetzung für das lokale Angehen einer hämatogenen Osteomyelitis einerseits eine hyperergе Reaktionslage und andererseits einen lokalen Reiz, welcher zu einer Strömungsverlangsamung und damit zur Haftung der Staphylokokken führe.

Lambe u. Mitarb. (29) untersuchten im Tierexperiment (Ratte) die Frage, wie regelmäßig ein manifester Infekt – in Abhängigkeit vom Inokulum – am Knochen bei gleichzeitig einliegendem Fremdmaterial (Katheter) zu erzeugen ist:

Bei Beimpfung mit Staphylococcus epidermidis entwickelten 2 von 5 Ratten eine Osteomylitis, bei Beimpfung mit Bacteroides fragilis 3 von 3 Ratten und bei Beimpfung mit S. epidermidis und B. fragilis 6 von 6 Ratten.

Im manifesten Mischinfekt waren S. epidermidis bevorzugt am Katheter, B. fragilis bevorzugt am infizierten Knochen nachweisbar.

Peters (33) beschreibt Staphylococcus aureus als Verursacher einer Vielzahl von eitrigen Infektionen und toxinvermittelten Erkrankungen, während nach seiner Darstellung koagulasenegative Staphylokokken (knS) bevorzugt als Erreger von Infekten entweder bei Immunsuppression oder bei Polymerimplantaten anzusehen seien. Dies entspricht unseren klinischen Beobachtungen (s. u.) – sowohl hinsichtlich der Organotropie von knS als auch der unterschiedlichen Infekterscheinungsformen.

Hinzuzufügen wäre unseres Erachtens drittens die Infektentstehung durch knS bei *lokaler* Abwehrschwäche.

Etesse u. Mitarb. (13) heben die Bedeutung eines Schleimmantels hervor, welcher die Infektkeime am infizierten Material umgebe. Sie untersuchten 231 Materialproben (Katheter, Herzklappen, Knochenbiopsien usw.), die jeweils zunächst bei 15 tägiger Kultur kein bakterielles Wachstum zeigten. – Nach Trypsin- oder Ultraschallbehandlung kam es auf 45% der Katheterproben und 65% der Knochenproben zum Keimwachstum – an den Kathetern vornehmlich mit knS.

Arutcheva (3) untersuchte das Adhäsionsverhalten von Staphylococcus aureus und epidermidis an Erythrozyten. Er fand dies vergleichbar – bei S. epidermidis jedoch mit größerer Streubreite. Buxton (4) verglich die Proteinbindungsfähigkeit verschiedener Staphylokokkenstämme und konnte zeigen, daß die am Knochen üblicherweise pathogenen Stämme bevorzugt an die Proteinkomponente der extrazellulären Matrix gebunden werden. Rissing (34) schreibt Staphylokokken überhaupt eine bevorzugte Bindung an den Knorpel oder den Kollagenanteil des Knochens zu.

Klinische Phänomene

Weit deutlichere Einblicke in die Vorgänge bei der Infektentstehung, -persistenz und -heilung gewinnen wir, wenn wir zusammenstellen, was an klinischen Phänomenen zu diesem Thema bekannt ist:

Auch wenn dies heute selbstverständlich erscheint – die Erkenntnis und die klinischen Erfolge von Lister und Semmelweis sind wichtige Indizes für die *Bedeutung des Keimeintrags:* Ersterer reduzierte durch die präoperative Händewaschung die Häufigkeit des Kindbettfiebers; letzterer konnte durch Carbolbehandlung von Naht, Verbandmaterial sowie Instrumenten den „Hospitalbrand" zurückdrängen und die zuvor bestehende Letalität bei Amputationen von 60 – 90% erheblich reduzieren.

! Der Einfluß der *Operationstechnik* auf Häufigkeit und Schwere der postoperativen Wundinfektion ist im Prinzip anerkannt; in Zahlen zu erfassen ist er jedoch nur in Ansätzen:

So ist die Operationsdauer als komplexer, jedoch unspezifischer Indikator patientenseitiger und arztseitiger Probleme und somit als unspezifischer Indikator einer Infektionsgefährdung anerkannt (5, 10). Es ist hervorzuheben, daß die Dauer einer Operation per se eher als Epiphänomen anzusehen ist – infektfördernd wirkt wohl vielmehr das, was während dieser Dauer mit der Wunde gemacht wird. Geradezu banal ist die Vorstellung, die Dauer der Luftexposition der Wunde sei das eigentliche infektfördernde Agens.

Bereits die Tatsache, daß ein operativer Eingriff am Stütz- und Bewegungssystem einen Revisions- (Zweit-) Eingriff darstellt, steigert die Infektrate auf das 3fache, wobei insbesondere Reoperationen von Kniegelenktotalprothesen mit 15,3% Infekten herausragen (41).

Während früher ausgedehnte Weichteildefekte über gefährdeten Regionen der unteren Extremität (Kalkaneus, Tibiavorderkante, Knöchelregion u.ä.) erheblich infektgefährdet waren – einerseits wegen der fehlenden Möglichkeit eines adäquaten Débridements und andererseits wegen der rasch freiliegenden bradytrophen Gewebe –, eröffnet die frühzeitige mikrovaskuläre Deckung noch vor Infektbeginn, d. h. im Stadium der Kontamination, die Möglichkeit, die Infektrate z. B. von 30 auf 11% zu senken (40).

Trimbus u. Mitarb. (42) zeigten, daß das Volumen chirurgischer Nahtknoten direkt mit dem Ausmaß der umgebenden Entzündungsreaktion korreliert. Cruse u. Foord (7) untersuchten eine große Zahl systemischer und lokaler infektfördernden Faktoren und fanden unter anderem, daß bei Verwendung des elektrischen Messers die Infektrate steigt. Ritter (35) konnte zeigen, daß bei punktueller Elektrokoagulation diese nicht mehr Infekte auslöst als eine selektive Gefäßligatur. Friedrich u. Mitarb. (17) wiesen nach, daß lokale Instabilität per se als infektfördernd anzusehen ist.

Simchen (39) untersuchte über 300 verletzte Kriegsteilnehmer und stellte als infektfördernde Faktoren vor allem Mehrfacheingriffe, offene Drainagen, hohe Blutverluste sowie die Einbeziehung anderer Organsysteme heraus. Er diskutierte jedoch nicht die Frage, inwieweit es sich hier um Epiphänomene handelt – und die eigentliche Ursache der vermehrten Infektanfälligkeit in der Größe des Traumas per se zu sehen ist. – Nach Dillin (9) ist die Infektionsrate bei Schienbeinkopfbrüchen sowohl von der Komplexität der knöchernen Verletzung als auch von der Erfahrung des Operateurs abhängig. Die bevorzugte Anwendung des Fixateur externe bzw. des Marknagels (unter weitgehender Abkehr von der Plattenosteosynthese) brachte bei der Tibiaschaftfraktur eine deutliche Reduktion der Infektrate (31).

! Über die Bedeutung des *Allgemeinzustandes des Patienten*, seines Alters sowie schon bestehender Erkrankungen (z. B. Diabetes) für die Entstehung von Wundinfektionen gibt es zahlreiche, wohldokumentierte Studien.

Claesson (6) findet in einer prospektiven Studie bei 238 Patienten mit kolorektalen Eingriffen einen Einfluß des Alters auf die Kontamination, nicht aber auf die Infektionsrate. Earnshaw (11) belegt an Patienten mit Gefäßoperationen einen Einfluß des Alters, während Fass (16) innerhalb einer retrospektiven Studie bei ca. 1500 Patienten die erhöhte Infektionsrate auf den schlechten Allgemeinzustand und andere altersbegleitende Umstände, nicht jedoch auf das Alter selbst zurückführt. Lilienfeld (30) (ca. 1200 Patienten) weist einen Einfluß von Diabetes mellitus und Übergewicht auf die Infektionshäufigkeit nach. Die Bedeutung der Immunitätslage belegt Gil-Egea (18).

Bakteriologie

In der größten bisher publizierten Darstellung der Keimbesiedlung infizierter und nicht infizierter Wunden in der Unfallchirurgie hatten wir auf der Grundlage von 6112 bakteriologischen Proben, welche im Rahmen einer prospektiven Studie in einem Zeitraum von 7 Jahren gewonnen wurden, erstmals entsprechende Gesetzmäßigkeiten dargestellt. Insbesondere wurde hier erstmals nach den verschiedenen Gruppen der Kontamination/Infektion (s. Einleitung) differenziert und gleichzeitig im Sinne des Längsschnitts zur Frage des Keimwechsels Stellung genommen. Im einzelnen wurden unter anderem folgende Feststellungen getroffen (21, 24):

- Frische Infekte nach aspetischen Eingriffen sind überwiegend durch Staphylococcus aureus (ca. 60%) und zweitrangig durch knS (d. h. insbesondere Staphylococcus epidermidis) = ca. 30% – besiedelt.
- Diese Keimflora wird in der Regel während des gesamten Krankheitsverlaufs aufrechterhalten, auch wenn die Patienten einem anderen Milieu (septische Station) zugeführt werden und damit die Wunden eigentlich einem andersartigen Invasionsdruck ausgesetzt sind.
- Frische Infekte nach Weichteileingriffen sowie insbesondere nach Endoprothesenoperationen weisen in Relation deutlich mehr knS auf – ein Befund, welcher nicht anders als durch eine unterschiedliche „Keimakzeptanz“ (unter-

schiedliche Wirtsbedingungen) erklärt werden kann.

- In Wunden frischer offener Verletzungen finden sich alle Arten pathogener und nicht-pathogener, aerober und anaerober Keime. Diese Besiedlung unterliegt einem frühzeitigen Keimwechsel mit bevorzugter Akquisition der typischen hospitaleigenen Flora.
- Infizierte Wunden nach offenen Verletzungen beherbergen als Sekundärflora vermehrt gramnegative Stäbchen. Es ist nicht ausgeschlossen, daß diese besondere Sekundärflora nicht Ursache, sondern Folge der Infektion ist bzw. daß Infektion einerseits und besondere Sekundärflora andererseits gemeinsame Folge besonders ungünstiger Weichteilverhältnisse sind (39).
- Chronische Infektionen weisen zu ca. 63% Staphylokokken und zu ca. 20% gramnegative Stäbchen auf.
- Ist ein chronischer Infekt beherrscht, so dominieren Staphylokokken. Ist er nicht beherrscht, dann kommt es zum Überwiegen von gramnegativen Stäbchen, Anaerobiern oder einer Mischbesiedlung. Dieser Keimwechsel (insbesondere der Ersatz gramnegativer Stäbchen durch Staphylokokken im Zuge der Heilung) ist ohne Einfluß von Antiseptika oder Antibiotika möglich – er muß mithin ebenfalls als Folge veränderter lokaler Wirtsbedingungen angesehen werden.
- Asymptomatische Kontamination – d.h. Besiedlung einer eigentlich aseptischen Operationswunde mit pathogenen oder apathogenen Keimen:

! Wir konnten zeigen, daß zwischen intraoperativem Keimeintrag und später sich manifestierender Infektion eine Korrelation besteht.

Dabei mußten wir die Frage offenlassen, ob diese asymptomatische Kontamination als Ursache per se der in der Folge auftretenden Infektionen anzusehen sei oder ob sie nicht vielleicht lediglich einen Indikator darstellt – beispielsweise für eine längere Expositionsdauer der Wunde oder insbesondere eine vermehrte iatrogene Traumatisierung, welche dann ihrerseits die eigentliche Infektursache ist. Wir hatten uns unseren Daten und den sich anschließenden Überlegungen die Schlußfolgerung gezogen, daß die Unterscheidung „kontaminiert – nicht kontaminiert“ wohl keine generelle/qualitative sei, sondern lediglich eine quantitative. Wir nehmen an, daß ab einer bestimmten Einsaatdichte diese überhaupt erst mit den konventionellen Methoden nachweisbar ist und eine weiter erhöhte Einsaatdichte zum Zusammenbruch der lokalen Abwehr führen muß. Diese Schlußfolgerung wird von Dietz u. Mitarb. (8) gestützt: „This finding suggests that, for the common skin pathogenes, there may be critical numbers of bacterial colonies ... below which it is safe to assume that the bacterial growth ist an incidental finding with no pathological significance.“

- Besondere Wunden: Dekubitalulzera querschnittsgelähmter Patienten weisen – gegenüber anderen chronischen Infekten – vermehrt gramnegative Stäbchen, Anaerobier und Mischbesiedlungen auf. Wunden an der Hand sind signifikant vermehrt durch β-hämolysierende Streptokokken besiedelt.
- Koagulasenegative Staphylokokken: Wir haben erstmals eine große Gruppe sicher durch knS verusachter Infekte der Unfallchirurgie dokumentiert (23) und gezeigt, daß knS die zweithäufigste Erregergruppe frischer Infekte nach aseptischen Eingriffen in der Unfallchirurgie darstellen.

  Wir haben weiterhin gezeigt, daß knS in Wunden nach ausgedehnten aseptischen Eingriffen regelmäßig als Infektkeime, in Wunden nach offenen Verletzungen regelmäßig als apathogene Kontamination und in Wunden chronischer Infekte regelmäßig als Zeichen der sich anbahnenden Heilung abzusehen sind.

  Die verschiedenen Spezies von knS unterscheiden sich geringfügig in der Häufigkeit ihrer Zuordnung zu den unterschiedlichen Infektgruppen; in ihrer Gesamtheit weisen sie darüber hinaus Differenzen einzelner ihrer biochemischen Eigenschaften je nach Infektlage auf. Dennoch genügen diese „keimseitigen“ Besonderheiten ganz offenbar nicht, alle Unterschiede im klinischen Erscheinungsbild zu erklären. Ein Rückblick in die Historie läßt weiterhin erkennen, daß Wundinfekte mit knS im traumatologischen Bereich überhaupt erst möglich wurden, nachdem operative Eingriffe eingeführt waren, bei denen es einerseits nicht oder zu einer allenfalls schwellenwertigen Keiminokulation kommt und bei denen andererseits eine merkbare Weichteiltraumatisierung erfolgt. – Unter den heutigen Bedingungen der intraoperativen Asepsis und Operationstechnik scheint offenbar der knS-Infekt der Traumatologie ein Signal für einen durch überzogene Manipulationen „herbeioperierten" Infekt zu sein.

- Infekte durch knS einerseits bzw. Staphylococcus aureus andererseits unterscheiden sich in ihrem klinischen Erscheinungsbild:
  knS-Infekte treten nach länger dauernden, mit mehr technischen Schwierigkeiten behafteten Operationen auf. Vor Infektrevision haben die Patienten eine weniger ausgeprägte Temperaturerhöhung und weniger ausgeprägte Senkungsbeschleunigung. In der Infektwunde findet man dort seltener Eiter und ein infiziertes Hämatom – dafür eher ein „trübes Serom" (alle Unterschiede signifikant) (23).

Diagnostik

> **!** Die engmaschige klinische Beurteilung einer frischen Verletzungs- oder Operationswunde, das gezielte Suchen nach klassischen Infektionszeichen, ist mutmaßlich weiterhin das sicherste Verfahren zur Diagnostik einer postoperativen oder posttraumatischen Infektion.

Zu achten ist hier insbesondere auf die typischen klinischen Zeichen wie Schwellung, Rötung, lokale Schmerzen, Zeichen einer Lymphangitis oder Lymphadenitis, seitendifferente Temperatur.

In der postoperativen Beurteilung einer Wunde achten wir weniger auf den aktuellen Zustand derselben, sondern vielmehr auf deren klinischen Verlauf:

Solange noch täglich ein Rückgang der lokalen Schwellung, des lokalen Ödems oder auch der serösen Sekretion aus der Drainagestelle erkennbar ist, liegt mutmaßlich keine Infektion vor. Bleibt hingegen der äußere Aspekt der Wunde über Tage gleich oder verschlechtert sich erneut, dann ist dies als Alarmzeichen anzusehen – auch dann, wenn momentan noch andere Zeichen der Infektion fehlen.

> **!** Ganz besonders achtet der Operateur postoperativ auf das Wiederauftreten der feinen wundnahen Hautfältelung, die mit großer Sicherheit eine Heilung anzeigt; bleibt diese aus, persistiert also das intrakutane Ödem, so ist auch dies auf eine drohende Infektion suspekt.

Der Vorteil der klinischen Beurteilung liegt darin, daß sie überall und jederzeit kostenfrei anwendbar ist; der Nachteil ist, daß die klinische Beurteilung einer Wundheilung eine erhebliche Erfahrung fordert. Erfolgreich kann auch die Früherkennung einer Infektion nur dann sein, wenn sie regelmäßig vom selben Arzt vorgenommen wird. In zweifelhaften Fällen ist ein weiterer Arzt hinzuzuziehen – insbesondere ist bei einer unklaren Wundheilung der Operateur selbst für eine kritische Beurteilung weniger geeignet.

Unabhängig von der subjektiven Erfahrung und Befangenheit sowie Sorgfalt kann die klinische Diagnostik durch örtliche Bedingungen erschwert sein – so zum Beispiel am Kniegelenk während einer gleichzeitigen Immobilisierung oder am Oberschenkel durch den dicken Weichteilmantel.

Die systemische Körpertemperatur steigt zwar mit der Operation physiologischerweise kurzzeitig an; ihre Erhöhung über den 2. postoperativen Tag hinaus (15) oder nachmittägliche Temperaturschübe (25) sind jedoch bedeutsame Hinweise für eine Infektion. Dasselbe gilt für eine Seitendifferenz der Temperatur; ein Unterschied von 2 °C oder mehr soll ein sicheres Anzeichen eines beginnenden Infektes sein.

Überragend spezifische oder überragend sensitive *laborchemische Untersuchungen* zur Infektdiagnostik gibt es nicht. 5 Parameter werden regelmäßig in der Literatur genannt:

- Blutsenkungsgeschwindigkeit,
- Leukozyten,
- Differentialblutbild,
- CRP,
- Lysozym im Wundsekret.

Insbesondere die Kombination dieser Infektparameter ist in mehreren klinischen Studien hinsichtlich ihrer Validität für die Infektfrühdiagnostik gut dokumentiert (15). Der Nachweis des Anstiegs von Lysozym im Wundsekret aus der noch liegenden Drainage auf über 10 mg/l ist ein hochsensibles und spezifisches Frühdiagnostikum (positiv bei 11 von 11 Frühinfekten [27]).

Die Anwesenheit *pathogener Wundkeime* ist naturgemäß Voraussetzung für die Entstehung einer Infektion; *der Umkehrschluß gilt in beiden Richtungen nicht:*

- Die Anwesenheit von pathogenen Keimen ist kein Beweis für eine Infektion.

– Der fehlende Keimnachweis schließt eine Infektion nicht aus.

So rechnen wir bei rund 9% der Endoprotheseneingriffe (24) mit einer Keiminokulation (asymptomatische Kontamination), der normalerweise keine Infektion folgt. Bei offenen Frakturen besteht theoretisch eine primäre Kontamination von 100 %, nachweisbar in etwa 80% bei einer Rate manifester Infektionen in unserem Patientengut von 14% (37). Auch hier konnte keine Korrelation zwischen Primärflora und Infektionsrate nachgewiesen werden.

Entsprechend geht Schneider (38) davon aus, daß jede Operationswunde kontaminiert sei – nimmt jedoch eine Infektionsrate von ca. 1% an.

Ein *negativer bakteriologischer Befund* besagt lediglich, daß bei der entsprechenden Abnahmetechnik im entsprechenden Wundareal unter den entsprechenden Transport- und Kulturbedingungen die Keimzahl unter der Nachweisgrenze lag; die zahlreichen technischen Fehlermöglichkeiten sind evident. So konnten wir bei 77 Kniegelenksrevisionen wegen eines postoperativen Kniegelenkempyems in 10 Fällen keinen Keimnachweis führen (20), wobei jedoch dort in nur 4 Fällen eine auswärtige antibiotische Behandlung vorausgegangen war. Bei allen 10 Fällen bestand jedoch ein klinisch sicherer Infekt mit allen übrigen Parametern.

Dementsprechend schlägt Kamme (26) vor, bei jeder Endoprothesenoperation 5 bakteriologische Proben zu nehmen, und sieht einen Infekt als bewiesen an, wenn alle 5 Abstriche positiv sind.

Besondere Schwierigkeiten für den Keimnachweis ergeben sich bei Anaerobierinfektionen; hier sind spezielle Transportmedien erforderlich.

Zusammenfassend schätzen wir den positiven Keimnachweis beim Infektverdacht als wichtigen Hinweis ein – mehr nicht. – Der fehlende Keimnachweis hält uns andererseits nicht von der Annahme eines im übrigen diagnostizierten Infektes ab.

Die *Standardröntgenuntersuchung* leistet zur Frühdiagnose einer Knochen- oder Weichteilinfektion keinen nennenswerten Beitrag. Sonographisch können allenfalls Flüssigkeitsansammlungen als Infekthinweise gefunden werden.

! Ein wichtiger Hinweis zur Infektfrühdiagnostik ist das Leukozytenszintigramm (45), und zwar in Form der Eigenleukozytenmarkierung mit ^{99m}Tc-Hexamethylpropylenaminoxim in vitro oder der Eigenleukozytenmarkierung in vivo mit monoklonalen Antikörpern.

Diese Untersuchungstechniken bringen bei einer Sensitivität von 97% und einer Spezifität von 83% eine Gesamtgenauigkeit von ca. 90%.

Manche Infekte werden erst *ex post* diagnostiziert – d. h., in manchen Fällen läßt sich der Infektverdacht erst nach einem entsprechenden Verlauf belegen bzw. ausschließen. Dies sollte jedoch die Ausnahme sein.

Als eine wesentliche Hilfestellung zur frühzeitigen klinischen Diagnosestellung hat sich in der eigenen Institution bewährt, vom Vorliegen einer Infektion auszugehen und entsprechend zu handeln, wenn folgende Kriterien erfüllt sind (2):

- Neuauftreten von mindestens einem der fünf klassischen Infektzeichen (Dolor, Rubor, Calor, Tumor, Functio laesa),
- positiver mikrobiologischer Keimnachweis (oder alternativ: Neuauftreten von mindestens drei der genannten klassischen Infektzeichen,
- Behandlungsnotwendigkeit (chirurgisches Débridement, Antibiose, Hochlagerung oder Immobilisation).

Erscheinungsformen bakterieller Infektionen

Drohende Infektion

Unter drohender Infektion verstehen wir den Zustand, in dem mutmaßlich die Entscheidung zugunsten oder zuungunsten der Infektabwehr noch nicht gefallen ist – den Zustand also, in dem eine bakterielle Kolonisation wohl vorliegt, aber noch keine übermäßige Keimvermehrung eingetreten ist.

Klinische Zeichen der drohenden Infektion sind:

- lokal begrenzte Schwellung, Rötung, Überwärmung, Schmerzen und/oder Funktionsstörung,
- keine systemischen Infektionszeichen, außer einer Erhöhung der Blutsenkungsgeschwindigkeit und des CRP,
- evtl. (nach vorausgegangenen Operationen oder aus Drainagenflüssigkeiten bekannt) bakterielle Besiedlung, wobei der Keimnachweis

hier manchmal nur „nach Anreicherung" möglich ist.

Letztlich bewiesen werden kann der Zustand der drohenden Infektion erst ex post – wenn die nichtoperative Behandlung zum Erfolg geführt hat (s. dort). –

Besonders schwierig zu diagnostizieren ist die drohende Infektion dann, wenn die betreffende Extremität ohnehin bereits ruhiggestellt ist (z. B. am Kniegelenk nach einer Bandrekonstruktion, Abb. 6.**4**) oder bei einer gleichzeitig vorgenommenen antibiotischen Behandlung. In beiden Fällen steht der „Kampf zwischen Keiminvasion und Infektabwehr" noch länger unentschieden und ist damit auch schlechter beurteilbar.

Abszeß

Die typische Form der bakteriellen Infektion, z. B. an den Extremitätenweichteilen, ist der Abszeß – die lokale bakteriell bedingte Gewebseinschmelzung mit Abszeßmembran als Abgrenzung gegen das gesunde Gewebe. In seinem Vollbild ist er unverwechselbar (Abb. 6.**5** und 6.**6**). Abszesse können sowohl vorrangig durch bakterielle Einschleppung als auch vorrangig durch Gewebezerstörung (z. B. zu stramm angezogene subkutane Nähte mit Nekrose und sekundärer Keimbesiedlung) zustande kommen. Sonderformen sind z. B. der subperiostale Abszeß (bei der hämatogenen Osteomyelitis) oder das Panaritium (s. dort). – Gemäß seiner biologischen Eigenschaften ist Staphylococcus aureus der typische Abszeßkeim.

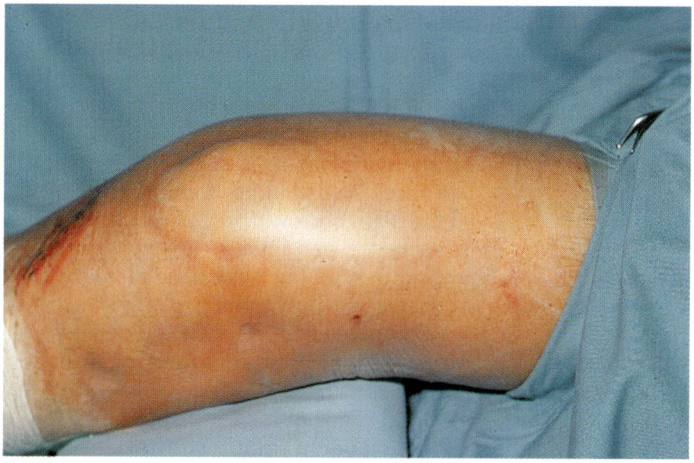

Abb. 6.**4** Kniegelenk eines 19jährigen Mannes 5 Tage nach einer Bandnaht. Man erkennt lediglich einen Gelenkerguß; im übrigen keine weiteren klinischen Zeichen einer Infektion. Bei der Revision typisches Kniegelenksempyem. – Aufgrund der Immobilisierung des Gelenkes mitigierte Symptomatik!

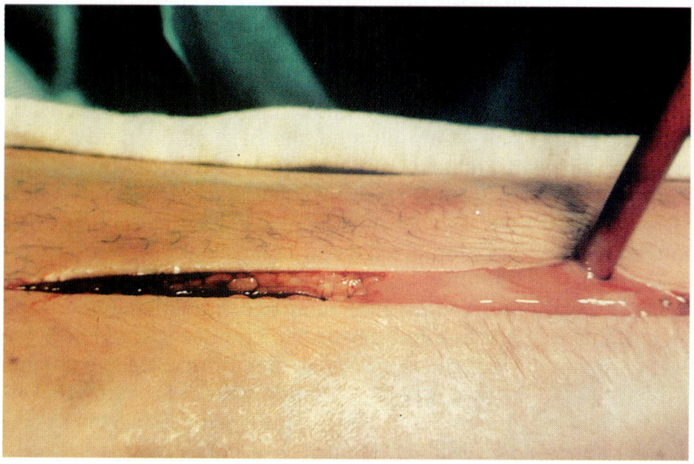

Abb. 6.**5** Abszeß im Plattenlager nach operativer Versorgung einer Oberschenkelfraktur.

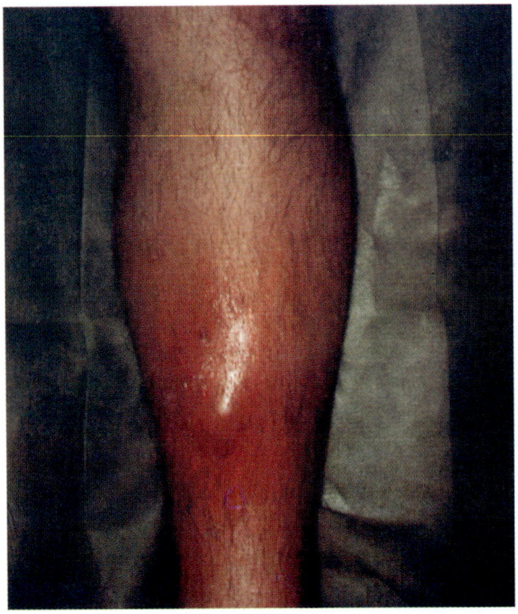

Abb. 6.**6** Manifeste Frühinfektion nach gedeckter Tibiamarknagelung.

Das Ausmaß der systemischen Reaktion (Zeichen des Allgemeininfektes, Fieber, Senkungsbeschleunigung, CRP-Erhöhung, evtl. Zeichen der Sepsis) ist abhängig von der allgemeinen Abwehrlage und von der Lokalisation des Abszesses, Systemische Infektionszeichen sind nicht obligater Bestandteil eines Abszesses im Bereich der Extremitäten.

Phlegmone

Das Gegenstück zum Abszeß ist die Phlegmone – die eitrige Entzündung in einem nicht abgegrenzten Raum, die diffus ins Gewebe sich ausbreitende eitrige Entzündung. – Phlegmonen sehen wir mithin bevorzugt dort, wo der diffusen Ausbreitung keine anatomischen Barrieren im Wege sind, also z. B. an den Faszienräumen der Hand oder im Retroperitoneum.

Bezeichnenderweise sind Phlegmonen oft mit Streptokokken besiedelt – Keime, welche zu einer Begrenzung des Infektes selbst nicht in der Lage sind. – Gerade für die Infekte an der Hand haben wir diesen Zusammenhang überzeugend zeigen können (24). Es ist anzunehmen, daß nicht etwa die an der Hand häufiger anzutreffenden Streptokokken Ursache dieser besonderen Infektform sind –. Vielmehr ist davon auszugehen, daß die spezielle Anatomie der Hand (offene Faszienräume) ihrerseits als eigentliche Ursache der besonderen Keimflora (Streptokokken) wirkt.

Selten zeigen Phlegmonen einen ungewöhnlich aggressiven und diagnostisch wie therapeutisch problematischen Verlauf, z. B. in Form einer „Fasciitis necroticans". – Wir kennen eher eine Variante dieses Krankheitsbildes, welche sich durch eine nur geringe lokale Symtomatik bei massiven allgemeinen Infektzeichen ausweist – wir nennen dieses Bild *„maligne Phlegmone"* – z. B. mit folgendem klinischen Verlauf:

Eine 46jährige, sonst gesunde Frau erhält mehrere lokale Infiltrationen wegen einer Epicondylitis lateralis humeri am rechten Ellenbogen. Sie entwickelt (zunächst ohne erkennbaren Grund) ein septisches Krankheitsbild mit sekundärem Nierenversagen und wird zur Dialyse in die Medizinische Klinik eingewiesen. Dem Lokalbefund am rechten Ellbogen (weil kaum auffällig) wird zunächst keine Beachtung geschenkt. Mehr der Vollständigkeit halber wird der chirurgische Konsiliarius zugezogen, welcher folgenden Befund erhebt:

„Somnolente Patientin, septische Temperaturen, periphere Weitstellung, Nierenversagen, Lunge und Kreislauf noch suffizient. – Am proximalen Unterarm rechts geringfügige teigige ödematöse Schwellung der Subkutis dorsoradial vom proximalen Unterarm bis in Höhe des Epicondylus radialis, lebhafter lokaler Druckschmerz. Sensibilitätsstörungen im Ausbreitungsbereich des oberflächlichen Radialisastes."

Trotz der geringen lokalen Symptomatik, insbesondere unter dem Eindruck des lokalen Ödems und des schwer tangierten Allgemeinzustandes, wird die Indikation zur Revision gestellt:

Entlang des N. radialis vom distalen Oberarm bis etwa in Unterarmmitte werden Haut, Subkutis und Faszie gespalten. Man findet hier die Subkutis langstreckig verquollen, die Muskulatur lachsfarben, kaum blutend, die Faszienhüllen etwas verdickt, sonst keinen pathologischen Befund. Mikrobiologisch Streptokokken. Nach dem Eingriff bessert sich der Allgemeinzustand innerhalb weniger Stunden; nach 8 – 10 Tagen setzt die Diurese wieder ein.

Weitere fünf derartige Krankheitsbilder sind uns bekannt geworden – immer bestand dieselbe Diskrepanz zwischen der Harmlosigkeit der ursprünglichen Verletzung und dem Lokalbefund einerseits und dem manifesten septischen Krankheitsbild andererseits. –

Panaritium

Als Panaritium bezeichnen wir jede bakterielle Infektion der Finger bzw. der Hand (s. Beitrag Förstner, S. 132).

Chronische Fistel

Ist eine Infektion einmal eingetreten (an Knochen wie an Weichteilen), dann kann sie nur ausheilen, wenn u. a. alles nichtvitale Gewebe aus dem entzündeten Bereich entfernt ist. Hierzu zählen wir nicht nur chirurgische Materialien (Implantate, Fäden usw.) und verletzungsbedingte Fremdkörper (Holzsplitter usw.), sondern auch abgestorbene körpereigene Materialien (knöcherne Sequester, eingeschmolzene Muskulatur usw.) (Abb. 6.**7** und 6.**8**).

Beobachtet man also z. B. nach der Revision eines Abszesses zwar die fast vollständige Abheilung, bleibt jedoch zum Schluß über Wochen und Monate eine Fistel übrig, so ist dies Zeichen einer in der Tiefe fortschwelenden Infektion und damit prinzipiell hinweisend auf einen noch einliegenden Fremdkörper, Sequester oder ähnliches. Nicht das plötzliche Versiegen der Fistel ist hier Ziel der Therapie (hier muß man nämlich mit einer subkutanen Ansammlung des weiter produzierten eitrigen Sekretes und der explosionsartigen Entladung rechnen).

! Vielmehr muß die Fistel so lange offengehalten werden, bis ihre Ursache (der Fremdkörper) entfernt ist.

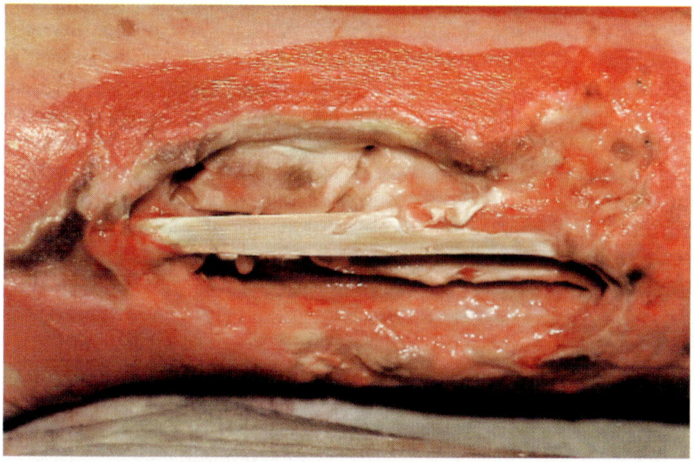

a

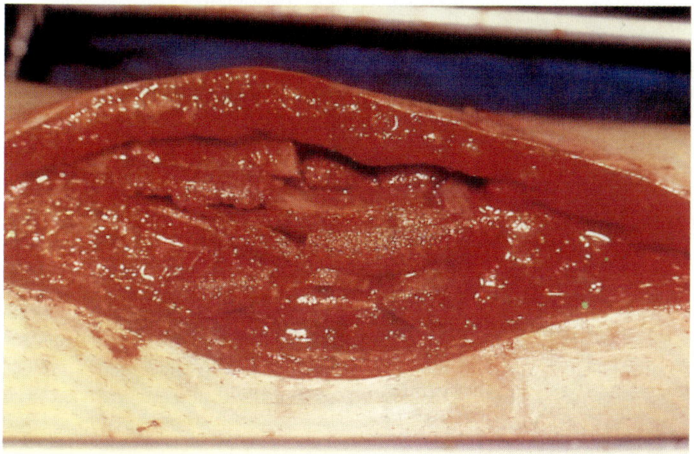

b

Abb. 6.**7** Sehnen- und Fasziennekrosen beim chronischen Infekt.
a Befund bei Klinikaufnahme.
b Zustand nach äußerer Stabilisierung, Weichteilsanierung, Sequestrotomie und autologer Spongiosaplastik.

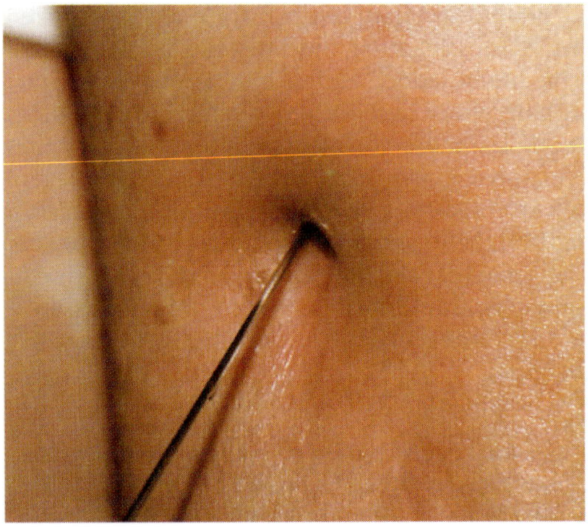

Abb. 6.**8** Fistelöffnung bei hämatogener chronischer Osteomyelitis.

Empyem

Als Empyem bezeichnen wir eine Eiteransammlung in einem anatomisch präformierten Hohlraum, insbesondere also in Gelenkhöhlen oder z. B. in der Gallenblase. Gelenkempyeme (Abb. 6.**9**) entstehen, wie jede andere beschriebene Infektion, ebenfalls postoperativ, nach offenen Verletzungen oder auch (seltener) hämatogen. Zwei Probleme stehen beim Gelenkempyem im Vordergrund:

- Durch die relativ große und hervorragend durchblutete Oberfläche besteht beim Gelenkempyem das vermehrte Risiko systemischer Auswirkungen, insbesondere einer septischen Streuung.
- Das Gelenkempyem führt im Rahmen seiner Heilung zwangsläufig zur Bildung von Fibrin und Organisation desselben und damit im Grunde genommen zur Lötsteife des Gelenkes. Vorgebeugt kann einer solchen Lötsteife nur durch sehr frühzeitige Bewegungsbehandlung des befallenen Gelenkes werden, welche ihrerseits jedoch prinzipiell einer Ausheilung des Infektes im Wege steht.

! Die Problematik der Behandlung des Gelenkempyems besteht somit darin, in der Therapie stets eine Balance zwischen Infektberuhigung (Ruhigstellung) und Vermeidung der Lötsteife (Bewegungstherapie) zu finden.

Eine gewisse Hilfe kann hier in geeigneten Fällen die kontinuierliche passive Bewegungstherapie sein: Man geht davon aus, daß unter kontinuierlicher passiver Bewegung nicht nur die Beruhigung des Infektes nicht verhindert wird, sondern gleichzeitig durch ständige intensive Verteilung der Synovialflüssigkeit die Knorpelannäherung verbessert und dadurch der posttraumatischen Arthrose vorgebeugt wird und gleichzeitig durch die ständige Bewegung der intraartikulären Fibrosierung entgegengewirkt wird (Abb. 6.**10**). Da dieser Erkenntnis zugrundeliegenden Untersuchungen von Salter (36) sind allerdings an Inokulationsempyemen im Tierversuch gewonnen worden – mithin unter exzellenten lokalen Wirtsbe-

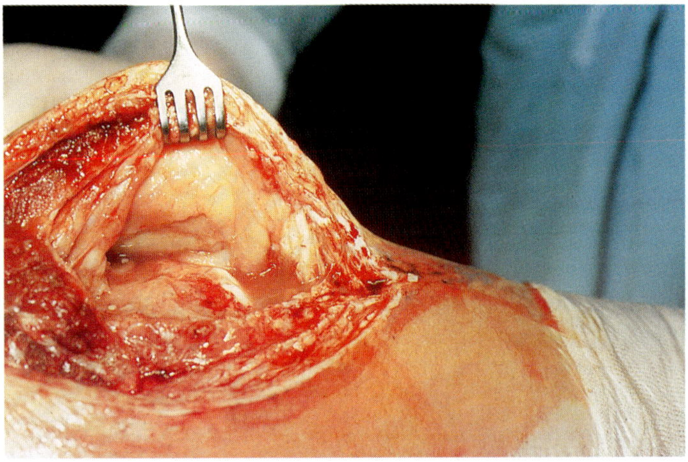

Abb. 6.**9** Kniegelenksempyem 10 Tage nach Implantation einer Endoprothese.

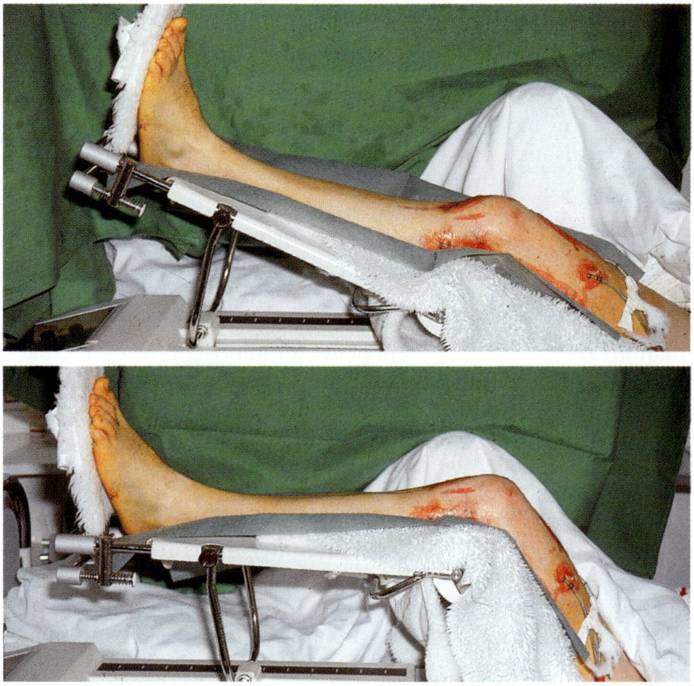

Abb. 6.**10** Kontinuierliche passive Bewegungsbehandlung mit gleichzeitiger Spül-Saug-Drainage.

dingungen ohne präformierten traumatischen oder operationsbedingten lokalen Schaden. Die Anwendungsmöglichkeit der Bewegungstherapie für das posttraumatische bzw. postoperative Gelenkempyem ist durch die näheren Erkrankungsumstände limitiert.

Therapie

Allgemeine Maßnahmen

Jede Therapie einer unspezifischen bakteriellen Infektion besteht prinzipiell aus vier Teilen:

- der Eröffnung des Eiterherdes mit Débridement (Entfernung alles toten Materials),
- der lokalen antibiotischen/antiseptischen Behandlung,
- der systemischen antibiotischen Behandlung,
- der vorübergehenden Immobilisierung.

Diese vier Komponenten werden jedoch nicht in zwanghafter gedankenloser Polypragmasie „abgespult", sondern der Therapeut überlegt bei jedem Infekt neu und individuell, welches wohl zum gegenwärtigen Zeitpunkt das pathogenetisch führende Auge sei:

- das örtliche Infektverhalten,
- örtliche Instabilität oder Nekrosen,
- die örtliche Überschwemmung mit Keimen,
- die systemische Reaktion.

Er kombiniert danach die vier genannten Behandlungsprinzipien hinsichtlich Ausmaß und Zeitfolge individuell und mit Verstand.

Örtliche Revisionen (Eröffnungen von Abszessen, Phlegmonen und Empyemen) erfolgen immer in Narkose, an der Hand in Blutsperre, durch langstreckige, über die sichtbaren Entzündungsgrenzen hinausgehende Inzision von Haut und Subkutis, häufig auch Faszie mit gezieltem Aufsuchen der lokal wichtigen Strukturen (große Nervenstämme, Beugesehnen an der Hand usw.) – unter Ausräumung alles sicher nekrotischen Gewebes und unter Inspektion aller Wundwinkel. Eine untertunnelnde Eröffnung von Abszessen oder Phlegmonen ist allenfalls beim Sehnenscheidenpanaritium der Hand angebracht. Im übrigen benötigen wir eine vollständige Eröffnung aller Weichteilschichten im Sinne eines uneingeschränkten Einblicks.

Konzessionen hinsichtlich des Zeitpunktes der Revision sind nicht angebracht; eine Infektion wird dann revidiert, wenn die prinzipielle Indikation dazu gestellt ist. Ebensowenig sollen Konzessionen bezüglich der Anästhesieform (Vereisen, Infiltrationsanästhesie oder ähnliches) oder der operativen Taktik gemacht werden (Stichinzisionen am Bett auf der Station). Gerade Schwerkranke oder vital gefährdete Patienten sollen lieber *einer richtigen* Infektrevision zugeführt werden, anstatt sie durch eine Folge halbherziger Maßnahmen weiter zu gefährden.

Aus der Tiefe des Infektes werden eine oder mehrere bakteriologische Proben entnommen. Bei Verdacht auf eine Anaerobierinfektion wird die Probe in ein spezielles Transportmedium verbracht. Unter dramatischen Umständen, z. B. beim Verdacht auf eine Gasbrandinfektion, wird nicht das Ergebnis der kulturellen Untersuchung abgewartet –. Vielmehr wird hier rechtzeitig vor der Revision mit dem zuständigen Bakteriologen eine unmittelbare Verarbeitung im Sinne einer Bakterioskopie nach Gram-Färbung verabredet, so daß eine knappe halbe Stunde nach der Revision bereits das erste bakteriologische Ergebnis vorliegen kann.

Die frisch revidierte Infektwunde bleibt offen. Sie wird durch einen sterilen Verband bedeckt oder locker ausgelegt.

! Jede Naht stellt ein zusätzliches Risiko dar und gefährdet das Behandlungsergebnis unter Umständen erheblich und in vermeidbarer Weise.

Wer eine frisch revidierte Infektwunde über einer Drainage sofort erneut verschließt, muß sich seiner Sache schon sehr sicher sein und muß weiterhin eine extrem engmaschige postoperative Kontrolle sicherstellen – und er muß wissen, was er tun will, wenn der Infekt anschließend wieder aufflackert.

Für lokale antiseptische Maßnahmen bietet sich z. B. antiseptisches Verbandmaterial (z. B. Jodoformgaze), antiseptische Lösungen (PVP-Jod-Präparate) oder antibiotisch ausgerüstete Implantate (PMMA-Kugelketten) an. Nur wenn man glaubt, eine artifizielle Keimreduktion sei über die chirurgische Sanierung hinaus zur Abheilung erforderlich, haben diese Additiva einen Sinn. Auf der anderen Seite kann man eine Wunde, die noch Nekrosen enthält, dekontaminieren, so oft man will. Sie wird (muß) sich zwangsläufig jedesmal neu besiedeln. Wer einen Infekt wie in Abb. 6.**7** lokal-antiseptisch behandelt, um ihn auszuheilen, hat diese Problematik nicht begriffen.

Eine systemische antibiotische Behandlung ist nur angezeigt, wenn der Infektherd gut durchblutet ist (also vom Antibiotikum erreicht werden kann) oder wenn man eine systemische Infektausbreitung beherrschen oder vermeiden muß.

Ersteres gilt typischerweise bei frischen Infekten nach aseptischen Osteosynthesen, besonders nach aseptischen Gelenkeingriffen (also in der Regel nicht beim chronischen Infekt). Letzteres gilt beispielsweise bei abwehrgeschwächten Patienten. Die Grauzone hinsichtlich der Indikation zur antibiotischen Therapie ist beachtlich. Einerseits werden zahlreiche antibiotische Therapiemaßnahmen bei Infekten an den Extremitäten aus Sorge, Angst oder Sicherheitsdenken ergriffen; andererseits ist das tatsächliche Wissen um den Wert oder den Unwert der systemischen antibiotischen Behandlung schmal (22).

Wenn schon antibiotisch behandelt wird, dann soll diese Behandlung zielgerichtet, ausreichend dosiert und ausreichend lange erfolgen. Wer sich rechtzeitig um die klinikinterne Keimflora bemüht hat, kann auch dann ein gezieltes Antibiotikum einsetzen, wenn das individuelle Abstrichergebnis noch nicht vorliegt (24).

Zur vorübergehenden Immobilisierung einer Extremität mit Infektherd dienen z. B. eine Gipsschiene oder ein zirkulärer Gips oder ein Fixateur externe. Beide Verfahren ermöglichen eine sichere Immobilisierung und schaffen die für die Infektberuhigung erforderliche Ruhe.

Bei infizierten Osteosynthesen bzw. nicht geheilten Frakturen gelten besondere Regeln (43).

Besondere Maßnahmen

Saug-Spül-Drainage

Die Saug-Spül-Drainage stellt eine Möglichkeit dar, auf überwiegend mechanischem Weg zu einer Keimverdünnung und einem fortgesetzten Abtransport von nekrotischem Material zu kommen. Sie ist sicher sinnvoll bei präformierten Höhlen (z. B. Kniegelenk [Abb. 6.**10**] oder auch in der Markhöhle des Femurs oder der Tibia). Gelegentlich wird sie auch bei größeren Weichteilabszessen angewandt.

Folgende Richtlinien sollen beachtet werden:

– Die Installation der Saug-Spül-Drainage erfolgt während der Erstrevision mit zwei dicklumigen Redon-Drainagen.

- Mit der Spülung sollte noch während des Wundverschlusses begonnen werden, um ein Verstopfen zu vermeiden.
- Die Spülung sollte ausschließlich in geschlossener Technik mittels Saugflaschen oder Rollenpumpen vorgenommen werden.
- Als Spülflüssigkeit soll bevorzugt Ringer-Lösung verwandt werden. Bei PVP-Jod-Zubereitungen ist die Gefahr einer Jodresorption zu beachten.
- Die Spülmenge soll in den ersten 24 Stunden ca. 6 l betragen, später ca. 3 l pro Tag. Die Ein- und Ausfuhr muß sorgfältig bilanziert werden. Bei Auftreten einer positiven Bilanz (Einfuhr > Ausfuhr) soll versucht werden, durch Manipulation an den Schläuchen oder ggf. Änderung der Spülrichtung das System aufrechtzuerhalten; anderenfalls muß die Spülung beendet und auf Saugung umgestellt werden.
- Zu vermeiden sind sowohl ein Druckaufbau im Gewebe als auch eine Überbesiedlung mit Keimen.

Drohende Infektion

Kommt man nach kritischer Prüfung zu der Erkenntnis, daß eine revisionspflichtige Wundinfektion (noch) nicht vorliege, sondern daß sich die Wunde im Stadium der drohenden Infektion befinde, so ist eine zeitlich begrenzte konservative Therapie möglich: Hochlagern der operierten/verletzten Extremität, evtl. Gipsimmobilisierung, lokale Kühlung, Aussetzen einer krankengymnastischen Behandlung.

! Eine systemische antibiotische Behandlung zu diesem Zeitpunkt ist äußerst gefährlich, da sie die rechtzeitige operative Revision weiter verzögern kann.

Wichtig ist, einer fortgesetzten Selbsttäuschung vorzubeugen, indem man sich für die abwartende Haltung ein zeitliches Limit setzt (z. B. 48 Std.). Hat sich während dieser Frist der lokale Zustand nicht *nachhaltig* gebessert, dann wird ohne weitere Diskussion die Wundrevision vorgenommen. Dieses Vorgehen wird zweckmäßigerweise mit Patient und Mitarbeitern abgesprochen.

Besondere bakterielle Infektionen

Tetanus

Der Tetanus (Wundstarrkrampf) wird hervorgerufen durch Clostridium tetani (grampositive anaerobe sporentragende Stäbchen). Clostridium tetani kommt ubiquitär vor (z. B. im Erdboden). Es produziert ein starkes Neurotoxin (Tetanospasmin). Dieses wandert von der Wunde entlang den peripheren Nerven zum Rückenmark und von dort zum Gehirn. Mutmaßlich wirkt es über eine vollständige Blockade der inhibitorischen Synapsen des Rückenmarks, wodurch die Erregungsausbreitung nicht mehr in physiologischer Weise gebremst wird. Klinisch äußert sich dies in einer Hyperreflexie sowie Spasmen der Skelettmuskulatur.

Prodromalsymptome sind Kopf- und Rückenschmerzen, Schlaflosigkeit und Übererregbarkeit. Die klinische Symptomatik beginnt mit einer Steifheit der Gesichtsmuskulatur (Risus sardonicus) sowie einer Kiefersperre (Trismus) – . Es folgt der Befall der Zungen- und Schlundmuskulatur mit Unfähigkeit zum Schlucken und ein Spasmus der Hals-, Nacken- und Rückenmuskulatur (Opisthotonus). Der Befall von Zwerchfell, Bauch- und Atemmuskeln führt schließlich zur Asphyxie. Das Bewußtsein ist weit in den Erkrankungsverlauf hinein erhalten.

Parallel zur motorischen Hyperreflexie geht eine Sympathikusreizung mit einem vegetativen Syndrom (Herzrhythmusstörungen, Blutdruckschwankungen und Tachykardien, Temperatursteigung und Schweißausbrüche).

Die Therapie des Tetanus besteht neben einer Lokalbehandlung (zur Ausschaltung der Toxinquelle) in einer Neutralisation des zirkulierenden Toxins mittels homologem Tetanushyperimmunglobulin sowie einer symptomatischen Behandlung im Sinne einer assistierten Beatmung und Intensivbehandlung.

! Wesentlich ist die *Tetanusprophylaxe* bei Verletzungen.

Hierbei ist es das Ziel, zu einer Durchimmunisierung der Bevölkerung zu gelangen. Diesem Ziel dient vor allem die regelmäßige Impfung von Kleinkindern im Rahmen der Vorsorgeuntersuchungen sowie die regelmäßige Impfung aller älteren Kinder und Erwachsenen im Sinne von routinemäßigen Auffrischimpfungen bzw. bei frischen offenen Verletzungen.

Gasbrand (Abb. 6.11)

Erreger des Gasbrandes ist in erster Linie Clostridium perfringens – ein sporenbildendes grampositives anaerobes Stäbchen, welches ebenfalls ubiquitär vorkommt und starke Toxine bildet. Unter anaeroben Bedingungen (oder im Rahmen einer aerob-anaeroben Mischinfektion) bei gleichzeitiger schwerer Gewebezerstörung kommt es innerhalb der ersten 48 Stunden zur rasch fortschreitenden Myonekrose, d. h. zum rasch fortschreitenden, zunächst ödematösen, dann fauligen Zerfall der befallenen Muskulatur.

Äußerlich sieht man eine prall ödematös gespannte Extremität, häufig livide bis tief schwarz verfärbte Weichteile, ausgeprägte lokale Infektionszeichen mit Schmerzen, typischem Geruch, blutig-serösem Sekret, Gasknistern und phlegmonöser, rasch nach proximal fortschreitender Ausbreitung. Der Allgemeinzustand des Kranken ist schwer beeinträchtigt und verschlechtert sich stündlich. Es bestehen die Zeichen einer generalisierten Sepsis mit Tachykardie, peripherer Weitstellung, evtl. Verbrauchskoagulopathie und Organversagen.

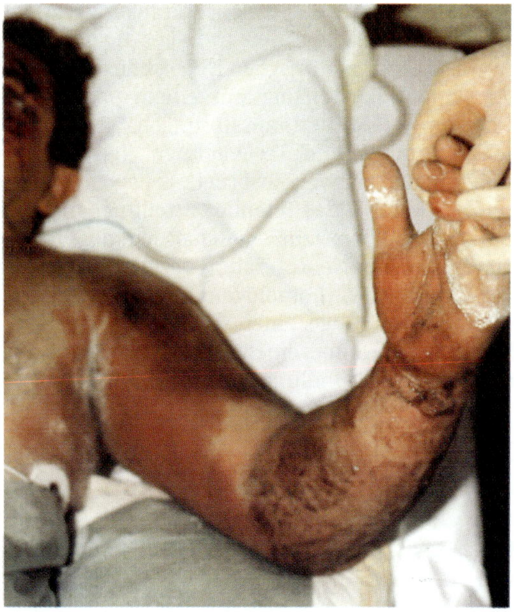

Abb. 6.11 Gasbrand (Klostridienmyonekrose) 5 Tage nach offener, nicht versorgter distaler Unterarmfraktur.

Die Therapie besteht in einer radikalen lokalen Sanierung, in der Regel mit einer Amputation der befallenen Extremität und einer systemischen antibiotischen Therapie (wegen der in der Regel vorliegenden Mischbesiedlung nicht ausschließlich Penicillin G!), Gabe von Immunglobulinen, Intensivbehandlung mit entsprechenden Organersatzverfahren. Der Wert der hyperbaren Sauerstoffbehandlung ist umstritten.

Abzugrenzen vom eigenständigen Krankheitsbild „Gasbrand" ist die *Kontamination* von Gelegenheitswunden durch Clostridium perfringens sowie die aerob-anaerobe *Mischinfektion* unter Beteiligung von Klostridien *ohne* das Bild der klostridialen Myonekrose (44).

Tollwut

Die Tollwut wird hervorgerufen durch ein neurotropes Virus aus der Gruppe der Rhabdoviren. Auf den Menschen wird sie in der Regel durch Biß eines infizierten Tieres übertragen. Die Inkubationszeit kann mehrere Wochen betragen. Während des Prodromalstadiums herrschen Allgemeinsymptome wie Angstzustände und Kopfschmerzen vor. Im Erregungsstadium kommen Schluckbeschwerden, Atemstörungen sowie Angst, psychische Erregbarkeit, Speichelfluß und Schlundmuskelkrämpfe hinzu. Im paralytischen Stadium kommt es unter fortschreitenden Lähmungen zum Tod.

Durch mittlerweile vorhandene, gut verträgliche Immunglobuline kann unmittelbar nach Exposition eine adäquate Therapie bzw. Krankheitsvermeidung im Sinne einer passiven Impfung vorgenommen werden. Eine aktive Impfung wird für Angehörige besonders exponierter Berufsgruppen (z. B. Förster) empfohlen.

Nicht entzündungsbedingte Störungen der Wundheilung

Mechanisch bedingte Hautweichteildefekte

Wie einleitend dargestellt, ist eine Wundinfektion nicht nur durch eine Inokulation pathogener Mikroorganismen (Bakterien) bedingt, sondern ebenso durch eine mehr oder minder ausgeprägte Traumatisierung des Gewebes – durch einen lokalen Wirtsschaden. Mithin kann bei einer Störung der Wundheilung ggf. auch die *örtliche Traumatisierung* im Vordergrund stehen und eine bakterielle Besiedlung ausbleiben oder ggf. erst später hinzutreten.

! Diese Art der Wundheilungsstörung wurde zweifelsohne lange Zeit unterschätzt.

Besonders schwierig ist deren Diagnose dann, wenn unter hochaseptischen Operationsbedingungen eine ausgedehnte Wunde gesetzt wurde – zum Beispiel im Rahmen einer Osteosynthese mit ausgedehnter Freilegung des Knochens, und wenn möglicherweise im Rahmen dieses Eingriffes zusätzlich noch eine Anzahl von Nähten an der Faszie oder innerhalb der Subkutis gelegt wurde, welche dort zusätzlich zu einer lokalen Ischämie und damit lokalen ischämisch bedingten Gewebezerstörung führen. Hier kommt es dann durch den großen, traumatisierenden Eingriff und die zusätzlich durch die Nahtmaterialien bedingte Ischämie zur zunehmenden Nekrose im Bereich der Subkutis und/oder der Faszie – auf der anderen Seite bleibt aufgrund der exzellenten aseptischen Bedingungen die sekundäre Keimbesiedlung sehr lange aus, so daß das klinische Bild über Tage, wenn nicht sogar Wochen unklar sein kann.

Die schlechten Erfahrungen, welche man beispielsweise bei ausgedehnten Plattenosteosynthesen mit großzügiger Freilegung des Knochens und subtiler anatomischer Präparation und Reparation des Knochens über lange Jahre gemacht hat, gehen zu guten Teilen auf diesen Effekt zurück. Erst nachdem man gelernt hatte, im Rahmen dieser Eingriffe insbesondere kleine Fragmente möglichst weitgehend im Weichteilverband zu belassen, und überbrückenden Osteosynthesen den Vorzug gegeben hat, konnten die Heilungsverläufe wesentlich sicherer gestaltet werden. Auf der anderen Seite mußten alle Versuche frustran bleiben, hier durch eine noch weitere Optimierung der Asepsis im Operationsbereich die Infektionsrate zu senken, da ja (wie oben ausgeführt) die primäre Kontamination unter den genannten Bedingungen nicht das wesentliche infektauslösende Agens war (Abb. 6.**2**).

Zwei weitere Beispiele mögen die genannte Problematik veranschaulichen:

Abb. 6.**12** zeigt das Sprunggelenk eines 55jährigen Patienten mit einer bimalleolären Fraktur.

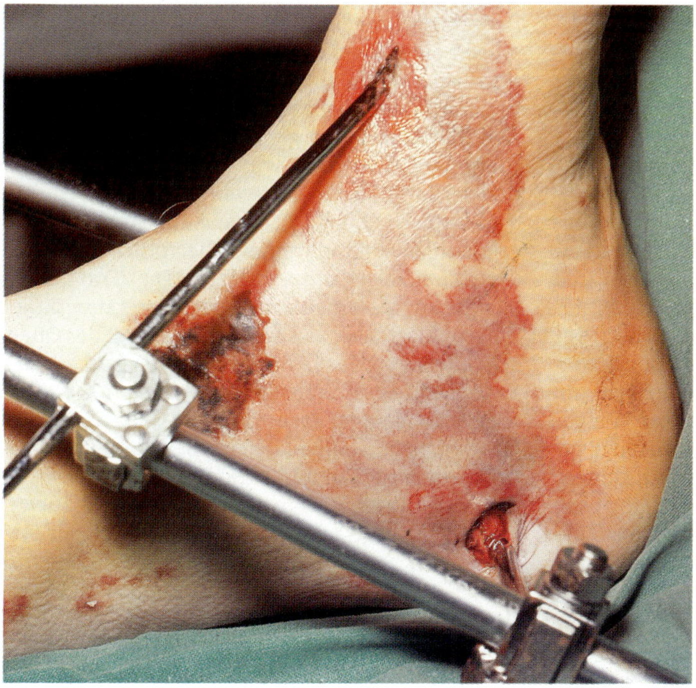

Abb. 6.**12** Gelenküberbrückender Fixateur externe zur Immobilisation eines oberen Sprunggelenkes nach schwerer Kontusion (Infektprophylaxe).

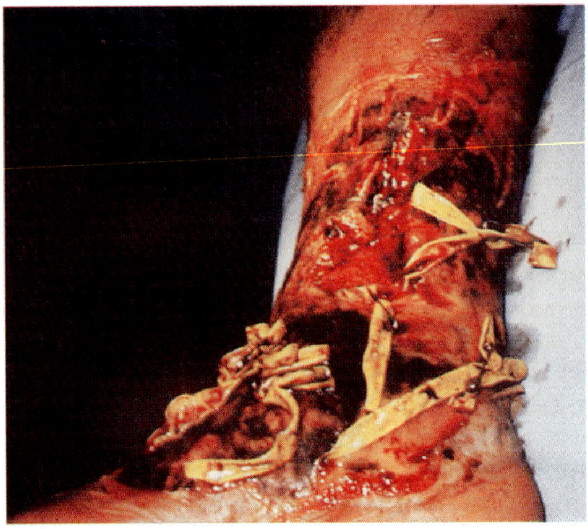

Abb. 6.**13** Überwiegend nekrotischer Unterschenkel nach Anpralltrauma; ursprüngliche Diagnose „Hämatom".

Die Folgen der schweren Kontusion sind unverkennbar. Jede innere Osteosynthese am Unfalltag wäre mit einem extrem hohen Infektionsrisiko einhergegangen – nicht auf dem Boden einer akzidentellen Keimeinschleppung, sondern aufgrund der lokalen Perfusions- und Abwehrstörung. Die Infektprophylaxe bestand mithin folgerichtig auch nicht etwa in der Benutzung des Laminar-air-flow-Operationssaals oder in einem antibiotischen Overkill, sondern in der präliminaren gelenküberbrückenden äußeren Fixierung und der sekundären inneren Osteosynthese in zwei Schritten (dreizeitige Versorgung).

Abb. 6.**13** zeigt den Unterschenkel eines 50jährigen Mannes, der ca. 10 Tage zuvor ein lokales direktes Trauma mit nachfolgender Hämatombildung des Unterschenkels erlitten hatte. In der Folge waren lediglich Hämatome diagnostiziert und entlastet worden. Die offenbar zusätzlich bestehende ausgeprägte lokale Traumatisierung der Muskulatur war in diesem Ausmaß nicht erkannt bzw. unterschätzt worden, bis schließlich ein Großteil der Unterschenkelmuskulatur eingeschmolzen war und das Bild eines septischen Organversagens auftrat. Die Tatsache, daß zu keinem Zeitpunkt Keime in den Wunden nachgewiesen wurden, hat weiterhin dazu beigetragen, das Ausmaß dieser lokalen Traumatisierung – dieser nicht entzündungsbedingten Störung der Wundheilung – zu unterschätzen.

Subkutanes Décollement

Eine Sonderform der mechanisch bedingten Störung der Wundheilung ist das subkante Décollement. Es entsteht dadurch, daß durch einen ausgeprägten Schermechanismus die Haut im Bereich der Subkutis von der Faszie abgehoben wird. Auf diese Weise kommt es im subkutanen Bereich zur Ausbildung von Höhlen, welche viele hundert Quadratzentimeter Fläche einnehmen können. Diese subkutane Höhle kann sich einerseits mit Serom bzw. Hämatom füllen (und dann sich naturgemäß infizieren). Auf der anderen Seite kann es durch die Abhebung der Haut von der Unterlage zur Nekrose der Haut kommen. Verstärkt wird dies ggf. durch das Ausmaß der unmittelbar-primären Traumatisierung der Haut. Auch die Beurteilung des subkutanen Décollements, seines Ausmaßes und insbesondere seiner Bedeutung hinsichtlich späterer Komplikationen kann schwierig sein und erfordert eine wesentlich höhere Aufmerksamkeit als die Beurteilung einer primär sicheren Infektion.

Besonders ausgeprägte Formen des subkutanen Décollements sieht man beim sog. Überrolltrauma; hier kann der Abschervorgang unter Umständen die ganze Vorderseite oder Rückseite des Rumpfes betreffen. Die dann entstehenden Risiken der inneren Wundflächen können eine vitale Bedrohung für den Patienten bedeuten – nicht nur wegen einer eventuellen Sekundärinfektion, sondern auch schon zuvor auf dem Boden der allgemeinen Traumareaktion – verursacht durch großen Blutverlust und gleichzeitig die Einschwemmung großer Mengen von Debris bzw. Endotoxinen im Rahmen der Abbauvorgänge.

Beispiel (Abb. 6.**14**): Eine 82jährige Patientin erleidet im Rahmen eines Überrolltraumas eine Oberschenkelschaftquerfraktur. Die Fraktur an sich ist unproblematisch. Komplizierend wirkt jedoch die Tatsache, daß die gesamte Haut des Oberschenkels von der Leiste bis knapp oberhalb des Kniegelenkes zirkulär subkutan abgeledert ist und innerhalb weniger Tage komplett nekrotisch wird. Obwohl es lokal allenfalls zur Besiedlung, jedoch nicht zur manifesten Infektion kommt, entwickelt die Patientin über Tage ein toxisches Krankheitsbild. Die lokale Sanierung besteht (neben der Stabilisierung der Fraktur durch einen Fixateur externe) in der frühzeitigen Nekrektomie und Spalthautdeckung.

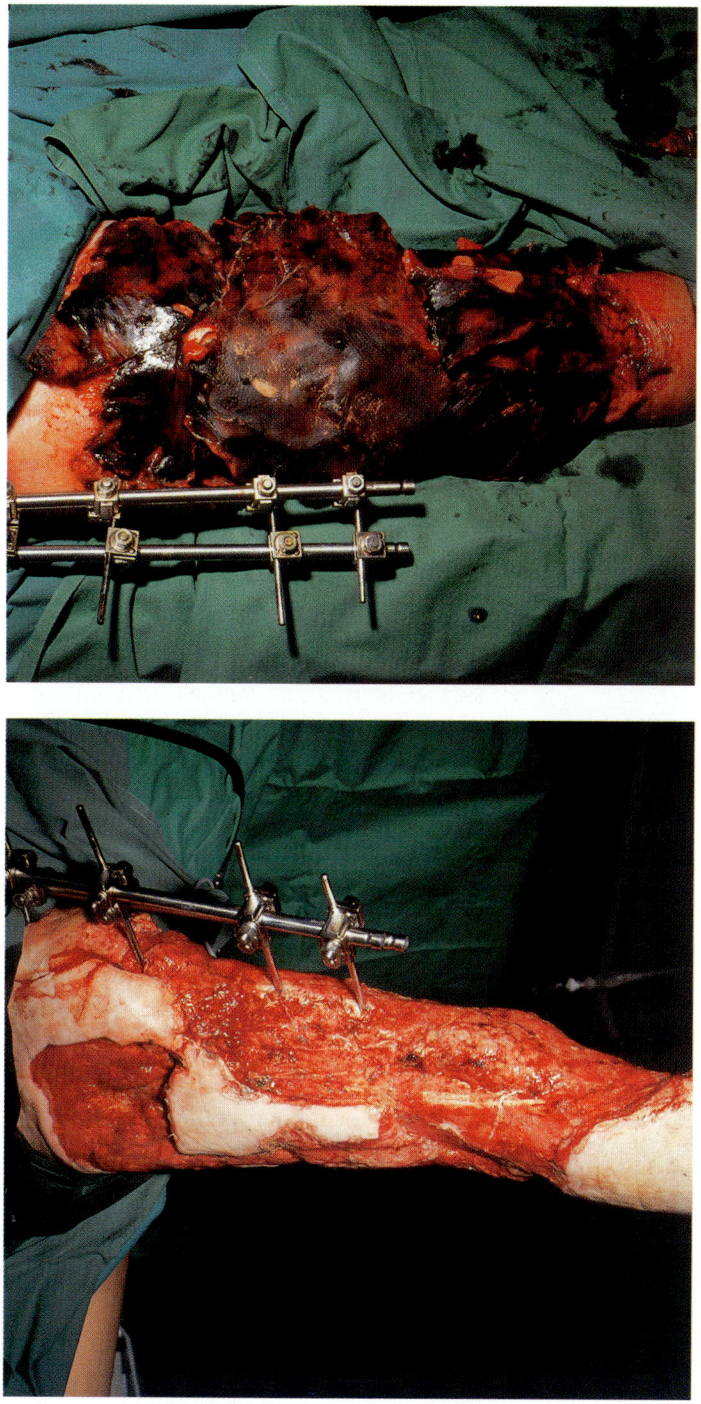

a

b

Abb. 6.**14** Überrolltrauma des Oberschenkels bei einer 82jährigen Patientin mit Oberschenkelschaftquerfraktur. Behandlung im Fixateur externe, Nekrosenabtragung, Spalthauttransplantation.

Fortsetzung Abb. 6.**14** ▶

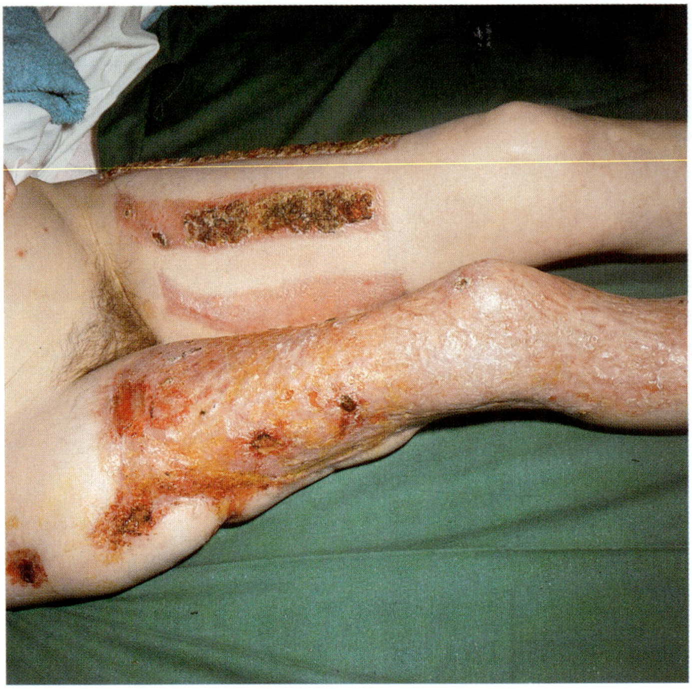

Abb. 6.**14**

c

Areaktive Wunden

Im Rahmen bestimmter Allgemeinerkrankungen bzw. Allgemeinbehandlungen, wie zum Beispiel Leberfunktionsstörungen oder Cortisonbehandlung, kann es zur Verlangsamung der physiologischen Wundheilungsvorgänge kommen, was dazu führt, daß beispielsweise Operationswunden trotz ausbleibender Infektion nur extrem langsam heilen – daß es mitunter somit auch 2 Wochen postoperativ nach Entfernung der Fäden noch zur Wunddehiszenz kommen kann. Areaktive Wunden sieht man auch im Rahmen sekundärer Wundheilungen bei chronischen Infektionen, wo über Tage und Wochen am Wundgrund kaum ein Granulationsgewebe nachweisbar ist, obwohl auch hier nicht zwingend eine Infektion vorliegen muß.

Die Therapie bei derartigen Verläufen besteht in erster Linie in der Behandlung des Grundleidens (soweit möglich) und (lokal) vor allem in der Vermeidung einer Sekundärinfektion durch eine perfekte postoperative Wundnachsorge.

Aseptisches Wundhämatom

Nach jeder lokalen geschlossenen Traumatisierung und naturgemäß nach jedem aseptischen operativen Eingriff kann es zur Ansammlung von Blut in der Wunde (zum Beispiel subkutan oder subfaszial) kommen. Ein postoperatives Wundhämatom muß frühzeitig erkannt werden, was nur im Rahmen einer regelmäßigen Wundnachschau durch den Arzt selbst möglich ist. Das postoperative Wundhämatom wird unmittelbar nach seiner Diagnosestellung notfallmäßig unter Operationsbedingungen revidiert (Abb. 6.**15**). Hinsichtlich der Narkose und der Operationsasepsis sind bei der Revision eines postoperativen Hämatoms dieselben Anforderungen zu stellen wie bei dem Primäreingriff.

! Ein Öffnen einzelner Fäden am Bett und ein Ausdrücken des Hämatoms gehen mit hohen Risiken einher.

Anläßlich der Revision des postoperativen Wundhämatoms wird eine Blutungsquelle gesucht und diese ggf. versorgt. Ein einliegendes Implantat wird auf seine Stabilität überprüft. Die Wunde

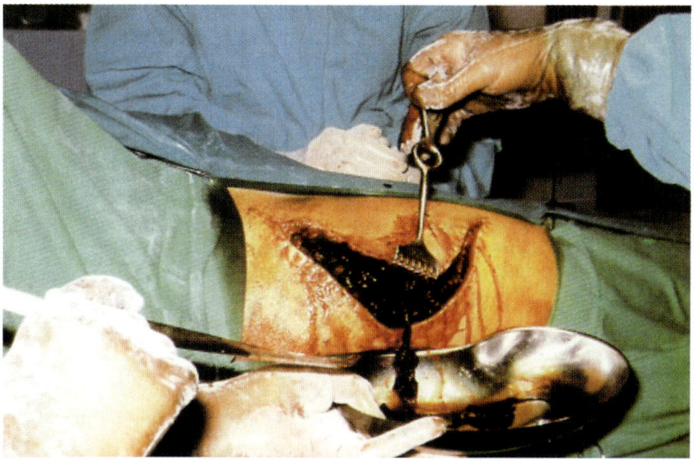

Abb. 6.**15** Ausräumung eines aseptischen Wundhämatoms im Hüftbereich.

wird sorgfältigst nachgeschaut und ausgespült, mit einer oder mehreren Redon-Saugdrainagen versorgt und anschließend wieder verschlossen. Aus der Tiefe des Hämatoms werden ein oder mehrere Wundabstriche entnommen. Besteht der Verdacht auf ein infiziertes Hämatom, so wird (bei liegendem inneren Implantat) die Drainage so gelegt, daß sie ggf. als Dauersaugdrainage verwendet werden kann. Weiterhin werden beim Infektverdacht keine tiefen Nahtmaterialien verwendet, sondern die Wunde lediglich durch wenige Allschichtennähte und im übrigen durch die üblichen Rückstichnähte versorgt.

Literatur

1 Amstutz, H. C., P. Campbell, N. Kossovsky, I. C. Clarke: Mechanism and clinical significance of wear debris-induced osteolysis. Clin. Orthop. 276 (1992) 7 - 18

2 Arens, St., M. Hansis, U. Schlegel, H. Eijer, G. Printzen, W. J. Ziegler, S. M. Perren: Infection after open reduction and internal fixation with dynamic compression plates - clinical and experimental data. Injury 27 (1996) 27 - 33

3 Arutcheva, A. A., A. A. Petrakov: The role of the adhesive activity of staphylococci in the development of suppurative-septic diseases in traumatology and orthopedics. Khirurgiya (Mosk.) 12 (1991) 9 - 12

4 Buxton, T. B., J. P. Rissing, J. A. Horner, K. M. Plowman, T. J. Sprinkle, G. K. Best: Binding of a staphylococcus aureus bone pathogen to type I collagen. Microb. Pathog. 8 (1990) 441 - 448

5 Center for Disease Control: CDC guidelines for the prevention and control of nosocomial infections. Amer. J. Infect. Control 14 (1986) 71

6 Claesson, B. E., D. E. Holmlund: Predictors of intraoperative bacterial contamination and postoperative infection in elective colorectal surgery. J. Hosp. Infect. 11 (1988) 127

7 Cruse, P. J. E., R. Foord: A 5-years prospective study of 23 649 wounds. Arch. Surg. 107 (1973) 206

8 Dietz, F. R., F. P. Koontz, E. M. Found, J. L. Marsh: The importance of positive bacterial cultures of specimens obtained during clean orthopaedic operations. J. Bone Jt Surg. 73 A (1991) 1200 - 1207

9 Dillin, L., P. Slabaugh: Delayed wound healing, infection and nonunion following open reduction and internal fixation of tibial platfond fractures. J. Trauma 26 (1986) 1116 - 1121

10 Dongus, H.: Faktoren für die Entstehung von Infektionen nach HTP-Erstimplantationen. Diss., Tübingen 1989

11 Earnshaw, J. J., R. C. Slack, B. R. Hopkinson, G. S. Makin: Risk factors in vascular surgical sepsis. Ann. roy. Coll. Surgns Engl. 70 (1988) 139

12 Elek, S. D., P. E. Conen: The virulence of staphylococcus pyogenes for man. Brit. J. exp. Pathol. 38 (1957) 573 - 581

13 Etesse-Carsenti, H., et al.: Apport des méthodes de décrochage enzymatique ou physique des bactéries au diagnostic des infections sur matériel étranger et des ostéomyélites chroniques. Pathol. Biol. 40 (1992) 40 - 46

14 Evans, R. B.: An update on wound management. Hand Clin. 7 (1991) 409 - 432

15 Fasching, G., R. Kurz, M. Wendler: Einfluß von Operationen auf Entzündungsparameter. Z. Kinderchir. 43 (1988) 3

16 Fass, J.: Die Wundheilungsstörungen in der Chirurgie des colorectalen Carcinoms. Langenbecks Arch. Chir. 376 (1985) 63

17 Friedrich, B., W. N. Ferbert, H. K. Kaufner, D. Lin: Zur Ätiologie der posttraumatischen Osteomyelitis. Mschr. Unfallheilk. 77 (1974) 29 - 35

18 Gil-Egea, M. J., M. T. Pi-Sunyer, A. Verdaguer, F. Sanz, A. Sitges-Serra, L. T. Eleizegui: Surgical wound infections: prospective study of 4468 clean wounds. Infect. Control 8 (1987) 277–281
19 Grundmann, G.: Experimentelle Untersuchungen zur Pathogenese der Osteomyelitis. Langenbecks Arch. klin. Chir. 277 (1953) 117–142
20 Hansis, M., P. J. Meeder, S. Weller: Die Behandlung des Kniegelenksempyems. Zbl. Chir. 109 (1984) 1431
21 Hansis, M., S. Weller: Staphylococcus epidermidis als Infektionserreger in der Unfallchirurgie. Infection 12 (1984) 342–345
22 Hansis, M.: Antibiotikabehandlung in der Unfallchirurgie. Akt. Traumatol. 18 (1988) 81
23 Hansis, M.: Infektionsgefahr und Infektionsprophylaxe beim Verfahrenswechsel vom Fixateur externe zum Unterschenkelmarknagel. Unfallchirurgie 91 (1988) 465
24 Hansis, M.: Wundinfektionen in der Unfallchirurgie. mhp, Wiesbaden 1990
25 Hierholzer, G., P. M. Hax: Behandlung der posttraumatischen Infektion. Chirurg 58 (1987) 93
26 Kamme, K., L. Lindberg: Aerobic and anaerobic bacteria in deep infections after total hip arthroplasty. Clin. Orthop. 154 (1981) 201
27 Knapp, U.: Die postoperative Wundinfektion in der Unfallchirurgie. Akt. Traumatol. 18 (1988) 76
28 Kutschnew, O. S., S. G. Ismailow, R. I. Litwinow, G. A. Ermolin, E. E. Efremow, D. M. Zubairow: Der Gehalt von Fibronektin im Wundsekret als Kriterium des Verlaufs der Wundheilung. Zbl. Chir. 116 (1991) 1029–1032
29 Lambe, D. W. jr., K. P. Ferguson, K. J. Mayberry-Carson et al.: Foreign-body-associated experimental osteomyelitis induced with bacteroides fragilis and staphylococcus epidermidis in rabbits. Clin. Orthop. 266 (1991) 285–294
30 Lilienfeld, D., D. Vlahoy, J. H. Tenney, J. S. McLaughlin: Obesity and risk factors for postoperative wound infections after cardiac surgery. Amer. J. Infect. Control 16 (1988) 3
31 Nast-Kolb, D., A. Betz, L. Schweiberer: Der Wandel in der Unfallchirurgie der letzten 10 Jahre – ein Beitrag zur Infektionsprophylaxe. Chirurg 62 (1991) 846–851
32 Nelson, D. R., T. B. Buxton, Q. N. Luu, J. P. Rissing: The promotial effect of bone wax on experimental staphylococcus aureus osteomyelitis. J. thorac. cardiovasc. Surg. 99 (1990) 977–980
33 Peters, G.: Infektionen durch Staphylokokken. Fortschr. Med. 109 (1991) 437–440
34 Rissing, J. P.: Animal models of osteomyelitis. Infect. Dis. Clin. N. Amer. 4 (1990) 377–390
35 Ritter, E. F., C. P. Demas, D. A. Thompson, D. F. Devereux: Effects of method of hemostasis on wound-infection rate. Amer. Surgn 56 (1990) 648–650
36 Salter, R. B., R. B. Bell, F. W. Keeley: The protective effect of continuous passive motion on living articular cartilage in acute septic arthritis. Clin. Orthop. 159 (1981) 223
37 Scheuber, H. A.: Antibiotikaprophylaxe bei offenen Frakturen. Diss., Tübingen 1988
38 Schneider, R.: Die Totalprothese der Hüfte. Huber, Bern 1987
39 Simchen, E., R. Raz: Risk factors for infection in fracture war wounds. Milit. Med. 156 (1991) 520–527
40 Steinau, H. U., G. Germann: Plastisch-rekonstruktive Mikrochirurgie zur posttraumatischen Infektionsprophylaxe und -therapie. Chirurg 62 (1991) 852–860
41 Taylor, G. J., G. C. Bannister, S. Calder: Perioperative wound infection in elective orthopaedic surgery. J. Hosp. Infect. 16 (1990) 241–247
42 Trimbos, J. B., R. Brohim, E. J. Rijssel: Factors relating to the volume of surgical knots. Int. J. Gynaecol. Obstet. 30 (1989) 355–359
43 Weise, K., H. Schmelzeisen, S. Weller, L. Cernik: Infektpseudarthrosen des Oberschenkelschaftes. Unfallheilkunde 85 (1982) 163
44 Werner, H.: Infektionen und Antibiotika. In Allgöwer, M., J. R. Siewert: Chirurgie. Springer, Berlin 1992
45 Winker, K. H., P. Reuland, S. Weller, U. Feine: Infektionsdiagnostik in der Chirurgie des Bewegungsapparats mit der Tc-99 m-HMPAO-Leukocytenszintigrafie. Langenbecks Arch. Chir. 374 (1989) 200

Sachverzeichnis

A

B

C

D

E

F

G

I

J

K

L

M

N

T

U

V

W

Z